临床诊疗案例分析丛书

内分泌临床诊疗
案例分析

刘铭 何庆 崔景秋　主编

汤绍芳 袁梦华 王坤玲 王瑜　副主编

天津出版传媒集团

天津科学技术出版社

共同交流探讨 提升专业能力

扫描本书二维码，获取以下正版专属资源

☆交流社群 >>>>>>>>>>>>>>>>

加入本书专属读者社群，交流探讨专业话题

☆推荐书单 >>>>>>>>>>>>>>>

获取医学专业参考书单，精进你的专业能力

扫码添加智能阅读向导
助你实现高效阅读

操作步骤指南 ① 微信扫描左侧二维码，选取所需资源。
② 如需重复使用，可再次扫码或将其添加到微信的"收藏"。

图书在版编目（CIP）数据

内分泌临床诊疗案例分析 / 刘铭，何庆，崔景秋主编 . -- 天津：天津科学技术出版社，2023.5
（临床诊疗案例分析丛书）
ISBN 978-7-5742-0673-1

Ⅰ . ①内… Ⅱ . ①刘… ②何… ③崔… Ⅲ . ①内分泌病—病案—分析 Ⅳ . ① R58

中国版本图书馆 CIP 数据核字 (2022) 第 209566 号

内分泌临床诊疗案例分析
NEIFENMI LINCHUANG ZHENLIAO ANLI FENXI
责任编辑：张　跃

出　　版：天津出版传媒集团
　　　　　天津科学技术出版社
地　　址：天津市西康路 35 号
邮　　编：300051
电　　话：（022）23332399
网　　址：www.tjkjcbs.com.cn
发　　行：新华书店经销
印　　刷：天津午阳印刷股份有限公司

开本 787×1092　1/16　印张 25.375　字数 550 000
2023 年 5 月第 1 版第 1 次印刷
定价：90.00 元

编者名单

主　编　刘　铭　何　庆　崔景秋
副主编　汤绍芳　袁梦华　王坤玲　王　瑜
编　委（以姓氏笔画排序）

丁　莉	门　昆	马中书	王　平	王邦茂	王坤玲	王　苹	王英姿
王　迪	王　肃	王保平	王　娇	王素莉	王　浩	王　彬	王　瑜
王　鹏	王　颖	王　璐	孔　岩	卢　飚	申睿婷	田伟军	史平安
付殿生	边　波	匡　霞	吕元军	吕　莉	朱铁虹	朱　梅	朱崇贵
朱崇贵	任尧尧	任晓军	刘冬梅	刘丽丽	刘金泉	刘学荣	刘　勇
刘　通	刘　铭	刘　琦	刘雅馨	闫兵山	闫娜娜	江昌新	汤坤龙
汤绍芳	孙浩然	孙梦迪	苏文凌	杜晓明	李凤翱	李玉红	李世炜
李　汇	李　伟	李红涛	李宏智	李　岩	李京艳	李　烁	李　娟
李淑英	李敬华	李黎明	杨　龙	杨　玲	杨　洋	杨艳辉	杨磊磊
吴可炀	吴胜亮	吴懿洁	邱轶伟	何　庆	佟　齐	余　静	邸阜生
汪　涛	宋文静	宋轶萱	张凤平	张玉洁	张红艳	张　杰	张秋梅
张晓娜	张　敏	张琳琳	张雅兰	张景云	张媛媛	陈　雨	陈　昉
陈秋松	陈莉明	苗　芳	范雨鑫	林　毅	周会杰	郑方遒	郑宝忠
单春艳	房　方	赵　辉	赵　新	钟殿胜	姥　勇	姚　旻	袁梦华
贾红蔚	柴　韵	倪春生	徐　茜	高　畅	郭伟红	郭剑超	郭智慧
郭　赟	黄雨蒙	崔洪臣	崔景秋	崔　瑾	梁晓玲	逯　宁	董作亮
舒　画	谢　静						

序

  《临床诊疗案例分析》系列丛书的问世,是天津市医学会精心组织、辛勤努力的结果,我首先祝贺这套丛书的成功出版。

  天津的临床医学有着悠久的历史和深厚的文化底蕴,从医疗资源到医疗人才、医疗设施等各个方面在全国都有举足轻重的地位。为了把临床医师们多年来积累的宝贵经验传承下去,发扬光大,天津市医学会自2021年开始,组织所属的88个专科分会中经验丰富的临床医师,将自己多年来的临床案例分析撰写成文,由医学会总其成,编辑为《临床诊疗案例分析》丛书,将其奉献给读者。这不仅可以促进临床医师之间经验共享,从而更好地提高临床诊疗技术,促进相关学科发展,同时也可以将临床医师的宝贵经验保存下来,传承下去。

  临床医生既要具备扎实的理论知识,也要拥有足够的实践经验。系列丛书对临床医生和青年学者是一个不可多得的知识宝库。丛书内容实用,贴近临床,全书以病例讨论的形式呈现,所有案例均来自于临床真实病例,涵盖各学科的常见病、多发病、疑难病等,临床思维成熟,诊疗思路清晰,处理规范。丛书严谨生动,可读性强,通过典型临床案例的分享,引导青年医师在诊疗过程中及诊疗结束后总结思考,培养青年医师横向思维、发散思维能力,提高青年医师临床诊疗水平。

  万千砂砾寻明珠,大浪淘沙始出金。《临床诊疗案例分析》系列丛书是我市临床医学多年来实践工作的优秀成果,出版后将使更多的临床医生受益,对普通读者而言,也可以从中获得医学知识的普及。愿这套丛书能在早日实现健康中国的目标中发挥助力作用。

国医大师 中国工程院院士 吴咸中

2022年12月

前　言

天津市医学会组织编撰的《临床诊疗案例分析》系列丛书,旨在促进临床医生诊疗经验共享,梳理诊疗思路,提高诊疗能力,推进学科发展。

随着医学科研水平的提高和医疗技术的进步,近些年内分泌代谢疾病的诊治水平也有了突飞猛进的新进展,作为系列丛书之一,《内分泌临床诊疗案例分析》不但包括内分泌代谢领域常见病多发病,同时也涵盖了一些疑难病罕见病。本书由天津医科大学总医院内分泌代谢科联合天津诸多内分泌同道共同编写。参与本书撰写的都是具有扎实专业功底和丰富临床经验的专家、学者及具有博士、硕士学位的高年资临床医生,他们凭借自身丰富的临床实践经验,同时结合内分泌代谢领域的新知识新技术,通过真实临床病例的展现,根据患者的病史、症状体征和辅助检查结果,查阅大量的相关文献,全面辨证地分析疾病,理论联系实践,得出科学合理的诊断,并实施精准的治疗。书中的很多病例还附带细致的追踪随访结果,一步步地抽丝剥茧,深入浅出地带着读者分析病情,以期帮助年轻医生梳理诊疗思路,提高他们对内分泌代谢疾病的诊断能力,规范常见疾病的诊疗技术,了解少见疾病的主要特征,并知晓内分泌代谢领域的研究动态和热点话题。

衷心期望本书能够通过一个个鲜活的临床病例使广大年轻医师对内分泌代谢专业产生浓厚的兴趣,帮助他们在内分泌代谢临床实践中开阔思路、巩固并升华医学理论知识,提高诊疗水平,更好地为患者服务。

在本书的撰写和校对过程中,尽管诸位编者付出了很大的努力和心血,但由于能力和条件所限,难免会有不妥疏漏和有待商榷之处,敬请各位读者不吝赐教,以待改进。

目　　录

第一章　下丘脑－垂体疾病

病例1　垂体柄阻断综合征伴身高过度增长一例

垂体柄阻断综合征（pituitary stalk interruption syndrome，PSIS）：是指由各种原因所致垂体柄缺如或明显变细，导致下丘脑分泌的激素不能通过垂体柄运送至神经垂体，并且不能通过垂体门脉系统作用于腺垂体，而引起的一系列临床症候群,常表现为生长激素等垂体激素缺乏引起的身材矮小、发育迟缓等[1]。PSIS 在新生儿中的发病率为 1/10 000~1/4 000,属于罕见病,发病原因复杂。垂体柄缺如或明显变细、垂体后叶异位、垂体前叶发育不良是 PSIS 的三联征。本文报道一例伴有身高过度增长的少见表现的 PSIS 病例,以期提高读者对于此病的认识。

【一般资料】

患者于 XX,男,21 岁。

1. 主诉　乏力 10 余年,身高异常增长 4 年入院于 2017-1-3。

2. 现病史　患者于入院前 10 余年,运动后出现乏力,无心悸、胸闷、呼吸困难等不适,未在意。于入院前 4 年,走路约 1 000 米、站立约 30 min 后出现乏力,程度较前明显加重,伴腰酸、呼吸困难,无心悸、胸痛、四肢疼痛等不适,未治疗。于入院前 1 年患者在爬楼梯时出现膝盖疼,伴乏力、呼吸困难,无心悸、胸闷、恶心、呕吐等不适,遂就诊于天津医科大学总医院空港医院行垂体增强 MRI 提示:①正常垂体柄缺如;②垂体后部短 T2 信号消失,相当于垂体柄起始部,即第三脑室漏斗隐窝底部短 T1 信号结节;③垂体呈轻度均匀强化,以上符合"垂体柄阻断综合征"影像学诊断。患者于入院前 4 年间身高增长约 15 cm,现身高195.5 cm,今为求进一步诊治来我科。患者自发病以来,无头痛、头晕、视力下降、复视及视野缺损,精神、饮食、睡眠可,二便正常,体重于 4 年间增加约 20 kg。

3. 既往史　否认糖尿病、高血压病、冠心病病史,否认肝炎、结核等传染病史,于 12 年前曾从 3 米高处坠落致右肱骨骨折,行"右侧肱骨内固定术",无输血史,否认食物药物过敏史,预防接种史随当地。

4. 个人史　出生时为臀位,并有产后窒息史。否认外地久居史、疫区接触史;无吸烟;无酗酒史。

5. 婚育史　未婚未育。

6. 家族史　否认家族遗传病史。

7. 体格检查　T:36.8 ℃,P:73 次 / 分,R:20 次 / 分,Bp:100/60 mmHg。身高 195.5 cm,体重 115 kg，BMI=30.09 kg/m²,上部量 / 下部量 =0.98。营养中等, 神清语利,自主体位,查体合作。口唇略苍白,无胡须及腋毛、阴毛,浅表淋巴结未及肿大。头颅五官无畸形,双侧瞳孔等大等圆,对光反射(+)。嗅觉无异常,口唇无发绀,扁桃体不大。颈软,气管居中,甲状腺不大,颈静脉无过度充盈。双侧乳腺触诊似可及腺体增厚。心音可,律齐,HR 73 次 / 分,各瓣膜听诊区未及病理性杂音。双肺呼吸音稍粗,未及干湿性啰音。腹平软,无压痛、反跳痛,肝脾肋下未及,移动性浊音(-),肠鸣音 4 次 / 分。外生殖器呈幼稚型,睾丸双侧小而质较软,阴茎细小,长度 4.8 cm。双下肢不肿。生理反射存在,病理征未引出。

【化验及检查】

见表 1-1-1~1-1-22、图 1-1-1~1-1-3。

心电图:窦性心律,多导联 ST-T 改变。

表 1-1-1　血常规

血常规	WBC(×10⁹/L)	N(%)	LY(%)	RBC(×10¹²/L)	HB(g/L)	PLT(×10⁹/L)
2017-01-04	4.77	33.3 ↓	52.2 ↑	3.75 ↓	112 ↓	141

表 1-1-2　尿常规

尿常规	比重	pH 值	酮体	尿糖	尿潜血	白细胞	尿蛋白
2017-01-04	1.025	5.5	—	—	1+	1	—

表 1-1-3　便常规

便常规	色	性状	白细胞	红细胞	虫卵	OB
2017-01-05	褐色	软便	—	—	—	—

表 1-1-4　血液三项

血三项	叶酸	VitB₁₂	铁蛋白
2016-12-9	7.92ng/mL	260pg/mL ↑	112.8ng/mL

表 1-1-5　血生化

肝功能	TP	ALB	GLO	ALT	AST	ALP	LDH	γ-GGT	TBIL
2017-1-4	68 g/L	45 g/L	23 g/L	53 ↑ U/L	58 ↑ U/L	94U/L	192U/L	56 ↑ U/L	7.6μmol/L

表 1-1-6　肾功能

肾功能	BUN	CR	UA
2017-1-4	4.2mM	44μM	505 ↑ μM

表 1-1-7　血电解质

血电解质	K （mmol）	Na （mmol）	Cl （mmol）	Ca （mmol）	P （mmol）	Mg （mmol）	CO2CP （mmol）
2016-12-8 外院	3.47 ↓	139.3	104.1	2.30	-	-	23.8

续表

血电解质	K（mmol）	Na（mmol）	Cl（mmol）	Ca（mmol）	P（mmol）	Mg（mmol）	CO2CP（mmol）
2017-1-4	4.18	141	107	2.43	1.65 ↑	0.79	27

表 1-1-8　血脂、血糖

血脂、血糖	TC（mmol/L）	TG（mmol/L）	LDL（mmol/L）	HDL（mmol/L）	GLU（mmol/L）
2017-1-4	4.45	2.36 ↑	2.38	1.00	5.5

表 1-1-9

	TNT（ng/mL）	CK（U/L）	CKMB（U/L）	ProNT-BNP（<50y,>450 考虑心衰）
2017-1-4	0.004	723 ↑	18	114.6pg/mL

凝血功能（17-1-4）：APTT 40.7 s ↑，FIB 2.22 g/L，D-Dimer 578 ↑ ng/mL，余（-）。

糖化血红蛋白 A1c：5.40%。

免疫全项（2016-12-16）：抗链 O 188 ↑ IU/mL，余项均在正常范围内。

肿瘤标志物：均（-）。

表 1-1-10　24 小时尿液化验

尿电解质		K	Na	Cl	Ca	P	Mg	尿量（L）
2016-12-13	浓度（mmol/L）	9.59	50.70	49.6	0.52	1.29	0.51	
	总量（mmol）	36.44（25~100）	192.66（130~260）	188.48（110~250）	1.98 ↓（2.5~7.5）	4.90 ↓（23~48）	1.94 ↓（2.5~8.5）	3.8
2017-1-5	浓度（mmol/L）	32.12	98.70	125.6	1.37	5.38	1.13	
	总量（mmol）	83.51（25~100）	256.62（130~260）	326.56 ↑（110~250）	3.56（2.5~7.5）	13.99 ↓（23~48）	2.94（2.5~8.5）	2.6 L

表 1-1-11

24 h 尿	尿肌酐	微量白蛋白	尿尿酸
2016-12-13	1047.7 mg	97.7 ↑ mg	-
2017-1-5	1776.1 ↑ mg	129.0 ↑ mg	720.3 mg

表 1-1-12　渗透压

渗透压（mOsm/kgH$_2$O）	血浆	尿
2017-1-4	294	468 ↓

续表

渗透压（mOsm/kgH$_2$O）	血浆	尿
2017-1-11	290	511 ↓

表 1-1-13　骨标三项 +25-OH-VitD

项目	结果	参考范围
25-OH-VitD	25.09	18.5~110 nmol/L
骨钙素（CC）	36.83	24~70 ng/mL
Ⅰ型胶原羧基端片段（CTX）	1.28　↑	0~0.584 ng/mL
总Ⅰ型前胶原氨基端肽（PINP）	149.4　↑	20~76 ng/mL

表 1-1-14　生长激素系列

	GH（ng/mL）	IGF-1（ng/mL）	IGFBP3（μg/mL）
2017-1-4	<0.05 ↓（0.06~5）	38.60 ↓（55~483）	3.56（2.2~7.8）

表 1-1-15　OGTT+INS 释放 +GH 高糖抑制试验

2016 年 12 月外院	空腹	0.5 h	1 h	2 h	3 h
葡萄糖（mmol/L）	5.24	7.72	7.84	7.81	6.84
胰岛素（mU/L）	30.37 ↑	192.74 ↑	153.26 ↑	271.25 ↑	159.41 ↑
GH（0.06~5ng/mL）	0.011	0.007	0.008	0.008	0.009

表 1-1-16　甲功五项

游离甲功	T3（nmol/L）	T4（nmol/L）	FT3（pmol/L）	FT4（pmol/L）	TSH（μIU/mL）
2017-01-4	1.34　↓	32.90↓	3.38↓	4.73↓	6.594↑

表 1-1-17　肾上腺皮质功能

肾上腺皮质功能功	ACTH（pg/mL）	血 Cor（μg/dL）（5~25）	24 h 尿 Cor（μg）（30~110）	24 h 尿量（L）
2016-12-13	6.502	<1 ↓	<38 ↓	3.8
2017-1-5	11	<1 ↓	<26 ↓	2.6

表 1-1-18　性激素全项

外院	FSH（mIU/mL）	LH（mIU/mL）	PRL（ng/mL）	雌二醇（pg/mL）	孕酮（ng/mL）	睾酮（ng/mL）（7~7.81）
2016-12-9	0.23 ↓	0.21 ↓	19.57 ↑	<20 ↓	0.15	0.28 ↓

表 1-1-19　GnRH 兴奋试验(戈那瑞林 100ug)

2017-1-7	0 min	30 min	60 min	90 min	120 min
FSH(IU/L) (1.4~18)	<0.30 ↓	<0.30 ↓	<0.30 ↓	<0.30 ↓	<0.30 ↓
LH(IU/L) (1.5~34.6)	<0.07 ↓	<0.07 ↓	<0.07 ↓	0.10 ↓	<0.07 ↓

表 1-1-20　HCG 兴奋试验(HCG 2000U)

2017.1.9	0 h	24 h	48 h	72 h
睾酮 (242~827ng/dL)	<10 ↓	<10 ↓	15.70 ↓	18.89 ↓

表 1-1-21　生长激素激发试验 1(胰岛素 - 低血糖)

	0 min	30 min	60 min	90 min	120 min
葡萄糖(mmol/L)	4.9	3.4	3.7	4.2	4.5
GH(ng/mL)	<0.05 ↓	<0.05 ↓	<0.05 ↓	<0.05 ↓	<0.05 ↓
ACTH(pg/mL)	7.01	<5.00 ↓	<5.00 ↓	<5.00 ↓	<5.00 ↓
皮质醇(μg/dL)	2.37 ↓	1.55 ↓	1.74 ↓	2.16 ↓	1.09 ↓

表 1-1-22　生长激素激发试验 2(精氨酸)

	0 min	30 min	60 min	90 min	120 min
生长激素(ng/mL)	<0.05 ↓	<0.05 ↓	<0.05 ↓	<0.05 ↓	<0.05 ↓
葡萄糖(mmol/L)	4.7	5.9	4.5	3.7	3.9

染色体核型分析:46,XY。

天津医科大学总医院空港医院辅助检查(2016.12.8-2016.12.16)

腹部 B 超:脂肪肝,肝稍大,脾稍大(请结合临床),胆胰未见明显异常,双肾未见明显异常。

胸部 CT:①两肺间质纹理增多;②肝脏密度不均匀减低。

超声心动:全心增大,二尖瓣反流(轻度),三尖瓣反流。轻度,LV-EF 60% 。

眼科会诊:查眼底及视野未见明显异常。

骨密度:多节腰椎 Z 值 <-2.0,提示骨质疏松?

垂体增强 MRI:

影像描述:蝶鞍无扩大,垂体信号、高度未见确切异常,相应垂体后部在 T1W1 平扫上未见高信号,增强检查后垂体呈轻度均匀强化。相当于垂体柄起始部,即第三脑室漏斗隐窝底部可见一短 T1 信号结节,直径约 3.5 mm,增强检查呈轻度均匀强化,其下方垂体柄未见确切显影。双侧海绵窦及双侧颈内动脉显示清楚。所示双侧大脑半球、小脑及脑干形态及信号未见确切显影。

影像诊断:①正常垂体柄缺如;②垂体后部短 T2 信号消失;相当于垂体柄起始部,即第三脑室漏斗隐窝底部短 T1 信号结节;③垂体呈轻度均匀强化。以上符合"垂体柄阻断综合征"影像学表现。

天津医科大学总医院辅助检查(2017.1.3-2017.1.19)

垂体半剂量动态 MR 增强:(图 1-1-1)

检查所见:蝶鞍无扩大。垂体信号较均匀,未见确切异常强化,高度约 5.0 mm。垂体柄缺如。下丘脑区可见小片状短 T1 信号。视交叉无移位。双侧海绵窦及双侧颈内动脉海绵窦段显示清楚。所见双侧大脑半球、小脑及脑干形态及信号未见确切异常强化。

印象:①垂体柄缺如,垂体体积较小。②下丘脑区短 T1 信号,不除外垂体后叶异位。

以上考虑符合"垂体柄阻断综合征",请结合临床。

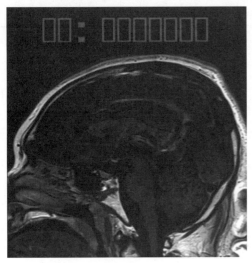

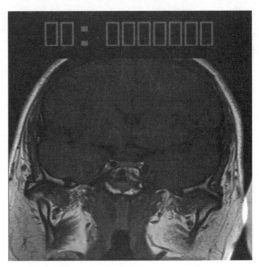

A. 矢状位　　　　　　　　　　　　　　　　B. 冠状位

图 1-1-1　垂体半剂量动态 MR 增强

泌尿系彩超:

超声描述:睾丸,右侧大小约为 1.7 cm × 1.2 cm × 0.8 cm,容积约 1.63 cm³,左侧大小约 1.3 cm × 1.1 cm × 0.8 cm,容积约 1.4 cm³。双侧睾丸位于阴囊内,体积小,实质回声减低,血流信号少。膀胱,充盈可,容量约 200mL。壁及腔内,内未见明显异常回声。前列腺:未显示。

超声提示:①双侧睾丸体积小,发育不良? ②膀胱未见明显异常;③前列腺未显示。

乳腺彩超:双侧男性乳腺腺体发育(请结合临床)。

膝关节 X 线:

检查所见:双膝诸骨排列规整。股骨远端、胫骨近端及腓骨近端骨骺与干骺端未闭合,可见透亮骨骺线。双侧股骨髁 间窝增宽。右髌骨关节面密度增高,可见小片状透亮影。所示关节对应关系尚可,关节间隙未见明显变窄。左膝髌上囊、双膝髌下脂肪垫密度增高。

印象:① 双膝骨龄发育迟缓;②双侧股骨髁间窝增宽,不除外发育所致;③右髌骨关节面密度增高,可见小片状透亮影,考虑髌骨软化,建议必要时 MRI 检查;④双膝关节肿胀。

左腕正位(骨龄):尺桡骨、掌指骨骨骺均可见,且未闭合。印象:左手骨龄发育延迟。

左肘关节正位(骨龄):左肘关节肱骨、尺桡骨骨骺均可见,且未闭合。印象:左肘关节骨龄发育延迟,请结合临床及实验室检查。

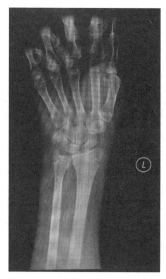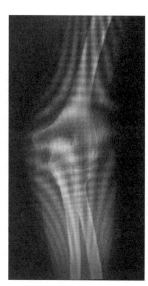

A. 左腕正位　　　　　　　　　　　B. 左肘正位

图 1-1-2　骨龄 X 线片

编　　号	3906-1	性　别	男	父身高	174	身高年增值	
X 光片号	60429351	民　族		母身高	165	骨龄年增值	
姓　　名		籍　贯					
测试日期	2017-01-21	通讯地址					
出生日期	1995-01-31	联系人		联系电话	138357779559		
体　　重	125	诊断印象					
现身高	195.5	备　注					
年　　龄	22.0	身高年龄	17.5以上	预测初潮年龄			
CHN 骨龄	13.2						
骨龄与年龄差	-8.8						
骨发育评价	极晚						
生长发育阶段	高峰						
预测初潮骨龄							

图 1-1-3　骨龄报告

【诊断与鉴别诊断】

（一）病例特点

（1）青年男性，乏力伴异常长高入院，性征及第二性征发育差。

（2）化验示垂体前叶三轴及生长激素轴机能减退；无烦渴多饮多尿，可排除尿崩症。

（3）结合影像学、化验考虑垂体柄阻断综合征，多数此病患者身材矮小，但本例身高异常增高。

（二）患者性腺功能减退症的鉴别诊断

患者睾酮极度低下，存在男性性腺功能减退症，LH、FSH 也极低，且 GnRH 刺激后 LH、FSH 无明显升高，提示问题在下丘脑、垂体水平，因此考虑低促性腺激素性性腺功能减退症（HH），应与高促性腺激素性性腺功能减退症鉴别。后者是各种原因导致的原发性性腺发育不良或功能衰竭，辅助检查提示性激素水平降低和促性腺激素水平明显升高。如女性 Turner 综合征，以矮小、多痣、肘外翻等多种畸形和青春不发育为特征；男性 Klinefelter 综合征（典型核型 47，XXY）以青春部分发育、男性乳腺发育和精子生成障碍为特征。此例 HH 应归因于垂体柄阻断的解剖学异常。

（三）身高过长的鉴别诊断

患者基础 GH 及 IGF-1 均低于正常，尽管如此，患者身高过高，我们还是进行了 GH 高糖抑制试验，各时间点 GH 亦均低于正常提示患者不存在 GH 分泌增多，反而是 GH 缺乏的。

（四）出院诊断

①垂体柄阻断综合征：垂体前叶功能减退，低促性腺激素性性腺功能减退症；②糖耐量减低；③高尿酸血症；④非酒精性脂肪性肝病；⑤骨质疏松；⑥蛋白尿。

【治疗】

2017-1-19 带药出院，予补充氢化可的松 口服 20 mg 每日一次于 8 点，10 mg 每日一次于 16 点；左甲状腺素 25μg 口服每日一次；门冬氨酸钾镁片 0.298 g 每日三次，氯化钾缓释片 0.5 g 每日三次；盐酸二甲双胍片 0.5 g 每日三次；阿法骨化醇 0.25μg 每日一次，碳酸钙 D3 片 1 片 每日一次。并予佩戴 GnRH（戈那瑞林）泵进行唤醒下丘脑 - 垂体 - 睾丸轴，戈那瑞林剂量 10μg/90 min，嘱一个月返院复查。

患者于 2017-2-20 再次入院，乏力减轻，余无著变。

复查部分化验如下表 1-1-23~1-1-26。

表 1-1-23　性激素全项

	FSH（mIU/mL）	LH（mIU/mL）	PRL（ng/mL）	雌二醇（pg/mL）	孕酮（ng/mL）	睾酮（ng/dL）（241~827）
2017-2-21	0.81 ↓	<0.07 ↓	17.86 ↑	14.58	<0.15 ↓	<10 ↓

表 1-1-24　游离甲功

游离甲功	FT3(pmol/L)	FT4(pmol/L)	TSH(μIU/mL)
2017-2-21	2.94 ↓	10.70 ↓	2.541

表 1-1-25　GnRH 兴奋试验

2017-2-22	0 min	30 min	60 min	90 min	120 min
FSH(IU/L) (1.4~18)	0.81 ↓	6.88	7.59	7.34	6.41
LH(IU/L) (1.5~34.6)	<0.07 ↓	7.56	6.47	6.19	4.80

表 1-1-26　HCG 兴奋试验

2017-2-23	0 h	24 h	48 h	72 h
睾酮 (242~827ng/dL)	<10 ↓	12.48 ↓	22.70 ↓	14.77 ↓

鉴于 GnRH 泵唤醒 1 月后基础 LH 仍极低,100μg 戈那瑞林刺激后的 LH 也升高不明显(60 min 内峰值 <8IU/L),予停用之。本次基础睾酮虽极低,但绒促性素(HCG)刺激后 24 h、48 h、72 h 睾酮均有显著升高(GnRH 泵唤醒前 48 h、72 h 有升高),故促进性腺功能及刺激生殖器发育改用 HCG,起始剂量为 2 000U 肌注 2 次 / 周。左甲状腺素增加至 100 μg 每日一次,余治疗同前。于 2017-2-28 出院,嘱患者一个月复查睾酮、雌二醇、孕酮,注意外生殖器及阴毛腋毛生长情况。

【随访】

患者于当地医院定期复查性激素结果如表所示,17-3-28 睾酮水平仍不满意,HCG 增至 2000U im.TIW,继续随访(表 1-1-27)。

表 1-1-27　性激素随访(当地医院)

日期	T(ng/mL) (1.75~7.81)	P(ng/mL) (0.14~2.06)	E₂(pg/mL) (0~53.0)	HCG 剂量(U)
2017-3-28	0.55 ↓	0.07	26.1	2000　TIW
2017-5-1	2.06	0.03	19.00	2000　TIW
2017-7-2	2.04	0.16	43.00	2000　TIW
2017-9-18	1.26	0.05	25.00	2000　TIW

至 2017 年 9 月时,患者诉胡须、阴毛腋毛出现,性欲逐渐增强,已开始出现晨勃,自觉阴茎增粗、长度增长,睾丸体积亦增大。异常身高增长基本停止。(因患者在外地,系网络交流,未实际查体)

【讨论】

PSIS 是指垂体柄缺如合并垂体后叶异位，下丘脑分泌的激素不能通过垂体柄运输到垂体所致的临床症候群，是生长发育迟缓的重要原因之一。其发病率极低，约占活产新生儿的 0.5/100 000，男性多发。受益于 MRI 的普及，1987 年首次报道了此病 [2]。

发病机制方面目前尚无定论，多数学者认为 PSIS 与围产期异常因素（如胎位异常、新生儿窒息等）和外伤等有关。亦有报道认为其与遗传因素、生产环境、基因突变（LHX4、HESXl、OTX2、SOX3 等）有关。此患者出生时为臀位，并有产后窒息史，且童年时高处坠落摔伤史，可能与其患 PSIS 有关；患者拒绝行接受基因筛查，仅行染色体检查，无法知晓其是否存在基因异常。

生长发育迟缓是 PSIS 的主要临床表现之一，如身材矮小、性腺不发育和第二性征发育迟缓、缺如等。成年则以甲状腺功能低下常见，如畏寒等。生长激素缺乏（growth hormone defieiency，GHD）最为常见，也有患者出现合并其他垂体激素的缺乏，称为多种垂体激素缺乏（multiple pituitary hormone deficiency，MPHD），少数患者除垂体前叶功能减退外，还可累及垂体后叶出现中枢性尿崩症，此患者无尿崩症。

确诊的 PSIS 的患者需按序行激素替代或补充治疗，顺序为糖皮质激素 - 甲状腺激素 - 生长激素 / 性激素，循序渐进添加。早发现、早诊断、早治疗对改善患者症状、提高生活质量至关重要，因此临床工作中对疑似 PSIS 患者进行初筛十分必要。

本例 PSIS 患者临床特征十分典型，化验结果提示全垂体前叶功能减退，影像学垂体强化 MRI 示垂体柄缺失，下丘脑区短 T1 信号，不除外垂体后叶异位，亦符合典型的 PSIS 表现。因起病隐匿，估计该患者病程较长，且其从未接受过规范的内分泌治疗，故此患者病史反映了 PSIS 自然病程的特点。

大多数国内外病例报道中 PSIS 患者身材均显著低于同龄人，少部分可处于正常范围，身高过高者罕见报道。而此患者则在已基本成年后的 4 年中持续长高，十分罕见。协和医院武学焱团队曾报道一例伴身高过高的 PSIS 男患者，就诊时 31 岁身高仍增长中 [3]。他们的解释为：孤立性生长激素缺乏症患者，如不接受规律的生长激素替代治疗，终身高会明显的矮于同龄人。而单一的性腺功能减退症患者，骨龄落后，虽然缺乏青春期身高激增阶段，但由于性激素缺乏使骨骺长期不愈合，生长周期长，终身高可高于预期，如 Klinefelter 综合征患者。但是此患者毕竟是多种垂体前叶促激素和生长激素均缺乏，与前述情况相似而又有较大不同。而本例患者在糖皮质激素、甲状腺激素替代的基础上，给与 HCG 促性腺刺激治疗，其睾酮达到正常水平后逐渐停止长高，则支持睾酮可促进骨骺闭合的这种观点。

本例患者性腺功能减退属于 HH，目前 HH 的治疗方案主要有 3 种，包括睾酮替代、促性腺激素生精治疗和脉冲式 GnRH 生精治疗 [4]。传统的雄激素替代治疗可促进男性化，使患者能够完成正常性生活和射精，但不能产生精子；促性腺激素治疗可促进自身睾丸发育及产生睾酮和精子；脉冲式 GnRH 治疗通过促进垂体分泌促性腺激素而促进睾丸发育。尽管文献报道脉冲式 GnRH 和 HCG/HMG 联合治疗生精治疗效果相似，但国内的治疗经验提示，脉冲式 GnRH 生精疗效优于 HCG/HMG 治疗，因前者更接近生理状态。因此，鉴于患者即将进入婚育适龄期,我们尝试采用可能最优的 GnRH 泵治疗其 HH。但是,戴泵唤醒 1 个月,患者基础及戈那瑞林 100ug 刺激后 LH 仍水平低,说明无效,因此改用 HCG 治疗。目前看来 HCG 升高该患者睾酮水平、促进生殖器官发育和维持第二性征效果良好,待未来有生育需求时可联合尿促性素(HMG)肌肉注射促进生精。

成人生长激素缺乏症(GHD)近年日益受到重视,临床表现为瘦体重减少、脂肪量增加、血脂异常、心脑血管风险增加(动脉粥样硬化、心功能障碍)、肌肉力量和运动能力降低、骨密度降低、胰岛素抵抗和生活质量受损[5]。对临床怀疑成人 GHD 者应进行生长激素激发试验评估确认。方法包括胰岛素耐受试验(ITT)、GHRH +精氨酸联合激发试验、精氨酸激发试验、胰升糖素激发试验(GST)以及马西瑞林激发试验等。由于 GHRH 及马西瑞林国内无法获得,国内诊断成人 GHD 的主要激发试验方法为 ITT 和 GST,我们选择的则是 ITT 和精氨酸激发试验(胰高糖素无药)。ITT 是成人 GHD 诊断的金标准,建议采用 GH 峰值 $5\mu g/L$ 作为诊断切点。由于该患者肥胖和胰岛素抵抗,常规 0.1U/kg 的剂量未能使血糖降低至 <2.8mmol/L,最低血糖 3.4mmol/L 出现在 30 min,因此这次 ITT 不算很成功,但 30 min和所有时点 GH 均 <0.05ng/mL,也有一定参考价值。此患者是存在生长激素缺乏的,IGF-1也明显减低,但是由于患者罕见的存在身材过高的问题,因此暂未给予其生长激素补充治疗,未来应随访评估权衡利弊决定是否给予 GH 治疗。

患者还存在骨质疏松,可能是其生长激素缺乏、睾酮低下、维生素 D 缺乏等综合作用的结果。多项研究均表明睾酮水平低下与骨密度下降、骨折风险增加相关[6]。目前暂予以维生素 D 及钙片治疗。

综上,此例 PSIS 以全垂体前叶功能减退为主要表现,影像学表现典型,但特殊之处在于伴有 PSIS 罕见的过度长高。综合治疗后,患者乏力等症状改善,第一第二性征出现发育,并且身高停止生长。由于此种情况罕见,关于身高的前述似乎合理的解释尚属推测,未来需要更多临床和基础研究来证实。

【参考文献】

[1] VOUTETAKIS A. Pituitary stalk interruption syndrome [J]. Handbook of clinical neurology, 2021, 181:9-27.

[2] FUJISAWA I, KIKUCHI K, NISHIMURA K, et al. Transection of the pituitary stalk: development of an ectopic posterior lobe assessed with MR imaging [J]. Radiology, 1987, 165(2): 487-9.

[3] 王曦, 许建萍, 伍学焱. 垂体柄阻断综合征合并身高过高、血液系统异常一例报告 [J]. 协和医学杂志, 2015, 6(5): 381-3.

[4] 中华医学会内分泌学分会性腺学组. 特发性低促性腺激素性性腺功能减退症诊治专家共识 [J]. 中华内科杂志, 2015, 54(8): 739-44.

[5] 中华医学会内分泌学分会. 成人生长激素缺乏症诊治专家共识(2020 版)[J]. 中华内分泌代谢杂志, 2020, 36(12): 995-1002.

[6] GOLDS G, HOUDEK D, ARNASON T. Male Hypogonadism and Osteoporosis: The Ef-

fects，Clinical Consequences，and Treatment of Testosterone Deficiency in Bone Health [J].
International journal of endocrinology，2017，2017：4 602 129.

天津医科大学总医院内分泌代谢科　刘金泉　李宏智　李凤翔

病例2　垂体大腺瘤库欣病一例

库欣病（Cushing's disease，CD）是由于垂体促肾上腺皮质激素（adrenocortico tropic hormone，ACTH）分泌亢进导致肾上腺分泌过多皮质醇所引起的临床类型。90% 的库欣病患者垂体为微腺瘤，10% 为大腺瘤，也有未能发现肿瘤者，考虑 ACTH 细胞增生。本例报道一例垂体大腺瘤的库欣病患者，并结合文献，总结这类患者的临床特点，提高临床医生对这类疾病的认识。

【一般资料】

患者张 XX,男,69 岁。

1. 主诉　眼睑、踝部水肿 2 个月入院于 2021-8-26。

2. 现病史　患者于入院前 2 月无明显诱因出现眼睑、踝部水肿,伴脸变圆,伴乏力、纳差、消瘦,偶有头痛、视物模糊,无发热、咳嗽、咳痰,无恶心、呕吐,无腹痛、腹泻,无头晕及视野缺损。入院前 5 天就诊于外院,查血糖 9.51mmol/L,NT-proBNP 758.5ng/L,PCT 0.066 6ng/mL,血常规:白细胞 16.11×10^9/L,NEU 87.1%,LYM% 8.9%,HGB 146 g/L。甲功: T3 0.53nmol/L（1.2~3.1nmol/L），T4 46.2nmol/L（66~181nmol/L），TSH 0.35μIU/mL（0.27~4.2μIU/mL）。尿常规: GLU3+,BLD +-,蛋白 trace;肝功能: ALB 35.5 g/L,GLO 17.5 g/L,IBIL 17.7μmol/L,TBIL 23.6μmol/L,ALT 64.6U/L,肾功:肌酐 72.1μmol/L,BUN 7.7mmol/L,UA 200μmol/L。血脂: TC 6.58mmol/L,LDL-C 3.54mmol/L,电解质: Na 142.2mmol/L,K 2.3mmol/L,Cl 88.1mmol/L；予静脉口服补钾治疗,监测血压升高达 220/110mmHg,予欣康静脉泵入。入院前 3 天复查血钾 3.3mmol/L,肾上腺皮质功能: COR 59.65μg/dL（4.26~24.85μg/dL），ACTH 559.68（7.2~63.4），ALD 71.78pg/mL（40~310pg/mL），血管紧张素 II 100.49pg/mL,直接肾素浓度 3.01pg/mL（4~38pg/mL），ARR 23.85（>38 提示原发性醛固酮增多症）,甲功: T3 0.51nmol/L（1.2~3.1nmol/L），T4 42.30nmol/L（66~181nmol/L），FT3 1.7pmol/L（3.1~6.8pmol/L），FT4 10.7pmol/L（12~22pmol/L），TSH 0.44μIU/mL（0.27~4.2μIU/mL）。GH 0.23ng/mL,FSH 2.74IU/L,LH 0.57mIU/L,PRL 8.59ng/mL。HbA1c 7.8%,血气分析: pH 7.574,PO_2 92.2mmHg,PCO_2 41mmHg,BE 18.1mmol/L。超声心动:左室假腱索,左室舒张功能下降,心包积液（少量）,LVEF 58%。现患者为求进一步诊治收入院。患者本次发病以来,精神欠佳,睡眠尚可,食欲减退,便秘,小便正常,体重下降 5 kg。

3. 既往史　既往冠心病 5 年,未服药;嗅觉减退 1 年,未系统诊治;否认高血压病史,否认手术、外伤史,否认输血史,否认肝炎结核病史,否认食物药物过敏史,预防接种史不详。

4. 个人史　出生于天津,久居于大津。吸烟 50 余年,20 支 / 天,近 2 年减至 5~6 支 / 天。否认饮酒史。否认疫水疫区接触史。无工业毒物、粉尘、放射性物质接触史。无冶游史。无新冠肺炎流行病学接触史。无近期高风险地区旅居史。

5. 婚育史   28 岁结婚,育有 1 女,配偶及女儿体健。

6. 家族史   父亲因高血压、脑出血去世,母亲死因不详。有 1 哥 1 姐 1 弟 1 妹,姐姐患有冠心病。家族中否认类似患者。

7. 体格检查   体温 36.1 ℃,脉搏 63 次 / 分,呼吸 16 次 / 分,血压 145/88mmHg。神志清醒,口齿清晰。全身皮肤黏膜无黄染,浅表淋巴结无肿大,颈软,无抵抗,双肺呼吸音粗,双肺未闻及湿啰音、干啰音,未闻及哮鸣音,心率 63 次 / 分,律齐,杂音未闻及,腹部平坦,腹部无压痛,无反跳痛,肝脏未及,脾脏未及,双踝部水肿。双侧足背动脉搏动减弱。生理反射减弱,病理反射阴性。

专科查体:身高 166 cm,体重 48 kg, BMI 17.42 kg/m²。肤色黑,眼睑、球结膜水肿,满月脸,毳毛增多,无明显多血质貌,皮肤菲薄,上肢可见散在皮下瘀斑,未见紫纹及颈后、锁骨上窝脂肪垫,四肢纤细。

【化验及检查】

化验室数据:生化（2021-8-26）Na 135mmol/L, K 2.5mmol/L ↓, Cl 92mmol/L ↓, Ca 2.1mmol/L ↓,CO_2CP 39 mmol/L ↑,CK、CK-MB、TnT、Cr、UA 及 BNP 均无异常,血常规（2021-8-26）WBC 12.13 × 10⁹/L ↑,Hb 124 g/L ↓,尿便常规及凝血功能能均无明显异常。生化（2021-8-27）ALB 32 g/L ↓, AST 68U/L ↑, ALT 30U/L, FPG 7.1mmol/L ↑, TC 6.84mmol/L ↑, LDL 3.19mmol/L ↑。24 小时尿钾 54.4mmol/24 h ↑（24 小时尿量 1600mL）。肿瘤全项: Fer 367.36 ↑,CEA 6.92ng/mL（0~5ng/mL）↑,CYFRA 6.1ng/mL（0~3.3ng/mL）↑,余均正常。甲状腺功能: TT3 0.63nmol/L ↓（0.98~2.33nmol/L）,TT4 48.31nmol/L ↓（62.68~150.84nmol/L）,FT3 2.23 pmol/L ↓（2.43~6.01pmol/L）, FT4 9.86pmol/L（9.01~19.05pmol/L）, TSH 0.907μIU/mL（0.35~4.94μIU/mL）,TPOAb、TGAb 及 TG 均正常,性激素全项:FSH 2.97IU/L（0.95~11.95IU/L）, LH 1.01IU/L（0.57~12.07IU/L）, PRL 6.52ng/mL（3.46~19.4ng/mL）, T 31.43ng/dL ↓（142.39~923.14ng/dL）, GH 0.09ng/mL（0.06~5ng/mL）, IGF-1 58.7ng/mL（±2SD: 57.1~220.7ng/mL）,类固醇激素六项: 17 羟孕酮 451pg/mL（<2200pg/mL）,总睾酮 219pg/mL（2400~9500pg/mL）↓, 雄烯二酮 pg/mL （400~1500pg/mL）, 皮质醇 2.6pg/mL [（0.3~2.5）× 10⁵pg/mL] ↑,儿茶酚胺及甲氧基代谢产物无明显异常。降钙素、胃泌素等均正常,高血压两项（表 1-2-1）,OGTT 加 INS 释放试验（表 1-2-2）,过夜地塞米松抑制试验和大小剂量地塞米松抑制试验（表 1-2-3）。骨标三项和 25 羟维生素 D₃（表 1-2-4）。骨密度:L1-L4 T 值 1.1;全髋 T 值 -0.3。

表 1-2-1 高血压两项

高血压两项		PRC μIU/mL	ALD ng/dL	ARR <3.70
2021.8.27	卧位	1.1（2.8~39.9）↓	3.4（3.0~23.6）	—
	立位	1.0（4.4~46.1）↓	3.4（3.0~35.3）	3.40

表 1-2-2　OGTT+INS 释放试验

时间	葡萄糖（mmol/L）	胰岛素（mU/L）	C 肽（ng/mL）
0 min	7.64	4.9	1.87
30 min	12.75	6.1	2.58
60 min	14.26	9.2	3.1
120 min	18.81	15.3	3.9
180 min	18.2	14.6	4.56

表 1-2-3　过夜地塞米松抑制试验和大小剂量地塞米松抑制试验

项目	16:00	0:00	第 2 日 8:00	空白 1	小剂量 1	小剂量 2	大剂量 1	大剂量 2
ACTH pg/mL（0~46）	166	184	230			316		245
皮质醇 μg/dL（5~25）	21.8	27.7	36			>50		>50
24 小时尿皮质醇 μg/24 h（30~110）				>1550	>950	>750	>1050	>1000

表 1-2-4　骨标三项和 25 羟维生素 D₃

	25 羟维生素 D₃ ng/dL（15.5~113.75）	骨钙素 CC（10.0~46.0）	I 型胶原羧基端片段 CTX（0.35~0.85）	总 I 型前胶原氨基端肽 PINP（20.0~76.0）
2021-8-27	22.22	3.07 ↓	0.67	23.89

予以补钾治疗后（KCl 9 g/ 天），患者血钾波动在 3.9~4.1mmol/L，电解质变化见表 1-2-5。

表 1-2-5　血电解质

血电解质	Na（136~145）mmol/L	K（3.5~5.3）mmol/L	Cl（96~108）mmol/L	Ca（2.15~2.55）mmol/L	P（0.80~1.45）mmol/L	CO2CP（21~31）mmol/L	Mg（0.65~1.05）mmol/L	补钾量
2021-8-27	143	3.4 ↓	100	2.21	0.66	36 ↑	0.77	KCl 9g/d
2021-8-30	141	3.9	101	2.19	--	26	--	KCl 9g/d
2021-9-2	141	4.1	103	2.19	--	24	--	KCl 9g/d
2021-9-4	142	4.1	103	2.17	--	26	--	KCl 9g/d

影像学检查：

垂体平扫及半剂量 MRI 增强（2021-8-30）：鞍区占位性病变，首先考虑垂体瘤，颅咽管瘤不除外，请结合临床（大小约 35 mm × 21 mm × 22 mm）（图 1-2-1）。

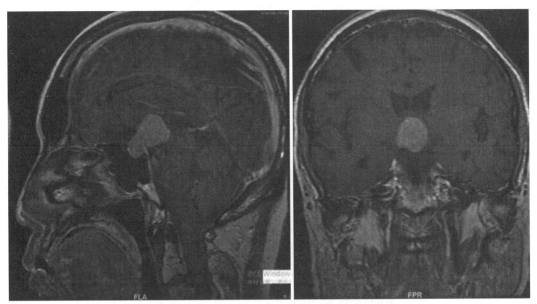

图 1-2-1　垂体半剂量 MRI 增强(左图 冠状位;右图 矢状位)

垂体 CT 冠状位(2021-9-2):鞍内及鞍上占位,垂体瘤可能性大(图 1-2-2)。

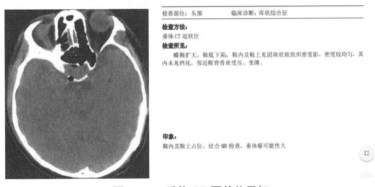

图 1-2-2　垂体 CT 冠状位平扫

视野见下(图 1-2-3):

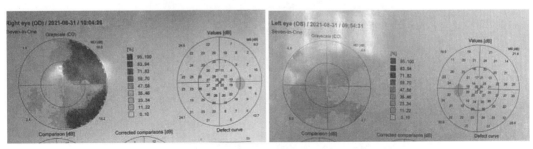

图 1-2-3　视野

胸 CT:两肺支气管炎,两肺间质纹理增多,两肺气肿,左肺下叶和右肺中叶索条影,考虑慢性炎症或陈旧性病变;左肺底实性小结节影,请结合临床复查。

¹⁸F-FDG PET-CT：乙状结肠肠壁增厚，代谢增高，考虑结肠生理性摄取可能性大，建议必要时内镜检查；右肺中叶胸膜下区多发斑片及结节样密度应，代谢不均匀增高，考虑右肺炎性病变可能性大；**双侧肾上腺腺体增粗，代谢对称性增高，考虑为肾上腺增生性疾病。**

⁶⁸Ga-DOTATATE 示踪剂显像：**鞍区软组织密度影，DOTATATE 摄取增高，**结合病史，考虑垂体瘤不除外（图 1-2-4）。

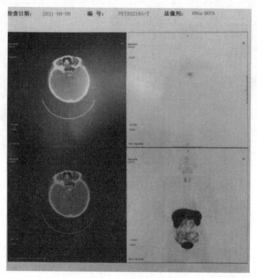

图 1-2-4　DOTATATE 显像

【鉴别诊断】

该患者主要是和异位 ACTH 综合征鉴别。

【治疗】

2021.9.23　全麻下经鼻鞍区病变切除术，术后病理如下（图 1-2-5）：（鞍区）垂体促肾上腺皮质激素细胞性腺瘤。

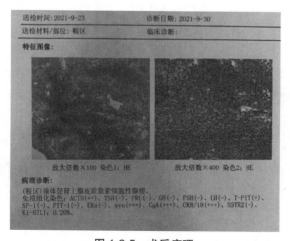

图 1-2-5　术后病理

【随访】

术后即予氢化可的松静点替代,之后转为口服,优甲乐 25μg,每日 1 次替代。

术后第 2 天,复查血 Cor 19.8μg/dL,ACTH 11.7pg/mL。

术后第 7 天,复查电解质 K 3.6mmol/L,Cl 107mmol/L。FT3 <1.64pmol/L ↓,FT4 10.6pmol/L,TSH 0.305μIU/mL ↓。

术后第 15 天,复查血 Cor 2.74μg/dL ↓,ACTH 10pg/mL。甲功 FT3 1.64pmol/L ↓,FT4 13.85pmol/L,TSH 0.536μIU/mL。

术后第 45 天,复查血 Cor <1μg/dL ↓,ACTH <5pg/mL。甲功 FT3 2.76pmol/L,FT4 8.69pmol/L,TSH 0.313μIU/mL ↓。血生化 ALB 39U/L,K 4.8mmol/L,Na 146mmol/L ↑,Cl 112mmol/L ↑。24 小时尿皮质醇 53.06μg/24 h。

【讨论】

本例患者老年男性,近 2 个月以水肿和乏力起病,新出现高血压、低血钾、血糖升高、面部变圆,毳毛增多,皮肤略菲薄,上肢可见皮下瘀斑,但未见向心性肥胖及紫纹,未见锁骨上窝脂肪垫,BMI 仅 17.42 kg/m²,提示病情进展迅速,血皮质醇及 ACTH 升高明显,皮质醇丧失昼夜分泌节律,小剂量地塞米松不能被抑制,考虑诊断为 ACTH 依赖的库欣综合征,需要鉴别是否库欣病还是垂体外肿瘤分泌大量 ACTH 导致肾上腺皮质增生的异位 ACTH 综合征,在鉴别手段中,大剂量地塞米松抑制试验(HDDST)是广泛使用的无创性实验室检查,本患者大剂量地塞米松也未能被抑制,提示异位 ACTH 综合征的可能性大,但该试验鉴别库欣病和异位 ACTH 综合征的敏感性仅为 60%~80%,特异性为 80%~90%[1],患者垂体 MRI 提示垂体大腺瘤,并行 ¹⁸F-FDG PET-CT 和 ⁶⁸Ga-DOTATATE 示踪剂显像提示鞍区软组织密度影,DOTATATE 摄取增高,垂体瘤不除外,而异位 ACTH 综合征被排除。该患者随即进行了全麻下经鼻鞍区病变切除术。术后血 ACTH 及 COR 水平即恢复正常,随访至术后 45 天,继续激素替代治疗中。

分泌 ACTH 的腺瘤约占所有垂体腺瘤的 15%,30~50 岁是发病高峰,绝大多数为微腺瘤,仅 10% 为大腺瘤,大腺瘤和微腺瘤在临床表现和生化特征的比较有限且不一致[2]。韩国的一篇报道提示,肿瘤大小并不是库欣病患者激素分泌或临床结果的主要决定因素,因为大腺瘤和微腺瘤两组患者血 ACTH 和 COR 水平相似,HDDST 的抑制率相似且术后缓解率相似[3]。我国学者王爱萍等[4]总结了 12 例大腺瘤患者和 64 例微腺瘤患者临床特征,发现大腺瘤患者视野缺损多、溢乳现象多、诊断前病程短;而微腺瘤患者无视野缺损,溢乳现象也较少,但紫纹较多。且诊断前病程长于大腺瘤患者,大腺瘤患者血 ACTH 分泌的昼夜节律性差于微腺瘤患者,大腺瘤患者血 COR 分泌的昼夜节律性较正常人差,但与微腺瘤患者相比,两者差异无显著性。HDDST 后,对血 COR 抑制率在大腺瘤患者较微腺瘤患者小,而对血 ACTH 及 24 h 尿游离 COR 的抑制率两组差异无显著性。手术后 1 个月,大腺瘤患者有血 ACTH 明显下降的患者人数明显少于微腺瘤患者。本例患者病程较短,病情进展快,可能是大腺瘤的原因。以色列的一项最新的研究显示[2],虽然分泌 ACTH 的大腺瘤比微腺瘤表现出更高的血浆 ACTH,但肿瘤大小与皮质醇高分泌或高皮质醇血症的临床特征没有相关性。

肿瘤的位置和侵犯比肿瘤大小更重要,因为肿瘤侵犯蝶窦或海绵窦与较高的血浆 ACTH 和皮质醇分泌有关。

本例患者是一例 HDDST 不被抑制的库欣病患者,有学者研究了这类患者的特点,发现 8:00 血清 ACTH 和 COR 水平及 24 h 尿游离皮质醇水平更高、病程更短、更容易出现高血压,容易出现下肢浮肿、皮肤紫纹、高血糖和低血钾,代谢性碱中毒的程度也更严重[5, 6],本例患者和上述的报道是一致的。

在鉴别异位 ACTH 综合征的时候,^{18}F-FDG PET-CT 和 ^{68}Ga-DOTATATE 示踪剂显像显示出重要作用,^{68}Ga-DOTATATE 示踪剂显像可以对表达生长抑素受体(SSTR)的肿瘤进行定位[7],本例患者免疫组化 SSTR2(-),但是奥曲肽摄取也是升高的,提示本例患者垂体腺瘤可能表达其他的 SSTR。

综上,本例患者是分泌 ACTH 的垂体大腺瘤,与微腺瘤有所区别,其病情进展快,病程短,没有典型的库欣病的体征表现,但表现更严重的低钾血症和高血压,不易和异位 ACTH 综合征鉴别,但通过垂体 MRI 以及 ^{18}F-FDG PET-CT 和 ^{68}Ga-DOTATATE 示踪剂显像,能够明确鉴别。

【参考文献】

[1]　中国垂体腺瘤协作组. 中国库欣病诊治专家共识(2015)[J]. 中华医学杂志 2016, 96 (11):835-840.

[2]　AKIROV A, SHIMON I, FLESERIU M, et al. Clinical Study and Systematic Review of Pituitary Microadenomas vs. Macroadenomas in Cushing's Disease: Does Size Matter? [J]. J CLIN MED, 2022, 11(6):1558.

[3]　HWANG Y, CHUNG JH, MIN Y, et al. Comparisons between Macroadenomas and Microadenomas in Cushing's Disease: Characteristics of Hormone Secretion and Clinical Outcomes[J]. J KOREAN MED SCI, 2009, 24(1):46.

[4]　王爱萍, 汪寅章, 盖红波, 等. 库欣病:垂体大腺瘤与微腺瘤的比较 [J]. 中华内分泌代谢杂志, 2001(03):30-33.

[5]　郗华, 李剑, 吕朝晖, 等. 大剂量地塞米松抑制试验不可抑制的库欣病患者临床和生化特点分析 [J]. 中华内分泌代谢杂志, 2007, 23(06):528-531.

[6]　唐志清, 朱笑笑, 王先令, 等. 大剂量地塞米松抑制试验不同抑制率的库欣病患者临床和生化特点分析 [J]. 中华内分泌代谢杂志, 2013(02):135-139.

[7]　霍力, 胡桂兰, 庞芮. 神经内分泌肿瘤 ^{68}Ga-DOTATATE 显像新观点:图像解读、体内分布、辐射内照射剂量及分子机制 [J]. 中华核医学与分子影像杂志, 2019, 39(8):504-512.

天津医科大学总医院内分泌代谢科　李汇　张晓娜　李淑英　崔景秋

病例 3　体重增加 3 年,皮肤紫纹 1 年

库欣综合征(cushing's syndrome, CS)又称皮质醇增多症,是由于各种原因引起的肾上

腺分泌糖皮质激素（以皮质醇为主）过多导致的临床综合征，可引起向心性肥胖、高血压、高血糖、低钾血症、骨质疏松等，也可伴肾上腺雄性激素以及盐皮质激素不同程度分泌增多。在约 70% 的病例中，CS 是由产生促肾上腺皮质激素（ACTH）的垂体瘤（cushing's disease，CD）引起的，而原发性肾上腺功能亢进（ACTH-independent CS，ACS）和异位分泌 ACTH 的神经内分泌肿瘤（EAS）占 30% 的病例。近年来关于库欣病的诊断流程不断完善，本例患者临床表现典型，定位诊断上除使用传统的大小剂量地塞米松抑制试验及垂体影像学检查外，结合国内外最新指南及专家共识推荐，使用 DDAVP 兴奋试验联合 DOTATATE 显像技术，为库欣综合征提供了更准确的临床定位诊断方法。

【一般资料】

患者，女，32 岁

1. 主诉　体重增加 3 年，皮肤紫纹 1 年，乏力 2 月

2. 现病史　3 年前无诱因出现体重增加 7.5 kg，伴面部变圆、多血质貌。1 年前大腿内侧及腋窝出现宽度约 1 cm 皮肤紫纹，闭经 3 个月，毛发变细脱落，易出现皮肤瘀斑，就诊滨海新区中医院查："性激素全项（卵泡期）：FSH：4.7mIU/mL（2.0~7.1mIU/mL），LH：6.3mIU/mL（1.9~11.6mIU/mL），E2：27.8pg/mL（25~138pg/mL），P：0.5ng/mL（0.2~1.6ng/mL），T：106.3ng/dL（0~123ng/dL），PRL：17.5ng/mL（3.8~30.7ng/mL）；甲功：T3：1.0nmol/L（0.89~2.49nmol/L），T4：108.1nmol/L（64.4~186.6nmol/L），FT3：2.93pmol/L（2.76~6.45pmol/L），FT4：11.44pmol/L（6.44~18.02pmol/L），TSH：1.04μIU/mL（0.35~5.10μIU/mL）。"口服屈螺酮炔雌醇片药物治疗 2 月后停药，治疗期间及停药后月经规律来潮，周期 30 天，经期 3 天，经量较既往减少。5 月前提床垫摔倒后出现腰椎压缩性骨折，保守治疗（具体诊疗过程不详）。2 月前无诱因出现间断双下肢乏力、血压升高，偶伴头晕、头胀，就诊测血压最高 150/100mmHg，未规律口服药物降压治疗，平素自测血压 110~120/80~90mmHg，再次出现无月经来潮，无视力下降、视野缺损，无胸痛、无心悸、大汗、面色苍白，无多尿、口干、眼干，无关节痛，无浮肿，就诊滨海新区中医医院查："Cor：26.81μg/dL ↑（6.4~22.8μg/dL），ACTH：72.7pg/mL ↑（7.0~65.0pg/mL）；PRC：16.6pg/mL（2.8~28.5pg/mL），ALD：117.6pg/mL（31~351pg/mL）"遂就诊我院门诊查："Cor：42.00μg/dL ↑，ACTH：58.30pg/mL ↑；尿皮质醇计算结果 219.60μg/24 h ↑。"自发病以来，精神食欲正常，睡眠可，大便 1 次 / 日，小便如常，体重变化如上述。

3. 既往史　平素体健；否认"高血压、糖尿病、冠心病病史"；否认肝炎、结核等传染病史；否认无手术、外伤、输血史；青霉素药物过敏史；否认食物过敏史；预防接种史按规定。

4. 个人史　否认外地久居史、疫区接触史；无吸烟；无酗酒史。

5. 婚育史　已婚未育。

6. 家族史　否认家族遗传病史。

7. 体格检查　T：36.3 ℃，P：66 次 / 分，R：15 次 / 分，BP：（L）127/93mmHg，（R）129/92mmHg（1 mmHg = 0.133ka），身高 156 cm，体重 59 kg，体质量指数（body mass index，BMI）24.24 kg/m²，腹围 91 cm。神清，双肺未闻及干湿性啰音，心律齐，腹膨隆，腹软，无

压痛。头发变细稀疏,满月脸,水牛背,锁骨上脂肪垫,向心性肥胖,皮肤菲薄,毳毛增生,面部多血质,无面容粗陋,颜面细小痤疮,无明显口周胡须,四肢散在皮肤瘀点瘀斑,下肢近端可见皮肤紫纹,宽度约 1 cm。外生殖器正常。

【化验及检查】

1. 常规及生化　血尿便常规未见异常,肝肾功能、血脂、凝血功能基本正常。血 Na 138mmol/L, K 3.6mmol/L, Ca 2.30mmol/L。血气分析 pH 7.439, Ca^{++} 1.113mmol/L (1.15~1.33)。

2. 葡萄糖耐量及胰岛素释放试验　0 min、30 min、60 min、120 min、180 min 血糖分别为 3.99mmol/L、11.27mmol/L、10.06mmol/L、9.84mmol/L、7.43mmol/L;胰岛素分别为 9.30mU/L、88.00mU/L、64.80mU/L、107.60mU/L、78.40mU/L,提示高胰岛素血症、糖耐量异常。25 羟维生素 D 29.72nmol/L (17.5~133nmol/L)。

3. 骨代谢相关指标　PTH 正常,血清骨钙素 8.41ng/mL (11~48ng/mL),Ⅰ型胶原羧基端片段 0.79ng/mL (0.35~0.85ng/mL),总Ⅰ型前胶原氨基端肽 44.42ng/mL (19~84ng/mL),提示骨破坏反应活跃。骨密度(Z 值):L_1~L_4 -2.9,股骨颈 -1.9,全髋 -2.1,全身 -1.5,不除外骨质疏松。

4. 垂体相关激素水平　性激素全项: FSH 4.57 IU/L (3.03~8.08 IU/L), LH 2.70 IU/L (1.8~11.78 IU/L), PRL 13.13 ng/mL (5.18~26.53 ng/mL), E_2 37 pg/mL (21~251 pg/mL), P 0.12 ng/mL (0~0.3), T 50.00 ng/mL (10.83~56.94 ng/mL);甲状腺功能: FT_3 3.16 pmol/L (2.43~6.01 pmol/L), FT_4 12.21 pmol/L (9.01~19.05 pmol/L), TSH 0.90 μIU/mL (0.35~4.94 μIU/mL); GH 1.46 ng/mL (0.06~5.00 ng/mL), IGF-1 180 ng/mL (101.0~380.0 ng/mL);肾上腺皮质功能:(2022.4.17)ACTH 64.10 pg/mL (0~46 pg/mL),Cor 37.50 μg/dL (5~25 μg/dL),UFC 467.40 μg/24 h (30~110 μg/24 h);(2022.4.19)ACTH 57.70 pg/mL (0~46 pg/mL),Cor 45.70 μg/dL (5~25 μg/dL),UFC 279.30 μg/24 h (30~110 μg/24 h)。

5. 确诊实验　过夜地塞米松抑制试验不被抑制(表 1-3-1),小剂量地塞米松抑制试验(LDDST)不被抑制,大剂量地塞米松抑制试验可被抑制(表 1-3-2)。DDAVP 兴奋试验阳性(ACTH 在 15 min 升高到基础值的 4.68 倍,大于基础值的 3 倍,Cor 在 30 min 相对于基线的绝对增量为 9.2μg/dL,超过基线的 7.0~7.4μg/dL,见表 1-4-3)。

6. 其他　风湿免疫全项、IgG4、胃泌素、降钙素、肿瘤全项、高血压两项、血、尿儿茶酚胺及代谢产物、类固醇 6 项及类固醇激素代谢产物未见异常。

7. 辅助检查

1)妇科 B 超:子宫及双附件区未见明显异常,宫颈多发囊肿。

2)胸部 CT 平扫:两肺间质纹理增多;右肺上叶微结节,建议随诊复查;左肺上叶舌段及两下肺索条,考虑慢性炎症或陈旧性病变。

3)全腹 CT 平扫:肝内低密度影;双肾窦区多发点状致密影,考虑结石或钙化。

4)肾上腺 CT 增强:右侧肾上腺体部小结节,考虑腺瘤(大小约为 7 mm × 6 mm),左侧肾上腺大小、形态正常。垂体平扫 + 半剂量增强检查:垂体左侧微腺瘤,直径约 4 mm。

5）^{18}F-FDG 正电子发射计算机断层显像（^{18}F-FDG positron emission computed tomography，^{18}F-FDG PET/CT）：体部显像未见恶性肿瘤征象，右侧肾上腺腺瘤。

6）^{18}Ga-DOTATATE 正电子发射计算机断层显像（^{18}Ga-DOTATATE positron emission computed tomography，^{18}Ga-DOTATATE PET/CT）：右侧肾上腺软组织小结节影，DOTATATE 摄取增高，考虑为肾上腺腺瘤。

表 1-3-1 过夜地塞米松抑制试验

时间	血 ACTH（pg/mL） 0~46	血 Cor（µg/dL） 5~25
第一天 8 AM	57.70	45.70
第一天 4 PM	33.60	22.60
第二天 0 AM	47.10	24.90
第二天 8 AM	45.90	27.40

注：第二天 8 AM 的血 Cor<1.8 µg/dL，提示过夜地塞米松抑制试验被抑制

表 1-3-2 大小剂量地塞米松抑制试验

大小剂量地塞米松抑制试验	尿量	24hUFC（µg/24 h） 30.00~110.00	Cor（µg/dL） 5~25	ACTH（pg/mL） 0~46
空白 1	1900	467.40		
空白 2	2100	279.30	45.70	57.70
小剂量 1	2200	100.54		
小剂量 2	2900	124.99	11.90	29.80
大剂量 1	2600	83.98		
大剂量 2	2000	<20	7.43	25.60

注：LDDST，若 UFC 未能下降到正常值下限以下或服药后血 Cor>1.8µg/dL，提示不被抑制。HDDST，若 UFC 或血 Cor 不能下降到对照值的 50% 以下，提示不被抑制

表 1-3-3 DDAVP 兴奋试验

DDAVP 兴奋试验 （min）	ACTH（pg/mL） 0~46	Cor（µg/dL） 5~25	GH（ng/mL） 0.06~5.00	TSH（µIU/mL） 0.35~4.94	PRL（ng/mL） 5.18~26.53
0	12.40	26.4	0.08	0.690	9.07
15	58.00	30.2	0.09	0.657	
30	49.90	35.6	0.09	0.635	9.71
45	39.50	31.6	0.08	0.607	
60	38.20	27.2	0.07	0.565	
90	34.40	28.7	<0.05	0.565	

续表

DDAVP 兴奋试验 （min）	ACTH（pg/mL） 0~46	Cor（μg/dL） 5~25	GH（ng/mL） 0.06~5.00	TSH（μIU/mL） 0.35~4.94	PRL（ng/mL） 5.18~26.53
120	27.40	25.1	0.06	0.556	5.77

注：ACTH 在 15 min 升高到基础值的 4.68 倍，大于基础值的 3 倍，Cor 在 30 min 相对于基线的绝对增量为 9.2μg/dL，超过基线的 7.0~7.4μg/dL，提示 DDAVP 兴奋试验阳性，同时未观察到其他垂体激素显著升高

【诊断与鉴别诊断】

患者青年女性，体重增加 3 年，皮肤紫纹 1 年，乏力 2 月，化验检查提示血促肾上腺皮质激素（ACTH）64.1pg/mL，皮质醇（Cor）37.5μg/dL，24 h 尿游离皮质醇（UFC）467.4μg，复查 UFC 279.30μg。过夜地塞米松抑制试验提 Cor 不能被抑制到 1.8μg/dL 以下。提示库欣综合征筛查试验阳性，且为 ACTH 数值大于 20 pg/mL，提示 ACTH 依赖性库欣综合征。进一步行定位诊断，小剂量地塞米松抑制试验不被抑制，大剂量地塞米松抑制试验被抑制，垂体半剂量增强 MR：垂体左侧微腺瘤，直径约 4 mm。提示垂体来源的库欣病可能性大，由于垂体瘤偏小，依照 2021 年垂体协会的库欣病诊断和管理共识应完善双侧岩下窦取血（BIPSS）或 CRH/DDAVP 兴奋试验＋全身薄扫 CT 扫描，2015 年中国库欣病诊治专家共识中建议对于 ACTH 依赖性库欣综合征难以鉴别病因时建议 BIPSS 联合 DDAVP 刺激试验具有很好的可行性，是确诊库欣病的金指标。考虑到创伤及少见并发症如深静脉血栓、肺栓塞、蛛网膜下腔出血等，患者拒绝 BIPSS 检查，行 DDAVP 兴奋试验阳性，胸部及腹部 CT 未见占位性病变，DOTATATE 显像阴性，考虑库欣病。基于此，我们开展多学科会诊以指导下一步诊疗。

1. 影像科汪俊萍主任、赵新主任　结合患者症状、体征及实验室检查考虑库欣病可能性大，但垂体平扫及半剂量增强影像不除外垂体微腺瘤合并 Rathke 裂囊肿，考虑影像不典型，建议进一步行岩下窦取血明确诊断。患者肾上腺 CT 提示测肾上腺增粗，考虑：①肾上腺结节样增生？②无功能腺瘤？结合实验室化验及其他辅助检查，目前考虑垂体微腺瘤，库欣病可能性大。

2. PET-CT 陈秋松主任　患者库欣综合征诊断基本明确，行 ¹⁸F-FDG：体部显像未见恶性肿瘤征象，DOTATATE 显像除右侧肾上腺腺瘤外也未发现异位可疑占位性病变，基本可除外异位 ACTH 综合征，另外结合症状体征、实验室检查支持库欣病诊断的可能。

3. 神经外科张川主任　结合目前内分泌相关化验及影像学检查，目前考虑垂体微腺瘤，库欣病可能性大，考虑患者症状体征典型，建议患者行双侧岩下窦取血，患者及家属拒绝，可行手术探查，并告知患者及家属，术后对正常垂体有一定影响，有一定概率影响生育。

4. 内分泌代谢科刘铭主任　患者体重增加、紫纹、闭经就诊，院外及门诊检查提示血皮质醇、ACTH 多次升高，24 小时尿皮质醇水平高于正常，考虑皮质醇增多症入院，入院后患者行皮质醇节律消失、过夜地塞米松试验未被抑制，进一步查 ACTH 升高大于 20pg/mL，考虑 ACTH 依赖性库欣综合征。小剂量地塞米松抑制试验 UFC 未被抑制到正常低限以下、血 Cor 未被抑制到 1.8 μg/dL 以下，大剂量地塞米松抑制试验血尿皮质醇水平可被抑制到

50% 以下, 垂体核磁考虑垂体左侧微腺瘤, 目前功能诊断明确, 影像表现不典型, 进一步行 DDAVP 兴奋试验 ACTH 峰值超过基础值 3 倍, 30 min 血 Cor 超过基线的 7.0~7.4μg/dL 以上, 同时观察其他垂体激素未见明显升高, 提示 DDAVP 兴奋试验阳性, 肾上腺 CT 可见肾上腺结节, 结合实验室检查暂时不考虑功能性结节, 胸腹 CT 未见确切占位性病变; ^{18}F-FDG 及 DOTATATE 显像: 体部显像未见恶性肿瘤征象且未见异位 DOTATATE 高摄取病灶, 结合以上主要检查及患者起病隐匿, 无明显皮肤色素沉着及低钾血症等表现, 定位诊断考虑库欣病可能性大, 若能进一步行 BIPSS 检查则对更有助于确诊。

【治疗】

2022 年 5 月 12 日于神经外科行全麻下经鼻蝶鞍病变切除术。术后病理回报:(鞍区) 垂体促肾上腺皮质激素细胞性腺瘤, 伴 Rathke 裂囊肿。

【结果与随访】

手术过程顺利, 术后第二天月经来潮, 复查血 ACTH 7.86pg/mL, Cor 11.1μg/dL, 恢复至正常范围(表 1-3-4)。

表 1-3-4　术前及术后第一天肾上腺皮质功能对比

时间	血 ACTH(pg/mL) 0~46	血 Cor(μg/dL) 5~25
2022.4.19	57.70	45.70
2022.5.13	7.86	11.10

【讨论】

文献报道提示库欣综合征(CS)的年发病率为 2~3/10⁶, 患病率约为 40/10⁶[1], 由于其特征性的临床表现, 典型的 CS 较为容易在临床中发现, 但是在定位诊断上存在一定的困难, 因该病以手术治疗为主, 一旦误诊对患者的身体和心理都容易产生较大的影响, 从而降低进一步诊治的依从性。

库欣综合征的病因分类主要包括 ACTH 依赖性和非 ACTH 依赖性。ACTH 依赖性 CS 是指下丘脑 - 垂体病变或垂体外肿瘤分泌过量 ACTH/CRH, 导致双侧肾上腺皮质增生并分泌过量皮质醇的综合征, 其中常见的类型和 Cushing 病和异源性 CRH/ACTH 分泌综合征。其中库欣病约占整体病例的 70%, 大多是微腺瘤(<1 cm), 没有包膜, 首选手术切除, 但有 20%~30% 复发风险, 异位 ACTH 综合征约占 15%, 常见于高度恶性肿瘤(支气管小细胞癌、高度增殖性神经内分泌癌, 如胰腺)和潜在神经内分泌肿瘤(增殖率更低的支气管神经内分泌肿瘤), 前者发病到就诊的时间很短(<3 个月), 常伴有体重减轻、色素沉着、低钾血症、外周水肿。非 ACTH 依赖性 Cushing 综合征的特点是肾上腺皮质肿瘤或原发增生性结节自主分泌过量皮质醇, 血 ACTH 降低或检测不出, 且腺瘤以外的同侧肾上腺及对侧肾上腺皮质萎缩。其中肾上腺腺瘤占 10%~15%, 肾上腺癌占不到 5%, 后者病情进展快, 可有腹痛, 查体甚至可以触及肿块, 女性可能出现男性化特征、伴多毛、阴蒂肥大、乳房萎缩、声音低沉、严重

的痤疮等。除上述病因外,还有其他一些非肿瘤性原因的高皮质醇血症,包括酒精、抑郁、肥胖、妊娠等。本例患者血 Cor 升高的同时血 ACTH 没有被抑制,且高于 20pg/mL,符合 ACTH 依赖性 CS。

皮质醇的主要作用是促分解的作用,过多的皮质醇促进脂肪动员和分解,合成减少,肝脏糖异生加强,抑制外周组织对葡萄糖的利用,血糖升高,胰岛素分泌增多,胰岛素是促合成的激素,促进脂肪的合成和重新分布,从而引起满月脸、水牛背、向心性肥胖、锁骨上、面颊和颞部的脂肪堆积,形成特征性的面容。另外皮质醇还促进蛋白质的分解,负氮平衡,胶原流失出现皮肤菲薄,弹性纤维断裂出现紫纹,毛细血管脆性增加出现皮下瘀血,骨胶原减少影响骨基质的合成,促进骨吸收,同时抑制成骨细胞活性和肠钙的吸收引起骨质疏松。本例患者基本具备上述所有 CS 的临床表现,属于典型的显性 CS 病例。

实验室检查方面,除多次测量尿皮质醇升高外,灵敏度和特异性较强的过夜地塞米松抑制试验亦为阳性,进一步查 LDDST 发现 UFC 未被抑制到正常低限以下、血 Cor 未被抑制到 1.8 μg/dL 以下,CS 的定性诊断基本明确。定位诊断主要包括血浆 ACTH 测定、HDDST、CRH/DDAVP 兴奋试验、血钾及 BIPSS。2015 年一篇柳叶刀上发表的综述[2]中指出垂体病变小于或等于 6 mm 或非侵入性检查(包括 HDDST 及 CRH 兴奋试验)存在不一致的结论的患者进行 BIPSS 以明确病因,BIPSS 是鉴别垂体与异位来源 ACTH 的金标准检测,敏感性和特异性约为 95%[3]。但需要注意的是,BIPSS 在预测垂体内肿瘤位置方面价值有限;两侧梯度大于 1.4 的病例中仅 69% 能正确识别肿瘤定位[4]。此后在进一步更新 CS 的筛查和诊断的数据后,为了增加诊断的准确性,2021 年垂体协会更新了库欣病的诊治指南,该指南[5]更加细化了垂体病变大小对于病因诊断的意义,提出如果 MRI 上检测到直径大于等于 10 mm 的垂体肿瘤,且动态检测符合库欣病则无需 IPSS 诊断,考虑手术治疗;所有小于 6 mm 的病变均应接受 IPSS,但对于 6~9 mm 大小的垂体病变建议完善 IPSS 或选择 HDDST 和 CRH 兴奋试验的分侵入性替代方法,若两种试验均为阳性且全身薄层 CT 扫描未发现可疑异位占位性病变可预测库欣病,若试验结果不一致则仍需 IPSS 检查。

在库欣病患者中,糖皮质激素受体在大剂量地塞米松作用下通常可保留抑制 ACTH 分泌的功能,加压素 V2 和 V1b(V3)受体以及 CRH 受体均过表达,而多数异位 ACTH 分泌肿瘤不表达这些受体,因此 DDAVP 及 CRH 兴奋试验可用于区分垂体肿瘤和异位肿瘤。本例患者垂体腺瘤小于 6 mm,但幸运的是 DDAVP 兴奋试验和 HDDST 试验的结果一致,均提示库欣病,而临床表现不存在皮肤色素沉着或低钾血症等异位 ACTH 综合征的表现,故在患者拒绝 BIPSS 的情况下同意患者选择垂体手术治疗。除此之外,异位 ACTH 分泌性肿瘤表面通常表达生长抑素受体 2(SSTR2),与 SSTR2 有高亲和力的 ^{68}Ga-DOTATATE 可在异位分泌 ACTH 的神经内分泌肿瘤的 PET 成像中用作示踪剂[6],文献报道 ^{68}Ga-DOTATATE 显像可定位约 65% 的该类肿瘤[7]。因此该患者的阴性结果也增加了我们诊断库欣病的信心,术后病理也证实了库欣病的结论。

虽然对于 ACTH 依赖性的 CS 在临床诊断中存在困难,但随着大量研究对于精确诊断的贡献和新的影像学技术的进展,国内外 CS 的指南也逐步得到更新和完善,对于临床医生来说,在优秀的医疗平台的帮助下,及时更新疾病的诊断思路对于患者可能规避部分误诊风险,产生更大的获益。

【参考文献】

[1] STEFFENSEN C, BAK A M, RUBECK K Z, et al. Epidemiology of Cushing's syndrome [J]. Neuroendocrinology, 2010, 92 Suppl 1: 1-5.

[2] LACROIX A, FEELDERS R A, STRATAKIS C A, et al. Cushing's syndrome [J]. Lancet (London, England), 2015, 386(9996): 913-27.

[3] BILLER B M, GROSSMAN A B, STEWART P M, et al. Treatment of adrenocorticotropin-dependent Cushing's syndrome: a consensus statement [J]. The Journal of clinical endocrinology and metabolism, 2008, 93(7): 2454-62.

[4] WIND J J, LONSER R R, NIEMAN L K, et al. The lateralization accuracy of inferior petrosal sinus sampling in 501 patients with Cushing's disease [J]. The Journal of clinical endocrinology and metabolism, 2013, 98(6): 2285-93.

[5] FLESERIU M, AUCHUS R, BANCOS I, et al. Consensus on diagnosis and management of Cushing's disease: a guideline update [J]. The lancet Diabetes & endocrinology, 2021, 9(12): 847-75.

[6] HOFMAN M S, LAU W F, HICKS R J. Somatostatin receptor imaging with 68Ga DOTATATE PET/CT: clinical utility, normal patterns, pearls, and pitfalls in interpretation [J]. Radiographics: a review publication of the Radiological Society of North America, Inc, 2015, 35(2): 500-16.

[7] VARLAMOV E, HINOJOSA-AMAYA J M, STACK M, et al. Diagnostic utility of Gallium-68-somatostatin receptor PET/CT in ectopic ACTH-secreting tumors: a systematic literature review and single-center clinical experience [J]. Pituitary, 2019, 22(5): 445-55.

天津医科大学总医院内分泌代谢科　柴韵　何庆

病例 4　肺鳞癌免疫检查点抑制剂治疗后相关内分泌不良反应

以免疫检查点抑制剂(immune checkpoint inhibitor, ICIs)为代表的肿瘤免疫疗法是近年来应用于临床的肿瘤治疗新手段。ICIs 主要通过阻抑制免疫检查点活性,增强 T 细胞对肿瘤的免疫应答,从而达到抗肿瘤的目的 [1]。该类药物在调控免疫应答以杀伤肿瘤细胞的同时,其所致过度活化的免疫细胞也可能造成机体自身免疫损伤,即诱发免疫相关不良反应(immune-related adverse events, irAEs)[2]。内分泌系统相关 irAEs 包括垂体炎、甲状腺功能异常、肾上腺功能不全、自身免疫型糖尿病以及甲状旁腺功能低下等。内分泌性 irAEs 引起的后果可能极其严重,大多数意味着腺体功能的永久性损害。因此,早期识别及治疗至关重要。

【一般资料】

患者焦 XX，男，69 岁。

1. 主诉　间断咳嗽 1 年，乏力纳差 5 个月于 2020-08-11 入院

2. 现病史　患者于 2019 年 7 月无明显诱因出现咳嗽，曾出现痰中带血，伴有乏力、纳差，体重下降约 10 kg，胸 CT 右肺上叶前段支气管闭塞伴右肺上叶不张，完善相关检查及支气管镜检查等检查考虑"肺癌"后就诊于天津医科大学总医院，于 2019 年 7 月 30 日行右肺肿物切除术，术后病理为肺鳞癌，2019 年 8 月 26 日开始给予吉西他滨及奈达铂（化疗药）+可瑞达（帕博利珠单抗，PD-1 类）进行化疗加免疫检查点抑制剂治疗，至 2019 年 11 月 14 日共四个周期，2020 年 4 月至 5 月先后 2 次于天津医科大学总医院住院治疗，给予原方案治疗 2 个周期，自那时起患者出现乏力、纳差，伴恶心，无呕吐，伴咳嗽、咳痰，偶有黄痰，2020-08-01 患者于外院住院治疗，化验血钠 121mmol/L，血氯 87.5 mmol/L，给予浓氯化钠后复查电解质无明显改善，故来我院急诊查血 K 3.88 mmo/L，Na 121.8mmol/L，CL 88.8mmol/L，收入呼吸科治疗。

3. 既往史　高血压病史 10 余年，未规律服药。腔隙性脑梗死病史 7 年，未留有后遗症。否认糖尿病、冠心病病史，否认肝炎、结核等传染病史，否认食物药物过敏史，预防接种史随当地。

4. 个人史　否认外地久居史、疫区接触史；无吸烟；无酗酒史。

5. 婚育史　适龄结婚，育有 2 女，爱人及子女体健。

6. 家族史　否认家族遗传病史。

7. 体格检查　T：36.5 ℃，P：78 次 / 分，R：18 次 / 分，Bp：145/95mmHg。身高 165 cm，体重 55 kg，BMI=20.20 kg/m² 发育正常，意识清楚，查体合作。头颅五官无畸形，眉毛无脱落，双侧瞳孔等大等圆，对光反射（＋），口唇无发绀。颈软，气管居中，甲状腺不大，颈静脉无充盈。双肺呼吸音稍粗，未及干湿性啰音。心律齐，心音低钝，各瓣膜听诊区未及病理性杂音。腹平坦，未见胃肠型及蠕动波，腹肌柔软，无肌紧张，无压痛及反跳痛，双下肢无水肿。四肢肌力 V 级，生理反射存在，病理反射未引出。

【化验及检查】

1. 三大常规　见表 1-4-1、1-4-2、1-4-3。

表 1-4-1 血常规检查

血常规	WBC（×10⁹/L）	N（%）	LY（%）	RBC（×10¹²/L）	HB（g/L）	PLT（×10⁹/L）
2020-08-11	5.94	53.3	27.4	4.14 ↓	115　↓	235

表 1-4-2　尿常规检查

尿常规	比重	pH 值	酮体	尿糖	尿潜血	白细胞	尿蛋白
2020-08-13	1.010	6.5	＋	—	—	—	—

表 1-4-3　便常规检查

便常规	色	性状	白细胞	红细胞	虫卵	OB
2020-08-15	棕黄	软便	—	—	—	—

2. 血生化　见表 1-4-4、1-4-5、1-4-6、1-4-7。

表 1-4-4　肝功能

肝功能	TP	ALB	GLO	ALT	AST	ALP	LDH	γ-GGT	TBIL
2020-8-13	59.8 ↓ g/L	32.5 ↓ g/L	27.3 g/L	7 ↓ U/L	18U/L	69U/L	165U/L	13　U/L	12.3 μmol/L	

表 1-4-5　肾功能

肾功能	BUN	CR	UA
2020-8-13	0.80 ↓ mM	56.6 ↓ μM	90.8 ↓ μIU

表 1-4-6　血电解质

血电解质	K（mmol）	Na（mmol）	Cl（mmol）	Ca（mmol）	P（mmol）	Mg（mmol）	CO$_2$CP（mmol）
2020-8-11	3.88	121.8 ↓	88.8 ↓	-	-		21.7
2020-8-13	4.51	126.1 ↓	90.9 ↓	2.12	1.13	0.75	25.8
2020-8-19	3.75	112.6 ↓	86.8 ↓				21.3

表 1-4-7　血脂血糖

血脂血糖	TC（mmol/L）	TG（mmol/L）	LDL（mmol/L）	HDL（mmol/L）	GLU（mmol/L）
2020-8-13	4.26	0.91	3.0	1.03	4.36

3. 垂体功能检查　见表 1-4-8、1-4-9、1-4-10。

表 1-4-8　甲状腺功能

甲功	T3(nmol/L)	T4(nmol/L)	FT3(pmol/L)	FT4(pmol/L)	TSH(μIU/mL)
2020-8-18	0.95 ↓	58.81 ↓	2.90 ↓	4.03 ↓	41.420 ↑

表 1-4-9　肾上腺皮质功能

肾上腺皮质功能	ACTH（pg/mL）（0~46）	血 Cor（μg/dL）（5~25）	24 h 尿 Cor（nmol）（58~807）	24 h 尿量（L）
2020-8-18	<5	<1 ↓	<25 ↓	1.8

表 1-4-10　性激素全项

	FSH（IU/L） （1.27~19.26）	LH（IU/L） （1.24~8.62）	PRL（mIU/mL） （55.97~278.25）	E2（nmol/L） （73.4~275.3）	Prog（nmol/L） （0.45~6.55）	Testo（nmol/L） （6.07~27.10）
2020-08-18	15.60	4.64	517.21 ↑	118	0.79	22.91

4.其他化验检查

（1）凝血功能（2020-8-11）：APTT 42.4 s ↑，D-dimer1001.24ng/mL ↑，余（ - ）。

（2）心肌标志物（2020-8-11）：NT-ProBNP 341.1ng/L ↑（0~300），余项均（ - ）。

（3）血气分析（2020-8-11）：pH 7.37，PCO_2 38.4mmHg，PO_2 85mmHg，HCO_3^- 21.6mmol/L，BE -0.3mmol/L，LAC 0.4mmol/L。

（4）肿瘤标志物（2020-8-18）：SCC 1.6μg/L ↑，余项均（ - ）。

5.影像检查

（1）垂体核磁（2020-8-18）：垂体信号欠均匀

（2）胸 CT（2020-8-10 外院）：右肺癌术后，支气管炎，动脉硬化。

（3）腹部 B 超 + 泌尿系 B 超（2020-8 外院）：未见异常。

【诊断与鉴别诊断】

（一）病例特点

（1）老年男性，肺鳞癌术后 1 年，随后进行化疗加免疫检查点抑制剂（帕博利珠单抗，PD-1 类）治疗 6 个周期，乏力纳差半年入院。

（2）检查结果：轻度贫血，正细胞性贫血，考虑与慢性疾病相关。尿常规酮体阳性考虑摄食减少造成脂肪分解产生酮体，对症补液后消失。血生化提示低蛋白血症，尿素氮，肌酐及尿酸均降低提示摄入不足尤其蛋白质类，营养状况差及消耗性疾病等，结合胸 CT：右肺癌术后，支气管炎，动脉硬化考虑肺鳞癌病情稳定，排除肺癌进展的可能性。

（3）低钠血症，经补液补钠后电解质仍无明显改善。垂体前叶三轴：肾上腺轴患者血尿皮质醇，促肾上腺皮质激素均低下提示继发性肾上腺皮质功能减退症。甲状腺功能 TSH 升高，FT3、FT4 降低提示原发性甲减。性激素全项泌乳素轻度增加，但未及正常值 2 倍，没有特殊意义。结合垂体核磁：垂体信号欠均匀考虑垂体炎。无烦渴多饮多尿，可排除尿崩症。

（二）鉴别诊断

肾上腺皮质功能减退症分为原发性和继发性，其中原发性肾上腺皮质功能减退症中最常见的是艾迪生（Addison）病。一般情况下，原发性肾上腺皮质功能减退患者的血浆 ACTH 水平明显增高，常等于或高于 100.00 pg/mL；而继发性肾上腺皮质功能减退患者的血浆 ACTH 水平常偏低或在正常低水平范围内，且当血浆 ACTH 水平低于 20.00 pg/mL 时可排除 Addison 病，但不能排除轻度的继发性肾上腺皮质功能减退症[3]。

（三）诊断

①右肺鳞癌术后；②肺癌免疫检查点抑制剂治疗后；③垂体炎；④继发性肾上腺皮质功能减退症；⑤原发性甲状腺功能减退症；⑥高血压病；⑦陈旧脑梗死。

【治疗】

1. 营养支持　静脉补液,补充白蛋白及肠外营养。

2. 肾上腺皮质激素　2020-8-19 静脉输注氢化可的松 5 日后改为口服,于 2020-8-29 出院时氢化可的松 40 mg 每日 1 次于 8 点口服。

3. 甲状腺激素　肾上腺皮质激素后予左甲状腺素钠片口服;2020-8-29 出院时左甲状腺素钠片 37.5μg 每日 1 次口服。

治疗后患者食欲好,乏力减轻,精神状态明显改善。2020-8-28 复查电解质血 K 3.92 mmol/L,Na134.5mmol/L↓,CL101.4mmol/L。嘱定期复查。

【随访】

患者于 2021-5-19 复查结果如表 1-4-11、1-4-12、1-4-13、1-4-14。患者精神状态好,饮食正常,体重 58kg。氢化可的松 10 mg 每日 1 次于 8 点口服;左甲状腺素钠片 50μg 每日 1 次口服。

表 1-4-11　血常规检查

血常规	WBC($\times 10^9$/L)	N(%)	LY(%)	RBC($\times 10^{12}$/L)	HB(g/L)	PLT($\times 10^9$/L)
2021-05-19	6.64	53.8	31.6	5.37	154	209

表 1-4-12　甲功三项

甲功	FT3(pmol/L)	FT4(pmol/L)	TSH(μIU/mL)
2021-5-19	5.18	15.46	2.24

表 1-4-13　血电解质

血电解质	K (mmol)	Na (mmol)	Cl (mmol)	CO_2CP (mmol)
2021-5-19	4.40	139.7	102.1	28.8

表 1-4-14　肾上腺皮质功能

肾上腺皮质功能	ACTH(pg/mL) (0~46)	血 Cor(μg/dL) (5~25)
2021-5-19	<5	0.61↓

【讨论】

免疫检查点抑制剂(immune checkpoint inhibitor,ICIs)主要包括细胞毒性 T 淋巴细胞相关抗原 4 抑制剂(cytotoxic T-lymphocyte antigen-4,CTLA-4)、程序性死亡蛋白 1(programmed death-1,PD-1)受体抑制剂及其配体抑制剂等。ICIs 诱导的垂体炎是其最常见的内分泌不良反应之一,通常发生于使用 ICIs 后的第 8~10 周,最早可在第 4 周,最晚则发生于治疗后第 19 个月 [4]。垂体相关激素检测和 MRI 可以帮助诊断垂体炎。免疫治疗相关垂体炎的发生与过度免疫激活相关,是一种自身免疫反应。一项研究表明 [5],7 例发生垂体炎的接受免疫抑制剂患者以及反复注射 CTLA-4 抑制剂的小鼠体内均发现了相关抗垂体抗体,同时该研究也发现小鼠体内 CTLA-4 相关垂体内分泌细胞也参与了补体激活过程,引起炎症反应。有别于 CTLA-4 抑制剂相关垂体炎,PD-1 抑制剂导致的垂体炎则可能是 Ig4 相关垂体炎 [6]。总的来说,对于这种自身免疫性垂体炎的发病机制仍不清楚。ICIs 引起的垂体炎常见于 60 岁以上的男性,男性比女性风险高 2~5 倍 [7]。该患者使用的是可瑞达(帕博利珠单抗,PD-1 抑制剂),PD-1 抑制剂所致的垂体炎发病率极低,有研究表明为 0.5%[8]。

ICIs 最常累及垂体前叶(腺垂体炎),临床主要表现为头痛、乏 力、恶心、虚弱、厌食、低血压、女性闭经、男性勃起功能障碍及性欲减退。然而,并非所有的内分泌轴都会受影响,ICIs 相关性垂体炎的临床表现与经典的淋巴细胞性自身免疫性垂体炎(LAH)明显不同。首先,在 ICIs 诱导下,促肾上腺皮质激素(ACTH)及促甲状腺激素(TSH)的分泌通常会受到抑制,性腺轴也会受到影响,而生长激素缺乏罕见,催乳素水平可能升高也可能降低 [9]。

该患者为老年男性,肺鳞癌术后进行化疗加帕博利珠单抗(免疫检查点抑制剂, PD-1 类)治疗后 1 年,垂体核磁示:垂体信号欠均匀,血尿皮质醇,促肾上腺皮质激素均降低,符合垂体炎引起的继发性肾上腺皮质功能减退症。

甲状腺功能异常为 ICIs 最常见的内分泌性免疫相关不良反应(immune-related adverse events, irAEs),具体发病机制尚不明确。有研究发现,ICIs 诱导产生的甲状腺自身抗体可能在其中发挥了重要作用 [10]。ICIs 相关性甲状腺功能异常在女性中更为常见,从临床甲状腺功能减退(甲减)到甲状腺功能亢进(包括 Graves 眼病),偶尔可发生甲状腺危象。 其中,原发性甲减最多见 [11]。该患者 TSH 升高, FT3、FT4 降低提示原发性甲减,甲状腺自身抗体 TPO-Ab 和 Tg-Ab 升高考虑可能 ICIs 诱导产生。

垂体炎造成的内分泌轴功能减退是继发性的,先后顺序为性腺,甲状腺,肾上腺。该患者只有肾上腺功能减退是继发性减退,未出现性腺功能减退,甲状腺功能是原发性减退不符合垂体炎造成继发性改变,这又似乎不符合垂体炎的表现。但也有可能只有肾上腺轴受累所致。

内分泌性 irAEs 意味着腺体功能的永久性损害。因此,内分泌性 irAEs 的治疗以缺乏激素的终生替代治疗为基础。故患者长期用药依从性对治疗至关重要 [11]。各指南的治疗方法是类似的,都强调及时暂停 ICIs 治疗,直到严重程度等级恢复到 1 级时才能重新开始,都强调了要及时咨询内分泌科医生。甲状腺不良事件主要是甲状腺毒症的抗甲状腺治疗及对症治疗,出现甲减时的甲状腺激素替代治疗,出现了伴有疼痛的甲状腺炎时建议类固醇激素治疗。对于垂体不良事件,大部分指南诊断垂体不良事件是根据 ICIs 治疗病史,结合症状体征、实验室检查以及垂体影像学检查来诊断;治疗上,相关指南都建议先补充糖皮质激素,随后再使用甲状腺激素,性腺激素的补充可以用于没有禁忌证的患者;各指南都没有建议补充生长激素,因为这对原发肿瘤的控制不利。该患者因为肿瘤未有复发倾向再未进行化疗及免疫治疗,一直使用优甲乐及氢化可的松替代治疗。

　　ICIs 治疗后内分泌不良事件应得到肿瘤科医生及内分泌科医生的高度重视。如果能做到早发现、早处理这些内分泌器官不良事件,可能对患者的生存质量的提高以及进一步的抗肿瘤治疗都有积极意义。

【参考文献】

[1]　中华医学会内分泌学分会免疫内分泌学组. 免疫检查点抑制剂引起的内分泌系统免疫相关不良反应专家共识:2020[J]. 中华内分泌代谢杂志,2021,37(1):1-16.

[2]　JORDAN J,ALVIN C,DOUGLAS B. Endocrine toxicities of immune checkpoint inhibitors[J]. Nat Rev Endocrinol,2021,17(7):389-399.

[3]　宁光. 内分泌学高级教程 [M]. 北京:人民军医出版社,2011:227-244.

[4]　陈莉群等,免疫检查点抑制剂相关内分泌不良反应的研究进展,中国肿瘤临床 2020 年第 47 卷第 17 期 906-911.

[5]　IWAMA S,DE REMIGIS A,CALLAHAN MK,et al. Pituitary expression of CTLA4 mediates hypophysitis secondary to administration of CTLA- 4 blocking antibody[J]. Sci Transl Med,2014,6(230):230.

[6]　BELLASTELLA G,MAIORINO MI,BIZZARRO A,et al. Revisitation of autoimmune hypophysitis:knowledge and uncertainties on pathophysiological and clinical aspects[J]. Pituitary,2016,19(6):625-642.

[7]　MAHZARI M,LIU D,ARNAOUT A,et al. Immune checkpoint inhibitor therapy associated hypophysitis[J]. Clin Med Insights Endocrinol Diabetes,2015,25(8):21-28.

[8]　FAJE A,REYNOLDS K,ZUBIRI L,et al. Hypophysitis secondary to nivolumab and pembrolizumab is a clinical entity distinct from ipilimumab- associated hypophysitis[J]. Eur J Endocrinol,2019,181(3):211-219.

[9]　DILLARD T,YEDINAK CG,ALUMKAL J,et al. Anti-CTLA-4 antibody therapy associated autoimmune hypophysitis:serious immune related adverse events across a spectrum of cancer subtypes[J]. Pituitary,2010,13(1):29-38.

[10]　ORLOV S,SALARI F,KASHAT L,et al. Induction of painless thyroiditis in patients receiving programmed death 1 receptor immunotherapy for metastatic malignancies[J]. J Clin Endocrinol Metab,2015,100(5):1738-1741.

[11]　CHALAN P,DI DALMAZI G,PANI F,et al. Thyroid dysfunctions secondary to cancer immunotherapy[J]. J Endocrinol Invest,2018,41(6):625-638.

天津港口医院内 1 科　余静;天津医科大学总医院内分泌代谢科　贾红蔚

病例 5　以糖尿病为首发症状的肢端肥大症一例

　　肢端肥大症(acromegaly)是一种起病隐匿的慢性进展性内分泌代谢性疾病。主要是垂体生长激素腺瘤过度分泌生长激素(growth hormone,GH)导致胰岛素样生长因子 -1(insulin-like growth factor 1,IGF-1)水平升高引起的临床表现。包括心血管系统、呼吸系统和糖脂代谢异常等多器官/系统并发症,由于垂体腺瘤局部压迫或侵袭生长可致患者头痛、视觉功能障碍和腺垂体功能减退等。属于罕见病,患病率和发病率分别为10/10万、1/10万人每年[1]。值得注意的是,有的病例早期临床表现不伴有典型的肢端肥大症的表现,仅表现为某些代谢指标的异常,而被误诊。我们报道1例,临床仅表现为血糖升高,而被误诊为糖尿病3年的病例,旨在提高对本病的认识,早期明确诊断,减少误诊和漏诊。

【一般资料】

患者苗XX,女,36岁。

1. 主诉 查体发现血糖升高3年,进行性加重1周。

2. 现病史 患者于入院前3年,查体发现血糖升高,具体数值不详,于当地医院诊断为"2型糖尿病"。间断服用二甲双胍治疗,未规律监测血糖。于入院前1周,患者无明显诱因出现恶心、呕吐、腹泻,呕吐物为胃内容物,无鲜红及咖啡样物。排水样便,无脓血及黑便。后于家中突发晕厥,意识丧失,遂就诊外院,诊断"糖尿病酮症酸中毒",经治疗(具体不详)后症状缓解。后转至我院急诊,继续予降糖补液纠酮治疗,血糖控制不理想,现为求进一步诊治收入我科,患者自发病以来睡眠、精神可,食欲无减退,二便如常,体重无著变。

3. 既往史 高血压病史3年,未规律服用降压药物,血压最高180/100mmHg。子宫肌瘤切除术后5年。否认冠心病病史,否认肝炎、结核等传染病史,无输血史,否认食物药物过敏史,预防接种史随当地。

4. 个人史 否认外地久居史、疫区接触史;无吸烟饮酒史。

5. 婚育月经史 30岁结婚,未生育。13岁初潮,量中等,持续3~4天,周期28~30天,闭经1年。

6. 家族史 否认高血压、糖尿病及家族遗传病史。

7. 体格检查 T 36.6℃,P 84次/分,R 16次/分,BP 135/70mmHg,H 158 cm,W 62 kg,BMI 24 kg/m²。

发育正常,营养中等,意识清楚,查体合作。全身皮肤黏膜无黄染、皮疹、出血点,浅表淋巴结未触及肿大。头颅五官无畸形,眼睑无水肿,巩膜无黄染。耳鼻无异常分泌物。颈软,无抵抗,气管居中,甲状腺不大。双肺呼吸音粗,两肺中叶少许湿啰音,心音可,律齐,HR84次/分,各瓣膜听诊区未闻及病理性杂音。腹软,无压痛,反跳痛,肝脾肋下未触及,脊柱生理弯曲存在,四肢活动灵活,双下肢不肿。生理反射存在,双侧巴氏征(-)。脊柱生理弯曲存在,四肢活动灵活,双下肢不肿。生理反射存在,双侧巴氏征(-)。

【化验及检查】

1.三大常规 见表1-5-1、1-5-2、1-5-3。

表 1-5-1 血常规检查

血常规	WBC(×10⁹/L)	N(%)	LY(%)	RBC(×10¹²/L)	HB(g/L)	PLT(×10⁹/L)
	4.65	79.2 ↑	15.7 ↓	4.02	109 ↓	152

表 1-5-2　尿常规检查

尿常规	比重	pH 值	酮体	尿糖	尿潜血	白细胞	尿蛋白
	1.010	5.5	—	4+	1+	1+	1+

表 1-5-3　便常规检查

便常规	色	性状	白细胞	红细胞	虫卵	OB
	褐色	软便	—	—	—	—

2. 血生化　见表 1-5-4、1-5-5、1-5-6、1-5-7。

表 1-5-4　肝功能

肝功能	TP	ALB	ALT	AST	ALP	LDH	γ-GGT	TBIL
	62 g/L	28 g/L	16 U/L	14U/L	78U/L	250U/L	31 U/L	4.7μmol/L

表 1-5-5　肾功能

肾功能	BUN	CR	UA
	3.5mM	30μM ↓	112μM ↓

表 1-5-6　血电解质

血电解质	K（mmol）	Na（mmol）	Cl（mmol）	Ca（mmol）	P（mmol）	Mg（mmol）	CO2CP（mmol）
	3.00 ↓	145	103	2.02	0.87	0.65	23

表 1-5-7　血脂血糖

血脂血糖	TC（mmol/L）	TG（mmol/L）	LDL（mmol/L）	HDL（mmol/L）	GLU（mmol/L）
	6.41 ↑	2.26 ↑	4.02 ↑	1.04	15.5 ↑

（1）糖尿病自身免疫抗体：IAA(-)GAD(-)ICA(-)

（2）糖化血红蛋白 A1c：17.7%

（3）IGF-1 930 ng/mL

（4）肿瘤标志物：均(-)

3. 尿液化验　见表 1-5-8。

表 1-5-8

24 h 尿	尿蛋白	微量白蛋白
	814 ↑ mg	66.6 ↑ mg

4. 垂体相关化验　见表 1-5-9～1-5-13。

表 1-5-9　生长激素系列

	GH（ng/mL）	IGF-1（ng/mL）	IGFBP3（μg/mL）
2017-1-4	<0.05 ↓（0.06～5）	38.60 ↓（55～483）	3.56（2.2～7.8）

表 1-5-10　OGTT+INS 释放 +GH 高糖抑制试验

	空腹	0.5 h	1 h	2 h	3 h
葡萄糖（mmol/L）	8.2	12.6	15.2	20.9	14.4
胰岛素（mU/L）	15.5	53.2	78	95.8	59.7
C 肽 ng/mL	1.02	1.56	2.09	2.34	2.42
GH（ng/mL）	>40	>40	>40	>40	>40

表 1-5-11　游离甲功

游离甲功	FT3（pmol/L）	FT4（pmol/L）	TSH（μIU/mL）
	2.44	7.86	1.148

表 1-5-12　肾上腺皮质功能

肾上腺皮质功能功	ACTH（pg/mL）	血 Cor（μg/dL）（5～25）	24 h 尿 Cor（μg）（30～110）	24 h 尿量（L）
	27.20	52.30	86.95	3.7

表 1-5-13　性激素全项

FSH（mIU/mL）	LH（mIU/mL）	PRL（ng/mL）	雌二醇（pg/mL）	孕酮（ng/mL）	睾酮（ng/mL）（7～7.81）
0.28	0.04	5.53	<10.00	0.18	20.10

5. 其他相关检查

（1）腹部彩超：肝大，回声欠均匀；肝多发中强回声团（血管瘤？）胆囊多发息肉样变，胆囊多发附壁结晶。脾稍大，脾静脉扩张。胰未见明显异常。双肾弥漫性病变伴肿大。腹腔少量积液。

（2）甲状腺彩超：甲状腺实质回声欠均匀。甲状腺多发囊实性结节（TI-RADS 2 类）。

（3）妇科彩超：宫颈囊肿，盆腔积液。

（4）腹部 CT：肝右后叶稍低密度灶，建议 CT 增强检查。肝内胆管扩张，胆囊腔内密度欠均匀。双肾密度不均匀减低。右侧肾窦区致密影，考虑结石或钙化。

（5）胸部 CT：两肺感染性病变，建议治疗后复查。心影饱满，双侧胸腔积液。两肺间质纹理增多。纵隔脂肪密度增高;胸背部皮下脂肪密度增高;提示水肿。两侧胸膜增厚。

（6）垂体核磁平扫（图 1-5-1）：鞍内左侧可见肿块影,呈稍长 T1,等 T2 信号,边界尚清,病变包绕左侧颈内动脉海绵窦段;垂体柄向右侧偏移;病变上缘稍膨隆,视交叉无受压,向下侵入蝶窦腔。双侧颈内动脉海绵窦段显示尚清。所见双侧大脑半球、小脑及脑干形态及信号未见确切信号。

印象:鞍内占位,前后径 2.2 cm,横径 2.5 cm,上下径 1.7 cm。侵犯蝶窦及左侧海绵窦。

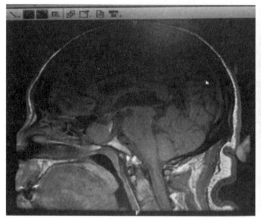
A 矢状位

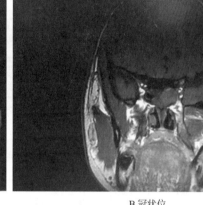
B 冠状位

图 1-5-1　垂体 MR 平扫

（7）垂体核磁增强扫描:鞍内左侧可见肿块影,呈稍长 T1,等 T2 信号,边界尚清,注入对比剂后病变轻度不均匀强化。包绕左侧颈内动脉海绵窦段;垂体柄向右侧偏移;病变上缘稍膨隆,视交叉无受压,向下侵入蝶窦腔。双侧颈内动脉海绵窦段显示尚清。所见双侧大脑半球、小脑及脑干形态及信号未见确切信号。

印象:鞍区占位,侵犯蝶窦及左侧海绵窦,考虑侵袭性垂体可能性大。

【诊断与鉴别诊断】

（一）诊断

肢端肥大症。患者青年女性,糖尿病史 3 年,多种降糖药物联合应用,血糖控制欠佳。GH 及 IGF-1 明显高于正常,且高糖抑制试验提示 GH 不被抑制。垂体核磁结果提示鞍区占位性病变,考虑垂体瘤。

（二）鉴别诊断

（1）2 型糖尿病:无胰岛自身免疫抗体,胰岛功能较好,不依赖胰岛素治疗,很少出现自发性酮症酸中毒。

（2）成人隐匿性自身免疫糖尿病:成人起病,起病年龄多大于 30 岁,胰岛自身免疫抗体阳性,起病时不依赖胰岛素治疗。

【治疗】

全麻下经鼻鞍区病变切除术,术后病理如图 1-5-2。

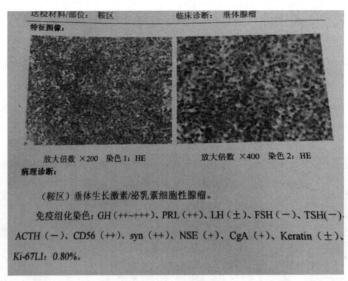

送检材料/部位：鞍区　　　临床诊断：垂体腺瘤

特征图像：

放大倍数 ×200　染色 1：HE　　　放大倍数 ×400　染色 2：HE

病理诊断：

（鞍区）垂体生长激素/泌乳素细胞性腺瘤。

免疫组化染色：GH（++~+++）、PRL（++）、LH（±）、FSH（－）、TSH（－）、ACTH（－）、CD56（++）、syn（++）、NSE（+）、CgA（+）、Keratin（±）、Ki-67LI：0.80%。

图 1-5-2　病理结果

【随访】

术后复查 GH 降至正常范围。

术后降糖方案：阿卡波糖 100 mg 每日 3 次，格列美脲 2 mg 每日 2 次，二甲双胍 1 g 睡前降糖治疗，血糖空腹 8mmol/L 左右，餐后 10mmol/L 左右。

术后 1 月，降糖方案：阿卡波糖 50 mg 每日 3 次，格列美脲 2 mg 每日 1 次，二甲双胍 1 g 睡前，血糖空腹 6mmol/L 左右，餐后 8mmol/L 左右。

术后 6 月，降糖方案：二甲双胍 1 g 睡前，空腹血糖小于 6mmol/L，餐后血糖小于 8mmol/L。

【讨论】

肢端肥大症的临床表现相对复杂，根据病因可分为①垂体瘤占位效应引起的临床表现，如头痛，视野缺损等。②生长激素分泌过多引起的多系统受累临床表现：过度生长包括前额及下颌突出，手脚增大、增厚等；呼吸系统受累，如睡眠呼吸暂停综合征等；心血管系统，如高血压，心肌病等。③内分泌代谢的影响，如性腺功能减退，肾上腺功能减退，甲状腺功能减退，糖尿病等。

肢端肥大症患者中，糖尿病的患病率为 19%~56%[2]。究其原因考虑如下：生长激素可以增加脂类的代谢，使游离脂肪酸等中间代谢产物升高，游离脂肪酸可以与葡萄糖竞争在肌肉上的结合位点，抑制葡萄糖的摄取，并产生胰岛素抵抗[3]。细胞因子信号传导抑制蛋白可引起胰岛素信号肽的下调，产生胰岛素抵抗，生长激素可调控这一过程[4]。此外，生长激素还会刺激糖异生，抑制肌肉糖原合成酶[5]，从而升高血糖。影响血糖的程度与生长激素的水平，患者年龄，疾病的持续时间，肿瘤的大小，糖尿病家族史等有关，且女性更高发[6]。但也有研究认为，肢端肥大症患者是否并发糖尿病与垂体瘤的大小无关，且男女比例无明显差异[7]，且在各年龄段皆可发生无统计学差异[8]。

有研究表明，肢端肥大症继发糖尿病患者，经手术治疗后，糖尿病的缓解率达 60%[9]。但对于糖尿病病程较长的患者，则很难完全缓解。本例患者术后，停用胰岛素治疗，仅应用少量口服药物,血糖控制理想。

　　继发生长激素瘤的糖尿病患者,胰岛素抵抗明显,应用外源胰岛素治疗,血糖控制差,本例患者,应用 60U/d 胰岛素,血糖仍未能达标。国外有学者曾报道,应用胰岛素增敏剂治疗,可替代胰岛素的治疗,使血糖达标[10]。

　　临床对于应用大量胰岛素联合口服降糖药,血糖仍难达标的糖尿病患者,应及时筛查继发糖尿病的病因,注意对内分泌激素水平的测定。

【参考文献】

[1]　中国肢端肥大症诊治共识(2021 版)[J]. 中华医学杂志, 2021, 101(27): 2115-2126.

[2]　E RESMINI, MINUTO F, COLAO A, et al. Secondary diabetes associated with principal endocrinopathies: the impact of new　treatment modalities[J]. Acta Diabetol, 2009, 46 (2): 85-95.

[3]　P-J RANDLE, GARLAND P-B, HALES C-N, et al. The glucose fatty-acid cycle. Its role in insulin sensitivity and the metabolic disturbances of diabetes mellitus[J]. Lancet, 1963, 1 (7285): 785-789.

[4]　A-C THIRONE, CARVALHO C-R, BRENELLI S-L, et al. Effect of chronic growth hormone treatment on insulin signal transduction in rat　tissues[J]. Mol Cell Endocrinol, 1997, 130(1-2): 33-42.

[5]　BAK JF, MOLLER N, SCHMITZ O.Effects of growth hormone of fuelutilization and muscle glycogen synthase activity in normal humans[J].Am J Physiol, 1991, 260(5 Pt 1): 736-742.

[6]　A-L ESPINOSA-DE-LOS-MONTEROS, GONZALEZ B, VARGAS G, et al. Clinical and biochemical characteristics of acromegalic patients with different abnormalities in glucose metabolism[J]. Pituitary, 2011, 14(3): 231-235.

[7]　T-C RODRIGUES, COSTENARO F, FEDRIZZI D, et al. Diabetes mellitus in a cohort of patients with acromegaly[J]. Arq Bras Endocrinol Metabol, 2011, 55(9): 714-719.

[8]　C CAPATINA, WASS J-A. 60 YEARS OF NEUROENDOCRINOLOGY: Acromegaly[J]. J Endocrinol, 2015, 226(2): T141-T160.

[9]　MOLLER N, JORGENSEN JO. Effects of Growth Hormone on Glucose, Lipid, and Protein Metabolism in Human Subjects. Endocr Rev, 2009:30:152-177.

[10]　A WATANABE, KOMINE F, NIREI K, et al. A case of secondary diabetes mellitus with acromegaly improved by pioglitazone[J]. Diabet Med, 2004, 21(9): 1049-1050.

　　　　　　　　　　天津医科大学总医院内分泌代谢科　　张雅兰　　崔景秋

第二章　甲状腺疾病

病例6　Riedel甲状腺炎一例

Riedel甲状腺炎是甲状腺及其周围与全身组织的一种炎症性纤维化病变。Bernhard Riedel 在 1896 年首次描述了 3 例甲状腺特别坚硬的浸润性病变[1]。到目前为止，已有近 200 例文献报道。在梅奥诊所，直到 1985 年的 64 年间，在 56 700 名接受甲状腺切除术的患者中，只有 37 名患者被诊断为 RT，估计发病率为 1.06/10 万[2]，RT 在女性中更常见[3]，发病高峰年龄在 30~50 岁。本文报道一例治疗后复发的 RT，改用他莫昔芬维持治疗后未在复发，为 RT 诊治提供临床参考。

【一般资料】

患者郝某，女，66 岁，主因"发现甲状腺结节 1 年半，乏力、咳嗽、咳痰 1 月"入院，患者 1 年半前于当地医院查体发现双侧甲状腺多发结节 --TI-RADS 3 类，后未规律复查。1 月前患者无明显诱因出现乏力、头晕、咳嗽、咳白色泡沫状痰，伴有腹胀，无呼吸、吞咽困难，无腹痛、腹泻等，就诊于当地医院查甲状腺 B 超：甲状腺增大、回声不均匀，左右叶多发结节—TI-RADS 3 类（较大者考虑结节性甲状腺肿合并腺瘤，最大 27 mm×25 mm），自诉较 1 年余前增大，进一步查胸部 CT：甲状腺增大伴气管受压变窄，进一步于该院住院治疗，查甲功：FT_3 12.72pg/ml，FT_4 41.43ng/dL，TSH 0.01μIU/mL，TPOAb 89.88U/mL，ATG275.1U//mL，TRAb <0.25IU/L（表 2-6-1）。住院期间无明显诱因出现发热，体温最高 38.9 ℃，伴畏寒，咳嗽咳痰症状同前，多汗，下午及夜间为著，无心悸、手抖，无咽痛，无卡他症状，无黄痰，无关节及肌肉酸痛，无尿频、尿急、尿痛等不适，查血常规：WBC 8.46×10^9/L，RBC 3.66×10^{12}/L，PLT 267×10^9/L，Hb 110 g/L，N% 76.7%，L% 15.4%，先后予以莫西沙星及舒普深对症治疗，效果欠佳，发热持续 5 天，停药后症状缓解，同时予以赛治 10 mg 日一次治疗，3 天后停药，今为求进一步诊治收入我科。

1. 既往史　2 型糖尿病病史 10 余年，平素服用二甲双胍、格列美脲、西格列汀降糖；高血压病史 1 月，先服用硝苯地平缓释片降压；子宫＋双侧卵巢切除术病史（具体不详）；1 年前曾因外伤致"右侧肩关节骨裂"，目前右臂抬起障碍。否认甲状腺疾病家族史。

2. 体格检查　T 36.2 ℃，P 100 次 / 分，R 15 次 / 分，BP 155/66mmHg，甲状腺质韧，偏硬，触诊边界不清，无压痛；双肺呼吸音稍粗，可闻及喘鸣，右肺为著，心音有力，律齐，S1 心音分裂，腹软，下腹部可及横长约 10 cm 手术瘢痕，无压痛、反跳痛、肌紧张，肝脾未触及，双下肢轻度指凹型水肿，右上臂抬起困难，生理反射存在，病理反射未引出。

表 2-6-1　入院前辅助检查

游离甲功	FT₃(3.1~6.8) pg/mL	FT₄(12~22) ng/dL	TSH(0.27~4.2) μIU/ML	TGAb(0~115) IU/mL	TPOAb(0~34) IU/mL	TRAb(0.00~1.75) IU/L
入院前 10 天	12.72	41.43	0.01			
入院前 4 天	20.8	55.73	0.02	275.1	89.88	<0.25

入院前 10 天查甲状腺 B 超(外院)：甲状腺增大、回声不均匀、左右叶多发结节 --T1-RADS 3(较大者考虑结节性甲状腺肿合并腺瘤)。甲状腺左叶大小为：95 mm×42 mm×33 mm,右叶大小为：90 mm×37 mm×30 mm,峡部厚 13 mm. 结节最大位于左叶,大小为：27 mm×25 mm。心脏超声：EF 75%,肺动脉压 52mmHg,主动脉硬化,主动脉瓣钙化,左房扩大左室壁运动欠协调,左室舒张功能减低,二尖瓣轻中度反流,三尖瓣中度反流。胸部 CT：甲状腺增大伴气管受压变窄,左肺慢性炎症,心脏饱满,主动脉及冠状动脉壁钙化。

入院后完善相关检查：肝功：ALB 31 g/L, GLO 43 g/L,转氨酶、胆红素及肾功、血脂、电解质均正常；复查甲功：FT₃ 16.26pmol/L,FT₄ 44.95pmol/L,TSH<0.004μIU/mL；甲状腺抗体：TGAb(－),TPOAb 124IU/mL,TRAb(－)；甲状腺球蛋白 Tg >300ng/mL；甲状腺 ECT：①双侧甲状腺摄取能力明显减低,右叶为著。②双侧甲状腺体积明显增大,下极延伸至胸骨后,左叶为著。③甲状腺叶内多发局限性低密度区及斑片状钙化影。甲状腺超声：甲状腺体积明显增大、气管受压,双侧腺体回声不均匀减低,与正常腺体夹杂,腺体内血流信号混杂,左叶近峡部可见圆形钙化,后伴声影。PET-CT 提示甲状腺体积增大,密度不均匀减低,代谢弥漫增高,考虑结节性甲状腺肿可能性大。超声引导下行甲状腺穿刺活检,病理回报：(甲状腺左叶 CNB)考虑良性病变：免疫组化染色滤泡上皮细胞 TPO 阳性, CK19、Galectin-3 阴性；(甲状腺右叶 CNB)考虑良性病变,送检组织主要为纤维化组织,散在甲状腺滤泡,呈 CK 阳性；间质内大量浆细胞浸润,呈 CD38、CD138 阳性,IgG4：IgG<40%。(图 2-6-1)。

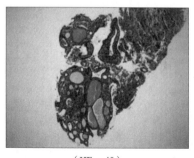
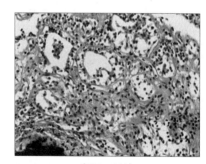

（HE ×40）　　　　　　　　　　　　（HE ×200）

图 2-6-1　甲状腺穿刺病理(HE ×200)

经多学科会诊,考虑为 Riedel 甲状腺炎。基于目前国内外没有对此病的治疗统一标准,但均建议应用免疫抑制剂,文献中用糖皮质激素居多,经科内进一步讨论,予甲泼尼龙 120 mg 日一次静脉治疗。治疗后复查甲功见表 2-6-2。

表 2-6-2　激素治疗后甲功：

游离甲功	FT3(2.63~5.7)pmol/L	FT4(9.01~19.05)pmol/L	TSH(0.35~4.94)μIU/mL
入院时	16.26	44.95	<0.004
入院后 1 周 （未治疗）	12.80	30.35	<0.004
治疗后 1 周	2.8	17.49	<0.004
治疗后 2 周	2.32	11.29	0.012

治疗后 1 周复查甲状腺超声:甲状腺双叶体积增大,左叶大小: 6.0 cm×3.2 cm×2.5 cm,右叶大小: 5.1 cm×2.5 cm×2.0 cm,双叶腺体回声减低,以上级显著,考虑炎性改变可能,甲状腺左叶圆形钙化、双叶多发中等回声结节(TI-RADS 2 级);治疗 2 周后复查超声:甲状腺双叶体积增大,左叶大小: 6.2 cm×2.8 cm×2.9 cm,右叶大小: 5.1 cm×2.8 cm×1.8 cm,甲状腺多发结节,部分伴囊性变,部分伴环形钙化(TI-RADS 2-3 级)。2 周后改为口服甲泼尼龙 48 mg 日一次口服继续治疗,门诊调整激素用量。4 个月后停用激素。期间复查甲功、CRP、ESR 均正常,停药后复查甲状腺超声:甲状腺体积增大,左叶大小: 5.5 cm×2.5 cm×3.6 cm,右叶大小: 5.1 cm×2.5 cm×2.0 cm,双叶腺体回声减低区明显变小乃至消失;甲状腺多发结节。

停药 20 天后再次出现发热,午后和傍晚体温 37.3~37.6 ℃,甲状腺较前体积明显增大,触诊甲状腺Ⅲ度肿大,质韧,右叶结节感,边界不清。查甲功: FT$_3$ 10.1pmol/L, FT$_4$ 33.01pmol/L,TSH<0.004μIU/mL;甲状腺抗体: TGAb(-),TPOAb 237IU/mL,TRAb(-),Tg>300ng/mL。甲状腺超声:甲状腺体积增大,左叶大小: 6.3 cm×3.8 cm×3.4 cm,右叶大小: 5.4 cm×3.0 cm×3.2 cm,双叶腺体回声减低区较上次增多,考虑炎症改变可能;甲状腺多发结节。经多学科会诊后考虑 Riedel 甲状腺炎复发,再次予甲泼尼龙 120 mg 日一次静脉治疗,2 周后改为口服甲泼尼龙 32 mg 并联合他莫昔芬 10 mg 日二次治疗,门诊复诊激素逐渐减量。半年后停用激素,继续服用他莫昔芬治疗。复查甲功 FT$_3$ 3.79pmol/L,FT$_4$ 10.34pmol/L,TSH 3.832μIU/mL;ESR 12 mm/h,CRP 0.19 mg/dL,甲状腺超声:甲状腺体积增大,左叶大小: 5.5 cm×3.1 cm×2.4 cm,右叶大小:5.5 cm×1.9 cm×2.4 cm,峡部厚度 2 mm,双叶多发结节,较前缩小。

【讨论】

Riedel 甲状腺炎又称为慢性侵袭性纤维性甲状腺炎或木样甲状腺炎,是甲状腺炎中非常罕见的一种类型,在甲状腺炎中的发病率为 0.04% ~0.3%[2]。其典型特征为甲状腺组织的炎症增殖性纤维化改变,并且纤维化不局限于甲状腺内部,常超出甲状腺包膜侵及周围组织,易被误诊为其他自身免疫性甲状腺炎或甲状腺恶性肿瘤。

Riedel 甲状腺炎的确切发病机制尚不明确,多数学者认为 Riedel 甲状腺炎是一种系统性自身免疫性疾病[4],近期有学者证实 Riedel 甲状腺炎组织标本中 IgG4 阳性,是 IgG4 相关性系统性疾病(IgG4-RSD)的一种,进一步证实了 Riedel 甲状腺炎是系统性自身免疫性疾病的假设[5]。Riedel 甲状腺炎早期可表现为轻度体温升高、咽喉疼痛、颈前疼痛等,易与亚甲炎混淆,后期主要表现为甲状腺肿大,且质地坚硬,局部纤维化进展浸润可引起呼吸困难、吞咽困难、声音嘶哑或失音。Riedel 甲状腺炎可能是全身系统性纤维硬化疾病的一部分,可以同时或序贯出现其他组织器官的纤维化[6]。

Riedel 甲状腺炎的甲状腺功能检查多数正常,仅 1/3 的患者伴有 TSH 轻度升高,而本例患者甲功提示甲亢,TPOAb 两次阳性,极易误诊为桥本甲状腺炎,Fatourechi 等[7] 报道梅奥中心 Riedel 甲状腺炎患者 TgAb 和 TPOAb 的阳性率为 45%,进一步鉴别诊断十分必要。B超较难将 Riedel 甲状腺炎与其他甲状腺炎区分开来,ECT 提示双侧甲状腺摄取能力明显减低,考虑患者目前的甲亢状态可能为甲状腺细胞破坏所致,但不能区别 Riedel 甲状腺炎与亚甲炎、无痛性甲状腺炎等,患者甲状腺短时间内迅速肿大且有压迫症状,亦需排除甲状腺恶性肿瘤,行 PET-CT 提示甲状腺代谢弥漫增高,因 Riedel 甲状腺炎有大量淋巴细胞、浆细胞浸润,因此 F-18-FDG-PET-CT 可呈现高摄取,且可排除甲状腺恶性肿瘤。组织病理学检查是诊断 Riedel 甲状腺炎的金标准,淋巴细胞和浆细胞弥漫性浸润中小静脉壁的脉管炎是 Riedel 甲状腺炎的特征性表现。行甲状腺粗针穿刺后病理提示 Riedel 甲状腺炎。综合分析患者发病过程,患者近期病情进展迅速,故出现发热、甲状腺迅速肿大,临床可见炎性标志物升高,纤维化急剧进展浸润挤压正常甲状腺组织,致甲状腺滤泡破坏后释放入血,出现一过性甲亢。

Riedel 甲状腺炎的治疗目前尚无统一的规范标准。有学者报道使用糖皮质激素治疗 Riedel 甲状腺炎取得较好效果,主要表现为抑制病程进展、主观压迫症状缓解、纤维化炎症病变部分或完全缓解[8];但同样也有报道糖皮质激素治疗无效。因病例数较少,目前尚未开展相关临床试验评估糖皮质激素治疗的确切疗效、风险和获益比,也无法明确糖皮质激素治疗的最佳剂量及疗程,需长期随访观察。本患者应用糖皮质激素有效,甲状腺体积明显缩小、质地变软,甲功正常,但停药后很快复发。他莫昔芬(联合或不联合糖皮质激素)也被作为糖皮质激素治疗无效的 Riedel 甲状腺炎患者备选治疗方案之一,同样因病例数较少,尚无临床试验对他莫昔芬与安慰剂的疗效进行对比。Gökçay Canpolat A 等[9] 提出他莫昔芬是 Riedel 甲状腺炎长期维持治疗有效且安全的治疗选择。本患者停用糖皮质激素后,继续应用他莫昔芬,至目前随诊 18 个月未再复发,证实他莫昔芬对 Riedel 甲状腺炎维持治疗的有效性。

【参考文献】

[1] RIEDEL B.M. Vorstellung eines kranken mit chronischer strumitis[J]. Verh Dtsch Ges. Chir, 1897;26:127-129.

[2] HAY I.D. Thyroiditis:a clinical update[J]. Mayo Clin Proc, 1985,60(12):836-843.

[3] FATOURECHI MM, HAY ID, MCIVER B, et al. Invasive fibrous thyroiditis (Riedel's thyroiditis):the Mayo Clinic Experience 1976-2008[J]. Thyroid, 2011,21(7):765-772.

[4] PAPI G, LIVOLSI VA. Current concepts on Riedel thyroiditis[J]. Am J Clin Pathol, 2004, 121(Suppl):S50-S63.

[5] DIVATIA M, KIM SA, RO JY. IgG4-related sclerosing disease, an emerging entity:a re-

view of a multi-system disease[J]. Yonsei Med J, 2012,53（1）:15-34.

[6] DRIESKENS O, BLOCKMANS D, VAN DEN BRUEL A, et al. Riedel thyroiditis and retroperitoneal fibrosis in multifocal fibrosclerosis: positron emission tomographic findings[J]. Clin Nucl Med, 2002,27（6）:413-415.

[7] FATOURECHI MM, HAY ID, MCIVER B, et al. Invasive fibrous thyroiditis（ Riedel thyroiditis ）: The Mayo Clinic experience, 1976-2008 [J]. Thyroid, 2011,21（7）: 765-772.

[8] HOSTALET F, HELLIN D, RUIZ JA, et al. Tumefactive fibroinflammatory lesion of the head and neck treated with steroids: a case report[J]. Eur Arch Otorhinolaryngol, 2003, 260（4）:229-231.

[9] GÖKÇAY CANPOLAT A, CINEL M, DIZBAY SAK S, et al. Long-Term Outcomes of Tamoxifen Citrate Therapy and Histo- and Immunopathological Properties in Riedel Thyroiditis[J]. Eur Thyroid J, 2021,10（3）:248-256.

天津医科大学总医院内分泌代谢科　郭伟红　柴韵　何庆　刘铭;病理科　宋文静;
普外科　张杰

病例7　甲状腺髓样癌一例

甲状腺髓样癌(medullary thyroid carcinoma，MTC)是起源于甲状腺滤泡旁细胞(C 细胞)的恶性肿瘤。C 细胞属于 APUD 系统,具有合成分泌降钙素及降钙素基因相关肽的作用,因此，MTC 亦被认为是神经内分泌肿瘤之一 [1]。甲状腺髓样癌(MTC)的发病率较低,且有其独特的临床病理特征,故而误诊、漏诊和不规范治疗现象仍然普遍存在。我们报道 1 例以甲状腺结节为首发表现的甲状腺髓样癌病例,旨在提高对本病的认识,减少误诊和漏诊。

【一般资料】

患者景 XX,女性,51 岁。

1. **主诉**　发现甲状腺结节 1 年余,降钙素升高半月。

2. **现病史**　患者于入院前 1 年余体检时发现甲状腺结节(未见确切报告),期间规律复查 B 超,未予治疗。病程中患者偶有头痛,无心悸、多汗、怕热,无发热、消瘦,无骨或关节疼痛,无腰痛,无手足搐搦等不适。患者于入院前半月至我科门诊复查甲状腺超声示:甲状腺左叶实性结节(TI-RADS 3 类)。甲状腺囊性结节(TI-RADS 2 类)。颈部淋巴结超声示:双侧颈部 I-V 区多发淋巴结,右侧肿大(形态回声未见明显异常)。化验发现降钙素升高至178.00 pg/mL,甲状旁腺素 6.94 pmol/L,血钙 2.47 mmol/L ,血磷 0.89 mmol/L。自发病以来,患者精神、食欲及睡眠可,二便如常,体重未见明显下降。患者既往高血压病史 3 年,未用药治疗,血压波动于 130~140/90~100 mmHg 之间。

3. **既往史**　否认糖尿病、冠心病病史。否认肝炎、结核等传染病史。否认手术、外伤史。否认输血史。否认药物及食物过敏史。预防接种史不详。

4. **个人史**　饮酒史 3 年余,平均饮红酒约 50 mL/ 日。否认吸烟史。

5. **婚育史**　适龄结婚,爱人体健,育有 1 女,体健。

6. **月经史**　13 岁初潮,行经 5 天,月经周期 28 天,末次月经 2020-4-12,平素经期规则,经量中等,无痛经。

7. **家族史**　患者父亲故于"肝癌";母亲患有"高血压",曾行甲状腺手术,具体病因不详;表弟患有"甲状腺结节",手术切除后病理提示"良性病变"(具体不详)。

8. **体格检查**　体温 36.5 ℃,脉搏 63 次 / 分,呼吸 16 次 / 分,血压 147/100mmHg。神清语利,查体合作。全身皮肤黏膜未见苍白、黄染及出血点,全身浅表淋巴结未触及肿大。眼睑无水肿,双瞳孔等大等圆,光反应(+)。口唇无紫绀,伸舌居中,咽无红肿。颈软,气管居中,甲状腺未触及。双肺听诊呼吸音略粗,未闻及明显干湿性啰音。心率 63 次 / 分,律齐,心音可,各瓣膜听诊区未闻及病理性杂音。腹软,无压痛、反跳痛及肌紧张,肝脾肋下未触及,未触及包块。双下肢不肿,足背动脉搏动对称可及。

【化验及检查】

血常规、尿常规、便常规、凝血功能、肝功能、肾功能、血脂未见明显异常。

甲状腺功能:游离三碘甲状腺原氨酸 5.31 pmol/L（参考值: 2.63~5.70 pmol/L）,游离甲状腺素 13.20 pmol/L（参考值: 9.01~19.05 pmol/L）,超敏促甲状腺激素 2.656 μIU/mL（参考值:0.350~4.940 μIU/mL）。

甲状腺肿瘤标志物及抗体:甲状腺球蛋白 18.60 ng/mL（参考值: 0~55.00 ng/mL）,甲状腺球蛋白抗体 <20.00 IU/mL（参考值: 0~40.00 IU/mL）,降钙素 158 pg/mL（参考值: 0~8.4 pg/mL）,癌胚抗原 3.25 ng/mL（参考值: 0~5.00 ng/mL）,甲状腺过氧化物酶抗体 27.20 IU/mL（参考值:0~35.00 IU/mL）。

血电解质:钙 2.49 mmol/L（参考值: 2.10~2.55 mmol/L）,磷 0.93 mmol/L（参考值:0.80~1.45 mmol/L）,钾 3.9 mmol/L（参考值: 3.5~5.3 mmol/L）,钠 142 mmol/L（参考值:136~145.00 mmol/L）,氯 103 mmol/L（参考值:96~108 mmol/L）。

甲状旁腺素:4.90 pmol/L（参考值:1.10~7.30 pmol/L）。

25 羟维生素 D:31.93 nmol/L（参考值:17.5~133 pmol/L）。

骨标三项:骨钙素 14.26 ng/mL（参考值:11.00~48.00 ng/mL）, I 型胶原羧基端片段 0.26 ng/mL（参考值:0.30~0.57 ng/mL）,总 I 型前胶原氨基端肽 33.51ng/mL（参考值:19.00~84.00 ng/mL）。

肾上腺皮质功能:促肾上腺皮质激素 24.90 pg/mL（参考值:0.00~46.00 pg/mL）,皮质醇 45.50 μg/dL（参考值:5.00~25.00 μg/dL）

尿皮质醇:71.64 μg/24 h（参考值:30.00~110.00 μg/24 h）。

高血压两项:卧位肾素浓度 19.0 μIU/mL（参考值:2.8~39.9 μIU/mL）,醛固酮 9.6 ng/dL（参考值: 3.0~23.6 ng/dL）;立位肾素浓度 47.6 μIU/mL（参考值:4.4~46.1 μIU/mL）,醛固酮 18.7 ng/dL（参考值:3.0~35.3 ng/dL）,醛固酮 / 肾素比值 0.39（参考值:<3.70）。

2 次尿香草苦杏仁酸:13.62 μmol/24 h,20.76 μmol/24 h（参考值:<68.60 μmol/24 h）。

性激素全项:促卵泡生成素 42.51IU/L,促黄体生成素 24.44IU/L,泌乳素 46.62ng/mL

（参考值：5.18~26.53 ng/mL），雌二醇 79.00pg/mL，孕酮 0.59ng/mL，睾酮 30.46ng/dL（参考值：10.83~56.94ng/dL）。

胃泌素 -17 55.95 ng/mL（参考值：25.00~105.00 ng/mL）。

甲状腺 ECT：右侧甲状腺肿大。

上腹 CT 平扫：左侧肾上腺低密度结节；考虑食管裂孔疝。

肾上腺增强 CT：左侧肾上腺结节，考虑腺瘤，最大横截面积约 22 mm×19 mm；考虑食管裂孔疝。

胸 CT 平扫：两肺间质纹理增多；右肺上叶磨玻璃密度小结节影；右肺上叶、左肺下叶小片状磨玻璃密度影；升主动脉饱满；甲状腺左侧叶低密度影。

颈部增强 CT：甲状腺左侧叶内可见类圆形强化减低结节影，最大横截面积约 5.5 mm×7.3 mm。颏下、双侧颌下间隙、颈动脉鞘周围间隙、颈后间隙可见多发淋巴结影，短径小于 1 cm。

垂体半剂量增强 MR：垂体未见确切异常。

妇科 B 超：子宫增大（子宫多发肌瘤）；宫颈多发囊肿；双卵巢未见明显异常。

【诊断与鉴别诊断】

1. 甲状腺髓样癌（MTC）：患者中年女性，超声发现甲状腺多发结节，TI-RADS2-3 类，多次查血降钙素水平显著升高，均超过 100pg/mL，临床高度怀疑甲状腺髓样癌可能。同时除外下列高降钙素血症的非病因：

（1）药物性高降钙素血症：质子泵抑制剂（PPI），糖皮质激素，β 受体阻滞剂，胰高血糖素。患者无上述药物应用史。

（2）非甲状腺疾病：高胃泌素血症，高钙血症，肾衰竭，恶性贫血。患者入院化验血泌乳素、血钙水平正常，无贫血及肾功能异常。

（3）甲状腺疾病：甲状腺滤泡癌，甲状腺乳头状癌，慢性自身免疫性甲状腺炎。患者甲状腺多发结节，甲状腺球蛋白水平正常，甲状腺过氧化物酶抗体、甲状腺球蛋白抗体均阴性，不支持自身免疫性甲状腺炎诊断，需待病理学依据进一步除外甲状腺其他肿瘤。

（4）肿瘤异位分泌：燕麦细胞癌，支气管癌，子宫内膜癌，前列腺癌，膀胱癌。患者中年女性，胸 CT 提示右肺上叶磨玻璃密度小结节影，鳞状细胞癌抗原、细胞角蛋白 19 片段、神经烯醇化酶、胃泌素释放肽前体、癌胚抗原等肺部肿瘤标志物均正常，不支持肺部恶性肿瘤诊断。妇科超声未见子宫内膜增厚及宫腔内占位，糖链抗原 125 及人附睾上皮分泌蛋白 4 阴性，不支持子宫内膜癌诊断。

2. 多发性内分泌腺瘤（multiple endocrine neoplasia，MEN）：患者中年女性，有甲状腺疾患家族史，超声提示甲状腺多发结节，临床高度怀疑甲状腺髓样癌，CT 提示左侧肾上腺结节，需除外该诊断。但患者无皮肤神经纤维瘤，血压不用药治疗可维持基本稳定，无血压剧烈波动，不伴有阵发心悸、大汗、胸痛等症状，血钙、血磷正常，2 次查血甲状旁腺素、2 次尿香草苦杏仁酸无升高，不支持原发性甲状旁腺功能亢进症、嗜铬细胞瘤诊断，不符合多发性内分泌腺瘤表现。

【治疗】

患者于我院普外科全麻下行全甲状腺切除 + 双侧中央区淋巴结清扫。术中所见：甲状腺左叶中上极可及质韧肿物，约 0.8 cm×0.8 cm，边界清，与周围组织无粘连，气管周围未及明显肿大淋巴结。术中冰冻病理回报：(左叶及峡部)肿瘤性病变，疑为髓样癌，待石蜡及免疫组化。术后予葡萄糖酸钙静滴及口服骨化三醇、左甲状腺素钠治疗。术后病理回报：冰冻剩余标本，送检甲状腺组织一块，大小 4 cm×3 cm×2 cm，切面见一灰黄色质软结节，最大直径 0.9 cm。(左叶及峡部)甲状腺髓样癌；免疫组化染色示：癌细胞 CgA 和 Syn 阳性，CT 和 TTF-1 部分阳性，Tg 阴性，Ki-67 index<5%，刚果红染色阳性；未侵及甲状腺被膜；结节性甲状腺肿背景。

【治疗结果、随访及转归】

患者术后第 1 天复查血甲状旁腺素 <0.32pmol/L，血钙 2.13mmol/L，磷 1.08mmol/L，术后第 3 天复查血降钙素 <2.00 pg/mL。

出院后继续口服骨化三醇、钙尔奇 D 及左甲状腺素钠治疗。

患者术后 1 个月复查甲状腺功能：游离三碘甲状腺原氨酸 5.03 pmol/L，游离甲状腺素 16.16 pmol/L，超敏促甲状腺激素 0.306 μIU/mL；甲状腺肿瘤标志物：甲状腺球蛋白 <0.20 ng/mL，甲状腺球蛋白抗体 <20.00 IU/mL，降钙素 <2.00 pg/mL，癌胚抗原 0.96 ng/mL。

患者术后半年复查甲状腺功能：游离三碘甲状腺原氨酸 4.06pmol/L，游离甲状腺素 13.92 pmol/L，超敏促甲状腺激素 11.039 μIU/mL；降钙素 <2.00pg/mL；癌胚抗原 0.78 ng/mL。超声：甲状腺全切术后，原位区未见明显异常；双侧颈部多发淋巴结肿大（未见明显异型）。

患者术后 1 年复查甲状腺功能：游离三碘甲状腺原氨酸 3.17 pmol/L，游离甲状腺素 13.62 pmol/L，超敏促甲状腺激素 5.343 μIU/mL；降钙素 <2.00 pg/mL；癌胚抗原 1.31 ng/mL。超声：甲状腺全切术后，原位区未见明显异常；双侧颈部多发淋巴结肿大（未见明显异型）。CT：与术前 CT 比较，右肺上叶可见磨玻璃密度小结节影同前，左侧肾上腺结节同前，考虑腺瘤。余无著变。

患者术后 1 年半复查甲状腺功能：游离三碘甲状腺原氨酸 3.87 pmol/L，游离甲状腺素 15.83 pmol/L，超敏促甲状腺激素 6.306 μIU/mL；降钙素 <2.00 pg/mL；癌胚抗原 0.91 ng/mL。超声：甲状腺全切术后，原位区未见明显异常。

【讨论】

甲状腺髓样癌(MTC)，因间质中可见淀粉样物质，也称为淀粉样间质髓样癌，约占甲状腺癌的 5%，属于中等恶性程度的肿瘤，可见于各年龄段，好发于中年，女性多于男性。根据疾病遗传特性，甲状腺髓样癌可分为散发型和遗传型两大类，散发型可占发病总数的 75%~80%，好发于 50 岁左右，一般病灶单发，局限于一侧甲状腺。遗传型占发病总数的 20%~25%，一般为双侧多发，可分为 3 个亚类：①多发内分泌腺瘤 2A 型(MEN-2A)：经典 MEN-2A 最为常见，包括甲状腺髓样癌(100%)、原发性甲状旁腺功能亢进(15%~30%)和嗜铬细胞瘤(50%)；也可在 MTC 基础上伴有皮肤苔藓淀粉样变或先天性巨结肠。②多发内分泌腺瘤 2B 型(MEN-2B)：以 MTC 伴有多发性黏膜神经瘤为特点，部分患者可伴有嗜铬细胞瘤；③与 MEN 无关的家族类型（FMTC）：MTC 是该类型的唯一表现，基因检测发现 88% 存在生殖细胞 *RET* 基因突变。原癌基因 *RET* 突变是大多数 MTC 的主要致病因素。

　　甲状腺髓样癌的临床表现无特异性，主要包括局部占位效应如颈部肿块、声音嘶哑、咳嗽、吞咽困难、呼吸困难等。部分患者可发生低钙血症而表现为手足搐搦。因甲状腺滤泡旁细胞属于 APUD 系统，可分泌降钙素（Ctn）、5- 羟色胺（5-HT）、血管活性肠肽（VIP）、前列腺素（PG）、促肾上腺皮质激素（ACTH）等激素，出现腹泻、头晕、乏力、面色潮红、心动过速、心前区紧迫感、气促等类癌综合征表现。MTC 肿瘤细胞常经淋巴转移至颈部淋巴结、气管旁软组织、食管旁或纵隔淋巴结，亦可通过血行转移至肺、骨骼、肝脏等部位。当肿瘤发生远处转移时，可出现转移部位相应症状。

　　本例患者以甲状腺结节就诊，无明显临床症状，且甲状腺结节超声表现无典型恶性征象，结节大小仅 1 cm 左右，TI-RADS 分类为 3 类，不建议也不反对在甲状腺结节的良恶性评估中使用血清降钙素（Ctn）检测，且直径 <1 cm 的甲状腺结节，指南不推荐常规行细针穿刺抽吸活组织检查（FNAB）[2]，由此处理可能发生漏诊。近年来临床工作中甲状腺结节患者日益增加，该病例提示其中部分超声提示恶性风险较低的甲状腺结节患者，可能存在遗漏的甲状腺髓样癌等恶性肿瘤的风险，临床中检测降钙素等甲状腺肿瘤标记物同时结合超声进一步筛查可能的恶性肿瘤情况还是非常必要的。临床工作中根据患者情况，酌情检测 Ctn 等甲状腺肿瘤标记物，特别是对于有 MTC 等甲状腺恶性肿瘤或 MEN 家族史的高危患者，有助于及时筛查出甲状腺恶性肿瘤，减少误诊、漏诊风险。

【参考文献】

[1]　中国医师协会外科医师分会甲状腺外科医师委员会，中国抗癌协会甲状腺癌专业委员会，中国研究型医院学会甲状腺疾病专业委员会. 甲状腺髓样癌诊断与治疗中国专家共识 [J]. 中国实用外科杂志，2020，40（9）：1012-1020.

[2]　中华医学会内分泌学分会，中华医学会外科学分会内分泌学组，中国抗癌协会头颈肿瘤专业委员会，中华医学会核医学分会. 甲状腺结节和分化型甲状腺癌诊治指南 [J]. 中华内分泌代谢杂志，2012，28（10）：779-797.

天津医科大学总医院内分泌代谢科　李宏智　王英姿　崔景秋

病例 8　甲状腺危象合并感染性心内膜炎一例报告

　　甲状腺危象（thyroid storm，TS）是一种危及生命的内分泌急症，需要紧急治疗。其发生原因可能与循环内甲状腺激素水平急骤增高有关，多发生于严重或久患甲亢未治疗或治疗不充分的患者，常见诱因有感染、手术、创伤、精神刺激等 [1]。该患者甲状腺危象的诱因为感染性心内膜炎（infectious endocarditis，IE），IE 是一种致死性疾病，还会导致各种严重并发症。IE 是由细菌等病原体感染所致的心内膜、瓣膜或邻近大动脉内膜炎症和伴随的全身性病理过程 [2]。我们报道 1 例以 IE 为诱因的 TS，临床比较少见，旨在提高对 TS 诱因的重视，减少误诊和漏诊；同时对 TS 的诊治流程加以规范。

【一般资料】

患者杨某,女,32 岁。

1. **主诉**　颈部肿大 6 年,发热 4 天,心悸、烦躁不安 1 天入院于 2017-11-2。

2. **现病史**　患者于入院前 6 年无明显诱因出现颈部肿大,在天津市某医院就诊,诊断为"甲状腺功能亢进症",服用抗甲状腺药物(具体应用药物名称及剂量不详)治疗 3 个月后自觉症状好转自行停药。入院前 4 天无明显诱因出现发热,体温 39 ℃,无寒战,伴头晕、头痛、乏力及食欲减低。胸片检查提示:双肺纹理增粗,右下肺为著;化验血常规:WBC 8.84 × 10^9/L,N% 90.7%;PCT<0.5 ng/mL;尿常规:无明显异常;急诊予以抗感染、退热等治疗后,体温未见明显下降。入院前 1 天患者体温升高到 41 ℃,伴有恶心呕吐、烦躁不安、谵语、心悸不适等症状,无抽搐、头痛、胸闷胸痛,甲状腺功能提示:FT3 12.02 pmol/L FT4 81.41 pmol/L TSH <0.005 mIU/L;心电图示:窦性心动过速,HR:131 次 / 分;为求进一步诊治从急诊收入我科。

3. **既往史**　既往于 8 年前曾行剖宫产手术,5 年前有皮肤刺青史,否认外伤史及输血史。否认肝炎、结核、糖尿病史。

4. **个人史**　有吸烟史 5 年,每日 10 支。饮酒史 5 年,每周 5 两。无外地久居史。

5. **婚育史**　离异,有一子,体健。

6. **家族史**　否认家族遗传病史。

7. **体格检查**　T 40.5 ℃, P 131 次 / 分, R 20 次 / 分, BP 138/65 mmHg。神志欠清,谵语,急性病容,皮肤潮湿。双眼炯炯有神,眼球轻度突出,手颤(+)。颈软无抵抗,甲状腺 III 级肿大,质软,无压痛,未及包块。二尖瓣听诊区可闻及收缩期吹风样 III 级杂音,心音可,律齐,心率 131 次 / 分。双肺呼吸音粗,未闻及明显干湿啰音。腹软,无压痛。双下肢无水肿。

【入院后诊治经过】

入院后初步诊断:①弥漫性甲状腺肿伴甲亢,甲状腺危象。②肺炎?考虑患者病情比较危重,入院后立即给予治疗甲状腺危象,丙基硫氧嘧啶 600 mg 顿服,随后 200 mg 每 8 小时一次口服;卢戈氏碘液, 6 滴, 每 6 小时一次;盐酸普萘洛尔 40 mg 每 6 小时一次口服;氢化可的松 100 mg 每 6 小时一次静脉滴注;阿莫西林 / 他唑巴坦 4.5 g 每 8 小时一次静脉滴注抗感染治疗;同时给予镇静、维持水电解质平衡,吸氧、物理降温等对症治疗。患者病情趋于稳定,神志转清,未再烦躁谵语,心率控制在 90~110 次 / 分,体温控制在 36.5~38.4 ℃之间。入院后第 5 天夜间患者突然出现上腹部疼痛不适,伴恶心、纳差,值班医生查体:腹软,上腹轻压痛,无反跳痛、肌紧张。复查肾功能、电解质、血尿淀粉酶、HCG、便常规、心电图、腹部 B 超均未见异常;胸 CT 提示左肺及右肺中上叶多发小斑片影,考虑炎性病变;全腹及盆腔 CT 平扫未见确切异常。入院后第 6 天再次腹痛,比较剧烈,外科会诊不考虑急腹症,予以曲马多止痛治疗,后腹痛缓解未再发作。丙基硫氧嘧啶减为 100 mg 每 8 小时一次口服,卢戈氏碘液逐渐减量至停用,普萘洛尔减为 20 mg 每 8 小时一次口服,氢化可的松逐渐减量至停用,继续阿莫西林 / 他唑巴坦 4.5 g 每 8 小时一次静脉滴注抗感染及对症治疗。入院后第 8

天患者无明显诱因出现寒战、发热,体温 38.8 ℃,不伴腹痛、咳嗽咳痰。完善血培养+药敏(连续 2 天)、G 试验、GM 试验检查;2 次血培养结果回报:金黄色葡萄球菌金黄亚种。结合患者腹痛发作、发热、心脏杂音、血培养结果阳性,不除外感染性心内膜炎可能,立即查心脏彩超:二尖瓣后叶中部左房面赘生物形成(1.0 cm×0.8 cm),二尖瓣大量反流,全心增大,肺动脉高压,LVEF 60%。根据血培养+药敏结果抗生素改为至万古霉素 500 mg 每 6 小时一次静脉滴注。请感染科会诊:患者赘生物≥1.0 cm,不除外栓塞事件的可能,详细告知患者家属严重栓塞事件随时会危及生命,复查腹部 CT 明确栓塞部位,建议心外科进一步诊治。复查腹部 CT 平扫提示:脾内楔形低密度影,符合脾梗死表现。明确诊断:①弥漫性甲状腺肿伴甲亢甲状腺危象。②感染性心内膜炎,脾栓塞。转入心脏外科手术治疗。

【化验及辅助检查】

入院后化验血气分析:pH 7.483,pCO_2 27.0 mHg,pO_2 88.2 mmHg,HCO_3 act 19.8 mmol/L,BE -2.0 mmol/L,AC 1.63 mmol/L;血常规:WBC 5.76×10⁹/L,Hb 128 g/L,HCT 37.6%,PLT 106×10⁹/L,N% 77.8%,L% 10.7%;PCT 2.69 ng/mL;CRP 114 mg/L;B 型钠尿肽:80.2 pg/mL;AST 41U/L,LDH 257U/L,Na 131.4 mmol/L,BUN 2.92 mmol/L,Cr 54 μmol/L;D-Dimer 0.35 mg/L(D-D0),凝血常规未见异常;尿常规:比重 1.020,葡萄糖(-),酮体(KET)1+,蛋白(-),白细胞酯酶(-),潜血 3+,红细胞(高倍视野)23/HPF。辅助检查:床旁腹部彩超:胆囊测值偏小(4.5 cm×1.6 cm),脾大(长径 12 cm);甲状腺彩超:甲状腺弥漫性病变;床旁心脏彩超:LVEF 60%,肺动脉高压(47 mmHg)。复查甲状腺功能提示:FT3 6.37 pmol/L FT4 64.62 pmol/L TSH <0.005 mIU/L。入院后第 5 天夜间患者出现上腹疼痛,复查肾功能、电解质、血尿淀粉酶、HCG、便常规均未见异常;复查床旁腹部彩超:较前无明显变化;胸部及全腹 CT:①左肺及右肺中上叶多发小斑片影,考虑炎性病变。②甲状腺双侧叶饱满,密度欠均匀。③全腹盆腔 CT 平扫未见确切异常。呼吸道病毒均未见异常;肺炎支原体抗体、肺炎衣原体抗体(-);肥大试验、外斐式试验、布氏杆菌均未见异常;胃镜检查:反流性食管炎(LA-A);胆汁反流性胃炎。入院后第 8 天患者出现寒战做血培养+药敏检查(连续 2 天)、G 试验、GM 试验未见异常,2 次血培养回报:耐甲氧西林的金黄色葡萄球菌金黄亚种。查心脏彩超:二尖瓣后叶中部左房面赘生物形成(1.0 cm×0.8 cm),二尖瓣大量反流,全心增大,肺动脉高压,LVEF 60%。复查腹部 CT 平扫示:脾内楔形低密度影,符合脾梗死表现。

【诊断】

1.TS 诊断　1993 年提出的 Burch-Wartofsky 评分量表(BWPS),在近 20 年来已被广泛应用于 TS 的诊断,BWPS 是一个基于临床经验的评分系统,它考虑了多器官受累的严重程度,包括体温调节障碍、中枢神经系统症状、心动过速或心房颤动、充血性心力衰竭、胃肠道/肝功能不全,中枢神经系统症状以及诱发因素,BWPS 评分>45 分提示甲状腺危象(表 2-8-1)[1]。但该诊断标准过于敏感,假阳性率较高。2012 年,JTA 提出了甲状腺危象的新诊断标准,最初是根据对 99 个已公布病例和 7 个工作组委员会病例的详细分析制定的,最后根据全国调查结果进行了修订[3]。在这些 JTA 标准中(表 2-8-2),甲状腺毒症的存在是一个先决条件,根据多器官失代偿引起的症状的具体组合,可以诊断出明确和可能的甲状腺危象,类似于 BWPS 中列出的症状。JTA 标准的一个具体特征是意识障碍比其他器官症状对甲状腺危象的诊断贡献更大。

表 2-8-1　Burch-Wartofsky 评分量表(BWPS)

诊断参数	评分
体温调节障碍	
体温(℃)	
37.2~37.7	5
37.8~38.2	10
38.3~38.8	15
38.9~39.4	20
39.5~39.9	25
≥ 40.0	30
心血管系统异常	
心动过速(次 / 分)	
100~109	5
110~119	10
120~129	15
130~139	20
≥ 140	25
心房纤颤	
无	0
有	10
充血性心力衰竭	
无	0
轻度(足面水肿)	5
中度(双肺底湿啰音)	10
重度(肺水肿)	20
胃肠 - 肝功能异常症状	
无	0
中度(腹泻,腹痛,恶心 / 呕吐)	10
重度(不明原因黄疸)	15
中枢神经系统症状	
无	0
轻度(躁动)	10
中度(谵妄,精神错乱,极度昏睡)	20
重度(惊厥,昏迷)	30
诱因	
无	0
有	10
总分	
>45	甲状腺危象
25~45	危象前期
<25	不提示甲状腺危象

表 2-8-2　甲状腺危象(TS)的 JTA 诊断标准

诊断先决条件		
有甲状腺毒症症状,且血清 FT3 或 FT4 水平升高		
症状		
（1）中枢神经系统（CNS）症状:躁动、谵妄、精神异常 / 精神错乱、嗜睡 / 昏睡、昏迷（日本昏迷量表 ≥ 1 或格拉斯哥昏迷量表≤ 14 ）		
（2）发热:≥ 38 ℃		
（3）心动过速:心率 ≥ 130 次 / 分或心房颤动时心室率 ≥ 130 次 / 分		
（4）充血性心力衰竭（CHF）:肺水肿、双肺湿啰音（超过 50% 肺野）、心源性休克、NYHA 分级 IV 级或 Killip 分级 III 级		
（5）胃肠道 / 肝脏症状:恶心、呕吐、腹泻或总胆红素水平 ≥ 3.0 mg/dL		
诊断		
TS 分级	特征组合	诊断条件
TS1	首选组合	甲状腺毒症联合至少一种 CNS 症状以及发热、心动过速、CHF 或胃肠道 / 肝脏症状
TS1	替代组合	甲状腺毒症联合以下至少三种症状组合:发热、心动过速、CHF 或胃肠道 / 肝脏症状中
TS2	首选组合	甲状腺毒症联合以下两种症状组合:发热、心动过速、CHF 或胃肠道 / 肝脏症状中
TS2	替代组合	患者满足 TS1 诊断条件,但血清 FT3 或 FT4 不可获得
排除与规定		
如果其他伴随疾病明确引起了如下如何症状,可排除甲状腺危象所致:发热（如肺炎和恶性高热）,意识障碍（如精神疾病和脑血管病）,心力衰竭（如急性心肌梗死）和肝病（如病毒性肝炎和急性肝衰竭）。因此,确定症状是由甲状腺危象所致或只是某种伴随疾病的表现是困难的,当伴随疾病作为诱发因素引起上述症状,则该症状应视为由甲状腺危象所致,对此需要进行临床判断		

注:TS1,明确的 TS;TS2,疑似的 TS

　　该患者有甲状腺毒症并联合有烦躁不安等 CNS 症状以及发热、心动过速、胃肠道症状,结合甲状腺功能及甲状腺 B 超检查结果,符合明确的甲状腺危象诊断标准。

　　2. IE 诊断　2015 年修订后 Duke 诊断标准的 IE 定义(表 2-8-3)包括:

　　1)明确的 IE

　　（1）病理诊断标准,赘生物、栓塞后赘生物或心内脓肿标本的培养或组织学检查发现微生物;组织学检查明确的病变、赘生物或心内脓肿显示活动性心内膜炎。

　　（2）临床诊断标准, 2 项主要标准,或 1 项主要标准合并 3 项次要标准,或 5 项次要标准。

　　2)可能 IE:1 项主要标准合并 1 项次要标准,或 3 项次要标准。

　　3)排除 IE:其他疾病诊断明确,或抗菌药物治疗 ≤ 4 天则疑似 IE 的症状消退,或抗菌药物治疗 ≤ 4 天时手术或尸检无 IE 的病理学证据,或不符合上述可能 IE 诊断标准 [2]。

　　该患者符合 2 项主要标准加 2 项次要标准:2 次血培养回报:金黄色葡萄球菌金黄亚种;心脏彩超:二尖瓣后叶中部左房面赘生物形成（ 1.0 cm × 0.8 cm ）,二尖瓣大量反流;发热:体温 ≥ 38 ℃;腹部 CT 提示脾梗死表现。可以明确诊断为感染性心内膜炎。

表 2-8-3　改良的 Duke 诊断标准

主要标准	次要标准
血培养阳性(符合下列至少一项标准) 1.2 次独立血培养检测出 IE 典型致病微生物(如草绿色链球菌、链球菌、金黄色葡萄球菌) 2. 持续血培养阳性检测出 IE 致病微生物:至少 2 次间隔 12 h 以上取样血培养阳性; 3. 单次血培养立克次体阳性或逆向 IgG 抗体滴度 >1 : 800 心内膜受累的证据(符合以下至少一项标准) 1. 心脏超声表现:赘生物、脓肿或新出现的人工瓣膜开裂 2. 新出现的瓣膜反流	1. 易感因素:易患 IE 的心脏状况,静脉药物成瘾者; 2. 发热:体温≥ 38 ℃; 3. 血管征象:主要动脉栓塞、化脓性肺栓塞、霉菌性动脉瘤、颅内出血、结膜出血、Janeway 结; 4. 免疫学征象:肾小球肾炎、Olser 结节、Roth 斑、类风湿因子阳性等; 5. 微生物证据:血培养阳性但不满足以上的主要标准或与感染性心内膜炎一致的急性细菌感染的血清学证据; 确诊 IE:符合 2 项主要标准,1 项主要标准 +3 项次要标准,或 5 项次要标准 可能的 IE:符合 1 项主要标准 +1 项次要标准,或 3 项次要标准

【治疗】

1.TS 治疗　考虑患者病情比较急、凶险,入院后立即给予:①抗甲状腺药物首选丙基硫氧嘧啶。丙基硫氧嘧啶 600 mg 顿服,随后 200 mg 每 8 小时一次口服,待患者 TS 情况稳定后改为 100 mg 每 8 小时一次口服。②卢戈氏碘液,6 滴,每 6 小时一次,好转后逐渐减量至停用。③降低对甲状腺激素－儿茶酚胺的反应:盐酸普萘洛尔片 40 mg 每 6 小时一次口服,心率控制后减为 20 mg 每日 3 次。④氢化可的松 100 mg 每 6 小时一次静滴逐渐减量至停药。⑤积极控制诱因—感染,阿莫西林 / 他唑巴坦 4.5 g 每 8 小时一次。⑥其他对症治疗:镇静、维持水电解质平衡,吸氧、物理降温等。

2.IE 治疗　IE 的致病微生物以 G+ 菌为主,随着耐药率的增加,治疗时需关注耐药 G+ 菌;IE 的病原微生物被致密的生物膜所包绕,治疗药物应选择杀菌型,并对生物被膜具有较大穿透性的抗生素;理想的治疗 IE 的药物应在血流中和特定的组织(心瓣膜上的赘生物)中有足够的分布和渗透;IE 治疗多为大剂量和长疗程,治疗 IE 的药物应有良好的安全性。IE 的治疗是否成功取决于抗菌药物对微生物的根除情况,手术有助于根除微生物。抗菌药物治疗的总体原则为早期、足量、长程、杀菌药物联合。患者血培养为耐甲氧西林金黄色葡萄球菌故给予万古霉素治疗。手术的 2 个主要目的是完全切除感染组织和心脏形态学重建(包括受累瓣膜的修复和置换)。只要感染局限于瓣尖或瓣叶,便可进行瓣膜修复或置换,应尽可能瓣膜修复。患者后转入心脏外科进行手术治疗,切除感染组织并进行瓣膜修复。

【随访及转归】

患者明确诊断后转到天津医科大学总医院心脏外科手术治疗同时继续抗感染治疗,好转出院。

【讨论】

我们报告这样一份病例的目的主要有两个:①甲亢危象患者病情危重并且进展迅速,死亡率高(10%~30%),早期准确识别并及时治疗非常重要。近 20 年来,BWPS 评分量表已广泛应用于甲状腺危象的诊断,但该诊断标准过于敏感,假阳性率较高。在这个病例的诊断中我们应用了日本 JTA 诊断标准。JTA 标准的一个具体特征是意识障碍比其他器官症状对甲状腺危象的诊断贡献更大。为临床甲亢危象患者的诊治提供了更可靠的依据。②临床诊疗过程中我们不能放过任何蛛丝马迹,对于不能解释的临床情况应该层层推敲,抽丝剥茧,找到病因,以免漏诊误诊。该患者入院后出现腹痛症状,经过化验检查和辅助检查结果并未发现腹痛原因,在对症止痛治疗后未在发作。患者因考虑 TS 给予氢化可的松治疗,会掩盖患者的发热情况,在氢化可的松减量之后患者出现发热寒战。患者 TS 危象好转之后出现寒战说明其发热可能还存在其他原因。虽然一些临床问题我们愿意用一元论来解释,但我们也不能一味地只用 TS 来解释患者发热的原因。但我们看到血培养结果阳性后再结合患者心脏杂音时就提示我们 IE 的可能。我们立即找到有经验的超声科医生检查了心脏彩超,结果发现了心脏瓣膜赘生物。我们又顺藤摸瓜对腹痛原因进一步查找原因,发现了脾栓塞是导致腹痛的原因,也进一步证实了 IE 的诊断。我们想通过这样一个病例提示我们在临床工作中一定要仔细观察患者的病情变化,对于难以解释的临床情况一定要寻找病因,以免造成漏诊或者误诊。

【参考文献】

[1] 中华医学会急诊医学分会. 甲状腺危象急诊诊治专家共识 [J]. 中华急诊医学杂志, 2021.30(6)663-670.

[2] 梁峰,胡大一,沈珠军,等. 2015 年欧洲心脏病学会关于感染性心内膜炎诊断及治疗指南的解读 [J]. 中国医院用药评价与分析,2017,17(2):160-166.

[3] 日本甲状腺协会.201 6 JTA/JES 指南:甲状腺危象的管理.Endocr J.201 6 Oct 15.

天津市第三中心医院内分泌代谢科　　王璐　　闫娜娜　　孙梦迪　　邸阜生

病例 9　Graves 病合并高钙血症、骨量减少、胸腺增大一例

Graves 病又称毒性弥漫性甲状腺肿,是一种自身免疫性疾病,临床表现为一种多系统的综合征,包括高代谢症候群、弥漫性甲状腺肿、眼征、皮损和甲状腺肢端病 [1]。Graves 病除常见临床症状外,还可表现为高钙血症、高钙危象甚至骨质疏松 [6,7]。此外,Graves 病患者胸腺增生最早于 1912 年被描述,此后被多次报道 [2,3]。但根据既往研究,Graves 病患者胸腺肿大相对少见 [4, 5]。本文报告一例由 Graves 病引起的高钙血症及骨量减少,同时伴有明显胸腺肿大的罕见病例。我们总结了该患者的诊疗过程,对临床诊断和治疗具有重要意义。

【一般资料】

患者男性, 29 岁,于入院前 1 月余无明显诱因出现双下肢刺痛、无力,刺痛症状逐渐好转,双下肢无力进行性加重,伴有心悸、呼吸困难,呼吸困难症状进行性加重,并出现食欲减退、双手震颤、消瘦,为求诊治,就诊于我院门诊,行甲状腺超声提示"甲状腺弥漫性非均质肿大,血流信号丰富",门诊以"甲状腺功能亢进症"收入院。患者自发病以来,精神差、饮食量减少,大便正常,小便次数增多,尤以夜尿为甚,睡眠较差,体重减轻 5 kg。患者既往体健,否认肝炎、结核等传染病病史。否认严重外伤史,否认手术史。否认药物过敏史。否认输血史。生于安徽, 18 岁移居华北,否认疫水接触史,否认疫区居住史,预防接种史随当地。无

烟酒等不良嗜好。否认化学性、毒物及放射性物质接触史。已婚未育。配偶体健,否认家族性疾病病史。入院查体脉搏 100 次 / 分,血压 140/90mmHg,呼吸 20 次 / 分,体温 36.3 ℃,发育正常,营养中等,查体合作,身高 170 cm,体重 50 kg,BMI17.3 kg/m²,体形偏瘦,甲状腺Ⅲ°肿大,可闻及血管杂音。心肺腹查体未见明显异常。四肢肌张力正常,肌力Ⅳ⁺,双手平举细颤。双下肢无水肿。生理反射存在,病理反射未引出。

【化验及检查】

(1)心电图:窦性心动过速。

(2)甲状腺超声:弥漫性非均质肿大、血流信号丰富。

(3)心脏、血管及腹部超声:未见明显异常。

(4)甲状腺锝 -99 动态显像:摄取功能明显增高。

(5)胸部 CT:①前纵膈占位,胸腺瘤? ②胸内甲状腺。

(6)头颅 MRI:未见明显异常。

(7)PET-CT:①胸腺体积增大伴代谢弥漫性增高,多考虑胸腺增生,请结合临床,除外肿瘤性疾病;②左肺上叶不规则斑片致密影及磨玻璃影伴代谢轻度不均匀增高,多考虑炎性病变,建议抗炎治疗后 CT 复查;右肺下叶胸膜下微小结节伴代谢未见明显异常,多考虑炎性结节;③脾大;④口咽对称性代谢增高影,多考虑炎性病变,双侧颈部多发淋巴结炎性反应性增生;⑤甲状腺密度弥漫性不均匀减低伴代谢未见明显异常,请结合甲功及超声检查;⑥L5 椎体双侧峡部不连。

(8)骨密度测定:① T 值 L1:-1.8,L2:-1.8;L3:-1.2;L4:-1.5;L1-L4:-1.6;股骨颈:-0.3;股骨大粗隆:-1.4;全身:-0.5;② Z 值 L1:-1.1,L2:-1.1;L3:-0.5;L4:-0.8;L1-L4:-0.9;股骨颈:-0.1;股骨大粗隆:-1.1;全身:-0.3。

(9)血常规:血红蛋白 118 g/L(130~175 g/L),网织红细胞比例 1.75%,白细胞计数、血小板未见明显异常。

(10)尿、便常规未见明显异常。

(11)生化检测:血钙 2.92mmol/L(2.11~2.52mmol/L),血磷 1.56mmol/L(0.85~1.51mmol/L),血尿酸 544mmol/L(208~428μmol/L),白蛋白 35.2mmol/L(40~55 g/L),余未见明显异常。

(12)甲状腺功能:TSH 0.005μIU/mL(0.38~4.34μIU/mL),fT3>30.8pmol/L(2.77~6.31pmol/L),fT4>114.83pmol/L(10.45~24.38pmol/L), TT3>8nmol/L(1.34~2.73nmol/L), TT4>30nmol/L(4.3~12.5nmol/L),TRAb 24.47IU/mL(0~1.75IU/mL),TgAb 24.8IU/mL(0~60IU/mL),TPOAb 396.8IU/mL(0~60U/mL),Tg 141ng/mL(3.5~77 μg/L)。

(13)甲状旁腺素:1.6pg/mL(12~88pg/mL)。

【诊断与鉴别诊断】

(一)诊断

(1)Graves 病:高钙血症、轻度贫血、胸腺增生。

(2)高尿酸血症。

(3)继发性骨量减少。

（二）鉴别诊断

该病例根据①患者明显的高代谢症状及体征；②明确的查体甲状腺肿大和影像学甲状腺肿大、血流丰富；③血清学 TSH 降低，fT₃、fT₄ 明显高于正常；④ TRAb 阳性；⑤甲状腺动态显象提示摄取功能明显增高，Graves 病诊断并不困难。但患者以"双下肢无力进行性加重"为首起症状，在临床工作中，Graves 病患者最常见的"无力"原因为低钾血症，而该患者血钾在正常范围；Graves 病患者最典型的症状为"多食、消瘦"，但该患者食欲不振、纳差，且该患者多尿，辅助检查中发现患者血钙高于正常，最高值曾达 3.68mmol/L（2.11~2.52mmol/L），故考虑患者双下肢无力、纳差及多尿均与高钙血症相关。但高钙血症最常见的病因一是肿瘤性疾病，二是甲状旁腺功能亢进症，需要排除，且患者胸部 CT 提示胸腺占位，故完善了全身 PET-CT、甲状旁腺素等检查，排除甲状旁腺瘤及机体恶性肿瘤可能（患者甲状腺功能尚不稳定，暂不考虑性增强 CT 引导下的胸腺穿刺活检）。且随后的骨密度检测提示患者骨量减少。故初步考虑高钙血症、骨量减少、胸腺增大为 Graves 病所致。为进一步明确诊治，我们对患者开始积极抗甲状腺药物联合糖皮质激素治疗。

【治疗】

入院后患者处于高钙状态，并有肢体无力、纳差、多尿等明显症状，我们给予水化、利尿、降钙素针注射、双磷酸盐口服等治疗，同时积极治疗原发病，并给予低碘高蛋白饮食、甲巯咪唑片抗甲状腺、醋酸泼尼松片调节免疫、倍他乐克缓释片稳定心律等治疗。

【治疗结果、随访及转归】

患者住院治疗 2 月余，心悸、消瘦、下肢无力、尿量增多、食欲减退、手抖等症状明显好转，化验检查血钙随甲状腺功能好转逐步下降至正常范围（图 2-9-1），胸部 CT 提示胸腺增大较前缩小（图 2-9-2）。考虑患者诊断明确，治疗有效，病情稳定，予以带药出院，院外继续服药治疗，并嘱患者门诊随诊，定期复查相关指标。

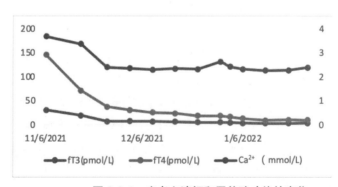

图 2-9-1　患者血清钙和甲状腺功能的变化

甲亢治疗 3 周后，甲状腺功能明显改善，血钙下降。后甲状腺激素水平继续逐渐下降，血钙维持在正常范围内。

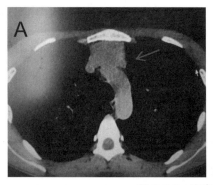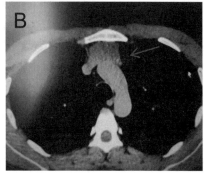

图 2-9-2　患者胸部 CT 资料

A 治疗前患者胸部 CT 影像;B 抗甲状腺药物治疗 47 天后患者胸部 CT 影像

【讨论】

根据检查、随访和文献检索,这是一例较为罕见的年轻男性 Graves 病伴发高钙、骨量减少、胸腺明显增大的病例。

高钙血症是一种常见的血钙水平超出正常范围的临床表现,可扩展为多种病因不同的疾病。据报道,近 20% 的甲亢患者伴有轻至中度高钙血症[11],也有甲亢合并高钙危象的病例报道。甲状腺激素对钙代谢有双重作用。一方面,能抑制甲亢患者的活性维生素 D 水平,减少肠、肾对钙、磷的吸收,增加肾对钙、磷的排泄;另一方面,甲状腺激素可以加速骨骼的转化,尤其是破骨活性,这会导致血钙水平升高。因此,甲状腺功能亢进症中出现高钙血症的可能机制可能是甲状腺激素升高导致骨吸收过度所致。该患者在甲亢状态下出现血钙升高,随访时甲亢得到良好控制,高钙血症得到纠正。这一结果支持了我们的初步估计,即该患者的高钙血症是由于甲状腺功能亢进引起的。

甲状腺激素对儿童时期骨骼的形成和生长至关重要,对成人骨骼的维持也很重要。在甲状腺功能亢进症成人中,甲状腺激素作用于骨细胞,缩短骨的重塑周期,导致骨吸收和骨形成的不平衡,从而导致骨丢失和骨质疏松[7]。据报道,约 5% 的继发性骨质疏松在男性人群中有甲状腺功能亢进史[12]。甲亢患者的骨密度下降在甲亢治疗后被证明是可逆的,骨吸收和吸收标志物在随后的治疗中也在最初上升后下降[13]。该患者骨密度显示骨量减少,这与既往研究中考虑到甲状腺激素对骨骼的影响相一致。

胸腺肿块是一种以纵隔占位性病变为表现的疾病,主要发生在儿童。在临床实践中,胸腺增生往往是行胸部影像学检查时偶然诊断出来的,随着胸部成像频率的增加,这种情况越来越常见。据查,Graves 病伴胸腺增生最早于 1912 年被描述,1964 年被证实[14],但 Graves 病与胸腺增生同时发生的机制尚未被证实。根据之前的研究,甲状腺激素水平与胸腺大小和体重有关,甲状腺激素被控制后 6 个月胸腺体积可下降 61%~67%。由于促甲状腺素受体(TSHR)在非肿瘤性胸腺中表达,促甲状腺素受体抗体(TRAb)可能诱导 Graves 病胸腺生长[2]。因此, Graves 病胸腺增生的发生机制可能与甲状腺激素功能和免疫异常有关。对于伴有胸腺肿大的 Graves 病例,抗甲状腺治疗和胸腺影像学随访是必要的[15]。

既往研究发现,人类胸腺存在甲状旁腺类肽(PTHrP)受体表达[16]。所以我们最初不排除胸腺肿块为某种恶性肿瘤可能分泌 PTHrP,从而导致高钙血症。但是国内没有相关商品试剂盒及相关的商业检测。但在 Graves 病控制良好后,高钙血症得到纠正,胸腺明显缩小,说明导致该患者胸腺肿大是甲状腺功能亢进可能性更大。

根据临床检查及相关文献,我们怀疑该患者的高钙血症、骨量减少及胸腺肿大均由甲状腺功能亢进引起,随访结果证实了这一猜测。对于 Graves 病而言,甲状腺功能亢进同时引起高钙血症、骨量减少和胸腺肿大是比较罕见。甲状腺功能亢进症引起钙和骨代谢紊乱,从而导致骨量减少。甲状腺激素和 TRAb 水平升高也可引起胸腺肿大。

综上所述,这是一例较为罕见的 Graves 病伴有高钙血症、骨量减少和显著胸腺肿大的病例。经过仔细的鉴别诊断,及时控制甲状腺功能亢进有利于降低血钙和改善骨量,胸腺肿大可通过抗甲状腺治疗逆转,不需要手术干预。在临床实践中,Graves 病患者应注意高钙血症,防止高钙危象的发生。Graves 病合并胸腺肿大手术应谨慎。

【参考文献】

[1] WIEBOLT J, ACHTERBERGH R, DEN BOER A, et al. Clustering of additional autoimmunity behaves differently in Hashimoto's patients compared with Graves' patients[J]. Eur J Endocrinol. 2011; 164(5): 789-94.

[2] DALLA COSTA M, MANGANO FA, BETTERLE C. Thymic hyperplasia in patients with Graves' disease[J]. J Endocrinol Investig. 2014; 37(12): 1175-9.

[3] HAIDER U, RICHARDS P, GIANOUKAKIS AG. Thymic hyperplasia associated with Graves' disease: pathophysiology and proposed management algorithm[J]. Thyroid. 2017; 27(8): 994-1000.

[4] NAKAMURA T, MURAKAMI M, HORIGUCHI H, et al. A case of thymic enlargement in hyperthyroidism in a young woman[J]. Thyroid. 2004; 14(4): 307-10.

[5] NAKAMURA S. Thymic enlargement in two cases of Graves' disease[J]. Intern Med. 2012; 51(6): 673-4.

[6] CHEN K, XIE Y, ZHAO L, et al. Hyperthyroidism-associated hypercalcemic crisis: a case report and review of the literature[J]. Medicine (Baltimore). 2017; 96(4): e6017.

[7] WILLIAMS GR, BASSETT JHD. Thyroid diseases and bone health[J]. J Endocrinol Investig. 2018; 41(1): 99-109.

[8] GIOVANELLA L, SURIANO S, CERIANI L. Graves' disease, thymus enlargement, and hypercalcemia[J]. N Engl J Med. 2008; 358(10): 1078-9.

[9] BENADERET AD, BURTON AM, CLIFTON-BLIGH R, et al. Primary hyperparathyroidism with low intact PTH levels in a 14-year-old girl[J]. J Clin Endocrinol Metab. 2011; 96 (8): 2325-9.

[10] MEDAS F, ERDAS E, LOI G, et al. Intraoperative parathyroid hormone (PTH) testing in patients with primary hyperparathyroidism and PTH levels in the normal range[J]. BMC Surg. 2019; 18(Suppl 1): 124.

[11] BAXTER JD, BONDY PK. Hypercalcemia of thyrotoxicosis[J]. Ann Intern Med. 1966；65 （3）:429-42.

[12] RYAN CS, PETKOV VI, ADLER RA. Osteoporosis in men: the value of laboratory testing[J]. Osteoporos Int. 2011；22（6）:1845-53.

[13] VAN DE VEN AC, ERDTSIECK RJ. Changes of bone mineral density, quantitative ultrasound parameters and markers of bone turnover during treatment of hyperthyroidism[J]. Neth J Med. 2008；66（10）:428-32.

[14] GUNN A, MICHIE W, IRVINE WJ. The Thymus in Thyroid Disease[J]. Lancet. 1964；2 （7363）:776-8.

[15] KAMATH C, WITCZAK J, ADLAN MA, et al. Managing thymic enlargement in Graves' disease[J]. Endocrinol Diabetes Metab Case Rep. 2019；2019:18-0119.

[16] GESSI M, MONEGO G, LAURIOLA L, et al. Parathyroid hormone-related peptide （hPTHrP）and parathyroid hormone-related peptide receptor type 1（PTHR1）expression in human thymus[J]. J Histochem Cytochem. 2005；53（8）:955-62.

武警特色医学中心内分泌与血液科　郭赟　李敬华　匡霞　王素莉

第三章 甲状旁腺病

病例10 原发性甲状旁腺功能亢进症合并低碱性磷酸酶血症一例

原发性甲状旁腺功能亢进症(primary hyperparathyroidism, PHPT)指甲状旁腺病变导致甲状旁腺激素(parathyroid hormone, PTH)分泌过多而引起的一组包括高钙血症、肾钙重吸收和尿磷排泄增加、肾结石、肾钙质沉着症和骨吸收增加的临床症候群[1]。低碱性磷酸酶血症(hypophosphatasia, HPP)是一种以组织非特异性碱性磷酸酶(tissue-nonspecific alkaline-phosphatase, TNSALP)活性低下为特征的罕见遗传病,通常涉及骨和牙齿矿化缺陷,该病是由编码 TNSALP 的 ALPL 基因突变引起的[2]。我们报道 1 例 PHPT 合并 HPP 患者,旨在提醒广大读者,大多数 PHPT 患者的血碱性磷酸酶(alkaline phosphatase, ALP)活性升高,但当其出现反常结果时需引起重视。

【一般资料】

患者从 X,男性,32 岁。

1. 主诉 发现血钙升高 7 月余,甲状旁腺素升高 2 月余入院。

2. 现病史 患者于入院前 7 月余体检时发现血钙升高,为 3.39mmol/L,偶有晨起恶心,无呕吐,当时未予重视。于入院前 2 月余外院住院期间检查示血钙升高 3.76mmol/L,甲状旁腺素 30.40pmol/L,未予特殊诊治。于入院前 1 周就诊于我院门诊,查血钙 3.26mmol/L,甲状旁腺素 70.10pmol/L,24 小时尿钙 11.76mmol,偶有恶心,无胸闷、胸痛、心悸,无头晕、头痛,无呕吐、反酸、烧心,无腹胀、腹泻、便秘,无腰痛、血尿,无骨痛、关节痛,无四肢乏力等不适症状,现为求进一步诊治收入我科。患者自本次发病以来,精神尚可,食欲正常,睡眠尚可,大便如常,小便如常,体重未见明显下降。

3. 既往史 贫血病史 30 余年,规律口服生血宁片 0.5 g 每日 2 次治疗;高尿酸血症病史 5 年余,曾发作痛风 2 次,规律口服非布司他 40 mg 每日 1 次降尿酸治疗;发现血肌酐升高 1 年余,1 年前外院行肾图提示双肾肾小球滤过功能轻至中度减低,双肾排泄延缓;双肾位置、大小、形态未见明显异常。2 月前外院行肾穿,病理提示亚急性肾小管间质肾病可能性大,口服曲安西龙片 8 mg 每日 1 次治疗,已停药 2 周。否认高血压、糖尿病、冠心病病史。否认肝炎、结核等传染病史。否认手术史、外伤史及输血史。否认食物、药物过敏史。预防接种史按规定。

4. 个人史 出生于天津,久居于天津。否认吸烟史。否认饮酒史。否认疫水疫区接触史。无工业毒物、粉尘、放射性物质接触史。无冶游史。

5. 婚育史 已婚未育。

6. 家族史 否认家族中类似疾病史。有糖尿病家族史。

7. 体格检查　体温 36.4 ℃，脉搏 88 次 / 分，呼吸 16 次 / 分，血压 140/95mmHg，体重 66 kg，身高 178 cm，BMI 20.63 kg/m²。神清语利，查体合作。全身皮肤黏膜无苍白、黄染、出血点，全身浅表淋巴结未及肿大。颈软，无抵抗，右侧甲状腺下极可触及大小约 4 cm × 3 cm 结节，质韧，左侧未触及肿大。双肺呼吸音清，未闻及干湿性啰音。心音可，心率 88 次 / 分，律齐，各瓣膜听诊区未闻及杂音。腹软，无压痛反跳痛，肝脾肋下未及。双下肢不肿，双侧足背动脉搏动可。生理反射正常，双侧巴氏征未引出。

【化验检查】

（1）血电解质：血总钙 3~3.5mmol/L ↑（参考范围 2.15~2.55mmol/L），血磷 0.66~0.79mmol/L ↓（参考范围 0.80~1.45mmol/L），离子钙 1.706mmol/L ↑（参考范围 1.150~1.330mmol/L）。

（2）尿电解质：尿钙 11.77mmol/24 h ↑（参考范围 2.50~7.50mmol/L），尿磷 32.19mmol/24 h（参考范围 23~48mmol/L）。

（3）血 ALP 35~38U/L ↓（参考范围 40~150U/L），PTH 48.90~59.50pmol/L ↑（参考范围 1.10~7.30pmol/L），血肌酐 118~145μmmol/L ↑（参考范围 44~115mmol/L），血尿酸 242~287μmmol/L。

（4）骨标三项：血清骨钙素 26.79ng/mL（参考范围 10~46ng/mL），Ⅰ型胶原羧基端片段 2.79ng/mL ↑（参考范围 0.3~0.58ng/mL），总 Ⅰ 型前胶原氨基端肽 39.93ng/mL（参考范围 20~76ng/mL）。25 羟基维生素 D 21.28nmol/L。尿磷重吸收率：56%。

（5）RAAS

高血压两项（卧位）：血浆肾素 52.8μIU/mL ↑，血浆醛固酮 7.0ng/dL。

高血压两项（立位）：血浆肾素 91.6μIU/mL ↑，血浆醛固酮 9.1ng/dL，醛固酮 / 肾素比值 0.10。

（6）血渗透压 304mOsm/（kg · H$_2$0）[参考范围 275~305mOsm/（kg · H$_2$0）]，尿渗透压 331mOsm/（kg·H$_2$0）[参考范围 600~1000mOsm/（kg·H$_2$0）]。

（7）血肾上腺皮质功能、尿皮质醇，血儿茶酚胺及代谢产物，类固醇 6 项，游离甲功、降钙素、甲状腺抗体、性激素全项，IGF-1，IGF-BP3，生长激素，肿瘤全项，胃泌素，风湿免疫抗体指标均正常。

（8）骨密度：L1-L4 Z 值：-0.3，股骨颈 Z 值：-1.3，全部 Z 值：-1.2。

（9）甲状腺 + 甲状旁腺 + 颈部淋巴结 B 超：甲状腺右叶体积增大，气管受压。甲状腺右叶中下极背侧囊实性结节（大小约 4.6 cm × 2.9 cm × 2.8 cm，以囊为主，边界清晰，形态规则，实性部分为中低回声，可见较丰富血流信号），旁腺来源？甲状腺来源不除外。双侧颈部多发淋巴结肿大（未见明显异型）（图 3-10-1）。

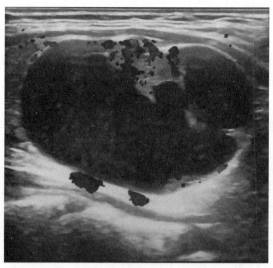

图 3-10-1　甲状腺右叶中下极背侧囊实性结节

（10）甲状旁腺显像 +SPECT/CT 断层：甲状腺右叶中下部示踪剂部分浓集，结合临床，考虑为右甲状旁腺不均质高功能性改变；融合 CT 检查所见：甲状腺右叶中下部可见一不均质稍低密度结节，边界清晰，大小约 4.5 cm×3.4 cm×3.0 cm（图 3-10-2）。

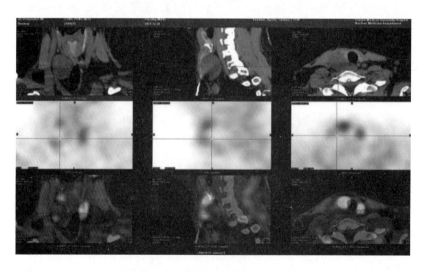

图 3-10-2　甲状腺右叶中下部结节

（11）^{18}F-FDG PET-CT：甲状腺右叶中下部囊实性结节影，大小约 2.9 cm×2.3 cm×4.2 cm，边界清楚，实性部分示踪剂聚集，SUVmax2.4，考虑甲状腺腺瘤可能性大。甲状旁腺来源不能除外。肛管末端高代谢灶，考虑痔疮可能性大。左肾钙斑 / 结石（图 3-10-3）。

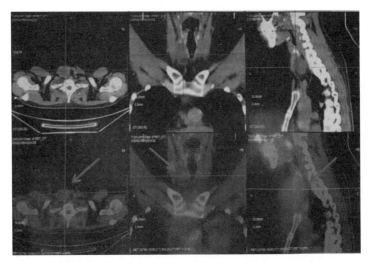

图 3-10-3 ^{18}F-FDG PET-CT 箭头所示为示踪剂聚集

（12）^{11}C-MET PET-CT：甲状腺右叶中下部囊实性结节影，大小约 2.9 cm×2.3 cm×4.2 cm，边界清楚，实性部分示踪剂聚集，SUVmax5.4，考虑甲状腺腺瘤可能性大。甲状旁腺来源不能除外（图 3-10-4）。

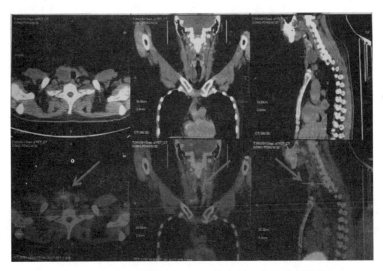

图 3-10-4 ^{11}C-MET PET-CT 箭头所示为示踪剂聚集

（13）垂体 MR：垂体正中部斑片状异常信号影，上缘局部突起，请结合临床及实验室检查，建议进一步垂体半倍剂量 MRI 增强检查（图 3-10-5）。

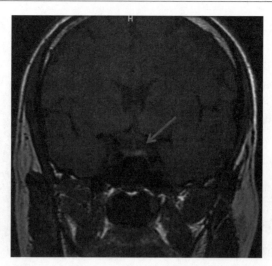

图 3-10-5　垂体正中部斑片状异常信号影（箭头所示）

（14）头颅正侧位＋骨盆正位＋双手正位 X 光片:骨质未见确切异常。骶 1 隐性脊柱裂。

（15）胸 CT:两肺间质纹理增多,少量心包积液,甲状腺情况请结合相关部位检查。

全腹 CT:双肾窦区多发点状致密影,考虑结石;右肾前唇低密度小结节影,左肾下极点状钙化;胃充盈欠佳,壁显厚;少量盆腔积液。胰腺及双侧肾上腺形态、大小及密度未见异常。

（16）全外显子基因检测:在成人型低磷酸酯酶症 / 儿童型低磷酸酯酶症 / 婴儿型低磷酸酯酶症相关的 ALPL 基因上检出与受检者表型部分相关的 1 个疑似致病变异: ALPL;转录本编号核苷酸变化（氨基酸变化）NM_000478.4: c.998delG（p.Gly333Glufs*33）,没有该变异致病性的相关报道。依据 ACMG 指南,该变异被判断为疑似致病变异。

该患者病例特点如下。

（1）青年男性,发现血钙升高病史 7 月余。追溯既往体检报告发现甲状腺结节,高尿酸血症,肾功能不全,血碱性磷酸酶减低,肾结石。

（2）定性诊断:高血钙、高尿钙、低血磷,尿磷正常,PTH 升高, 25 羟维生素 D 下降, I 型胶原羧基端片段升高,血肌酐升高,伴泌尿系结石。

（3）定位诊断:甲状旁腺 B 超、ECT、[18]F-FDG 和蛋氨酸显像 PET-CT 均提示甲状腺右叶中下部占位性病变。

（4）垂体正中部斑片状异常信号影,因肾功能不全未行强化核磁,但甲状腺、性腺、肾上腺、生长激素轴功能正常。

（5）肾上腺、胰腺未见占位性病变,未发现多发性内分泌腺瘤病（multiple endocrine neoplasia,MEN）相关基因突变。

（6）血 ALP 未表现出 PHPT 典型的升高,而是减低,ALPL 基因检出与受检者表型部分相关的 1 个疑似致病变异。

【诊断】

①原发性甲状旁腺功能亢进。②低碱性磷酸酶血症。③肾功能不全。④甲状腺结节。⑤高尿酸血症。⑥肾结石。

【鉴别诊断】

（1）恶性肿瘤所致高钙血症：有原发肿瘤灶，出现骨转移破坏时可伴高钙。

（2）多发性骨髓瘤：其特征为骨髓浆细胞异常增生伴有单克隆免疫球蛋白或轻链（M蛋白）过度生成，常伴多发性溶骨性损害、高钙血症、贫血、肾脏损害、心脏损害。碱性磷酸酶正常或轻度升高，血PTH水平正常或降低。

（3）MEN：是一种常染色体显性遗传性疾病。MEN1包括甲状旁腺亢进、胰腺内分泌肿瘤、垂体瘤等。MEN2包括甲状旁腺亢进症、甲状腺髓样癌、嗜铬细胞瘤等，可发现相关基因突变。

【治疗】

入院后发现患者血钙明显升高，虽无明显高钙症状，予以静脉补液、利尿、鲑降钙素治疗，血钙下降不理想；因肾功能不全，双膦酸盐类未予应用；患者入院前曾应用激素治疗肾脏疾患，期间监测血钙亦无下降，故本次未予应用。

经完善检查后，行科内和多学科MDT讨论，意见如下：

内分泌代谢科：根据病史及辅助检查结果PHPT诊断明确，考虑到患者血钙明显升高，肾功能异常，合并尿路结石，年龄小于50岁，有手术指征，建议首选手术。MEN相关基因未发现突变，但垂体影像异常需注意复查。患者低碱性磷酸酶血症，基因检测发现1个疑似致病变异，该病亦可导致高钙血症，故患者甲状旁腺术后血钙未必完全恢复正常，需密切随访。

普外科：结合患者病史及检查报告，考虑甲状旁腺异位至甲状腺内可能性大，建议甲状腺、甲状旁腺增强CT检查，但考虑患者肾功能异常，可暂不行此项检查，仍建议手术治疗，术后血钙可能不下降或降低后出现低血钙反应，向患者交代可能出现的情况。同时因甲状旁腺病灶大于3cm，血钙升高>3mmol/L，PTH近7倍升高，需警惕甲状旁腺癌可能。

核医学科：目前甲状旁腺ECT示甲状腺右叶中下部囊实性结节内可见部分示踪剂聚集，考虑为右甲状旁腺不均质高功能性改变，结节内实性部分有功能，结合病史考虑定位于此处。

PET-CT科：2种PET-CT均提示甲状腺右叶中下部囊实性结节影，代谢部分增高，甲状腺腺瘤可能性大，甲状旁腺来源不除外，身体其他部位未见明显异常，虽尚不能明确是甲状腺或是甲状旁腺来源，但考虑到血钙明显升高，建议手术治疗。

肾内科：结合患者目前病情及院外肾穿刺活检报告、肾图报告，肾功能异常不除外高钙血症对肾脏的损害，亦不能除外原发性肾脏损伤，目前患者激素治疗尚无明显效果，可停用，建议低优质蛋白饮食，考虑手术治疗，监测肌酐情况。

将多学科会诊意见与患者沟通后，患者同意行外科手术治疗。

患者遂于普外科全麻下行（右侧）单侧甲状腺叶切除术、右侧甲状旁腺探查术、右下甲状旁腺病损切除术、（右侧）根治性颈淋巴结清扫。

术后病理:送检甲状腺组织一块,大小 4.5 cm×4 cm×1.5 cm,于甲状腺组织一侧系线处见一囊实性肿物,大小 3 cm×2.5 cm×1 cm,囊性区最大径 2.5 cm,壁厚 0.2~0.3 cm,实性区大小 1 cm×0.8 cm×0.5 cm;另送检灰褐色不整形组织一块,大小 3.5 cm×2.5 cm×1 cm:①(右下)甲状旁腺来源肿瘤,可见出血及囊性变,局部侵犯包膜,考虑为恶性潜能未定甲状旁腺肿瘤,请密切随查;免疫组化染色示 PTH、CgA 阳性,CD34 血管阳性, Syn、TTF-1 阴性, Ki -67index 约 2%;②(右)结节性甲状腺肿;③(右中央区)淋巴结未见转移瘤(0/5)。

术后予以骨化三醇 0.25 μg 每日 2 次,钙尔奇 D 600 mg 每日 2 次,优甲乐 25 μg 每日 1 次治疗。

术后第一天复查:PTH＜0.32pmol/L ↓,血钙 2.9mmol/L ↑。

【随访】

术后 1 月复查:PTH 9.58pmol/L ↑,血钙 2.32mmol/L,血磷 0.97mmol/L,尿钙 1.2mmol/24 h ↓,尿磷 5.48mmol/24 h ↓。血 ALP 57U/L,血肌酐 113μmol/L,血尿酸 216μmol/L。25 羟基维生素 D 43.73nmol/L。甲功正常。患者无特殊不适。

术后 7 月复查:PTH 8.49pmol/L ↑,血钙 2.31mmol/L,血磷 1.14mmol/L,尿钙 1.54mmol/24 h ↓,尿磷 20.68mmol/24 h ↓。血 ALP 28U/L ↓,血肌酐 114μmol/L,血尿酸 313μmol/L。25 羟基维生素 D 54.02nmol/L。甲功:FT3 5.15pmol/L, FT4 12.13pmol/L, TSH 6.463μIU/mL ↑。骨标三项:血清骨钙素 23.59ng/mL, I 型胶原羧基端片段 0.48ng/mL,总 I 型前胶原氨基端肽 50.21ng/mL(已自行停用所有药物 4 月)。

患者术后复查结果提示血钙血磷恢复正常,尿钙尿磷降低,PTH 轻度升高,25 羟维生素 D 水平上升,碱性磷酸酶仍在正常与降低间波动,高骨转换水平恢复,血肌酐水平较前下降,暂未出现持续性高钙血症,考虑到甲状旁腺病变病理恶性潜能未定,仍需密切随访 PTH 动态变化。

【讨论】

人类碱性磷酸酶有四种亚型,其中胎盘亚型、生殖细胞亚型和肠道亚型是组织特异性的,它们的氨基酸序列同源性为 90%~98%,基因位于 2q37.1 染色体上;第四种是 TNSALP,与其他三种同源 50%,是组织非特异性的,在骨、肝、肾中表达,其基因位于染色体 1p34 - 36 上 [2]。HPP 的 ALPL 基因具有高度的等位异质性,已有超过 400 种不同的突变被描述,大部分是错义突变(约 71.2%)[3],由于这种突变的多样性,HPP 的临床表现和严重程度也差异巨大。ALPL 基因变异导致 TNSALP 活性降低或丧失以及其底物水平的升高,这些底物包括无机焦磷酸盐(PPi)、磷酸吡哆醛(PLP)和磷酸乙醇胺(PEA),过多的细胞外 PPi 会引起骨骼和牙齿的矿化障碍,临床出现骨折、骨软化、佝偻病、牙齿早脱等表现,骨矿化受损对骨骼中钙沉积的抑制作用可能导致高钙血症和高钙尿症 [4]。根据发病年龄将 HPP 分为 6 型:围生期良性型、围生期致死型、婴儿型、儿童型、成人型和牙型。Mornet 等人最近的一项研究,根据遗传特征和患病率将 HPP 分为三种亚型:重度 HPP(1/30 万),主要是由于严重的纯合性或复合杂合性突变;中度 HPP(1/ 2430),主要是错义突变的 DNE;轻度成人 HPP,表现为非特异性体征(1/508),可能是由于一种单倍功能不全机制,TNSALP 与另一作用因子(可能是胶原基质）负相互作用[5]。成人 HPP 的临床表现变化很大，取决于酶活性的残留水平和症状出现的年龄，最常见的包括骨折和肌肉骨骼疼痛，特征性骨折类型包括愈合不良的跖骨应力骨折和股骨粗隆下假骨折。大约 1/3 的成人在诊断时无症状，或者一些 HPP 患者是 TNSALP 基因突变的携带者，可能没有明显的临床症状。

PHPT 多表现为高钙血症，升高的 PTH 加速骨的吸收和破坏，伴随破骨细胞的活动增加，成骨细胞活性也增加，故血 ALP 水平增高。本患者的血钙明显升高，各项实验室和影像学检查均支持 PHPT 的诊断，但却出现血 ALP 水平低下，同时追溯患者既往体检报告亦发现 5 年前即出现血 ALP 下降，这引起了我们的疑惑，故我们对患者进行了全外显子组基因测序，结果发现在成人型 / 儿童型 / 婴儿型 HPP 相关的 ALPL 基因上检出与受检者表型部分相关的 1 个疑似致病变异，且目前没有该变异致病性的相关报道。本病亦可导致高钙血症，患者虽然目前暂无 HPP 相关症状，但甲旁亢术后尚需密切随访。

ALP 活性测定主要用于诊断肝胆和骨骼系统疾病，临床医生常常注意过高的化验指标，而 ALP 降低容易被忽视。成人型 HPP 主要表现为骨软化、恒牙过早脱落等，但由于其临床异质性很大，部分患者诊断时甚至没有临床症状，仅表现为血清 ALP 水平降低，更容易造成漏诊，这就需要医生提高对疾病的认识，当出现与疾病检测指标反常结果时积极寻找原因。

【参考文献】

[1] 中华医学会骨质疏松和骨矿盐疾病分会. 原发性甲状旁腺功能亢进症诊疗指南 [J]. 中华骨质疏松和骨矿盐疾病杂志，2014（3）：187-198.

[2] VILLA - SUÁREZ JM，GARCÍA - FONTANA C，ANDÚJAR - VERA F，et al. Hypophos-phatasia：a unique disorder of bone mineralization[J]. Int J Mol Sci. 2021；22（9）：4303.

[3] MEIJUAN LIU，MIN LIU，XUEJUN LIANG，et al. Clinical and genetic characteristics of hypophosphatasia in Chinese children. [J].Orphanet J Rare Dis.2021；16（1）：159.

[4] 赵耘，刘敏. 低磷酸酶血症治疗新进展 [J]. 中华实用儿科临床志.2021；36（2）：151-154.

[5] MORNET E，TAILLANDIER A，DOMINGUES C，et al. Hypophosphatasia：a genet-ic-based nosology and new insights in genotype-phenotype correlation [J]. Eur J Hum Gen-et. 2021；29（2）：289-299.

天津医科大学总医院内分泌代谢科　　王莘　　刘铭

第四章　肾上腺疾病

病例 11　17α - 羟化酶缺陷症一例

17α- 羟化酶缺陷症（17α-hydroxylase deficiency，17α-OHD）是一种罕见类型的先天性肾上腺皮质增生症（congenital adrenal hyperplasia，CAH）。由于编码细胞色素 P450c17 酶的 CYP17A1 基因发生突变，导致皮质醇合成通路受到影响，垂体促肾上腺皮质激素合成分泌大量增加，刺激孕酮向盐皮质激素方向转化，中间代谢产物脱氧皮质酮（11-deoxycorticos-terone，DOC）等分泌增加，引起高血压和低钾血症。同时由于 17α- 羟化酶的缺陷，阻断了性激素合成通路，影响了患者性分化，使男性（46，XY）患者表现为男性假两性畸形或男性外生殖器发育不良，女性（46，XX）患者则表现为青春期第二性征不发育、原发性闭经和幼稚型子宫等[1]。我们报道一例 17α- 羟化酶缺陷症病例，旨在提高对本病的认识，避免漏诊和误诊。

【一般资料】

患者李 XX，女性，29 岁。

1. **主诉**　于青春期无月经来潮 15 年，发现血压升高 4 月

2. **现病史**　患者入院前 15 年前无明显诱因无月经来潮，患者未予以重视，无多毛、无面部痤疮，无嗅觉障碍，无腹部紫纹等症状，10 年前患者就诊天津中心妇产科医院，发现雌激素水平下降，孕酮水平升高，予口服"雌、孕激素"（具体不详）建立人工周期，患者有月经来潮，有一次患者未规律用药，出现阴道大量出血后，患者未再服药，停药后无月经来潮。4 月前患者自测血压 200/100mmHg，伴间断头晕，无恶心、呕吐，无视物旋转，无黑矇及一过性意识丧失，患者于泰达心血管医院就诊住院治疗，查：血钾：3.2mmol/L，同时发现肾素及皮质醇水平下降；肾上腺平扫：双侧肾上腺腺瘤，间位结肠；予以降压、补钾等治疗。3 月前患者外送基因监测结果回报：17α 羟化酶缺陷症相关的 CYP17A1 基因突变；患者于天津中心妇产科医院就诊查：抗苗勒管激素：4.56ng/mL；妇科彩超：幼稚子宫，右附件区囊性包块；染色体报告：46XX；建议于我院就诊，患者为求进一步诊治收入院；患者自本次发病以来，精神可，食欲可，睡眠尚可，大便如常，小便如常，体重未见明显下降。

3. **既往史**　否认其它疾病病史。

4. **婚育史**　未婚未育。

5. **家族史**　父母非近亲结婚，母亲生育过程中无特殊用药史及疾病史，有 1 弟，其弟未婚未育，家族中否认类似患者，否认家族遗传性疾病病史。

6. **体格检查**　体温 36.5 ℃，脉搏 96 次 / 分，呼吸 20 次 / 分，血压 136/96mmHg。神清语利，查体合作。躯干部无毛发增多，脸部无痤疮，全身皮肤黏膜无黄染、出血点，全身浅表淋巴结未及肿大。颈软，无抵抗，甲状腺未触及。双肺呼吸音粗，未及明显干湿性啰音。心音可，律齐，HR 96 次 / 分，未及杂音。腹软，无压痛，反跳痛。双下肢未及明显指凹性浮肿。

生理反射存在,病理反射未引出。

专科查体:身高 172 cm,体重 60 kg, BMI 20.28 kg/m²,指间距 178.5 cm,上部量 84 cm,下部量 88 cm,体形为正力型,无周身皮肤黝黑,乳晕未见明显色素沉着,第二性征发育 Tanner 分期 B2P2。

【化验及检查】

见表 4-11-1~4-11-17、图 4-11-1~4-11-4。

表 4-11-1　血常规

血常规	WBC （×10⁹/L）	RBC （×10¹²/L）	HB （g/L）	PLT （×10⁹/L）	NEU（%）	L（%）
21.8.27	5.43	3.62	108	250	57.2	34.3

表 4-11-2　尿常规

尿常规	尿葡萄糖	尿酮体	尿比重	尿 pH	尿潜血	尿蛋白	尿白细胞
21.8.26	-	-	1.018	6.5	-	-	-

表 4-11-3　便常规

便常规	潜血（化学）	潜血（免疫）
21.8.26	-	-

表 4-11-4　凝血功能

凝血功能	PT	INR	APTT	TT	FIB	D-Dimer
21.8.27	10.8 s	0.99	33.3 s	21.3 s	3.35 g/L	325ng/mL

表 4-11-5　肝功能

肝功能	TP （g/L）	ALB （g/L）	GLO （g/L）	ALT （U/L）	AST （U/L）	ALP （U/L）	LDH （U/L）	GLU （mmol/L）
21.8.27	68	40	28	18	21	55	211	4.3

表 4-11-6　肾功能

肾功能	尿酸	肌酐	尿素
21.7.23	236μmol/L	63μmol/L	5.2mmol/L

表 4-11-7　血脂

血脂	TC （mmol/L）	TG （mmol/L）	HDL （mmol/L）	LDL （mmol/L）
21.8.27	3.59	0.94	1.04	1.92

表 4-11-8 血电解质

电解质	K	Na	Cl	Ca	CO2CP	AG	补充氯化钾剂量
8.26	2.8	143	107	2.4	28	10.8	9 g
8.27	3.9	144	111	2.36	25	12.9	3 g
8.30	3.8	142	107	.	25	13.9	3 g
9.1	3.9	143	106		27	13.9	3 g

表 4-11-9 尿电解质

尿电解质（24 h）	U-Ca	U-P	U-Mg	U-K	U-Na	U-Cl	尿量
8.28	5.88	12.35	1.56	70.02	244.14	258.96	2600

表 4-11-10 游离甲功

甲功三项（2021.8.27）	FT3（pmol/L）	FT4（pmol/L）	TSH（μIU/mL）
正常值	2.43~6.01	9.01~19.05	0.35~4.94
21.08.27	4.35	14.86	2.198

表 4-11-11 性激素全项

性激素	FSH（IU/L）3.03~8.08	LH（IU/L）1.80~11.78	PRL（ng/mL）5.18~26.53	E2（pg/mL）21~251	P（ng/mL）0~0.3	T（ng/dL）10.83~56.94
21.08.27	8.06	13.14	10.76	<10	15.86	<12.98
21.09.02	8.36	14.26	18.88	<10	11.12	<12.98

表 4-11-12 类固醇六项

类固醇六项	AE（pg/mL）	DHEA（pg/mL）	COR（pg/mL）	P（pg/mL）	TT（pg/mL）	17-OHP（pg/mL）
参考范围	300~2 000	<13 000	（0.4~2.2）×10^5	≤ 2 700	80~600	<800
8.27	<43	<500	0.05	15 970	<70	329

表 4-11-13 类固醇代谢产物

类固醇代谢产物	DOC（pg/mL）	11-DOC（pg/mL）	DHEAS（pg/mL）	可的松	皮质酮
参考范围	≤ 180	100~790	（0.83~3.77）×10^6	12 000~35 000	530~15 600
8.27	1754	<80	<0.025	<878	>50 000

表 4-11-14　肾上腺皮质功能

肾上腺皮质功能	皮质醇 （μg/dL）	ACTH （pg/mL）	24 小时尿皮质醇 （μg/24 h）
正常值	5~25	0~46	30~110
8：00（21.8.27）	1.41	28.8	26.52
8：00（21.9.1）	1.91	51.2	
16：00	<1	17.3	
0：00	<1	11.3	

表 4-11-15　高血压两项

高血压两项（2021.8.27）	血浆醛固酮 （3~23.6）	血浆肾素 2.8~39.9	醛固酮 / 肾素 <3.7
立位	3.1	0.6	5.17

妇科彩超：所见：宫体大小：21 mm×31 mm×13 mm，形态未见明显异常，肌壁回声均匀，血流分布异常，子宫内膜厚度 2 mm，内膜居中。左卵巢大小 33 mm×31 mm×22 mm，内可见多个囊泡，最大者大小 17 mm×16 mm；右卵巢大小 46 mm×32 mm×24 mm，单一切面卵泡数 >12，最大者大小 15 mm×9 mm；宫颈厚度：12 mm；双髂窝（-）；子宫直肠窝：（-）；提示：子宫小，右卵巢多囊性改变。

乳腺彩超：所见：双侧乳腺腺体增厚，颗粒增粗，回声不均匀，右乳腺体内未探及明显的肿物及结节反射。左乳 10 点钟方向乳头旁可见一大小约 1.1 cm×0.8 cm×0.4 cm 的低回声结节，形态规则，边界清晰，内部回声均匀，其内可见点状血流信号。印象：双侧乳腺增生样改变，左乳低回声结节（BI-RADS 3 类）。

垂体增强 MRI：垂体体积略小，请结合临床及实验室检查。

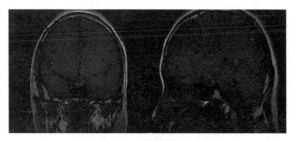

图 4-11-1　垂体增强 MRI

左手骨龄：左腕骨角变小，约 110° 掌骨征阴性。诸关节间隙无狭窄。左腕骨见 8 块，形态成熟，形态、密度未见确切异常。尺桡骨骨骺趋于愈合。掌指骨骨骺愈合。印象：左腕骨龄发育迟缓。

染色体结果：46，XX。

基因检测：

变异基因相关疾病

变异基因	相关疾病	疾病遗传模式	临床表现
CYP17A1	17α 羟化酶缺陷症	AR	高血压、低血钾、低肾素、女性性幼稚及原发性闭经、男性假两性畸形。

注：疾病对应的遗传模式，分为 AD（常染色体显性遗传）、AR（常染色体隐性遗传）、XL(X 染色体连锁)、XD/XLD（X 染色体显性遗传）、XR/XLR（X 染色体隐性遗传）。常染色体隐性遗传病杂合突变一般不会表现出临床症状或症状轻微；X 连锁隐性遗传病，女性杂合变异一般不会表现出临床症状或症状轻微。

变异位点相关信息

变异基因	核苷酸变异	氨基酸变异	染色体位置	转录本外显子编号	变异状态	变异类型	位点致病性
CYP17A1	c.716G>A	p.Arg239Gln	Chr10:104593830	NM_000102 exon4	杂合	错义变异	临床意义未明 1 级
	c.985_987 delinsAA	p.Y329Kfs*90	Chr10:104592420	NM_000102 exon6	杂合	错义变异	临床意义未明 1 级

图 4-11-2 基因检测报告

【诊断与鉴别诊断】

女性，29 岁，原发性闭经，第二性征发育不良，幼稚型子宫、卵巢囊肿、高血压、低血钾、低肾素、皮质醇下降；类固醇激素分析提示：总睾酮（TT）、雄烯二酮（AE）、脱氢表雄酮（DHEA）下降，孕酮、皮质酮、脱氧皮质酮（DOC）升高；结合基因检测所示 CYP17A1 基因复合杂合突变，确诊为 17α- 羟化酶缺陷症。

【治疗】

（1）给予糖皮质激素地塞米松 0.375 mg 每日 1 次治疗，抑制 ACTH，以减少皮质醇代谢通路中间产物 DOC、皮质酮等的合成，缓解高血压、低血钾症状，同时在一定程度上抑制肾上腺的过度增生。

（2）监测血压、电解质水平，根据病情酌情予降压及补钾治疗。

（3）钙尔奇 D 和维生素 D 滴丸改善骨量。

（4）多学科专家会诊，根据妇科专家意见予芬吗通（口服雌孕激素）建立月经周期，同时促进子宫发育。

【随访】

患者住院期间服用地塞米松 0.375 mg 每日 1 次一周后复查类固醇激素结果见下表：

表 4-11-16 类固醇六项治疗前后对比

类固醇六项	AE（pg/mL）	DHEA（pg/mL）	COR（pg/mL）	P（pg/mL）	TT（pg/mL）	17-OHP（pg/mL）
参考范围	300~2000	<13 000	$(0.4{\sim}2.2)\times10^5$	≤ 2700	80~600	<800
8.27	<43	<500	0.05	15 970	<70	329
9.6	<43	<437	<0.02	12 174	<70	283

表 4-11-17 类固醇代谢产物治疗前后对比

类固醇代谢产物	DOC （pg/mL）	11-DOC （pg/mL）	DHEAS （pg/mL）	可的松	皮质酮
参考范围	≤ 180	100~790	（0.83~3.77）× 10⁶	12 000~35 000	530~15 600
8.27	1754	<80	<0.025	<878	>50 000
9.6	205	<80	<0.025	<878	4935

DOC 水平较前明显下降，出院后不服用降压及补钾药物情况下血压及血电解质水平均维持在正常值范围。目前仍在使用地塞米松、雌孕激素、补充钙剂及维生素 D 的治疗，通过药物建立起规律的月经周期，子宫发育及骨质修复情况仍在随访观察中。

【讨论】

细胞色素 P450c17 酶兼具 17α- 羟化酶和 17，20 碳链裂解酶的活性，并且同时在肾上腺和性腺发挥作用。由 CYP17A1 基因突变所导致的疾病分为完全型联合酶缺陷、部分型联合酶缺陷以及单纯 17，20 碳链裂解酶缺乏型三种类型。关于胆固醇合成通路中由于 17，20 碳链裂解酶和 / 或 17α- 羟化酶缺陷所导致的代谢产物堆积或缺乏见图 4-11-3。

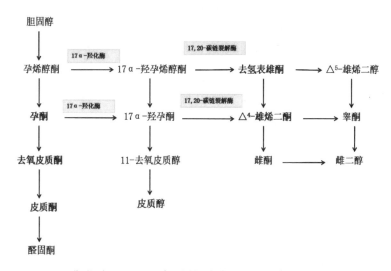

图 4-11-3 17α- 羟化酶和 17,20 碳链裂解酶缺陷对胆固醇代谢通路上各产物的影响

由于 17α- 羟化酶缺陷，醛固酮代谢通路上的孕酮、DOC 及皮质酮堆积，由于 DOC 具有类盐皮质激素样作用，故过多的 DOC 会抑制肾素的分泌，导致患者出现低肾素性的高血压和低钾血症。同时，由于 17，20 碳链裂解酶和 / 或 17α- 羟化酶缺陷，包括雌激素和各种类型的雄激素的合成均受到阻碍，导致患者出现性器官发育不良及功能异常[2-4]。对于单纯 17，20 碳链裂解酶缺乏型的患者，应该存在 17α- 羟孕酮的堆积，而此例中患者 17α- 羟孕酮未见升高，所以考虑此例患者为 17α- 羟化酶和 17,20 碳链裂解酶联合酶缺陷型[5]。

在经典的完全型联合酶缺陷患者中，由于下游皮质醇和性激素合成严重受阻，所以垂体分泌的促肾上腺皮质激素（ACTH）和卵泡刺激素（FSH）会出现明显升高，但此例患者

ACTH 和 FSH 均未见明显升高,分析如下:①患者垂体 MR 示垂体体积略小,是否存在垂体功能不全的情况,导致 ACTH 和 FSH 没有相应升高?但该患者促甲状腺激素(TSH)及胰岛素样生长因子 -1(IGF-1)水平未见明显异常,且经多学科专家会诊,影像科专家提示该患者垂体体积只是较同龄人群稍小,正常垂体组织清晰可见,垂体功能受影响的可能性较小;②有文献报道,在部分型联合酶缺陷患者中,部分患者 ACTH 及 FSH 未见明显升高(表 4-11-18)[6],考虑与该类型患者的 17α- 羟化酶和 17,20 碳链裂解酶仍存在部分活性有关。

　　由于皮质酮具有类糖皮质激素样作用,而 DOC 具有类盐皮质激素样作用,所以 17α-OHD 患者一般不会出现糖皮质激素缺乏的临床表现。因此,在 17α-OHD 治疗中,糖皮质激素使用的主要目的是抑制 ACTH 的生成,从而减少盐皮质激素代谢中间产物 DOC 等的堆积,以减轻高血压和低钾血症,而非替代治疗。但是,长期过量的使用糖皮质激素,可能对患者自身的肾上腺皮质功能产生明显的抑制作用,可能导致应激状态下出现皮质激素不足的情况。因此,糖皮质激素的使用剂量应慎重考量,选取可以部分抑制 DOC、有效改善血压和血钾的最低有效剂量[2, 7]。

表 4-11-18　5 例部分型 17α- 羟化酶和 17,20 碳链裂解酶缺陷患者血清类固醇激素和血钾水平对比

| | Case | | | | | |
	1	2	3	4	5	Normal
FSH(IU/L)	7.0/14.6	8.7/18.4	9.4	11.5	4.3	1~9
LH(IU/L)	6.2/15.8	19.5/26.5	18.2	27.4	12.5	1~12
PRL(mIU/L)	142	331	144	147	166	<800
T(nmol/L)	<0.40	<0.35	<0.35	<0.35	0.51	0.9~2.9
E$_2$(pmol/L)	80.0/152.5	68.0/99.0	57.9	34.5	73.0	140~320*
P(nmol/L)	26.7/62.3	82.5/42.9	36.8	36.5-127.0	27.0	<3.2*
17αP(ng/mL)	5.12	2.71	6.22/9.29	6.31/7.42	1.91	0.4~1.02 ↑
ACTH(pg/mL)	446.0	133.0/92.5	129.0	40.7	53.8	<46
Cortisol(μg/dL)	-	1.79/2.32	9.61	8.28	12.58	4~23
UFC(μg/24h)	9.5	19.6/<0.2	-	8.4	-	20~78
ALDO(ng/dL)	32.8	-	-	2.0	-	8.37 ± 2.92
PRA(ng/mL/h)	0	-	-	0.3	-	0.42 ± 0.37
K$^+$(mmol/L)	3.39	4.70	4.56	4.30	4.00	3.5~5.5

【参考文献】

[1] AUCHUS R J. Steroid 17-hydroxylase and 17,20-lyase deficiencies, genetic and pharmacologic[J]. J Steroid Biochem Mol Biol, 2017. **165**(Pt A): p. 71-78.

[2] Biglieri, E.G. 17 Alpha-hydroxylase deficiency[J]. J Endocrinol Invest, 1995. **18**(7): p. 540-4.

[3] AUCHUS, R.J. *The genetics, pathophysiology, and management of human deficiencies of*

P450c17. Endocrinol Metab Clin North Am, 2001. **30**（1）: p. 101-19, vii.

[4] BIGLIERI, E.G. *Congenital adrenal hyperplasia due to 17-hydroxylase deficiency. Calif Med*, 1968. **108**（4）: p. 295-9.

[5] MILLER, W.L. *The syndrome of* 17，20 *lyase deficiency. J Clin Endocrinol Metab*, 2012. **97**（1）: p. 59-67.

[6] Q. TIAN, Y. ZHANG, Z. LU. *Partial 17alpha-hydroxylase/17，20-lyase deficiency-clinical report of five Chinese* 46，*XX cases*[J]. Gynecol Endocrinol, 2008. **24**（7）: p. 362-7.

[7] MANTERO F, OPOCHER G, ROCCO S, et al. *Long-term treatment of mineralocorticoid excess syndromes*[J]. Steroids, 1995. **60**（1）: p. 81-6.

天津医科大学总医院内分泌代谢科　房方　朱铁虹　何庆　刘铭

病例 12 　21 羟化酶缺乏症伴不孕一例

先天性肾上腺皮质增生症（CAH）是一组由肾上腺皮质类固醇合成通路各阶段各类催化酶的缺陷,引起以皮质类固醇合成障碍为主,反馈 ACTH 分泌增加,刺激双侧肾上腺皮质增生的常染色体隐性遗传性疾病。CAH 中 95% 为 21 羟化酶缺陷症（21-OHD）,国内外报道的 21-0HD 发病率为 1 / 10 000~1 / 20 000 [1,2]。

【一般资料】

女性,27 岁,患者于 15 年前初潮后即发现月经稀发,2~5 个月一次,持续至今,自诉曾查雄激素升高,曾予以炔雌醇环丙孕酮片治疗。本次因不孕不育准备行"试管婴儿",为进一步诊治来我院治疗。既往食欲睡眠正常。出生时外生殖器正常。父母体健,无兄弟姐妹,22 岁结婚,配偶体健。体格检查:有乳房发育。心肺腹查体未见异常。外生殖器正常。

【检查】

血尿便常规未见异常,肝肾功能、电解质未见异常。血促肾上腺皮质激素（ACTH）131 ↑ pg/mL（参考值 0~46）,血皮质醇（Cor）20 μg/dL, 24 h 尿皮质醇 41.5 μg/24 h,血浆肾素浓度 8.0 μIU/mL,醛固酮 7.8 ng/dL,血甲状腺激素、生长激素、胰岛素样生长因子水平正常,血卵泡刺激素 3.61 IU/L,黄体生成素 8.08 IU/L,雌二醇 61 pg/mL,睾酮 116.13 ↑ ng/dL（参考值:10.83~56.94 ng/dL）,泌乳素 21.76ng/mL（参考值:5.18~26.53 ng/mL）,孕酮 0.35 ↑ ng/mL（参考值:0.00~0.30 ng/mL）,17α 羟孕酮 2293 ng/dL ↑（参考值:<200 ng/dL 育龄期）,ACTH 兴奋试验后 17α 羟孕酮可达 8976 ng/dL ↑,雄烯二酮 560 ng/dL ↑（参考值:30~200 ng/dL）,脱氢表雄酮 15.61 ng/mL ↑ [参考值:<13 ng/dL（20~30 岁）]。

影像学检查:妇科超声显示双侧卵巢多囊样改变,子宫未见异常。肾上腺 CT 平扫加增强显示:左侧肾上腺分歧部和内侧肢略显饱满。右侧肾上腺未见异常（图 4-12-1）。

染色体核型分析:46XX。

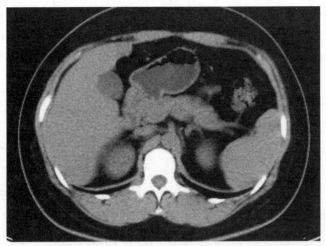

图 4-12-1　左侧肾上腺分歧部和内侧肢略显饱满,右侧肾上腺未见异常

基因检测:阳性。①检出 CYP21A2;NM_000 500.7:C.293-13 C>G 变异,已有该变异致病性的相关报道,判断为致病变异。②检出 CYP21A2;NM_000 500.7:C. -113G>A 变异,已有该变异致病性的相关报道,判断为疑似致病变异。

【诊断与鉴别诊断】

27 岁女性以不孕不育就诊,月经不规律,化验血 ACTH 水平增高,血皮质醇正常,血睾酮升高,基础血 17α 羟孕酮升高, ACTH 兴奋试验后 17α 羟孕酮可达 8976 ng/dL,符合非典型 21-OHD 诊断。更重要的是,经基因分析检测到两个杂合基因突变,符合 21OHD 基因突变类型。故诊断为非典型 21-OHD。

【治疗】

氢化可的松 5 mg 日一次 早,泼尼松 5 mg 日一次 睡前。

【治疗结果、随访及转归】

两个月后血清 17-OHP 176 ng/dL,血睾酮水平 42ng/dL,控制在正常高值。四个月后生殖技术辅助下患者成功受孕。

【讨论】

21 羟化酶缺乏症的基因型和表型高度一致[3]。21 羟化酶活性保留 20%~50% 时皮质醇合成几乎不受损;当酶活性残留 1%~2% 时,醛固酮还可在正常范围,失盐倾向低。按照酶缺乏的严重程度, 21-OHD 分为两大类型:[4](1)经典 21-OHD:按醛固酮缺乏程度又分为失盐型和单纯男性化型,(2)非经典型 21-OHD。

本病例为一女性非典型 21-OHD 患者, 15 岁初潮,后月经稀发,乳房外生殖器发育正常,化验睾酮升高,超声双侧卵巢多囊样改变,极易被误诊为多囊卵巢综合征(PCOS),经基因检测证实患 21-OHD。21-OHD 与 PCOS 的区别在于检测血 17-OHP、必要时做 ACTH 刺激试验及基因检测[5](CAH 诊断第四篇)。鉴别诊断对于两种疾病的治疗方案选择尤为重要。我国的研究报道:21-OHD 和 PCOS 的最佳鉴别指标为 17-OHP 和孕酮,最佳的切点值为 10.02 nmoL/L(灵敏度 89.7%,特异度 93.1%)和 1.99 nmoL/L(灵敏度 90.0%,特异度

75.9%）[6]。

本患者以不孕不育就诊,其血清基础 17 羟孕酮 2293 ng/dL,ACTH 兴奋试验后 17α 羟孕酮可达 8976 ng/dL,符合非典型 21-OHD 诊断[7]（2016 指南）。研究表明[1、8],对于无症状的非经典型 21-OHD 成年女性无生育要求时可以不启动糖皮质激素治疗,有生育要求时可尝试先自然受孕,如不成功或自然流产,推荐启始糖皮质激素治疗。糖皮质激素应作为诱导排卵的初始治疗,可联合促排卵药物或其他辅助生育技术助孕。孕前和孕期常规替代治疗推荐不应采用可以通过胎盘的长效地塞米松制剂,应采用泼尼松和 / 或氢化可的松。本患者使用氢化可的松 5 mg 日一次早,泼尼松 5 mg 日一次 睡前,将血清 17-OHP 和睾酮水平控制在正常高值,接受辅助生殖技术后成功受孕。同时由于个体差异大,包括受体对激素敏感度不同和酶缺陷程度,备孕时不能只参考实验室指标,还应根据患者临床感受、排卵情况综合判断,调整替代激素用量[9]。

【参考文献】

[1]　SPEISER PW, ARLT W, AUCHUS RJ, et al. Congenital Adrenal Hyperplasia Due to Steroid 21-Hydroxylase Deficiency: An Endocrine Society Clinical Practice Guideline[J]. J Clin Endocrinol Metab. 2018;103(11):4043-4088.

[2]　MERKE DP, AUCHUS RJ. Congenital Adrenal Hyperplasia Due to 21-Hydroxylase Deficiency[J]. N Engl J Med. 2020;383(13):1248-1261.

[3]　NARASIMHAN ML, KHATTAB A. Genetics of congenital adrenal hyperplasia and genotype-phenotype correlation[J]. Fertil Steril. 2019;111(1):24-29.

[4]　FOREST MG. Recent advances in the diagnosis and management of congenital adrenal hyperplasia due to 21-hydroxylase deficiency[J]. Hum Reprod Update. 2004;10(6):469-85.

[5]　CARMINA E, DEWAILLY D, ESCOBAR-MORREALE HF, et al. Non-classic congenital adrenal hyperplasia due to 21-hydroxylase deficiency revisited: an update with a special focus on adolescent and adult women[J]. Hum Reprod Update. 2017;23(5):580-599.

[6]　王胜男,夏艳洁,许莉军,等. 非经典型 21- 羟化酶缺陷症与多囊卵巢综合征的鉴别诊断分析 [J]. 中华内分泌代谢杂志,2020,36(04):288-293.

[7]　杜敏联. 先天性肾上腺皮质增生症 21- 羟化酶缺陷诊治共识 [J]. 中华儿科杂志, 2016, 54(08):569-576.

[8]　黄佳,李予. 先天性肾上腺皮质增生症 21- 羟化酶缺陷的孕前及孕产期管理 [J]. 实用妇产科杂志,2021,37(06):406-408.

[9]　黄佳,李予. 先天性肾上腺皮质增生症 21- 羟化酶缺陷的孕前及孕产期管理 [J]. 实用妇产科杂志,2021,37(06):406-408.

天津医科大学总医院内分泌代谢科　　贾红蔚

病例 13　21 羟化酶缺乏症伴双侧肾上腺腺瘤样变一例

先天性肾上腺皮质增生症（CAH）是一组由肾上腺皮质类固醇合成通路各阶段各类催

化酶的缺陷,引起以皮质类固醇合成障碍为主,反馈 ACTH 分泌增加,刺激双侧肾上腺皮质增生的常染色体隐性遗传性疾病。CAH 中 95% 为 21 羟化酶缺陷症(21-OHD),国内外报道的 21-0HD 发病率为 1/10 000~1/20 000 [1,2]。

【一般资料】

女性,55 岁,主因查体发现肾上腺占位 1 个月余于 2018-12 入我院。入院前 1 月余于单位体检时超声发现肾上腺有占位,无不适症状,于外院行肾上腺 CT 平扫加增强后报告示左侧肾上腺髓样脂肪瘤,右侧肾上腺腺瘤。半月前于外院检验结果示:血皮质醇 3.42 μg/dL ↓ (参考值:5~25 μg/dL),促肾上腺皮质激素 87.4 ↑ pg/mL (参考值:0~46 pg/mL)。染色体核型分析结果示 46, XX。现为求进一步治疗收入我科。既往史:患者先天女性性征发育不全,外貌男性化,乳房未发育,阴道未发育,无月经来潮。26 年前行乳房再造术和阴道成形术。患者父母为近亲结婚,一姐患白化病,一兄体健。体格检查:头顶中央脱发,腋毛浓密。外生殖器异常,阴蒂肥大,阴毛稀疏。心肺腹查体未见异常。

【检查】

血尿便常规未见异常,肝肾功能、电解质未见异常。血促肾上腺皮质激素(ACTH)69 pg/mL(参考值 0~46 pg/mL)↑,血皮质醇(Cor)15.4 μg/dL(参考值 5~25 μg/dL),24 h 尿皮质醇 39.48 μg/24 h(参考值:30~110 μg/24 h),血浆肾素浓度 127 μIU/mL(参考值 2.8~39.9 μIU/mL)↑,醛固酮 26.8 ng/dL(参考值:3.0~23.6 ng/dL),血甲状腺激素、生长激素、胰岛素样生长因子水平正常,血卵泡刺激素 62.69 IU/L(参考值:3.03~8.08 IU/L)↑,黄体生成素 33.08 IU/L(参考值:1.8~11.78 IU/L)↑,雌二醇 <10 pg/mL,睾酮 555.17 ng/dL(参考值:10.83~56.94 ng/dL)↑,泌乳素 8.80 ng/mL(参考值:5.18~26.53 ng/mL),孕酮 7.36 ng/mL(参考值:0.00~0.30 ng/mL)↑,17α 羟孕酮 85 632 ng/dL(参考值:<50 ng/dL 绝经期)↑,雄烯二酮 1457 ng/dL(参考值:30~200 ng/dL)↑,脱氢表雄酮 9.70 ng/mL[参考值:<5.29 ng/mL (50~60 岁)] ↑。

影像学检查:肾上腺 CT 平扫加增强显示:右侧肾上腺外侧肢软组织密度肿块影(4.5 cm × 2.7 cm),考虑腺瘤。左侧肾上腺区不规则软组织密度肿块影(10.5 cm × 6.7 cm),考虑肾上腺髓样脂肪瘤可能性大(图 4-13-1)。妇科超声:始基子宫,双附件区未见明显异常。

基因检测:阳性。检测到两个杂合的基因突变。① CYP21A2 c.518T >A p.(I1I73Asn)常染色体隐性遗传,该变异为错义突变(翻译蛋白中第 173 位氨基酸残基由 Ile 变为 Asn),其致病性被反复报道。② CYP21A2 Exon1, 3, 4, 6, 7del 常染色体隐性遗传,该变异为缺失突变,预计会使所编码的蛋白质发生大片段缺失突变,进而丧失其正常功能而致病。

【诊断与鉴别诊断】

根据患者自幼女性性征发育不全,曾行乳房和阴道再造术,体检发现双侧肾上腺肿物,化验显示电解质正常,血皮质醇低,促肾上腺皮质激素升高,血睾酮水平、17α 羟孕酮水平显著升高。经基因分析检测到两个杂合基因突变,符合 21OHD 基因突变。故确诊为 21 羟化酶缺乏症(21OHD),单纯男性化型。

【治疗】

自 2018-12-20 起口服氢化可的松 10~20 mg 日一次 早（根据血 ACTH 水平，血睾酮水平和血 17α 羟孕酮水平调整氢化可的松剂量），地塞米松 1/4 片（0.75 mg/ 片）睡前。

【治疗结果、随访及转归】

如表 4-13-1 所示。

经过 2 年半治疗，双侧肾上腺肿物均有缩小，右侧肿物体积显著缩小，左侧肿物体积亦减少，但减少幅度较小，同时 CT 可见左侧肿物内脂质含量增加。图 4-13-2 为最近 2021-7 CT 所示。

表 4-13-1　治疗随访中激素和双侧肾上腺肿物大小变化

随访项目	18~12（治疗前）	19~10	20~4	21~1	21~7
血 ACTH（pg/mL）	69	45.3	39.2	29.25	31.5
血 Cor（μg/dL）	15.4	3.0	2.47	5.03	12.3
血睾酮（ng/dL）	555.17	50.03	54.01	56.03	49.6
血 17α 羟孕酮（ng/dL）	85 632	451	345	278	269
右肾上腺肿物大小（cm）	4.5 × 2.7	3.7 × 1.6	3.7 × 1.6	3.4 × 1.5	3.2 × 1.3
左肾上腺肿物大小（cm）	10.5 × 6.7	9.6 × 5.8	9.6 × 5.8	9.6 × 5.8	9.6 × 5.8

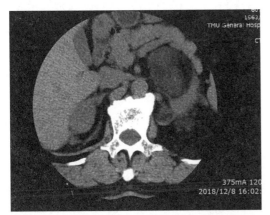 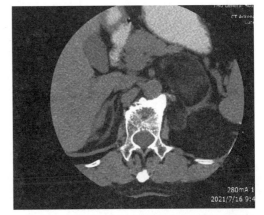

图 4-13-1　肾上腺 CT（2018-12）左侧肾上腺肿物 10.5 cm × 6.7 cm，右侧肾上腺外侧肢肿物 4.5 cm × 2.7 cm

图 4-13-2　肾上腺 CT（2021-7）左侧肾上腺肿物 9.6 cm × 5.8 cm，右侧肾上腺外侧肢肿物 3.2 cm × 1.3 cm

【讨论】

21 羟化酶缺乏症的基因型和表型高度一致[3]。21 羟化酶活性保留 20%~50% 时皮质醇合成几乎不受损；当酶活性残留 1%~2% 时，醛固酮还可在正常范围，失盐倾向低。按照酶缺乏的严重程度，21-OHD 分为两大类型：[4] ①经典 21-OHD：按醛固酮缺乏程度又分为失盐型和单纯男性化型；②非经典型 21-OHD。

本病例为一位女性 21-OHD 单纯男性化型患者，基因分析结果已证实本病，血 17α 羟孕酮（17-OHP）85 632 ng/dL，显著升高，血电解质正常，符合经典单纯男性化型 21-OHD[5]。父母近亲结婚，出生时即有外生殖器异常，无女性性征和月经初潮，但是父母不愿意给孩子就医，认为"家丑不可外扬"，由于知识普及不足，家属和患者认知所限，延误治疗时机，仅于 29 岁时患者行乳房再造术和阴道成形术，未予内科药物干预治疗，直到 55 岁查体发现双侧肾上腺占位才进一步诊治。确诊 21-OHD 后，给予氢化可的松 10~20 mg 日一次，地塞米松 1/4 片睡前治疗。

CAH 患者关于使用的糖皮质激素剂量调整，应该关注血 17-OHP 水平和临床症状，17-OHP 应该控制在相应年龄参考值范围上限 [6, 7]，如果控制正常范围或者低于正常范围，则提示糖皮质激素过量，过度的治疗可能会引起体重增加，脸圆，血压升高，皮肤紫纹等类库欣症状，还可能引起骨质疏松。本例患者激素治疗中，曾诉反复咽后壁滤泡增生疼痛，将氢化可的松由 20 mg 减为 10 mg 后症状消失，同时仍可维持血 17-OHP 在正常高限。

本患者治疗 10 个月后，血 ACTH，睾酮，17-OHD 维持在正常水平高限，右侧肾上腺肿物显著缩小，左侧也有一定程度缩小，后继续治疗 2 年，双侧肾上腺肿物未见显著进一步缩小。下一步嘱患者规律激素治疗，可以不进行外科手术干预，定期随访肾上腺 CT 变化。有学者报道[6]，45 例 CAH 肾上腺 CT 扫描，增生伴实性占位 4 例，占位单、双侧均有，最大 6 cm，其余为弥漫性增生或结节性增生。故推测 CAH 增生伴占位病变与长期慢性 ACTH 对肾上腺刺激有关。另有报道 [7] 收集 76 例 CAH 患者，其中合并肾上腺腺瘤样变者 19 例，其中 21-OHD 10 例，17α-OHD6 例，11β-OHD3 例，9 例行手术或者穿刺，病理提示 7 例肾上腺皮质腺瘤，2 例肾上腺髓样脂肪瘤。随访肾上腺 CT 者 7 例，4 例术后复查无复发，1 例肾上腺腺瘤样病变完全消失，1 例腺瘤样病变好转，1 例无变化。本例患者未做手术，经糖皮质激素替代治疗，腺瘤有一定程度缩小。应该注意的是，本例患者以肾上腺意外瘤首次就诊，肾上腺 CT 曾报右侧肾上腺可疑腺瘤，左侧肾上腺考虑肾上腺髓样脂肪瘤，经进一步仔细询问临床病史，化验和基因分析，考虑为 CAH（21-OHD），而不是轻易就进行肾上腺手术。

【参考文献】

[1] SPEISER PW, ARLT W, AUCHUS RJ, et al. Congenital Adrenal Hyperplasia Due to Ste-roid 21-Hydroxylase Deficiency: An Endocrine Society Clinical Practice Guideline[J]. J Clin Endocrinol Metab. 2018；103（11）：4043-4088.

[2] MERKE DP, AUCHUS RJ. Congenital Adrenal Hyperplasia Due to 21-Hydroxylase Defi-ciency[J]. N Engl J Med. 2020；383（13）：1248-1261.

[3] NARASIMHAN ML, KHATTAB A. Genetics of congenital adrenal hyperplasia and geno-type-phenotype correlation[J]. Fertil Steril. 2019；111（1）：24-29.

[4] FOREST MG. Recent advances in the diagnosis and management of congenital adrenal hy-perplasia due to 21-hydroxylase deficiency[J]. Hum Reprod Update. 2004 ；10（6）：469-85.

[5] 杜敏联. 先天性肾上腺皮质增生症 21- 羟化酶缺陷诊治共识 [J]. 中华儿科杂志，2016，54（08）：569-576.

[6] 王小燕,谷伟军,窦京涛,等.先天性肾上腺皮质增生症临床特点及转归分析[J].解放军医学院学报,2014,35(09):922-925.

[7] 顾玉琳,谷伟军,窦京涛,等.伴有肾上腺腺瘤样变的先天性肾上腺皮质增生症患者临床特点及转归[J].中华医学杂志,2016,96(48):3879-3884.

天津医科大学总医院内分泌代谢科　贾红蔚

病例 14　非经典型 21- 羟化酶缺乏症一例

先天性肾上腺皮质增生症(congenital adrenal hyperplasia, CAH)是一组由肾上腺皮质类固醇合成通路各阶段各类催化酶的缺陷,引起以皮质类固醇合成障碍为主的常染色体隐性遗传性疾病。21- 羟化酶缺乏症(21-hydroxylase deficiency, 21-OHD)是 CAH 中最常见的类型[1],根据 21- 羟化酶缺乏程度不同,可分为典型的失盐型、单纯男性化型及非经典型[2]。非经典型 21-OHD 临床表现缺乏特异性,易漏诊或误诊。在此,我们报告 1 例经基因检测确诊为非经典型 21-OHD 的病例,旨在提高对本病的认识。

【一般资料】

1. 现病史　患者,女,12 岁 2 月,主诉:发现多毛 6 年,于 2021 年 10 月 1 日住院。患者自儿童时期,大约 6 岁时发现多毛,表现为双上肢、下肢、阴部、腋下、唇上、眉毛等多处毛发浓密,颜色较深,伴周身皮肤色素加深,以乳晕、外阴明显,逐渐出现喉结,无乏力、恶心呕吐等,无心慌、心悸,无抽搐。既往体健。个人史:患者儿足月顺产,出生时无低血糖,否认巨大儿。母亲孕期用药史及放射性物质接触史不详。出生后母乳喂养,自幼发育与同龄人相仿,无智力发育障碍,尚无月经来潮。

2. 家族史　父母体健,母亲无流产史,1 弟体健,无类似病史,2 系 3 代无家族病及遗传病史。

3. 体格检查　体温 36.6 ℃、脉搏 84 次 / 分,呼吸 18 次 / 分,血压 130/85mmHg,身高 161 cm,体重 52 kg,体质指数 20.1 kg/m²。上部量 87 cm,下部量 73 cm,指间距 159 cm。全身皮肤颜色加深,乳晕、外阴明显,周身无皮疹,多毛,以双上肢、下肢、阴部、腋下、唇上、眉毛等多处毛发浓密,颜色较深,皮下无水肿,头颅无畸形,球结膜正常。颈软无抵抗,可见喉结,甲状腺正常,心肺腹查体未见异常。外阴阴唇肥大,可见阴道口。四肢活动自如,关节正常,双下肢无浮肿。生理反射存在,病理反射未引出。

【化验及检查】

见表 4-14-1~4-14-7、图 4-14-1~4-14-3。

1. 常规检查　血尿常规、凝血功能、肝肾功能、心肌酶、CRP 正常。25- 羟基维生素 D23.2ng/mL(20~100 ng/mL);血沉 5.0 mm/h(0~20 mm/h)。电解质:钠 140.1mmol/L,钾 4.11mmol/L,氯 102.7mmol/L,钙 2.52mmol/L,磷 1.46mmol/L。尿电解质:24 小时尿钠 274.8mmol/24 h(130~260 mmol/24h);24 小时尿钾 54.1mmol/24 h(25~100 mmol/24h)。

2. 内分泌相关检查　胰岛素 17.39μIU/mL(1.5~25μIU/mL)。人生长激素 1.81ng/mL(0.09~6.05ng/mL);胰岛素样生长因子 -1(IGF-1)22.65ng/mL(111~686ng/mL)。肾素 17.71pg/mL(4~24pg/mL);血管紧张素Ⅱ 111.77pg/mL(25~129pg/mL);醛固酮 297.24pg/mL

（10~160pg/mL）；醛固酮/肾素比值16.78。TSH　1.20mIU/L。皮质醇13.29μg/dL（4.26~24.85μg/dL），ACTH　117.31pg/mL（7.2~63.4ng/mL）。脱氢表雄酮　11.89ng/mL（1.20~6.30ng/mL）。17-羟孕酮49.66nmol/L（0.60~4.00nmol/L）。

表 4-14-1　性激素六项

性激素	促卵泡生成素（2.5~10.2）IU/L	促黄体生成激素（1.9~12.5）mIU/mL	雌二醇（71.6~529.2）pmol/L	孕酮（0~4.45）nmol/L	催乳素（59~619）mIU/mL	睾酮（0.31~1.66）nmol/L
数值	6.43	4.59	188.13	16.58	345.75	4.49

表 4-14-2　皮质醇节律

时间	8点	16点	24点
皮质醇（4.26~24.85）	10.53μg/dL	6.15μg/dL	1.53μg/dL
ACTH（7.2~63.4）	191.15pg/mL	33.84pg/mL	6.29pg/mL

表 4-14-3　中剂量地塞米松抑制试验

项目	17羟皮质类固醇（2.0~10.0）mg/24 h	17酮类固醇（6.0~25.0）mg/24 h	尿皮质醇（58~403）μg/24 h	17~羟孕酮（0.60~4.00）nmol/L	脱氢表雄酮（1.20~6.30）ng/mL
对照	3.4	43.1	380.9	383.95	21.62
抑制第3日	<1.0	4.3	150.6	1.31	2.94
抑制第5日	<1.0	2.8	90.3	0.96	0.97

表 4-14-4　中剂量地塞米松抑制试验

项目	肾素1（4~24）pg/mL	血管紧张素（25~129）pg/mL	醛固酮（10~160）pg/mL	皮质醇（4.26~24.85）μg/dL	促肾上腺皮质激素（7.2~63.4）pg/mL	孕酮（0~4.45）nmol/L	睾酮（0.31~1.66）nmol/L
对照	17.71	111.77	297.20	10.53	191.15	16.58	4.49
抑制第3日	26.41	86.44	263.36	0.23	1.67	1.49	0.64
抑制第5日	29.17	82.79	178.17	0.13	<1.0	1.18	0.54

3.影像学检查　腹部超声:肝胆胰脾未见异常。泌尿道超声:双肾、膀胱未见明显异常。盆腔超声:宫体大小 36 mm×33 mm×21 mm,子宫内膜厚度 3 mm,子宫、双附件区未见明显异常。胸部 CT 平扫未见异常,肾上腺 CT:左肾上腺饱满。垂体 MR 平扫未见确切异常。

4.染色体及基因检查结果　染色体核型 46,XX。

表 4-14-5　21 羟化酶缺陷症 CYP21A2 基因检测结果

基因	染色体位置	参考顺序	位置	cDNA 水平	蛋白水平	状态	变异分类	父亲	母亲
CY-P21A2	6p21.33	NM-000 500.9	Exon1	c.92.C>T	p.(Pro-31Leu)	杂合	致病性	未检测到	杂合携带
CY-P21A2	6p21.33	NM-000 500.9	Intron2	c.293-13.C>G	p.?	杂合	致病性	嵌合	未检测到

5.基因筛查

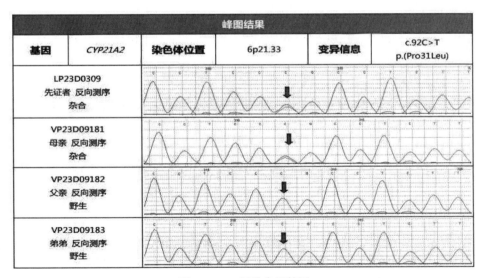

Sanger验证结果			
验证位点信息	关系	样本实验号	验证结果
CYP21A2　6p21.33　NM_000500.9 Exon1　c.92C>T　p.(Pro31Leu)	先证者	LP23D0309	杂合
	母亲	VP23D09181	杂合
	父亲	VP23D09182	野生
	弟弟	VP23D09183	野生

图 4-14-1　相关亲属基因

峰图结果					
基因	CYP21A2	染色体位置	6p21.33	变异信息	c.92C>T p.(Pro31Leu)
LP23D0309 先证者 反向测序 杂合					
VP23D09181 母亲 反向测序 杂合					
VP23D09182 父亲 反向测序 野生					
VP23D09183 弟弟 反向测序 野生					

图 4-14-2　相关亲属基因

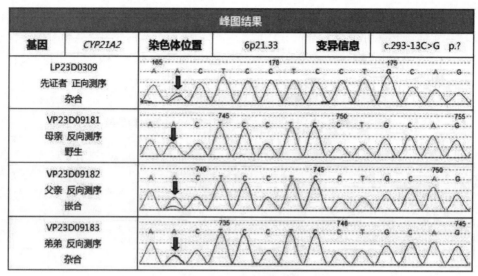

图 4-14-3　相关亲属基因

表 4-14-6　患者弟弟相关基因检测结果

基因	染色体位置	参考顺序	位置	cDNA 水平	蛋白水平	状态	变异分类
CYP21A2	6p21.33	NM-000 500.9	Exon1	c.92.C>T	p.(Pro31Leu)	未检测变异	
CYP21A2	6p21.33	NM-000 500.9	Intron2	c.293-13.C>G	p.?	杂合	致病性

【诊断与鉴别诊断】

（一）诊断

先天性肾上腺皮质增生症(congenital adrenal hyperplasia，CAH)—非经典 21 羟化酶缺乏症(non-classical 21-hydroxylase deficiency)。

（二）鉴别诊断

患者为青少年女性,以多毛为主要临床表现,查血清睾酮水平升高,高雄激素血症诊断明确。需要鉴别的病因:

1. 卵巢因素 [3]

（1）多囊卵巢综合征(PCOS)是女性高雄激素血症最主要的原因,其发生率为育龄期妇女的 5%~10%。几乎所有的 PCOS 患者雄激素均升高,或性激素结合球蛋白(SHBG)减少,游离雄激素增多,导致雄激素的生物活性增强。

（2）卵泡膜细胞增生症临床表现类似 PCOS,卵巢卵泡较 PCOS 少,原始卵泡由于脂肪变性而退化,卵巢间质质增生显著,内有许多弥散性的黄素化卵泡膜细胞小岛,此为本病的组织学特征及分泌过多的雄激素的来源 [4]。

（3）分泌雄激素的卵巢肿瘤此类肿瘤比较罕见,发病前患者月经及生育能力正常,发病后出现明显的男性化、闭经和不孕等,常见分泌雄激素的卵巢肿瘤有睾丸母细胞瘤、卵巢门细胞瘤、颗粒细胞瘤及卵泡膜细胞瘤等,其特点为体内雄激素(主为睾酮)水平明显升高,且大多数肿瘤分泌雄激素不受促性腺激素和肾上腺皮质激素的调节。

2. 肾上腺因素

(1)先天性肾上腺皮质增生(CAH):CAH 属常染色体隐性遗传病。主要是因为肾上腺皮质中某些激素合成酶先天缺陷而引起,最常见的为先天性 21- 羟化酶缺乏,由于在 21- 羟化酶作用环节前已经合成的黄体酮和 17- 羟孕酮(17-OHP)已蓄积,且不断衍化为雄激素而形成高雄激素血症。疾病主要有 3 种表型[5]:经典的失盐型(SW)、单纯男性化型(SV)以及具有迟发症状和诊断的非经典型(NC)。经典 CAH 的女孩出生时即可出现外生殖器男性化体征,而男孩出生时没有明显的肾上腺雄激素过多症状,由于 SW 型患者会出现完全的皮质醇和醛固酮缺乏,因此,如果没有被及时诊断和正确治疗,那么在出生后最初的几周内男 / 女婴儿常常会因失盐而死亡。在引入新生儿筛查之前,SV 型男孩被诊断的时间为 3~28 岁(大多数在该范围的较低端),有的是因为表现了雄激素过多的迹象和症状(包括痤疮),有的是在家庭筛查期间被发现后来偶然被发现肾上腺偶发瘤而得到诊断[6]。迟发型或非经典型出生时无症状,通常在 8~9 岁的女孩 / 男孩中出现性早熟[7],NC 型为最常见的形式,全世界约在 1:500~1000 个活产婴儿中出现[8]。没有明显的皮质醇或醛固酮缺乏,女性通常在儿童期或成年早期表现为高雄激素血症,而男性可以无任何症状。

(2)皮质醇增多症或称库欣综合征(Cushing Syndrome)因肾上腺皮质功能亢进,合成皮质醇和雄激素过多。主要原因:①垂体分泌皮质醇激素生成素(ACTH)过多,占 60%~70%,为下丘脑 - 垂体功能紊乱或垂体瘤所致。肾上腺皮质功能亢进,雄激素和皮质醇均升高。②肾上腺肿瘤,约占 20%。肾上腺皮质的良性和恶性肿瘤均可导致雄激素分泌增多。其特点为睾酮(T)及硫酸脱氢表雄酮(DHEA-S)均升高,且不受 ACTH 的调控及外源性糖皮质激素的抑制,多毛及其他男性化表现发展迅速。③异位 ACTH 综合征,较少见,是由于肾上腺以外的癌瘤产生有生物活性的 ACTH 所致,如肺燕麦细胞癌(约占 50%)、胸腺瘤、胰腺瘤、甲状腺髓样癌等。

3. 其他因素

(1)特发性多毛症 外周组织特别是毛囊、皮脂腺的雄激素代谢异常,5α- 还原酶活性增强,使(睾酮)T 转化为活性更强的双氢睾酮(DHT)增多,而出现多毛。

(2)使用雄激素或具有雄激素作用的药物。

(3)高催乳素血症可刺激肾上腺雄激素的分泌。

(4)绝经后因 FSH、LH 水平升高,刺激卵巢间质产生雄激素;妊娠期大量的人绒毛膜促性腺激素(hCG)可刺激卵巢门细胞产生雄激素;应激时,下丘脑的促肾上腺释放激素(CRH)增多,刺激 ACTH 分泌增加,导致雄激素增加。

此患者查 T 升高,而 LH/FSH<2,胰岛素水平正常,盆腔超声提示子宫及卵巢未见异常,不支持卵巢因素导致雄激素升高。查 17 羟孕酮、脱氢表雄酮升高,ACTH 升高,而皮质醇未见升高,胸 CT 及垂体 MRI 未见异常,肾上腺 CT 提示其左侧肾上腺饱满,中剂量地塞米松抑制试验,服用地塞米松后 17-OHP 较对照值下降 > 50%,血睾酮水平较前下降,基因测序结果可见 21 羟化酶缺乏症的突变基因,患者无电解质代谢紊乱,染色体为 46XX,未见男性外生殖器,故诊断为先天性肾上腺皮质增生症—非经典 21 羟化酶缺乏症。

【治疗】

给予泼尼松 5 mg 口服 每日三次。

【随访】

表 4-14-7　睾酮测定随访

时间	睾酮 (0.31~1.66)nmol/L	泼尼松(mg)	备注
2021-11-6	3.41	5 mg 每日三次	
2021-12-12	3.73	10 mg 每日一次	
2022-1-3	3.66	15 mg 每日一次	
2022-2-5	0.56	10 mg 每日一次	
2022-3-5			初次月经来潮,时长为 7 天。
2022-4-9	1.02	7.5 mg 每日一次	第二次月经来潮

患者因应用泼尼松后,体重明显增加,出现库欣面容,于 2022 年 6 月开始应用醋酸氢化可的松 40 mg 每日一次口服治疗,现患者有正常的月经来潮,同时男性化症状明显改善。最近一次复查为 2022 年 8 月 8 日, 17- 羟孕酮(17-OHP)68.68nmol/L(卵泡期 0.6~4.0nmol/L,黄体期 1.0~6.0nmol/L),脱氢表雄酮(DHEA)2.24ng/mL(女性 1.2~6.3ng/mL)。

【讨论】

女性高雄激素血症是一组临床异质性较大的疾病,幼年起病表现为阴蒂增大,身高增长加速和骨骺过早愈合,成年期起病则表现为多毛、脱发、痤疮、月经稀发和不孕等 [9]。而女性高雄激素血症的病因多样,最常见的为多囊卵巢综合征(PCOS),约占病因的 95% 以上,其次为先天性肾上腺皮质增生症(CAH)(占 1%~2%)、皮质醇增多症、甲状腺疾病等,少见病因为可自主分泌雄激素的肾上腺或卵巢肿瘤。临床上常通过评估垂体 - 性腺轴相关激素、肾上腺类固醇激素、盆腔和肾上腺的影像学检查来进行病因鉴别。

本例病人以多毛为主要临床表现,逐渐出现男性化表现,查睾酮水平升高,而 LH/FSH<2,胰岛素水平正常,盆腔超声提示子宫及卵巢未见异常,不支持卵巢因素导致雄激素升高。查 17 羟孕酮、脱氢表雄酮升高, ACTH 升高,而皮质醇未见升高,胸 CT 及垂体 MRI 未见异常,肾上腺 CT 提示其左侧肾上腺饱满,中剂量地塞米松抑制试验,服用地塞米松后 17-OHP 较对照值下降 > 50%,血睾酮水平较前下降,故考虑为先天性肾上腺皮质增生症(CAH)。CAH 主要包括 21- 羟化酶缺乏症(21-OHD)、11β- 羟化酶缺乏症、3β- 羟类固醇脱氢酶缺乏症、17α- 羟化酶缺乏症等。其中由 CYP21A2 基因突变导致的 21- 羟化酶缺乏症是最常见的一种,约占 CAH 的 90%~95%[10],根据临床表型的严重程度, 21-OHD 又可分为经典型和非经典型,经典型又进一步分为失盐型和单纯男性化型 [11]。此患者无失盐表现,未见男性外生殖器,查醛固酮及皮质醇水平正常或偏低,因此考虑为非经典型 21 羟化酶缺乏。

21- 羟化酶由 CYP21A2 基因编码,位于常染色体 6 号短臂[12-13]。此外,还有一个为无活性假基因(CYP21A1 或 称 CYP21AP),二者的同源性高,在基因重组过程中极易发生错误。21- 羟化酶缺乏症主要是由于 CYP21A2 基因缺陷所致,所有缺陷中 CYP21A1 和 CYP21A2 之间重组错误占 95%。其中 CYP21A1 的片断转换到 CYP21A2 点突变占 80%。也有一些患者是真正的点突变而非基因转换。缺失和点突变多见于失盐型 CAH,而非经典型则多为错义突变[14]。基因突变或损伤程度可影响临床表现,非经典型 21- 羟化酶缺乏症由于突变类型仅导致酶活性轻度下降,因而临床表现较轻。其基因突变主要分为两种,纯合子突变和杂合子发病,在后者中又以复合杂合子突变为主[15]。不同地区、不同种族之间 CYP21A2 基因突变存在差异[16-18]。

患者完善染色体及 21- 羟化酶缺陷症 CYP21A2 基因检测,发现患者存在两个 21 羟化酶的致病基因突变,均为杂合子,在千人基因组(1000g2015aug_ALL)和 dbSNP147 数据库有收录。分别为:①突变位置 Exon1,核酸改变 c.92 C>T,该变异为错义突变(翻译蛋白中第 31 位氨基酸残基由 Pro 变为 Leu,即 P31 L),有文献报道在多名 CAH 患者中检测到该突变。②突变位置 Intron2,核酸改变为 c.293-13 C>G,该变异为剪接突变(翻译蛋白质未知),预计会引起剪接位点发生改变,使所编码的蛋白质发生紊乱而丧失其正常功能。有多篇文献报道在先天性肾上腺皮质增生症患者中检测到该变异,该变异为热点突变。

因先天性肾上腺皮质增生症为常染色体隐性遗传性疾病,故同时对患者的父亲、母亲及弟弟也进行基因测序,其母亲为 P31 L 基因携带者,父亲及弟弟为 c.293-13 C>G 基因携带者。

本测序结果中,患者的 P31 L 基因突变为错义突变,由 CYP21 和 CYP21 假基因的 DNA 重组造成的[19]。P31 L 基因突变多与非经典型 21- 羟化酶缺乏症有关。大部分 21- 羟化酶尾端有一个包含至少两个脯氨酸的小片段,可以在多肽链形成一个拐点,使得酶能够正确地在微粒体膜定位,P31 L 突变中亮氨酸取代脯氨酸后干扰酶的正确定位从而影响酶活性的发挥[20]。P31 L 突变可导致 CYP21A2 在 17- 羟孕酮至 11- 去氧皮质醇的转变过程中活性下降到野生型的 60%,在孕酮至 11- 去氧皮质酮的转变过程中活性下降到野生型的 30%[21]。

21- 羟化酶缺乏症基因缺陷中杂合子突变可能引起轻微生物学异常,但是没有明显临床内分泌异常表现。尽管临床表现和基因缺陷有一定联系,但也仅对于病情较严重患者适用,在非经典型患者中这种联系并不一致[22],有研究者认为可能会有其他基因参与影响临床症状。正常人和杂合个体之间的 17- 羟化酶基础水平有较大变异性,因此基因检查不仅有助于临床诊断,对携带者也有重要意义。本例患者弟弟基因测序分析结果存在与发病相关的基因突变,对其进行性激素未见异常,建议其密切随访。

治疗方面:按照 21-OHD 不同类型制定治疗目标[23]。治疗目标包括替代生理需要以防止危象发生,同时合理抑制高雄激素血症。抑制高雄激素血症目标是为保证未停止生长个体有正常的线性生长和青春发育,减少成年身高受损;在停止生长和青春发育完成后保护生育能力,预防骨质疏松和减少心血管的风险[24]。治疗方案需个体化。目前应用于儿童和青春期替代治疗的皮质醇制剂包括了属糖皮质激素的氢化可的松（hydrocortisone，HC）和属盐皮质激素的 9-a 氟氢可的松（flurinef，FC）。替代后易发生两种后果：剂量不足以抑制高雄激素血症或剂量过度致抑制生长，甚至发生医源性库欣综合征。维持抑制雄激素和不抑制生长间的平衡是治疗的挑战。

　　女性患者尤其重视高雄激素的对症治疗，已达成年身高青春期女性患者，口服避孕药能经抑制雄激素在卵巢中合成和增加肝性激素结合球蛋白（SHBG）的合成，改善痤疮和多毛[25]。二甲双胍除改善糖耐量外，也能使 17-OHP、睾酮、雄烯二酮和 DHEA 下降，但对儿童青少年尚需积累更多经验[26]。

　　本病例通过分析 1 例临床表现不典型的 21- 羟化酶缺乏症患者的诊断过程和分子遗传学资料，提示：对于女性高雄激素血症患者，除了常见多囊卵巢综合症患者外，要注意非经典型 21- 羟化酶缺乏症的可能，检查要注意 LH/FSH 比值、17 羟孕酮、脱氢表雄酮，ACTH，皮质醇，确诊需要做基因测序。治疗方面因患者为青少年女性，目前仅给予糖皮质激素治疗，后期是否会加用口服避孕药或联合抗雄激素药，有待进一步随访评价。本例病例在诊治过程中存在着一定的不足：①由于 ACTH 药物缺乏，未完成 ACTH 兴奋试验。②未完善骨龄检查。③由于经验不足，随访过程中未应用 17 羟孕酮、雄烯二酮为指标监测病情，而是依据睾酮水平调整糖皮质激素用量，并在用药过程中因考虑到糖皮质激素对病人的影响，药物减量过快，但在随访中及时将糖皮质激素剂量增加后，患者症状减轻，月经来潮，糖皮质激素治疗对 ACTH 起到明显的抑制作用后，逐渐减少剂量，并维持治疗效果较好。在之后的随访中，改为监测患者 17 羟孕酮、脱氢表雄酮等指标，并结合患者身高、体重、骨龄及男性化症状，适时调整激素用量。

【参考文献】

[1] 哈斯，陈康，刘金河，等.非经典型 21- 羟化酶缺乏症 1 例基因分析并文献复习 [J]. 解放军医学院学报，2015，36（11）.113 8-1142.

[2] 张惠杰，杨军，李小英.非经典型 21 羟化酶缺陷症的研究进展 [J]. 国际内分泌代谢杂志，2007，27（6）：418-421.

[3] 程薇，高雪梅.高雄激素血症的病因及治疗 [J]. 西部医学，2007，19（1）：136-138.

[4] KOUDSTAAL J，BOSSENBROEK B，HARDONK MJ.An investigation into thecomatosis of the ovary and related tumours by histochemical and enzyme histochemical methods[J]. Eur J Cancer，1966，2（4）：313-323.

[5] 王新玲，赵玉芳，吉米兰木·买买提明，等.非经典 21- 羟化酶缺乏症的家系研究及相关文献复习 [J]. 中华内分泌代谢杂志，2019，35（10）：838-842.

[6] FALHAMMAR H，FILIPSSON NH，WEDELL A，et al.Cardiovascular risk metabolic profile，and body composition in adult males with congenital adrenal hyperplasia due to 21-hydroxylase deficiency [J].Eur JEndocrinol，2011，164（2）：285-293.D0 L：10.153 0/EJE-10-0877.

[7] WITCHEL SF.Congenital adrenal hyperplasia[J].J Pediatr Adolesc Gynecol，2017，30（5）：

520-534.D01：10.101 6/j.jpag.201 7.04.001.

[8] PRADO MJ，DE CASTRO SM，KOPACEK C，et al.Development of CYP21A2 genotyping assay for the diagnosis of congenital adrenal hyperplasia [J].2017，21（6）：663-675.DOI：10.100 7/s40291-017-0296-6.

[9] PEIGNÉ M，VILLERS-CAPELLE A，ROBIN G，et al.Hyperandrogenism in women [J]. Presse Med,2013,42（11）:1487-1499.DOI:10.101 6/j.lpm.201 3.07.016.

[10] SCHLOSSER R,SCHÄFER J,KAUFMANN R.Heterozygous 21-hydroxylasedeficiency as a cause of hyperandrogenism[J].J Dtsch Dermatol Ges，2012，10（11）：84 842.DOI：10.111 1/j.161 0-0387.201 2.080 13.x.

[11] SPEISER PW，AZZIZ R，BASKIN IS，et al.Congenital adrenal hyperplasia due to steroid 21-hydroxylase deficiency：an Endocrine Society clinical practice guideline[J].J Clin Endocrinol Metab,2010,95（9）:4133-4160.DOI:10.121 0/jc.200 9-2631.

[12] WHITE PC，NEW MI，DUPONT B. Structure of human steroid 21- hydroxylase genes[J]. Proc Natl Acad Sci U S A, 1986, 83（14）:5111-5115.

[13] HIGASHI Y, YOSHIOKA H, YAMANE M, et al. Complete nucleotide sequence of two steroid 21-hydroxylase genes tandemly arranged in human chromosome：a pseudogene and a genuine gene[J]. Proc Natl Acad Sci U S A, 1986, 83（9）: 2841-2845.

[14] SPEISER PW, NEW MI, WHITE PC. Molecular genetic analysis of nonclassic steroid 21-hydroxylase deficiency associated with HLAB14, Dr1[J]. N Engl J Med, 1988, 319（1）: 19-23.

[15] 陆召麟，卢琳. 先天性肾上腺皮质增生症：非经典型 21 羟化酶缺陷症的研究进展 [J]. 内科急危重症杂志，2010，16（1）：1-3.

[16] FINKIELSTAIN GP, CHEN W, MEHTA SP, et al.Comprehensive genetic analysis of 182 unrelated families with congenital adrenal hyperplasia due to 21-hydroxylase deficiency[J].J Clin Endocrinol Metab,2011,96（1）:E161-E172:DOI:10.121 0/jc.201 0-0319.

[17] NEW MI, ABRAHAM M, GONZALEZ B, et al.Genotype-phenotype correlation in 1,507 families with congenital adrenal hyperplasia owing to 21-hydroxylase deficiency[J].Proc Natl Acad Sci USA,2013,110（7）:2611-2616.DOI:10.107 3/pnas.130 005 711 0.

[18] KHAJURIA R，WALIA R，BHANSALI A，et al.The spectrum of CYP21A2 mutations in congenital adrenal hyperplasia in an Indian cohort[J].Clin Chim Acta，2017，464：189-194. DOI：10.101 6/j.cca.201 6.11.037.

[19] RODRIGUES NR, DUNHAM I, Yu CY, et al. Molecular characterization of the HLA-linked steroid 21-hydroxylase B gene from an individual with congenital adrenal hyperplasia[J]. EMBO J,1987,6（6）:1653-1661.

[20] TUSIE-LUNA MT, SPEISER PW, DUMIC M, et al. A mutation（Pro30 to Leu）in CYP21 represents a potential nonclassic steroid 21- hydroxylase deficiency allele[J]. Mol

Endocrinol,1991,5(5):685-692.

[21] 张波,陆召麟,王玥,等.非经典型 21- 羟化酶缺乏症基因型和临床特征 [J]. 中华内分泌代谢杂志,2005,21(1):43- 46.

[22] AL-AGHA AE, OCHELTREE AH, AL-TAMIMI MD. Association between genotype, clinical presentation, and severity of congenital adrenal hyperplasia : a review[J]. Turk J Pediatr, 2013,54(4):323- 332.

[23] 中华医学会儿科学分会内分泌遗传代谢病学组. 先天性肾上腺皮质增生症 21- 羟化酶缺陷诊治共识 [J]. 中华儿科杂志, 2016, 54(8): 569-576.DOI: 10.376 0/cma.j.issn.057 8-1310.201 6.08.003.

[24] CHEN QL, SU Z, Li YH, et al.Clinical characteristics of adrenocortical tumors in children[J].J Pediatr Enocr Met,2011,24(7-8):535-541.

[25] WIEGRATZ I, KUTSCHERA E, LEE JH, et al.Effect of four different oral contraceptives on various sex hormones and serum-binding globulins[J].Contraception, 2003, 67(1): 25-32.

[26] KRYSIAK R, OKOPIEN B.The effect of metformin on androgen production in diabetic women with non-classic congenital adrenal hyperplasia[J].Exp Clin Endocrinol Diabetes, 2014,122(10):568-571.DOI:10.105 5/s-0034-1 382 048.

天津市宝坻区人民医院内分泌科　周会杰　吴胜亮

病例 15　异位肾上腺皮质腺瘤致库欣综合征一例

库欣综合征(Cushing syndrome, CS)是病因多样的复杂性疾病,慢性高皮质醇血症可引起向心性肥胖、高血压、糖代谢异常、骨质疏松、重症感染及心脑血管并发症等,危及患者的生命。CS 按病因分类可分为促肾上腺皮质激素(ACTH)依赖性和非依赖性。后者包括肾上腺皮质腺瘤或肾上腺皮质腺癌;原发性大结节样肾上腺增生、ACTH 非依赖性小结节样肾上腺增生;更为罕见的是异位肾上腺皮质腺瘤或癌。我们报道 1 例右肾门区异位肾上腺皮质腺瘤,当 ACTH 非依赖性 CS 检查肾上腺影像学未发现明显病变或呈萎缩状态时,我们需要考虑异位肾上腺皮质肿瘤的可能。

【一般资料】

患者女性,53 岁。

1. 主诉　体重增加,脸变圆变红 5 年入院于 2021 年 7 月。

2. 现病史　入院前 5 年患者出现向心性肥胖,体重渐进性增加。脸变圆变红,皮肤变薄,磕碰后出现瘀斑。2 年前出现头晕头痛,测血压 160~180/90~100mmHg,在当地诊断为"高血压",经氨氯地平 5 mg 每日 1 次和替米沙坦 80 mg 每日 1 次口服治疗,血压可控制在130~150/80~100mmHg。后患者出现多饮多食,在当地医院诊断为"2 型糖尿病"。经二甲双胍 1.0 每日 2 次和格列美脲 4 mg 每日 1 次口服治疗,空腹血糖可维持在 6~9mmol/L,餐后 2 小时血糖 5~13 mmol/L。入院前 2 周患者间断出现双下肢水肿,乏力、失眠,为进一步诊治而收入院。

3. 既往史 否认食物药物过敏史。

4. 个人史 无糖皮质激素应用史。

5. 婚育史 已婚,育有 1 子 1 女。

6. 月经史 14 岁月经初潮,月经规律,50 岁闭经。

7. 家族史 否认家族性遗传病史。

8. 体格检查 体温 36.3 ℃,脉搏 78 次 / 分,呼吸 18 次 / 分,血压 130/80mmHg。身高 158 cm,体重 68 kg,BMI 27.2 kg/m²。神志清楚,查体合作。向心性肥胖,满月脸,水牛背。全身皮肤菲薄,四肢散在瘀斑,无紫纹。心律齐,未及杂音。腹部膨隆,无压痛,无反跳痛。双肾区无叩击痛,双侧输尿管移行区无压痛。双下肢轻度水肿。生理反射存在,病理发射未引出。

【化验及检查】

1. 血常规 WBC8.73(3.5~9.5)× 10⁹/L, Hb 139(130~175)g/L, PLT286(125~350)× 10⁹/L, N 63.3(40~75)%,L 30.4(20~50)%。

2. 尿常规 GLU(-),KET(-),SG 1.015(1.005 ~1.030),pH 5.50(5.50 ~8.00),PRO(-),URO(-),BIL(-),LEU(+)。

3. 生化检查 钠 143(136~145)mmol/L,钾 3.6(3.5~5.3)mmol/L,氯 98(96~108)mmol/L, 钙 2.44(2.15~2.55)mmol/L,磷 1.05(0.80~1.45)mmol/L,镁 0.87(0.65~1.05)mmol/L, TCO2 34(21~31)mmol/L,ALP 94(40~150)U/L。肝功能:TP 64(62~85)g/L,ALB 36 (35~55)g/L,GLO 38(20~40)g/L,ALT 37(5~40)U/L,AST 22(8~40)U/L,GGT 65(7~49) U/L,LDH 154(94~250)U/L,TBIL 9.1(3.4~20)μmol/L,DBIL 3.2(0.1~6.8)μmol/L。肾功能: BUN 6.6(2.5~7.1)mmol/L,Cr 63(62~133)μmol/L,UA 310(140~410)μmol/L。

4. 皮质醇节律 +1 mg 过夜地塞米松抑制试验 8a.m. ACTH<5pg/mL, Cor 25.9(5.0~25.0) μg/dL;4p.m. ACTH<5pg/mL,Cor30.5μg/dL;0a.m. ACTH<5pg/mL,Cor 24.3μg/dL;第二天 8a.m. ACTH<5pg/mL,Cor 24.2μg/dL。患者血皮质醇失去分泌的昼夜节律,午夜皮质醇增高,第二天 8a.m. 血皮质醇未被 1 mg 地塞米松抑制。

5. 小剂量塞米松抑制试验 空白 24 小时尿 Cor 119(30~110)μg(第一次),163μg(第二次),血 ACTH<5pg/mL,Cor31.4μg/dL;服药后 24 小时尿 Cor 168 μg(第一次),146 μg(第二次),血 ACTH<5pg/mL,Cor26.9μg/dL。空白尿皮质醇增高,血尿皮质醇均不被小剂量地塞米松抑制,结合 ACTH 测不出考虑为非 ACTH 依赖性皮质醇增多症。

6. 甲状腺功能 FT₃2.60(2.63~5.70)pmol/L,FT₄9.81(9.01~19.05)pmol/L,TSH 0.419 (0.350~4.940)μIU/mL。

7. 高血压两项 血浆肾素 15.2μIU/mL(4.4~46.1μIU/mL),醛固酮 18.6ng/dL(3.0~35.3ng/ dL),醛固酮 / 肾素 =1.22(<3.7)。

8. 性激素全项 促卵泡生成素 72.39IU/L(1.38~5.47IU/L),促黄体激素 26.86IU/L (0.56~14.00IU/L),催乳素 14.37(5.18~26.53)ng/mL,雌二醇 <10.0pg/mL,孕酮 <0.10ng/mL,

睾酮 22.89(10.83~56.94)ng/dL。

9. 血甲氧基肾上腺腺素 36 pg/mL(<62)，甲氧基去甲肾上腺素 78 pg/mL(<145)。

10. 肿瘤全项均在正常范围。

11. 胸腰椎 X-ray 示胸 12、腰 1 压缩性骨折。

12. 垂体核磁平扫未见异常。

13. 肾上腺 CT 平扫双侧肾上腺纤细（图 4-15-1，4-15-2 ）。

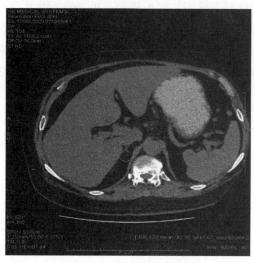 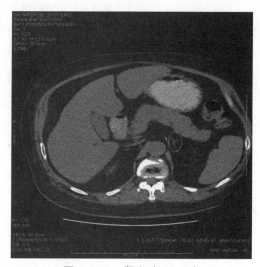

图 4-15-1　肾上腺 CT 平扫　　　　　　图 4-15-2　肾上腺 CT 平扫

14. 全腹 CT 平扫右肾门区不规则软组织密度影，截面约 48 mm×30 mm，右侧肾盂输尿管移行处显示不清（图 4-15-3 ）。

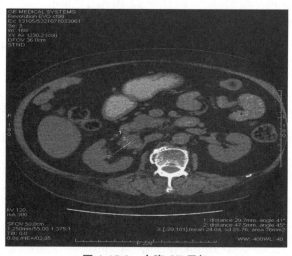

图 4-15-3　全腹 CT 平扫

15. 腹部 MRI 右肾门区可见混杂含脂信号肿块影，截面约 49 mm×30 mm，肿块周边呈脂肪信号，中心呈等 T1，稍长 T2 信号，DWI 呈稍高信号，右肾盂及血管受压。右肾门区混杂含脂肿块,不除外脂肪肉瘤。(图 4-15-4,图 4-15-5)。患者及家属拒绝行 PET-CT 检查。

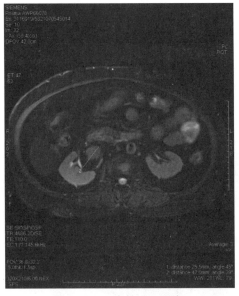

图 4-15-4　腹部 MRI 平扫

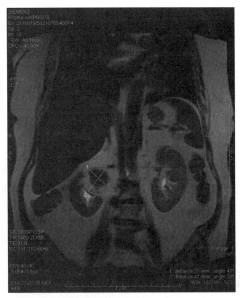

图 4-15-5　腹部 MRI 平扫

【诊断与鉴别诊断】

（一）病例特点

（1）患者青年女性,慢性病程。无糖皮质激素应用史。患者渐进性出现体重增加,脸变圆变红,血压及血糖升高。

（2）体格检查有 CS 典型表现如向心性肥胖、满月脸,水牛背,皮肤菲薄及四肢散在瘀斑。

（3）定性检查中空白尿皮质醇和午夜皮质醇均升高,且皮质醇未被 1 mg 地塞米松和小剂量地塞米松抑制,该患者考虑为 CS。下一步需要定位诊断,我们结合血 ACTH 的测定小于 5pg/mL,该患者符合非 ACTH 依赖性 CS。

（4）而该患者肾上腺 CT 检查显示双侧肾上腺纤细,故进一步进行全腹部影像学检查发现右肾门占位性病变。该肿物无醛固酮、雄激素及儿茶酚胺异常分泌,可能为异位肾上腺皮质肿瘤致 CS。

（二）非 ACTH 依赖性 CS 的鉴别诊断

（1）分泌皮质醇的肾上腺皮质腺瘤和皮质癌:多为单侧肾上腺肿瘤病变,因自主分泌大量皮质醇可抑制 CRH 和 ACTH 的分泌,故肿瘤以外的同侧肾上腺及对侧肾上腺皮质萎缩。

（2）原发性大结节样肾上腺增生:临床可有程度不等的 CS 表现,血尿皮质醇增高,ACTH 多处于抑制状态。影像学可见单侧或双侧肾上腺增生,增生的肾上腺内存在一个或多个结节,结节直径可达 5~8 cm。病理可见结节为分叶状,结节与结节间的组织亦见增生。

（3）ACTH 非依赖性小结节样肾上腺增生:可见于原发性色素结节性肾上腺皮质病及 Carney 综合征。双侧肾上腺可正常或稍大,切面显示肾上腺皮质散在的色素性小结节,大小 1~3 mm 不等,颜色从棕黄色到黑褐色,可深入皮髓质交界处甚至肾上腺周围脂肪组织。

(三)入院诊断

非 ACTH 依赖性 CS,右肾门区占位病变,继发性糖尿病,继发性高血压,继发性骨质疏松

【治疗】

患者转往泌尿外科行腹腔镜下腹膜后肿物切除术。

肿物体积 5.5 cm×5.0 cm×3.0 cm,部分区域见包膜,切面见片状出血区域伴小灶状坏死(图 4-15-6)。

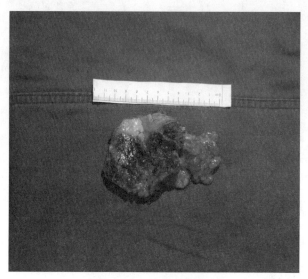

图 4-15-6　肿物大体标本

光镜下肿瘤由不同比例的含丰富脂滴的亮细胞和含脂质稀少的嗜酸性胞浆的致密细胞构成,可见少量中间型细胞。瘤细胞呈巢状和弥漫状分布,偶见形成索状结构。胞浆中未见螺内酯小体。未见明显核异性及病理性核分裂。仅见少许坏死。囊性变不明显。未见纤维性结构。未见血管、窦隙侵犯。肿瘤组织与周围脂肪组织穿插分布。(图 4-15-7,图 4-15-8,HE×100)

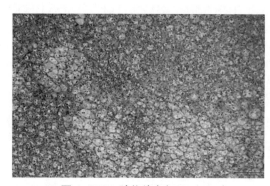

图 4-15-7　肿物染色(HE×100)

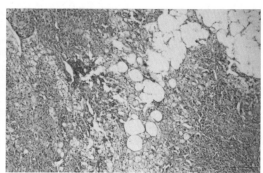

图 4-15-8　肿物染色(HE×100)

免疫组织化学染色:SF-1(steroidogenic factor-1,SF-1,图 4-15-9,×100)和 inhibin a,图

4-15-10，×100）阳性；CA9（图 4-15-11，×100）、CK 细胞角蛋白（cytokeratin，CK,图 4-15-12，×100）、PAX-8（图 4-15-13，×100）、CgA（chromogranin A,图 4-15-14，×100）阴性；Ki-67 约 3%（图 4-15-15，×100）。

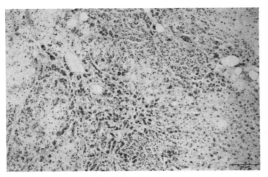

图 4-15-9 肿物免疫组化（SF-1 ×100）

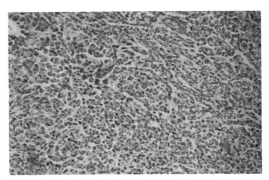

图 4-15-10 肿物免疫组化（inhibin a ×100）

图 4-15-11 肿物免疫组化（CA9 ×100）

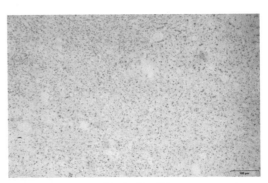

图 4-15-12 肿物免疫组化（CK ×100）

图 4-15-13 肿物免疫组化（PA×-8 ×100）

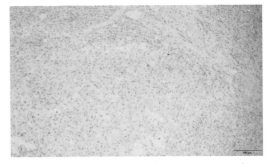

图 4-15-14 肿物免疫组化（CgA ×100）

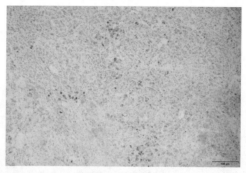

图 4-15-15　肿物免疫组化（ki-67×　100）

病理诊断:（右肾门）异位肾上腺皮质腺瘤（束状带来源为主）。

术后即予氢化可的松 100 mg 每日 2 次静脉补充治疗,患者精神状态、血压、心率、电解质稳定,逐渐减少糖皮质激素用量。术后 10 天患者出院,每日口服泼尼松 15 mg 治疗。

【随访】

术后 3 周因患者自行停用泼尼松 3 天出现厌食、恶心、呕吐、低血压,查血 ACTH<5pg/mL,Cor2.9（5.0~25.0）μg/dL,钠 127mmol/L,钾 4.6mmol/L,经糖皮质激素补充治疗后症状改善,嘱患者规律服药随诊。术后 3 月逐渐减少泼尼松至每日 10 mg 治疗,患者皮肤菲薄改善,停用降压药物血压维持在正常范围,仅应用二甲双胍空腹血糖可维持在 6~7mmol/L,餐后 2 小时血糖 5~9 mmol/L。

【讨论】

以超重、高血压等为首发症状的 CS 很难在起病初期被识别出来,由于其隐匿起病和症状不典型从症状出现到确诊往往需要 3.8（中位数 2）年甚至更长的时间 [1]。对有可疑 CS 临床症状和体征的患者需要进行早期筛查、诊断和治疗,改善患者的预后。

胚胎时期的肾上腺皮质是由位于后腹壁肠系膜根部与泌尿生殖嵴间的间皮细胞群发育而来。尤其是肾上腺皮质的碎片被分裂开来,大多数碎片仍停留在正常肾上腺附近的区域,但有些与泌尿生殖嵴关系较为密切的碎片则可能随着发育中的性腺迁移而发生异位。因此异位肾上腺组织常见的部位是肾上腺附近的后腹膜脂肪组织,其次是腹腔丛、肾、精索、睾丸、阔韧带附近的卵巢、胎盘、腹膜鞘突、疝囊、阑尾、肝脏和胆囊。临床亦有肺、硬膜内间隙和大脑异位肾上腺组织的报道 [2,3,4]。

异位肾上腺多见于儿童,至少 50% 的新生儿和婴儿可发现异位肾上腺组织。伴随年龄的增加,绝大多数异位肾上腺组织将会萎缩直至消失,只有 1% 的成人得以残留 [4]。异位肾上腺组织一般小于 1 cm,通常在患者因其他原因行手术治疗时在手术部位偶然发现。同正常肾上腺一样,异位的肾上腺组织可以发生增生,偶可诱发成瘤或恶变。异位肾上腺皮质肿瘤是很罕见的,常见于肾上腺附近或肾门处。临床表现与激素分泌状态相关,大部分不具备激素分泌功能,若有醛固酮、皮质醇和雄激素不适当分泌可造成醛固酮增多症、库欣综合征或男性化相应症状。肿瘤体积和激素分泌能力有相关性,所以在肿瘤达到一定体积之前很难定位。异位肾上腺皮质醇瘤自主释放过量的皮质醇,负反馈抑制垂体 ACTH 的分泌,从而导致肾上腺组织的萎缩，因此正常肾上腺组织的影像学表现为萎缩[5,6]。

自 1963 年首例异位肾上腺皮质肿瘤致 CS 报道以来[7]，国内外间断有散发病例报道[5, 6, 8-19]，我们的患者考虑为 ACTH 非依赖性 CS，而肾上腺区没有明确病变且呈明显萎缩状态时，故考虑异位肾上腺皮质肿瘤的可能。特别需要注意肾门处有无占位病变，但也要注意筛查其他部位的占位性病变。我们依靠腹部 CT 及 MRI 的结果进行定位诊断，且术后病理符合（右肾门）异位肾上腺皮质腺瘤。分泌皮质醇的异位肾上腺皮质瘤与肾上腺皮质瘤具有类似的组织学、超微结构、类固醇酶学表达特点，肾上腺束状带表达 CYP11B1，CYP17A1 和 HSD3B2，提示这些肿瘤具有相同的细胞来源，并支持异位肾上腺皮质瘤来源于肾上腺组织迁移的假设[6]。

术前早期确定肿瘤异常激素分泌状态是至关重要的。需要与副神经节瘤、淋巴瘤、平滑肌瘤、脂肪肉瘤、肾癌等鉴别。否则极易被误诊为肾脏恶性肿瘤，而采取不必要的全肾切除术[16, 19]。分泌皮质醇的异位肾上腺皮质腺瘤的主要治疗措施是切除肿瘤恢复下丘脑垂体肾上腺功能，术后低皮质醇血症，ACTH 处于抑制状态，需要长期 6~18 月糖皮质激素治疗直至下丘脑 - 垂体 - 肾上腺皮质功能恢复正常。停用糖皮质激素的时间不仅在不同病因之间存在明显差异，在不同个体之间也存在较大差异[20]。我们的患者也因过早停药导致肾上腺皮质功能减退症状加重，今后注意加强对患者的教育及随访。

综上所述，当 ACTH 非依赖性 CS 检查肾上腺影像学未发现明显病变或呈萎缩状态时，我们需要考虑异位肾上腺肿瘤的可能。综合运用腹部 CT、MRI、131I-6β- 碘甲基 - 降胆固醇闪烁扫描等检查进行精准定位诊断和正确治疗[5]。

【参考文献】

[1] ILONKA KREITSCHMANN-ANDERMAHR , TSAMBIKA PSARAS , MARIA TSIOG-KA, et al. From first symptoms to final diagnosis of Cushing's disease：experiences of 176 patient[J]. European Journal of Endocrinology，2015，172：285–289.

[2] VENTURA L, LEOCATA P, HIND A, et al. Ectopic adrenal tissue in the spermatic cord：Case report and review of the literature[J]. Arch Ital Urol Androl，1998；70：15-18.

[3] ZENNARO MC, BOULKROUN S, FERNANDES-ROSA F. Genetic causes of functional adrenocortical adenomas[J]. Endocrine Reviews，2017, 38：516-537,

[4] OKUR H, KÜÇÜKAYDIN M, KAZEZ A, et al. Ectopic adrenal tissue in the inguinal region in children[J]. Fetal Pediatr Pathol , 1995；15：763-767.

[5] SEISUKE SATO, HITOMI IMACHI, TOSHIHIRO KOBAYASHI, et al. Ectopic Corti-sol-producing Adrenocortical Adenoma Detected by 131I-6 β-iodomethyl-norcholesterol Scintigraphy[J]. Intern Med, 2020,59：1731-1734.

[6] ANLI TONG, AIHUA JIA, SHUJIE YAN, et al. Ectopic cortisol-producing adrenocortical adenoma in the renal hilum：histopathological features and steroidogenic enzyme profile[J]. Int J Clin Exp Pathol ,2014；7（7）：4415-4421.

[7] NEY RL, HAMMOND W, WRIGHT L, et al. Studies in a patient with an ectopic adreno-

cortical tumor[J]. J Clin Endocrinol Metab, 1966, 26(3): 299-304.

[8] RAITH L, KARL HJ. Pregnancy in ectopic adrenal carcinoma[J]. Horm Metab Res, 1969, 1 (3): 149-150.

[9] CONTRERAS P, ALTIERI E, LIBERMAN C, et al. Adrenal rest tumor of the liver causing Cushing′s syndrome: treatment with ketoconazole preceding an apparent surgical cure [J]. J Clin Endocrinol Metab, 1985, 60(1): 21-28.

[10] LEIBOWITZ J, PERTSEMLIDIS D, GABRILOVE JL. Recurrent Cushing′ s syndrome due to recurrent adrenocortical tumor—fragmentation or tumor in ectopic adrenal tissue? [J]. J Clin Endocrinol Metab, 1998, 83(11): 3786-3789.

[11] AYALA AR, BASARIA S, UDELSMAN R, et al. Corticotropin-independent Cushing′s syndrome caused by an ectopic adrenal adenoma[J]. J Clin Endocrinol Metab, 2000, 85(8): 2903-2906.

[12] LOUISET E, GOBET F, LIBÉ R, et al. ACTH-independent Cushing′s syndrome with bilateral micronodular adrenal hyperplasia and ectopic adrenocortical adenoma[J]. J Clin Endocrinol Metab, 2010, 95(1): 18-24.

[13] 武晓泓, 丁东生, 唐伟, 等. 异位肾上腺腺癌导致库欣综合征一例报道 [J]. 中华内分泌代谢杂志, 2008, 24(4): 454-455.

[14] 韩晓菲, 王卫民, 谷伟军, 等. 异位皮质醇瘤致库欣综合征两例报道并文献复习 [J]. 中华内分泌代谢杂志, 2013, 29(8): 642-647.

[15] ZHANG JX, LIU BJ, SONG NH, et al. An ectopic adrenocortical adenoma of the renal sinus: a case report and literature review[J]. BMC Urol, 2016, 16: 3-6.

[16] YANG LIU, YUE-FENG JIANG, YE-LIN WANG, et al. Ectopic adrenocortical adenoma in therenal hilum: a case report and literature review[J]. Diagnostic Pathology, 2016, 11: 40-46.

[17] ZHAO Y, GUO H, ZHAO Y, et al. Secreting ectopic adrenal adenoma: A rare condition to be aware of[J]. Annales of Endocrinology, 2017(79): 75-81.

[18] 桑苗苗, 吴飞燕, 徐怿琳, 等. 异位肾上腺皮质腺瘤—罕见的皮质醇增多症病因 [J]. 中华内分泌代谢杂志, 2018, 34(12): 1019-1022.

[19] DIFEI LU, NAN YU, XIAOWEI MA, et al. An ectopic adrenocortical adenoma in renal hilum presenting with Cushing's syndrome[J]. Medicine(Baltimore), 2018, 97: 50-53.

[20] 卢琳, 陆召麟. 库欣综合征患者围手术期的糖皮质激素替代治疗现状及应用策略 [J]. 中华医学杂志, 2020, 100(36): 2801-2803.

天津医科大学总医院内科　李凤翱　刘雅馨　病理科江昌新
影像科张媛媛　泌尿外科杨龙

病例16　原发性醛固酮增多症一例

原发性醛固酮增多症(primary aldosteronism，PA)是指肾上腺皮质自主分泌醛固酮,导致体内潴钠排钾,血容量增多,肾素 - 血管紧张素系统活性受抑制,临床主要表现为高血压和低血钾。国内的数据显示:社区新发高血压人群中 PA 的检出率约为 4%[1],而在高血压专科就诊的患者中 PA 的检出率高达 10.7%[2],由此可见,对高血压特别是难治性高血压及新诊断高血压人群进行原醛症的筛查对临床工作有着现实的指导意义。本文报道一例原发性醛固酮增多症患者,并结合文献,总结这类患者的临床特点,提高临床医生对这类疾病的认识,减少误诊和漏诊。

【一般资料】

李某某,男,48 岁,主因"发现血压升高 6 年余,间断肢体麻木乏力 3 年"入院。患者于入院前 6 年余查体发现血压升高,最高达 160/120mmHg,无明显骤升骤降,不伴有心悸、大汗,无明显头晕、头痛,未予治疗。3 年前患者间断出现四肢麻木、乏力,伴头痛,无头晕、心悸,前往首都医科大学附属朝阳医院,完善相关检查,ARR 172.49,Cor 10.07μg/dL,K 4.05mmol/L(补钾治疗后),肾上腺 CT 示:左侧小结节,类圆形,0.97 cm(未见正式报告)。考虑诊断为"原发性醛固酮增多症",予硝苯地平 30 mg 日一次,倍他乐克 47.5 mg 日一次,螺内酯 20 mg 日二次,替米沙坦 80 mg 日一次治疗,建议定期复查肾上腺 CT。后血压控制在 150~160/100~110mmHg,病程中偶有饮酒后双手麻木情况,无四肢软瘫,无体重增加、向心性肥胖,无心悸手抖、面色发白、腹痛等。入院前 2 月患者为复查停用螺内酯,后于我院门诊将降压药调整为多沙唑嗪及地尔硫卓 1 片日一次降压,门诊查 2022-04-11 钾:2.9mmol/L;2022-04-15 钾:2.9mmol/L,补钾治疗后患者间断仍出现双手麻木、心悸,现为进一步诊治收入我院。自本次发病以来,精神尚可,食欲正常,睡眠尚可,大便如常,小便如常,体重未见明显下降。既往体健,否认糖尿病、冠心病、脑血管病史,否认手术、外伤史,否认输血史,否认肝炎结核病史,否认食物药物过敏史。出生于山西,久居于北京。否认吸烟、饮酒史。否认疫水疫区接触史。无工业毒物、粉尘、放射性物质接触史。无冶游史。父亲因肝癌去世,母亲健在。有 2 个哥哥患有高血压。体温 36.2 ℃,脉搏 64 次 / 分,呼吸 18 次 / 分,血压 164/105mmHg。神清语利,查体合作。皮肤黏膜未见出血、皮疹、瘀斑等,周身浅表淋巴结未触及。睑结膜无充血,巩膜无黄染。气管居中,甲状腺不大。双肺呼吸动度对称,双肺呼吸音清,未及干湿性啰音。心音可,心率 64 次 / 分,律齐,未闻及杂音。腹软,无胃肠型及蠕动波,无压痛、反跳痛、肌紧张,肝脾肋下未及,未闻及血管杂音,肠鸣音 4 次 / 分,移动性浊音(-)。双下肢无水肿,双侧足背动脉搏动可,生理反射存在,病理反射未引出。专科查体:身高 168 cm,体重 68 kg,BMI 24.09kg/m²。皮肤无紫纹,无满月脸、颈后脂肪垫,阴毛、腋毛大致正常。

【检查】

化验室数据:2022-4-19 血常规、便常规及凝血功能均无明显异常。尿常规:尿比重 1.004 ↓。生化 Glu 3.9mmol/L,Na 144mmol/L,K 2.6mmol/L ↓,Cl 106mmol/L,Ca 2.1mmol/L ↓,

P 0.88mmol/L，Mg 0.77mmol/L，CO$_2$CP 28 mmol/L，肝功能、肾功能、血脂、CK、CK-MB、均无异常。24 小时尿生化：尿钾 74.68mmol/24 h↑，尿钠 420mmol/24 h↑，尿钙 9.69mmol/24 h↑，尿氯 416.64mmol/24 h↑，尿镁 3.3mmol/24 h，尿磷 21.34mmol/24 h↓，尿糖 0.008 g/24 h，尿肌酐 1676.08 mg/24 h↑，尿尿酸 869.68 mg/24 h↑。肿瘤全项、甲状腺抗体、甲状腺肿瘤标志物未见异常。游离甲功：FT3 4.61pmol/L，FT4 12.41pmol/L，TSH 1.189μIU/mL。肾上腺皮质功能：ACTH32.3pg/mL，COR16.20μg/dL，尿皮质醇 33.60μg/24 h。性激素全项：FSH 6.64IU/L，LH 4.49IU/L，PRL 12.6ng/mL，E2 32.0pg/mL，P 0.26ng/mL，T 764.71ng/dL。25 羟维生素 D：8.09ng/mL↓，甲状旁腺素：12.7pmol/L。尿 VMA、类固醇六项、血尿儿茶酚胺及甲氧基代谢产物无明显异常。糖耐量试验（表 4-16-1）。高血压两项卧位及立位、卡托普利试验（表 4-16-2）。

表 4-16-1　糖耐量试验

时间	葡萄糖（mmol/L）	胰岛素（mU/L）
0 min	4.44	3.9
30 min	7.44	41.9
60 min	7.24	45.3
120 min	6.88	54.6
180 min	6.52	41.5

表 4-16-2　高血压两项及卡托普利试验

高血压两项	肾素（μIU/mL）	醛固酮（ng/dL）	醛固酮/肾素	K（mmol/L）
卧位	0.5	27.1		2.6
立位	0.8	22.8	28.5	
卡托普利试验	肾素（μIU/mL）	醛固酮（ng/dL）	醛固酮/肾素	K（mmol/L）
立位 7:00	1.4	29.6	21.14	3.9
立位 8:00	1.9	28.3	14.89	
立位 9:00	2.2	29.2	13.27	

予以补钾治疗后（氯化钾 12 g/天），患者血钾波动在 3.7~3.9mmol/L。

检查：心脏超声：EF65%，主动脉窦径增宽；三尖瓣反流（轻度）；左室舒张功能减低、收缩功能正常。

甲状腺超声：甲状腺右叶多发等回声结节，部分伴囊性变（TI-RADS3 类）；甲状腺右叶多发囊性结节（TI-RADS2 类）

颈动脉超声：双侧颈总动脉、颈内动脉、颈外动脉、椎动脉近中段、锁骨下动脉起始端动脉局部内中膜略增厚。

腹部 B 超：肝左叶中强回声团（血管瘤？）；肝囊肿；胆、胰、脾未见明显异常；左肾囊肿伴囊内钙化;右肾未见明显异常。

垂体核磁平扫:鞍上池下疝。

胸 CT 平扫:左肺底索条影,考虑慢性炎症;两肺间质纹理增多;两侧胸膜增厚。

肾上腺增强 CT:左侧肾上腺内侧支结节(大小约 1.6 cm × 1.3 cm,平均 CT 值约 -15Hu,三期强化值约 9Hu、31Hu、5Hu、4Hu、2Hu),考虑腺瘤;左肾囊肿(图 4-16-1)。

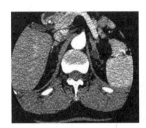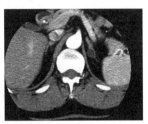

图 4-16-1　肾上腺增强 CT

双侧肾上腺静脉取血(adrenal venous sampling,AVS)见表 4-16-3。

表 4-16-3　双侧 AVS

AVS	肾素	醛固酮	醛固酮/肾素	皮质醇 μg/dL	选择指数	校正后醛固酮	单侧指数	对侧抑制指数	优势侧指数
上腔静脉	1.0	38.1	38.1	38.1	-	1	-	-	-
下腔静脉	0.9	35.7	39.67	24.3	-	1.469	-	-	-
左肾上腺静脉	17.8	1274(稀释20倍)	3.58	242(稀释5倍)	9.97	5.25	3.57		9.45
右肾上腺静脉	14.7	402(稀释20倍)	1.37	732(稀释20倍)	30.12	0.55		0.37	

注:选择指数 SI:肾上腺静脉皮质醇/下腔静脉皮质醇;单侧指数:高侧醛固酮/下腔静脉醛固酮(校正后醛固酮 *);对侧抑制指数:低侧醛固酮/下腔静脉醛固酮(校正后醛固酮 *);优势侧指数 LI:高侧醛固酮/低侧醛固酮(校正后醛固酮 *);校正后醛固酮:醛固酮/皮质醇

判断标准:非 ACTH 兴奋:选择指数≥ 2.0 提示插管成功,单侧指数≥ 2.5 同时对侧抑制指数 <1.0 或优势侧指数≥ 2.0 提示优势分泌;ACTH 兴奋:选择指数≥ 3.0 提示插管成功,优势侧指数≥ 4.0 提示优势分泌。

【诊断与鉴别诊断】

诊断:患者高血压并低血钾,在血钾 2.6mmol/L 时测卧位及立位醛固酮分别为 27.1 和 22.8ng/dL(均 >20ng/dL),ARR28.5(>3.7),血钾 3.9mmol/L 时测卡托普利试验 2 h 醛固酮浓度 29.2ng/dL(>11ng/dL)且较服药前无明显下降,肾上腺增强 CT 可见左侧肾上腺内侧支结节,AVS 选择指数提示插管成功,单侧指数、对侧抑制指数及优势侧指数结果均提示左侧优势分泌,上述结果支持原发性醛固酮增多症诊断。

鉴别诊断:本病在初次接诊时需与库欣综合征、低钾性周期性麻痹、肾小管酸中毒等病因进行鉴别诊断,鉴于患者入院前已于北京朝阳医院确诊原发性醛固酮增多症,为复查入院,故无需鉴别诊断。

【治疗】

螺内酯 40 mg 日三次,氯化钾缓释片 1 g 日三次,及硝苯地平控释片 30 mg 日一次,坎地沙坦酯片 8 mg 日一次降压治疗,择期行左侧肾上腺肿物切除术。

【治疗结果、随访及转归】

随访:患者停用氯化钾缓释片并规律服用螺内酯及降压药后复查血钾 4.0mmol/L,血压 130~140/85~95mmHg,无双手麻木、心悸等症状。

【讨论】

本例患者中年男性,以高血压、肢体麻木伴乏力起病,我科就诊前外院查高血压合并低钾血症,ARR 明显升高,肾上腺 CT 可见左侧类圆形小结节,支持原发性醛固酮增多症诊断。经螺内酯治疗后肢体麻木及乏力症状缓解,未监测血钾。本次入院为复查及明确进一步诊断及治疗,入院前停用螺内酯并调整降压治疗方案。入院后根据 ARR 检查结果及卡托普利试验结果支持原发性醛固酮增多症诊断,为进一步明确分型及定侧,首先完善肾上腺增强 CT,可见左侧肾上腺内侧支结节,大小约 1.6 cm × 1.3 cm。为进一步确诊左侧肾上腺是否为优势侧分泌,进行 AVS 检查。根据检查数据结果分析,患者存在左侧优势分泌,经泌尿外科、影像科会诊及麻醉科评估后,建议患者择期手术切除左侧肾上腺结节。患者目前螺内酯及 ARB+CCB 降压药治疗,血钾、血压控制良好,拟择期手术治疗。

PA 在高血压中的患病率为 4%~13%,是十分常见的继发性高血压,醛固酮分泌瘤(aldosterone-producing adenoma, APA)、特发性醛固酮增多症(idiopathic hyperaldosteronism, IHA)是其最常见的类型;高血压、低血钾和肾上腺肿瘤或增生是典型 PA 的重要临床表现,但低血钾和肾上腺 CT 的阳性报告率均不足 50%,因此所有高血压患者都应警惕 PA 的可能性。ARR 是目前应用最广、被认为最可靠的初步筛查方法,根据国外 2016 年《原发性醛固酮增多症的临床诊疗指南》[3],当检测的肾素活性和醛固酮浓度单位分别是 ng/(m·h)和 ng/dL 时,最常用的 ARR 切点为 30;当检测的肾素浓度和醛固酮浓度单位分别是 mU/L 和 ng/dL 时,最常用的 ARR 切点为 3.7。该患者入院后检查醛固酮 22.8ng/dL,肾素 0.8μIU/mL,ARR28.5,结果符合 PA 诊断切点,对于 ARR 阳性患者,推荐进行 ≥ 1 种确诊试验以明确诊断[4]。生理盐水输注试验(saline infusion test, SIT)及卡托普利试验(captopril challenge test)是我国目前最常应用的确诊试验[5]。荟萃分析显示 SIT、CCT 诊断 PA 的准确性并无明显差异[6]。本病例我们给患者选择卡托普利试验进一步确诊。有研究提出,采用卡托普利试验后 2 h 血醛固酮浓度 11 ng/dL 作为切点,其诊断灵敏度和特异度均为 90%,优于美国指南推荐的卡托普利试验后血醛固酮浓度抑制率 30% 作为切点[5]。结果显示,无论以血醛固酮浓度抑制率 30% 作为切点还是以 2 h 血醛固酮浓度 11ng/dL 作为切点,患者均符合诊断,原发性醛固酮增多症可明确诊断。

在原醛症分型诊断方面,与 AVS 相比,38%PA 患者的影像学检查(CT 或磁共振成像)存在误判,其中 15% 的双侧型 PA 被误判为单侧,可能进行肾上腺误切;19% 的单侧 PA 患者被误判为双侧,可能错失手术机会;4% 的肾上腺切除术可能发生错切[7]。因此,多数指南认为原则上对于有手术意愿的 PA 患者均应推荐行 AVS[8, 9]。国外 2016 年《原发性醛固酮增多症的临床诊疗指南》[10] 提出对于年轻(<35 岁)患者合并自发性低钾血症、醛固酮大量分泌且 CT 扫描符合单侧腺瘤,可无需进行 AVS 检查,直接接受单侧肾上腺切除手术。本例患者行 AVS 检查后结果提示左侧优势分泌,与肾上腺 CT 结果相符,建议手术治疗。但 AVS 相关结果也显示,患者右侧肾上腺静脉醛固酮水平较上下腔静脉及外周静脉醛固酮结果相比亦显著升高,需警惕右侧肾上腺存在微小腺瘤的可能性,嘱患者术后密切随访复查 ARR 并监测血钾、血压。

另外,本例患者同时合并有甲状旁腺素升高,伴尿钙升高,血钙偏低。近年来大多数实验动物研究和临床研究也探讨并证实了醛固酮与甲状旁腺素之间的相互作用,以及对心血管系统的影响。Pilz 等 [11] 通过一项横断面、回顾性研究对比与原醛症及原发性高血压患者之间血钙、尿钙、PTH 及 25 羟维生素 D 的差异,对照证实,较原发性高血压组,原醛症患者血钙明显降低,PTH 明显升高,尿钙水平略高,25 羟维生素 D 无明显差异,且患者经手术或药物治疗后 PTH 较前明显下降。张翠等 [12] 通过相关研究总结,原醛症患者伴随着轻度继发性甲旁亢的发生,同时 PTH 可以进一步刺激 RASS 系统,刺激醛固酮的生成,故 PTH 是醛固酮产生的协同刺激因子,并参与原醛症发生保持高醛固酮血症。越来越多的证据支持醛固酮和甲状旁腺激素之间的相互作用,这可能会增加其心血管风险 [13-15]。

综上,本例患者是一例典型的原发性醛固酮增多症,按照最新原醛症指南及专家共识完善相关检查后可明确诊断,该患者非优势侧肾上腺静脉检验醛固酮水平亦较高,伴 PTH 升高,待患者手术后需密切随访 ARR、血钾、PTH、尿钙及 25 羟维生素 D 变化。

【参考文献】

[1]　XU Z, YANG J, HU J, et al.Primary Aldosteronism in patients in China with recently detected hypertension[J]. J Am Coll Cardiol, 2020, 75(16): 1913-1922.

[2]　WANG L, LI N, YAO X, et al.Detection of secondary causes and coexisting diseases in hypertensive patients: OSA and PA are the common causes associated with hypertension[J]. Biomed Res Int, 2017, 2017: 8 295 010.

[3]　FUNDER JW, CAREY RM, MANTERO F, et al.The Management of Primary Aldosteronism: Case Detection, Diagnosis, and Treatment: An Endocrine Society Clinical Practice Guideline [J]. J Clin Endocrinol Metab, 2016, 101(5): 1889-1916. DOI: 10.121 0/jc.201 5-4061.

[4]　中华医学会内分泌学分会. 原发性醛固酮增多症诊断治疗的专家共识(2020 版)[J]. 中华内分泌代谢杂志, 2020, 36(9): 727-736.

[5]　SONG Y, YANG S, HE W, et al.Confirmatory Tests for the Diagnosis of Primary Aldosteronism: A Prospective Diagnostic Accuracy Study [J].Hypertension, 2018, 71(1): 118-124.

[6]　WU S, YANG J, HU J, et al.Confirmatory tests for the diagnosis of primary aldosteronism: a systematic review and meta-analysis[J].Clin Endocrinol(Oxf), 2019, 90(5): 641-648.

[7]　KEMPERS MJ, LENDERS JW, VAN OUTHEUSDEN L, et al. Systematic revieW: diag-

nostic procedures to differentiate unilateral from bilateral adrenal abnormality in primary aldosteronism[J].Ann Intern Med ,2009,151（5）:329-337.

[8] ROSSI GP, AUCHUS RJ, BROWN M , et al. An expert consensus statement on use of adrenal vein sampling for the subtyping of primary aldosteronism [J]. Hypertension , 2014, 63（1）:151-160.

[9] ROSSI GP. Update in adrenal venous sampling for primary aldosteronism [J]. Curr Opin Endocrinol Diabetes Obes ,2018,25（3）:160-171.

[10] FUNDER JW, CAREY RM, MANTERO F, et al. The Management of Primary Aldosteronism：Case Detection, Diagnosis, and Treatment：An Endocrine Society Clinical Practice Guideline[J]. J Clin Endocrinol Metab , 2016, 101（5）: 1889-1916. DOl : 10.121 0/ jc.2015-4061.

[11] PILZ S, KIENREICH K, DRECHSLER C, et al. Hyperparathyroidism in patients with primary aldosteronism：cross-sectional and interventional data from the GECOH Study[J]. J Clin Endocrinol Metab,2012,97:E 75-E 79.

[12] 张翠,王卫庆. 原发性醛固酮增多症中甲状旁腺素的变化及作用 [J]. 中华内分泌代谢杂志 2014,30（9）:789-791.

[13] TOMASCHITZ A, PILZ S.Interplay between sodium and calcium regulatoryhormones：a clinically relevant research field[J]. Hypertension, 2014; 63:212–214.

[14] BROWN JM, VAIDYA A. Interactions between adrenal-regulatory and calcium-regulatory hormones in human health[J]. Curr Opin Endocrinol Diabetes Obes, 2014; 21: 193–201.

[15] ROSSI GP.Hyperparathyroidism, arterial hypertension and aortic stiffness：a possible bidirectional link between the adrenal cortex and the parathyroid glands that causes vascular damage? [J]. Hypertens Res,2011; 34: 286–288.

天津医科大学总医院内分泌代谢科　李岩　范雨鑫　崔景秋

病例 17　嗜铬细胞瘤高血压危象 / 休克交替出现病例一例

嗜铬细胞瘤（pheochromocytoma）是发生在肾上腺髓质或其他部位嗜铬细胞的肿瘤,通过阵发或持续性地分泌大量去甲肾上腺素和肾上腺素引起阵发性或持续性高血压以及一系列代谢紊乱症候群。嗜铬细胞瘤危象（pheochromocytoma crisis, PCC）时,儿茶酚胺大量释放导致血流动力学不稳定、多器官衰竭和心源性休克,主要机制是肾上腺素能受体的激活,诱导动脉血管收缩、器官灌注减少和组织缺血 [1]。积极的降压治疗及大量的补液扩充基础血容量可以降低由于血流动力学不稳定导致的死亡率。我们报道了以高血压危象和休克交替出现为主要表现的嗜铬细胞瘤 1 例,旨在加深对本病急性发作处理的认识,降低发病率和死亡率。

【一般资料】

患者男性,72 岁。

1. **主诉**　突发心悸、恶心 3 日

2. **现病史**　入院前 3 日出现突发血压急性升高（最高至 242/135mmHg），伴心悸、恶心，不伴胸闷憋气及胸痛，不伴头痛，不伴肢体活动障碍，不伴耳鸣及视物旋转，收入心内科治疗。患者饮食睡眠欠佳，便秘，小便正常。

3. **既往史**　高血压病 7 年，最高血压达 250/134mmHg，服用马来酸左旋氨氯地平片 7.5 mg 每日 1 次，倍他乐克缓释片 47.5 mg 每日 1 次，血压控制在 150/85mmHg 以内；冠心病病史 1 年余，行冠脉支架置入术治疗，术后规律服用氯吡格雷片 75 mg 每日 1 次。腰椎间盘突出症病史 5 年，入院前 6 日于我院骨科行"腰 4-5 椎板切除减压术，椎间融合复位内固定术"。否认家族中嗜铬细胞瘤等病史。

4. **个人史、婚育史、家族史**　未见明显异常。

5. **体格检查**　T：36.5 ℃，P：121 次 / 分，R：18 次 / 分，BP：185/105mmHg 神志清楚，急性病面容，表情痛苦，查体合作，口唇不绀，双肺呼吸音清晰，未闻及湿罗音，双侧未闻及胸膜摩擦音。心脏相对浊音界正常，心率 121 分，律齐，各瓣膜听诊区未闻及病理性杂音。腹部平坦，腹壁软，全腹无压痛，无反跳痛及肌紧张，肝肋下未触及，脾不大，无移动性浊音，双侧肾区无叩痛，肠鸣音正常，双下肢无水肿。

【化验及检查】

1. **实验室检查**　患者入院急查血常规白细胞 22.08×10⁹/L 及中性粒细胞比率 89.60 %均明显升高，肝肾功能及心肌酶未见明显异常。

患者高血压危象发作后，肾功能示血肌酐 143.3μmol/L（参考值 57~111μmol/L），凝血常规示 D- 二聚体 6800 ng/mL（参考值 0~300ng/mL），肝功能，卧立位肾素、血管紧张素、醛固酮，促肾上腺皮质激素、皮质醇等未见明显异常。血尿儿茶酚胺及其代谢产物明显升高，血尿甲氧基去甲肾上腺素和甲氧基肾上腺素（normetanephrine and metanephrine，MNs）均明显升高（表 4-17-1~4-17-4）。

2. **影像学检查**　肾上腺 CT 平扫：左侧肾上腺区见肿块，大小约 53 mm×43 mm×38 mm，CT 值约 46HU。印象：左侧肾上腺肿物（图 4-17-1）。胸部 X 线、心脏超声未见明显异常。腹部超声示：脂肪肝、左肾结石。

3. **术后病理回报**　左肾上腺嗜铬细胞瘤，免疫组化染色示：肿瘤细胞 CgA、CD56 和 Syn 阳性，S-100 支持细胞阳性，MelanA 阴性，Ki-67 指数 1%。

表 4-17-1　血儿茶酚胺浓度测定

血儿茶酚胺 pmol/L	DA（<196.0）	E（<=605.9）	NE（413.9~4434.2）
2021-06-08	117.1	13 994.4 ↑	6799.6 ↑

表 4-17-2　尿儿茶酚胺浓度测定

尿儿茶酚胺 nmol/24 h	DA（655~3425）	E（8.4~102）	NE（68.9~378）
2021-06-08	622.8	11 952.0 ↑	4329.9 ↑

注：DA：Dopamine，多巴胺；E：Epinephrine，肾上腺素；NE：Norepinephrine，去甲肾上腺素

表 4-17-3　血儿茶酚胺代谢产物浓度测定

血儿茶酚胺代谢物 pmol/L	3-MT(<=100)	MN(<=420)	NMN(<=709.7)
2021-06-08	42.8	15 127.6 ↑	7702.3 ↑

表 4-17-4　尿儿茶酚胺代谢产物浓度测定

尿儿茶酚胺代谢物 nmol/24 h	3-MT(<=382)	MN(<=216)	NMN(<=312)
2021-06-08	106	1094.8 ↑	6269.3 ↑

注:MN:Metanephrines,甲氧基肾上腺素;NMN:Normetanephrine,甲氧基去甲肾上腺素;MT:3-Methyoxytyramine,3- 甲氧基酪胺

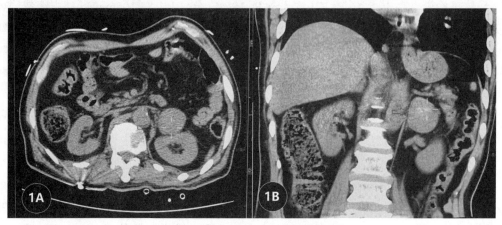

图 4-17-1 肾上腺 CT 平扫(1 A 横轴位,1B 冠状位)

【诊断与鉴别诊断】

1. 诊断　患者临床表现为心悸、多汗、恶心、呕吐,查体示急性病面容,窦性心动过速,动态监测血压波动 53~286/25~138mmHg,实验室检查血尿 MNs 升高大于 3 倍,肾上腺 CT 示:左侧肾上腺肿物。患者行手术治疗,术后病理回报:左肾上腺嗜铬细胞瘤,免疫组化染色示:肿瘤细胞 CgA、CD56 和 Syn 阳性, S-100 支持细胞阳性, MelanA 阴性, Ki-67 指数 1%。结合以上检查,根据《嗜铬细胞瘤和副神经节瘤诊断治疗专家共识(2020 版)》中诊断标准,诊断嗜铬细胞瘤。

2. 鉴别诊断　需与急性心包炎、急性左心衰、主动脉夹层、急性心梗、肺动脉栓塞和胃食管返流病等疾病鉴别,结合患者实验室及影像学检查暂不考虑以上疾病。

【治疗】

患者入院后间断发作恶心、呕吐伴心悸、多汗,予积极降压及对症支持治疗。查体急性病面容,神志尚清,精神弱,心率 125 次 / 分,动态监测血压波动 55~188/25~130mmHg,在予乌拉地尔降压治疗以后,予以艾司洛尔控制心率,同时予以静脉补液营养支持治疗。患者住院第 2 日不能进食,仍有心悸、多汗、恶性、呕吐。并出现高血压 / 休克每 2~10 分钟内频繁交替发作,血压波动范围 280/140mmHg 至 50/25 mmHg,心率波动在 90~140 次 / 分。休克发作时患者皮肤湿冷、呼吸浅弱,伴有小便失禁。入院第 3 日患者转入外科 ICU 治疗。转

入 ICU 后,行有创动脉血压监测。动态监测下可见患者血流动力学极不稳定,高血压和休克状态仍反复交替出现,血压波动范围最低 53/30mmHg 到最高 286/138mmHg,严重时每 2 分钟就可出现 1 次高血压、休克交替出现。患者间断出现头晕、胸痛、恶心、呕吐。查体精神差,间断烦躁,心肺查体未见明显异常,心电图示广泛 ST 段压低。继续予患者乌拉地尔、酚妥拉明降压,艾司洛尔控制心率,同时予扩容补液支持治疗。入院第 4 日,患者血压波动逐渐减小,头晕、恶心、呕吐较前减轻,增加口服酚苄明扩容治疗。降压扩容治疗 2 周后,患者血压平稳,转至泌尿外科于全麻下行左肾上腺肿物切除术。

【随访】

患者术后血压平稳,无不适主诉,收缩压维持在 110~154mmHg,舒张压维持在 55~88mmHg。

术后 3 月患者复诊,患者肝肾功能及血常规均无明显异常,已经停用降压药物,收缩压维持在 120~150mmHg,舒张压维持在 80~90mmHg。术后 11 月电话随访,患者仍停用降压药,血压平稳,收缩压维持在 110~140mmHg,舒张压维持在 70~85mmHg。

【讨论】

嗜铬细胞瘤危象作为一种临床并不常见的神经内分泌急症,可自发产生,也可因术前或术中挤压触碰肿瘤、创伤、服用某些药物(糖皮质激素、胃复安、麻醉药)或其他手术应激等诱发,对于嗜铬细胞瘤患者应注意尽量避免上述诱因。PCC 临床表现多样化,如严重高血压、循环衰竭、休克或高低血压反复交替发作,多器官功能障碍如心肌梗死、心律失常、心肌病和心源性休克,肺水肿和急性呼吸窘迫综合症,脑血管意外、脑病和癫痫,麻痹性肠梗阻和肠缺血、肝肾功能衰竭等,严重者导致死亡。由于 PCC 临床症状复杂,临床医生认识不足,PCC 目前仍有较高误诊率,且嗜铬细胞瘤危象期间死亡率较高,估计约 15%~30%[1,2]。

基于嗜铬细胞瘤危象的高死亡率,临床医生的早期诊断和及时适当的处理尤其重要,对于怀疑 PCC 的患者,应及时进行生化及影像学检查,通常首选血浆游离甲氧基去甲肾上腺素(normetanephrine,NMN)和甲氧基肾上腺素(metanephrine,MN)或尿分馏的 NMN 和 MN 作为 PCC 的初筛生化检查。联合检测血浆游离 MN+NMN 和 24 h 尿 MN+NMN,检测值均升高且大于正常值 4 倍及以上时准确率近 100%[3,4]。本例患者除血甲氧基肾上腺素外,余 MNs 均高于正常值上限 4 倍,结合影像学检查,可确诊嗜铬细胞瘤。

有回顾性研究表明术前稳定血压和液体复苏可以降低由于极端血流动力学不稳定而导致的发病率和死亡率[5,6]。本例患者,考虑是由于腰椎手术诱发了嗜铬细胞瘤危象。该患者的发作特点是高血压危象和休克极短时间内交替发作。通过给予患者高血压时积极降压,休克时通过包括中心静脉在内的 2 条静脉通路进行液体复苏,并密切监测血压及其他血流动力学指标,患者血压逐渐平稳。随后予患者酚苄明扩容治疗 2 周,行左肾上腺肿物切除术,术后患者血压情况明显改善。尽快进行手术切除肿瘤可打破儿茶酚胺过量释放和进行性器官衰竭的恶性循环,但最佳手术时间仍有争议,Scholten 等人研究认为紧急手术与死亡率的增加相关[5]。近年研究也有观点提出急诊手术治疗 PCC 患者的死亡率没有增加[7,8]。在难以通过药物控制且病情快速恶化的患者中,紧急肾上腺肿瘤切除术是实现血流动力学稳定的唯一选择[9]。

本病例中，患者以罕见的高血压危象和休克反复交替发作为主要临床表现，患者血流动力学极不稳定，严重时 2 分钟内就可出现 1 次高血压危象和休克的交替，血压波动范围很大。查阅既往相关报道，高血压危象和休克反复交替为 PCC 较为特异的临床表现之一，其主要发生机制考虑为：肿瘤细胞反复释放儿茶酚胺（catecholamine，CA）收缩全身血管，导致血压快速升高，形成血压升高的恶性循环，出现高血压危象；同时大量 CA 持续作用于血管，造成血管内皮细胞缺血缺氧、血管壁通透性增高，血浆大量外渗至组织，有效血容量减少；且患者大汗、呕吐、进食差加剧基础血容量不足，血压显著下降导致低血压休克[2, 10-12]。对 PCC 患者，高血压危象不能及时控制时，动脉血管持续收缩、器官灌注减少和组织持续缺血，可能会导致多器官衰竭和心源性休克。

对于具有极端血流动力学不稳定的患者，早期诊断和治疗会减少急性心梗、急性肺水肿或多器官衰竭等发病率，从而提高生存率。治疗包括积极降压和液体复苏，术前积极扩容治疗，以及后续对瘤体的手术切除。

【参考文献】

[1]　WHITELAW BC, PRAGUE JK, MUSTAFA OG, et al. Phaeochromocytoma crisis[J]. Clin Endocrinol（Oxf）, 2014, 80（1）: 13-22.

[2]　SAUNEUF B, CHUDEAU N, CHAMPIGNEULLE B, et al. Pheochromocytoma Crisis in the ICU: A French Multicenter Cohort Study With Emphasis on Rescue Extracorporeal Membrane Oxygenation[J]. Crit Care Med, 2017, 45（7）: e657-e665.

[3]　FARRUGIA FA, CHARALAMPOPOULOS A. Pheochromocytoma[J]. Endocr Regul, 2019, 53（3）: 191-212.

[4]　CHEN H, SIPPEL RS, O'DORISIO MS, et al. The North American Neuroendocrine Tumor Society consensus guideline for the diagnosis and management of neuroendocrine tumors: pheochromocytoma, paraganglioma, and medullary thyroid cancer[J]. Pancreas, 2010, 39（6）: 775-83.

[5]　SCHOLTEN A, CISCO RM, VRIENS MR, et al. Pheochromocytoma crisis is not a surgical emergency[J]. J Clin Endocrinol Metab, 2013, 98（2）: 581-91.

[6]　LENDERS JW, DUH QY, EISENHOFER G, et al. Pheochromocytoma and paraganglioma: an endocrine society clinical practice guideline[J]. J Clin Endocrinol Metab, 2014, 99（6）: 1915-42.

[7]　RIESTER A, WEISMANN D, QUINKLER M, et al. Life-threatening events in patients with pheochromocytoma[J]. Eur J Endocrinol, 2015, 173（6）: 757-64.

[8]　UCHIDA N, ISHIGURO K, SUDA T, et al. Pheochromocytoma multisystem crisis successfully treated by emergency surgery: report of a case[J]. Surg Today, 2010, 40（10）: 990-6.

[9]　BEKELAAR T, NOUGON G, PETERS M, et al. Life-Saving Emergency Adrenalectomy

in a Pheochromocytoma Crisis with Cardiogenic Shock[J]. Case Rep Cardiol, 2021：8848893.

[10] CHATZIZISIS YS, ZIAKAS A, FELOUKIDIS C, et al. Pheochromocytoma presenting with cardiogenic shock[J]. Herz, 2014, 39（1）：156-60.

[11] LAROUCHE V, GARFIELD N, MITMAKER E. Extreme and Cyclical Blood Pressure Elevation in a Pheochromocytoma Hypertensive Crisis[J]. Case Rep Endocrinol, 2018：4073536.

[12] 姚阳,吴珏莅,周波. 嗜铬细胞瘤多系统危象研究进展 [J]. 世界临床医学, 2017, 11（10）：124-125.

天津市天津医院内分泌代谢科　王娇　吕元军；天津市天津医院心内科　赵辉

病例18　无功能嗜铬细胞瘤伴异位促肾上腺皮质激素释放激素综合征

库欣综合征（Cushing′s syndrome）可根据 ACTH 水平分为 ACTH 非依赖性和 ACTH 依赖性,后者进一步分为库欣病或异位 ACTH 综合征（EAS）,后者占库欣综合征的 10%~20% [1]。EAS 最常见的起源部位为肺（45%）,胸腺（11%）,胰腺（8%）和甲状腺（6%）[2]。嗜铬细胞瘤在 EAS 中大约占 5%[2]。大约 1.3% 的嗜铬细胞瘤具有异位 ACTH 分泌[3]；极少情况会异位分泌 CRH,从而刺激垂体分泌 ACTH[4]。直至目前,仅报道 1 例引起异位 CRH 分泌的嗜铬细胞瘤未分泌儿茶酚胺代谢产物[5]。地塞米松对下丘脑的 CRH 基因的表达和分泌具有负反馈调节作用。然而,地塞米松可刺激胎盘和终纹床核中 CRH 表达,提示地塞米松对 CRH 的作用具有组织特异性[6]。本文报道一例与地塞米松相关的致 CRH 综合征的无功能嗜铬细胞瘤。

【一般资料】

患者女性,27 岁,1 月前因进食芒果后面部红肿而就诊于当地医院。经过抗过敏治疗后（其中地塞米松 5 mg,静点,每天一次）5 天,没有明显改善,并且在随后的 1 月内逐渐出现面圆,痤疮,多毛,低血钾（口服和静脉补钾能恢复到正常,但不能维持）和体重下降（5kg）。既往入院前 16 月体检时超声发现肝脏右后叶 5.5 cm 肿物,但患者因无任何不适,未重视,未进一步诊治。无库欣综合征,嗜铬细胞瘤,多发性内分泌腺瘤病 2 型家族史。查体:卧位双侧血压基本一致,BP 120/75 mmHg（平素血压 90/60mmHg）,P 76 次 / 分,身高 164 cm,体重 48 kg ,BMI 17.8 kg/m²。满月脸,严重的面部水肿,胡须,锁骨上窝脂肪垫,四肢纤细,近端肢体肌肉萎缩。面部及胸背部皮肤散在痤疮,双侧腋窝色素沉着。双下肢肌力 IV 级。无胫前水肿。

【检查】

实验室发现重度低钾血症（最低 2.1 mmol/L；正常值 3.5~5.5 mmol/L）。低钾血症在螺内酯应用之前,口服和静脉联合补钾（9~15 g/ 日氯化钾）均不能达到正常。口服葡萄糖耐量试验（0 min 血糖 9.19mmol/L,2 h 血糖 21.66 mmol/L）证实糖尿病的诊断,而 HbA1c 仅为 6.3%,提示患者的糖代谢紊乱为近期迅速出现的。

内分泌实验室检查发现高皮质醇血症,且皮质醇昼夜节律消失,过夜地塞米松抑制试验不能被抑制。血浆 ACTH 高达 1157 pg/mL,提示 ACTH 依赖性皮质醇增多症的诊断。除睾酮外,血儿茶酚胺代谢产物、生长激素、降钙素、泌乳素均在正常范围之内(表 4-18-1)。MRI和增强 MRI 未发现垂体瘤影象,提示 EAS 可能。腹部增强 CT 在右侧肾上腺区而不是肝脏右后叶发现一肿物,直径 6.5 cm,其内信号不均匀,可见斑片状稍低密度影,呈轻度强化(图4-18-1a)。PET-CT 显示肿物对 FDG 轻度摄取(图 4-18-1b)。CT 和 PET-CT 均发现双侧肾上腺增生,但是未发现颈部、胸部和盆腔肿物。为了明确 ACTH 的来源,计划做双侧岩下窦静脉取血(IPSS)和肾上腺静脉取血,但患者入院后病情进展迅速(水肿加重,出现精神症状,表现为精神恍惚,近记忆丧失),不允许进一步行有创检查。

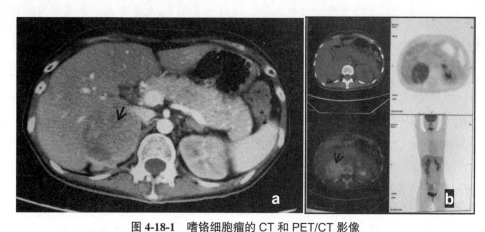

图 4-18-1 嗜铬细胞瘤的 CT 和 PET/CT 影像

1a: 腹部增强 CT:右侧肾上腺区肿物,直径 6.5 cm,其内信号不均匀,可见斑片状稍低密度影,
呈轻度强化。双侧肾上腺弥漫性增大;1b: PET/CT 显示肿物对 FDG 轻度摄取

【诊断与鉴别诊断】

患者具有面圆,痤疮,多毛,低血钾和体重下降的病史。查体:满月脸、水肿、胡须、向心性肥胖、痤疮、双下肢肌力 Ⅳ 级。顽固性低钾血症,血尿皮质醇升高,皮质醇昼夜节律消失,过夜地塞米松抑制试验不能被抑制,库欣综合征诊断成立。患者在高皮质醇血症的同时,ACTH 显著升高,考虑为 ACTH 依赖性皮质醇增多症。而垂体 MRI 平扫及增强均未发现垂体瘤的影像特征,且 ACTH 显著升高,考虑为 EAS。CT 及 PECT-CT 检查发现除了右肾上腺区占位外,其他部位均未见异常,考虑肾上腺区占位引起的 EAS 可能性大。但患者此肿物入院前 16 月体检时就已发现,而当时患者并没有任何临床表现,不能解释。患者病情进展迅速,不能进行其他如 BIPSS 和肾上腺静脉取血等有创检查。在经过内分泌科,泌尿外科及影像科专家会诊后,考虑此肾上腺区肿物引起的库欣综合征的可能性大,且此肿物体积较大,虽然无典型的嗜铬细胞瘤的临床表现,血儿茶酚胺代谢产物亦在正常范围之内,仍需要警惕嗜铬细胞瘤(静默型和无功能型)可能,术前需要做好充分准备。

【治疗】

患者糖尿病诊断明确,给予门冬胰岛素 30(每日 48 U)治疗,血糖控制良好。在与患者家属充分沟通下,行腹腔镜下肾上腺区探查术。术中发现肿瘤位于右侧肾上腺内侧支,麻醉和术中对肿瘤牵扯均无高血压发作。肿物直径 6.5 cm、切面为黑色（图 4-18-2a）。HE 染色显示大部分细胞为嗜铬样细胞，具有丰富的血管窦。肿瘤被膜下可见多灶性卵圆形嗜酸性细胞，核呈卵圆形。肾上腺皮质增生（图 4-18-2b）。免疫组化染色显示嗜铬样细胞中嗜铬素 A（CgA）（图 4-18-2c）和 CD56（图 4-18-2 d）阳性，Ki-67 约为 16%（图 4-18-2e）。ACTH 染色阴性（图 4-18-2f）而嗜酸性细胞中 CRH（图 4-18-2 g）和 Melan-A（图 4-18-2 h）染色阳性，提示 CRH 来自肿瘤的外周细胞。

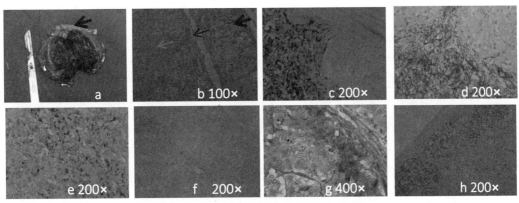

图 4-18-2　嗜铬细胞瘤的外观和病理结果

2a：肿瘤剖面图：位于肾上腺内侧肢，直径 6.5 cm，黑色 伴外侧肢增大；2b：组织病理学检查显示大部分细胞为嗜铬样细胞，具有丰富的血管窦（蓝色细箭头）。肿瘤被膜下可见多灶性卵圆形嗜酸性细胞，核呈卵圆形（薄黑色箭头）。肾上腺皮质增生（黑箭头；HE 染色，100×）.免疫组化染色显示嗜铬样细胞中 CgA（2c，200×），CD56（2 d，200×），Ki67（2e，100×）阳性，而 ACTH 阴性（2f，200×）。嗜酸性细胞中 CRH（2 g，400×）和 Melan-A（2 h，200×）染色阳性

【治疗结果、随访及转归】

术后 1 天，ACTH 和血皮质醇水平迅速下降，ACTH 由术前的 715 pg/mL 降至 14.3 pg/mL，血皮质醇从大于 50 降至 10.4 μg/dL。术后 1 周，在不补钾和未应用降糖药物的情况下，患者血钾和血糖恢复正常。库欣外貌亦在术后 2 月间逐渐消失，氢化可的松术后 7 周（起始剂量 60 mg/d，逐渐减量）停用。术后 3 月行腹部 CT 检查，显示左侧肾上腺几乎恢复至正常大小。患者术后 5 年间规律随访，未发现异常。

【讨论】

EAS 是一罕见的内分泌疾病，约 5% 是由嗜铬细胞瘤引起[2]。我们的患者，由于病史比较短，伴有玩固性低钾血症的严重的库欣综合征的临床表现，ACTH 显著升高而垂体无垂体瘤的证据，考虑为 EAS。术后证实肿瘤为嗜铬细胞瘤，但患者无典型的嗜铬细胞瘤的临床表现，儿茶酚胺代谢产物正常，术中麻醉及手术牵扯亦无高血压发作，考虑为无儿茶酚胺分泌的嗜铬细胞瘤。

Chen et al. 在 1995 年提示分泌 ACTH 的嗜铬细胞瘤的诊断标准[7]。除了无嗜铬细胞瘤的生化特征，本病例满足所有的分泌 ACTH 的嗜铬细胞瘤的诊断标准。然而，由于术前 IPSS 测定 ACTH 和肾上腺静脉取血测定 ACTH 和 CRH，及术后行 ACTH 和 CRH 染色不能常规开展，一些分泌 CRH 的肿瘤（本病例为嗜铬细胞瘤）可能会被误诊为分泌 ACTH 的

肿瘤。Quinton et al. 等报道在 3 个 ACTH 依赖性库欣综合征的嗜铬细胞瘤患者中,其中两个 CRH 而不是 ACRH 染色阳性,支持分泌 CRH(or 相关肽)的嗜铬细胞瘤诊断 [8]。在本病例中,患者病情进展迅速,不允许行 IPSS 和肾上腺静脉取血的操作。然而术后肿瘤细胞 ACTH 染色阴性,而 CRH 染色阳性,提示 ACTH 升高是由于分泌 CRH 的嗜铬细胞瘤引起的。以往有文献报道 EAS 和异位 CRH 综合征对下丘脑 - 垂体 - 肾上腺轴的影响不同 [8]。异位 CRH 综合征较 EAS 患者术后临床表现恢复快 [5, 8]。对于本病例,术后临床表现、高 ACTH 水平、低血钾和高血糖迅速改善,且氢化可的松应用时间较短,都支持此嗜铬细胞瘤具有 CRH 分泌功能,进而促进垂体分泌 ACTH。病理结果显示的 CRH 染色阳性进一步证实异位 CRH 综合征的诊断。异位分泌 CRH 的嗜铬细胞瘤是 ACTH 依赖性库欣综合征的极罕见病因,最早在 1999 年报道 [4]。至目前,共报道 6 例分泌 CRH 和 3 例同时分泌 ACTH/CRH 的嗜铬细胞瘤 [4, 5, 8–13]。 通常,嗜铬细胞瘤分泌儿茶酚胺而引起高血压等症状 [14]。在已报道的异位分泌 CRH 的嗜铬细胞瘤中,只有一位患者血尿肾上腺素,去甲肾上腺素和甲氧基代谢产物在正常范围 [5]。尽管这个患者在术中无高血压危象发作,但由于患者术前应用生长抑素类似物奥曲肽,所以不能完全排除功能性嗜铬细胞瘤 [5]。对于本病例,无儿茶酚胺高分泌的临床表现,血压术前和术中均正常,血尿儿茶酚胺代谢产物正常,均不提示嗜铬细胞瘤。截至目前,这是第二例报道的无功能具有异位分泌 CRH 功能的嗜铬细胞瘤。

入院前 16 个月嗜铬细胞瘤就已存在,但在当时没有症状。典型的库欣综合征的临床表现是在应用地塞米松治疗芒果引起的皮肤过敏之后发生。芒果和过敏反应对 CRH 的合成和释放无影响,而地塞米松则不然。众所周知,地塞米松负反馈抑制下丘脑 CRH 基因的表达和分泌,但地塞米松对 CRH 基因表达和分泌的作用可能具有组织特异性。事实上,有文献报道,糖皮质激素可以刺激人胎盘 CRH 的合成和分泌 [6],亦有文献报道地塞米松可以上调嗜铬细胞瘤 CRH 基因的表达 [13]。对于本病例,早已存在的肿瘤、地塞米松应用后才出现的症状和体征均提示地塞米松可能刺激了肾上腺嗜铬细胞瘤 CRH 基因的表达和 / 或分泌。然而,在症状出现之前没有血皮质醇的结果,我们不能排除在地塞米松之前患者已经有轻度的高皮质醇血症。

本病例提示如果考虑异位 CRH 综合征,做地塞米松抑制试验之前应充分评估以确保安全。总之,我们报道了一个罕见的肾上腺无功能嗜铬细胞瘤引起的异位 CRH 综合征的病例。如果患者具有垂体外疾病引起的 ACTH 依赖性库欣综合征, EAS 和异位 CRH 综合征均需考虑在内。

本文有很多不足之处。 第一,由于缺乏 CRH 的试剂盒,血浆 CRH 水平没有检测。因此没有此患者血浆 CRH 升高的直接证据。第二,由于患者病情迅速恶化,术前未能进行 IPSS 和肾上腺静脉取血测定 ACTH 水平,从而不能为高 ACTH 的来源提供直接的证据。最后,地塞米松对异位 CRH 综合征的发生和发展的促进作用是通过地塞米松应用和临床症状出现的先后顺序而推测的。可以进行进一步的实验研究明确地塞米松对 CRH 基因的表达和分泌是否均有组织特异性。

表 4-18-1　相关激素水平

	值	过夜地塞米松抑制试验	正常范围
血皮质醇			5~25μg/dL
08:00 h	>50	>50	
16:00 h	>50		
00:00 h	>50		
尿游离皮质醇	>2000		30~110μg/24 h
ACTH			0~46pg/mL
08:00 h	1157	625	
16:00 h	459		
00:00 h	350		
VMA	20.5		<72μmol/24 h
Metanephrine	0.15		≤0.5nmol/L
Normetanephrine	0.13		≤0.9nmol/L
FSH	5.36		2.5~10.2IU/L
LH	0.4		1.9~12.5IU/L
GH	0.12		0.06~5ng/mL
PRL	0.3		2.8~29.2ng/mL
T	154.9		14~76ng/dL
E2	26.18		19~144pg/mL
CT	<2		0~5pg/mL
TSH	0.014		0.3~5.0 IU/mL
FT4	11.94		11.5~23.5ng/dL
FT3	2.21		3.5~5.5ng/dL
rT3	0.34		0.2~0.4ng/mL

VMA：24-hurinary vanillyl mandelic acid；FSH：follicle-stimulating hormone；LH：luteinizing hormone；E2：estradiol；CT：calci-tonin；PRL：prolactin；T：testosterone；FT3：free thyroxin；FT4：free triiodothyronine；TSH：thyroid stimulating hormone；rT3：re-verse thyroxin.

【参考文献】

[1] ISIDORI AM, KALTSAS GA, POZZA C, et al. The ectopic Adrenocorticotropin syndrome: clinical features, diagnosis, management, and long-term follow-up[J]. The Journal of Clinical Endocrinology & Metabolism. 2006;91:371-7.

[2] ISIDORI AM, LENZI A. Ectopic ACTH syndrome[J]. Arq Bras Endocrinol Metab. 2007; 51:1217-25.

[3] ALHAMMAR H, CALISSENDORFF J, HÖYBYE C. Frequency of Cushing's syndrome due to ACTH-secreting adrenal medullary lesions: a retrospective study over 10 years from a single center[J]. Endocrine. 2017;55:296–302.

[4] ENG PHK, TAN LHC, WONG KS, et al. Cushing's syndrome in a patient with a corticotropin-releasing hormone-producing pheochromocytoma[J]. Endocr Pr. 1999;5:84-7.

[5] RUGGERI RM, FERRAÙ F, CAMPENNÌ A, et al. Immunohistochemical localization and functional characterization of somatostatin receptor subtypes in a corticotropin releasing hormonesecreting adrenal phaeochromocytoma: review of the literature and report of a

case[J]. Eur J Histochem. 2009;53:1-6.

[6] KAGEYAMA K, HANADA K, TAKAYASU S, et al. Involvement of regulatory elements on corticotropin-releasing factor gene promoter inhypothalamic 4B cells[J]. J Endocrinol Investig. 2008;31:1078-85.

[7] CHEN H, DOPPMAN JL, CHROUSOS GP, et al. Adrenocorticotropic hormone-secreting pheochromocytomas: the exception to the rule[J]. Surgery. 1995;118:994-5.

[8] LOIS KB, SANTHAKUMAR A, VAIKKAKARA S, et al. Phaeochromocytoma and ACTH-dependent cushing's syndrome: tumour crf secretion can mimic pituitary cushing's disease[J]. Clin Endocrinol. 2016;84:177-84.

[9] BAYRAKTAR F, KEBAPCILAR L, KOCDOR MA, et al. Cushing's syndrome due to ectopic CRH secretion by adrenal pheochromocytoma accompanied by renal infarction[J]. Exp Clin Endocrinol Diabetes. 2006;114:444-7.

[10] MONDELLO S, FODALE V, CANNAVO S, et al. Hypophosphatemia as unusual cause of ARDS in Cushing's syndrome secondary to ectopic CRH production[J]. A case report. Sci World J. 2008;8:138-44.

[11] JESSOP DS, CUNNAH D, MILLAR JG, et al. A phaeochromocytoma presenting with Cushing's syndrome associated with increased concentrations of circulating corticotrophin-releasing factor[J].J Endocrinol. 1987;113:133-8.

[12] O'BRIEN T, YOUNG WF JR, DAVILA DG, et al. Cushing's syndrome associated with ectopic production of corticotrophin-releasing hormone, corticotrophin and vasopressin by a phaeochromocytoma[J]. Clin Endocrinol. 1992;37:460-7.

[13] LIU J, PÄIVI H, VOUTILAINEN R, et al. Pheochromocytoma expressing adrenocorticotropin and corticotropin-releasing hormone regulation by glucocorticoids and nerve growth[J]. Eur J Endocrinol.1994;131:221-8.

[14] PACAK K, LINEHAN WM, EISENHOFER G, et al. Recent advances in genetics, diagnosis, localization, and treatment of Pheochromocytoma[J]. Ann Intern Med. 2001; 134: 315-29.

天津医科大学总医院内分泌代谢科　王保平　王浩　何庆　马中书　刘铭;北京市垂杨柳医院老年医学科　杨磊磊;天津医科大学总医院泌尿外科　林毅;天津医科大学总医院病理科　江昌新;天津医科大学总医院医学影像科　孙浩然

病例 19　TMEM127 突变相关双侧嗜铬细胞瘤一例并文献复习

嗜铬细胞瘤和副神经节瘤(pheochromocytoma and paraganglioma, PPGL)分别起源于肾上腺髓质或肾上腺外交感神经链,由于合成及分泌大量儿茶酚胺导致血压升高并引起心、脑、肾等一系列并发症[1]。PPGL 具有一定的家族遗传性,目前发现的易感基因有 20 多种[2],包括:琥珀酸脱氢酶各亚型(SHDx)、VHL(von Hippel-Lindau)、MAX(MYC-associated factor X)、RET(rearranged during transfection)、TMEM127(transmembrane protein 127)等等。现报道一例 TMEM127 基因突变相关的双侧嗜铬细胞瘤患者,并对嗜铬细胞瘤的诊断进行文献复习。

【一般资料】

患者女性,33 岁,主因"高血压 10 余年,双侧肾上腺占位 1 月余"于 2020 年 12 月第 1 次收住于天津医科大学总医院内分泌代谢病科。患者 10 余年前体检时发现高血压,血压最高达 190/140mmHg,诉心悸、头痛,无大汗、濒死感,无体位性低血压,无紧张焦虑等,未诊治。入院前 1 月余体检时血压 170/110mmHg,查腹部超声提示右侧肾上腺占位,查肾上腺 CT 平扫提示右侧肾上腺肿物(直径约 33 mm)、左侧肾上腺分歧部结节(直径约 18 mm),查血浆肾素浓度、血浆醛固酮水平、肾上腺皮质功能、24 h 尿皮质醇及尿香草苦杏仁酸均在正常范围,以"高血压原因待查"收入院。

入院时血压 159/93mmHg,脉搏 78 次 / 分,体重 73 kg,BMI 27.0 kg/m²。查体:无向心性肥胖、水牛背,面部未见明显痤疮,黑棘皮征(-),双下肢无水肿,心肺查体无阳性体征。家族史:父亲及姑姑有高血压病史。无冶游史。

【检查】

1. 实验室检查　血及 24 h 尿电解质结果未见异常;血气分析:pH 7.41、HCO₃ 浓度 25.5mmol/L、BE 0.81mmol/L;75 g 葡萄糖耐量试验在正常范围;生长激素、胰岛素样生长因子 -1 、甲状腺轴激素及性腺轴激素均在正常范围;肾上腺轴相关激素未见明显异常,见表 4-19-1;功能试验:过夜地塞米松抑制试验被抑制,高血压卧立位试验未见异常;检测血及 24 h 尿 PPGL 定性诊断相关指标,两次术前均以 24 h 尿甲氧基肾上腺素明显升高为主,结果见表 4-19-2 及表 4-19-3;外送金域医学检验中心检测血 17α- 羟孕酮轻度升高,肿瘤标记物未见异常,多发性内分泌腺瘤(multiple endocrine neoplasia, MEN)的相关激素未见明显异常,见表 4-19-1。

表 4-19-1　肾上腺轴相关激素及 MEN 相关指标

1

项目	化验指标	第 1 次术前	第 1 次术后	第 2 次术前	参考范围
肾上腺相关激素	血皮质醇(μg/dL)	8.10	20.20	18.10	5.00~25.00
	促肾上腺皮质激素 ACTH(pg/mL)	11.10	30.30	29.00	0.00~46.00
	24 h 尿皮质醇（μg/24 h）	37.05	53.46	23.40 ↓	30.00~110.00
	醛固酮(ng/dL)	12.7	4.7	5.8	3.0~23.6
	肾素浓度(μIU/mL)	31.2	11.3	11.7	2.8~39.9
	24 h 尿香草苦杏仁酸(μmol/24 h)	45.138 0	30.153 6	48.477 3	<68.600 0

续表

项目	化验指标	第1次术前	第1次术后	第2次术前	参考范围
MEN 相关激素	甲状旁腺激素（pg/mL）	11.10	/	/	11.50~78.40
	降钙素（pg/mL）	<2	/	/	0.0~8.4
	胃泌素-17（pg/mL）	47.14	/	/	25~105
	17α-羟孕酮（ng/mL）	2.35 ↑	/	/	0.30~2.34

表 4-19-2　第 1 次术前及术后血、尿甲氧基肾上腺素类物质及儿茶酚胺变化

标本	项目	第1次术前	第1次术后1周	第1次术后4月	第1次术后8月	参考范围
血	3-甲氧基酪胺（pmol/L）	<24	<24	/	<24	≤100.0
	甲氧基肾上腺素（pmol/L）	646.1 ↑	120.5	/	259.5	≤420.9
	甲氧基去甲肾上腺素（pmol/L）	448.7	539.5	/	409.7	≤709.7
	多巴胺（pmol/L）	88.0	<33	/	<33	<196.0
	肾上腺素（pmol/L）	505.5	62.3	/	114.7	≤605.9
	去甲肾上腺素（pmol/L）	3970.1	751.7	/	1013.5	413.9-4434.2
24 h 尿	甲氧基酪胺（nmol/24 h）	283.2	305.6	212.4	180.2	<382.0
	甲氧基肾上腺素（nmol/24 h）	917.4 ↑	386.1 ↑	259.1 ↑	298.9 ↑	<216.0
	甲氧基去甲肾上腺素（nmol/24 h）	317.4 ↑	228.7	174.7	141.0	<312.0
	多巴胺（nmol/24 h）	1785.3	2251.2 ↑	/	1365.1	750.0-2088.0
	肾上腺素（nmol/24 h）	103.5 ↑	48.7	/	35.4	4.3-61.6
	去甲肾上腺素（nmol/24 h）	369.3 ↑	344.2	/	185.0	60.0-352.0

表 4-19-3　第 2 次术前血、尿甲氧基肾上腺素类物质及儿茶酚胺变化

标本	项目	第2次术前2月	第2次术前10天	第2次术后1月	参考范围
血	3-甲氧基酪胺（pg/mL）	<18	<18	<18	<18.4
	甲氧基肾上腺素（pg/mL）	75 ↑	72 ↑	<18	<62
	甲氧基去甲肾上腺素（pg/mL）	175 ↑	87	117	<145
	多巴胺（pg/mL）	21 ↑	<18	<18	<20
	肾上腺素（pg/mL）	<32.4	<32.4	<36	<95
	去甲肾上腺素（pg/mL）	850	448	396	217-1109

续表

标本	项目	第2次术前2月	第2次术前10天	第2次术后1月	参考范围
24h尿	3-甲氧基酪胺(μg/24h)	43.3	38.5	50.7	<63.8
	甲氧基肾上腺素(μg/24h)	76.8↑	64↑	1.7	<42.5
	甲氧基去甲肾上腺素(μg/24h)	38.5	45.9	35.9	<57.1
	多巴胺(μg/24h)	288	224	281	0~600
	肾上腺素(μg/24h)	6	7	<1	0~20
	去甲肾上腺素(μg/24h)	53	61	35	0~90

2.影像学检查 肾上腺增强CT及肾上腺MR平扫结果提示双侧肾上腺占位,考虑嗜铬细胞瘤可能性大,具体见表4-19-4及图4-19-1;18氟-脱氧葡萄糖(¹⁸F-FDG)PET/CT、11碳-羟基麻黄碱(¹¹C-HED)PET/CT及⁶⁸Ga-DOTATATE PET/CT结果提示两侧病变最大标准摄取值(SUVmax)差异较大,考虑不同组织来源,具体见表4-19-5。

表4-19-4 肾上腺CT增强及肾上腺MR平扫结果

检测方式	病变描述	左侧病变大小	右侧病变大小	印象
肾上腺CT增强	左侧肾上腺分歧部类圆形软组织密度结节影,五期增强CT值为49Hu、67Hu、75Hu、57Hu、54Hu;右侧肾上腺分歧部类圆形稍低密度肿块影,五期增强CT值为65Hu、77Hu、89Hu、75Hu、68Hu	直径约1.7cm	3.2cm×2.2cm	双侧肾上腺多发结节及肿块影,考虑双侧肾上腺结节样增生
肾上腺MR平扫	左侧肾上腺混杂信号结节,右侧肾上腺混杂信号肿块,呈T1等信号、T2等信号及T1低信号、T2高信号影混杂,反相位信号较正相位未见明显减低	1.8cm×1.4cm	3.4cm×3.0cm	左侧肾上腺结节,右侧肾上腺肿块,考虑嗜铬细胞瘤可能性大

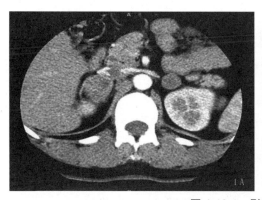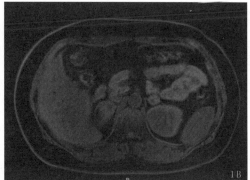

图4-19-1 影像学检查图像

A:肾上腺CT增强表现;B:肾上腺MR平扫表现

表 4-19-5   双侧病变在不同显像剂 PET/CT 中的结果

	左侧 SUVmax 值	右侧 SUVmax 值	
^{18}F-FDG PET/CT	3.5	33.0	右侧肾上腺软组织密度肿块影,代谢异常增高,考虑为肿瘤性病变,恶性病变可能性大;左侧肾上腺软组织结节影,代谢增高,考虑肾上腺腺瘤可能性大
^{11}C-HED PET/CT	6.3	15.7	右侧肾上腺软组织密度肿块影,HED 摄取异常增高,考虑嗜铬细胞瘤可能性大;左侧肾上腺软组织结节影,HED 摄取轻度增高,考虑肾上腺腺瘤可能性大
^{68}Ga-DOTATATE PET/CT	7.7	22.9	右侧肾上腺软组织密度肿块影,DOTATATE 摄取异常增高,考虑嗜铬细胞瘤可能性大;左侧肾上腺软组织结节影,DOTATATE 摄取轻度增高,考虑肾上腺腺瘤可能性大

【诊断与鉴别诊断】

患者青年女性,高血压病病史明确,伴心悸、头痛症状,术前查 24 h 尿甲氧基肾上腺素明显升高,肾上腺影像学检查提示双侧肾上腺占位,考虑嗜铬细胞诊断可能性大。鉴别诊断:①皮质醇增多症:患者存在高血压病史,无皮质醇增多症相关外貌表现,查 24 h 尿皮质醇在正常范围,查过夜地塞米松抑制试验被抑制,不支持皮质醇增多症诊断;②原发性醛固酮增多症:患者高血压病病史明确,轻度高血压,但化验示无低血钾,无醛固酮及肾素水平异常,且肾上腺影像学不支持原发性醛固酮增多症诊断;③肾上腺皮质癌:患者青年女性,高血压病史,无皮质醇增多及男性化表现,根据激素水平,性激素及皮质醇正常水平,影像学提示双侧肾上腺占位,^{18}F-FDG PET/CT 提示肿瘤性病变,恶性不除外,但结合肾上腺 MR 和 ^{11}C-HED PET/CT 提示嗜铬细胞瘤可能性大。

【治疗】

患者先于 2020 年 12 月 24 日在泌尿外科全麻下行腹腔镜右肾上腺病损切除术,术后病理:(右)肾上腺嗜铬细胞瘤,免疫组化示:CgA(+)、Syn(+)、S-100 支持细胞阳性、MelanA(-)、Ki-67 index 局部约 5%。经病情评估后于 2021 年 12 月 25 日全麻下行腹腔镜左肾上腺病损切除术,术后病理:(左肾上腺)嗜铬细胞瘤,免疫组化染色示 CD56、CgA 和 Syn 阳性,SSTR2 部分阳性,S-100 支持细胞阳性 CK、SF1 及 Calretinin 阴性,Ki-67 index 局部约 3%。

【治疗结果、随访及转归】

经第 1 次手术后患者自觉心悸较前好转,心率波动在 70~80 次/分,血压波动在 130~140/90~100mmHg,术后复查肾上腺相关激素未见异常,见表 4-19-1;复查血及 24 h 尿 PPGL 定性诊断相关指标较前下降,见表 4-19-2。出院后长期口服阿罗洛尔 10 mg(每日一次)降压治疗,血压控制在 125/90mmHg。患者间断监测 24 h 尿甲氧基肾上腺素仍偏高,见表 4-19-2 及表 4-19-3,经第 2 次手术后复查血及 24 h 尿 PPGL 定性诊断相关指标均恢复正常,无需降压治疗。

【讨论】

1. 嗜铬细胞瘤的定性诊断 嗜铬细胞瘤起源于肾上腺髓质,可累及单侧或双侧肾上腺,合成及分泌大量儿茶酚胺导致高血压,典型的临床表现为头痛、心悸、大汗"三联征"[3],少数患者可无不适症状,甚至生化指标阴性[4]。对于嗜铬细胞瘤定性诊断,国内外的相关指南[1, 5]推荐检测血或尿游离甲氧基肾上腺素(Metanephrine,MN)及甲氧基去甲肾上腺素(Normetanephrine,NMN)作为定性诊断依据。本例患者术前24 h尿MN水平明显升高,血MN及24 h尿NMN水平稍高于正常范围。有文献报道,血MN及NMN的检测易受运动、体位变化、饮食、储存条件等因素的影响而出现假阳性[6],而24 h尿游离MN及NMN的检测相对稳定[7, 8],对嗜铬细胞瘤的定性可能更有诊断意义。

2. 嗜铬细胞瘤的定位诊断 对于嗜铬细胞瘤的定位诊断,国内外的指南[1, 5]建议CT作为首选检查方式,MRI可作为转移性的嗜铬细胞瘤或对CT造影剂过敏等患者的备选检查。本例患者先后进行了肾上腺CT平扫及增强以及肾上腺MR平扫检查,均可见到双侧肾上腺占位性病变 -- 考虑嗜铬细胞瘤可能性大。另外,随着功能学显像技术的迅速进展,嗜铬细胞瘤的定位诊断也有了更多的选择,例如:123碘 - 间碘苄基胍(^{123}I-MIBG)显像、生长抑素受体(SSTR)显像、18氟 - 二羟基苯丙氨酸(^{18}F-FDOPA)显像、18氟 - 脱氧葡萄糖(^{18}F-FDG)显像、11碳 - 羟基麻黄碱(^{11}C-HED)显像等等,具体机制及用途见表4-19-6。

表4-19-6 4种功能学显像技术的机制及用途

显像技术	机制	用途
123I-MIBG 显像	显像剂 MIBG 属于肾上腺素能神经阻滞剂的类似物,能被肾上腺髓质及包含肾上腺素能神经元的组织摄取而对肿瘤进行显像[9]	第一个用于 PPGL 定位诊断的功能学显像技术,但对于肿瘤体积较小或者分泌功能较差时,可能出现假阴性[1, 9]
生长抑素受体显像	嗜铬细胞瘤肿瘤细胞表面高度表达多种 SSTR[10],通过受体与配体结合而对肿瘤进行显像	用于嗜铬细胞瘤的定位诊断,尤其是高度怀疑嗜铬细胞瘤而 123I-MIBG 显像阴性、或出现肿瘤转移的患者[1, 11]
18 F-FDG 显像	反映肿瘤细胞的葡萄糖代谢情况	可用于嗜铬细胞瘤恶性程度的判断
11 C-HED 显像	HED 是儿茶酚胺代谢产物的类似物,其跨膜转运方式与去甲肾上腺素类似[12],通过跨膜转运蛋白进入交感神经元	用于嗜铬细胞瘤的定位诊断,同时对于术后复发及转移性的 PPGL 的随访具有较高的指导意义[13]

本例患者进行了^{18}F FDG PET/CT、^{11}C-HED PET/CT 及^{68}Ga-DOTATATE PET/CT 三种功能学显像检查,提示肾上腺两侧病变的 SUVmax 值差异较大,考虑来源于不同组织。虽然术后病理证实两侧病变均为嗜铬细胞瘤,但随着右侧病损切除后24 h尿MN水平呈明显的下降趋势,考虑两侧病变的 SUVmax 值差异较大的原因不除外与肿瘤的分泌功能及体积大小有关。

3. 嗜铬细胞瘤的基因诊断 PPGL 具有一定的遗传性,大约40%的 PPGL 是由基因决定的,目前发现的易感基因有20多种[2]。与 PPGL 相关的基因根据基因表达谱分为两大类[14],Cluster 1 类与低氧通路有关,包括脯氨酸羟化酶(PHD)、VHL、琥珀酸脱氢酶各亚型

（SHDx）、低氧诱导因子 2 A（HIF2 A）、苹果酸脱氢酶 2（MDH2）、延胡索酸水化酶（FH）等，其中 SHDx 较为常见[15]；Cluster 2 类与激酶受体和信号调节的异常激活有关，包括 RET、MAX、NF1（Neurofibromatosis type 1）、TMEM127、MEN 等。本例患者外周血的基因检测结果提示 TMEM127 基因 c.520G>C（p.A127P）杂合突变，此突变位点既往无相关个案报道。根据美国医学遗传学与基因组学会（ACGM）的相关指南[16]，该变异判定为临床意义未明，蛋白功能预测软件预测结果为有害。TMEM127 基因突变作为一个新的致病因子导致嗜铬细胞瘤于 2010 年被提出[17]，其致病机制为 TMEM127 基因的突变通过引起雷帕霉素靶蛋白（mTOR）的蛋白激酶信号转导通路异常来促进肿瘤的生长[18]。通过检索 PubMed 共发现 12 篇关于 TMEM127 基因突变的个案报道，其中女性患者 9 例，多数表现为双侧嗜铬细胞瘤，见表 4-19-7。同样有研究[19]也表明 TMEM127 基因突变多见于女性，常双侧肾上腺受累，且表现为嗜铬细胞瘤的比例较高，这也与本例患者的临床特点相符。TMEM127 突变较为罕见，如果常见的致病基因检测阴性时，应注意对 TMEM127 突变的筛查[20]。

表 4-19-7　TMEM127 突变的个案报道

文献	性别	年龄	尿生化	病变性质	肿瘤大小	合并症
Nelly[21] 等	女	20	MN↑、NMN↑	双侧 PCC	左：40 mm×26 mm 右：150 mm×50 mm	/
Karen[22] 等	女	47	MN↑、NMN↑	左侧 PCC	5.2 cm×5.1 cm	左侧 RCC
Tóth[23] 等	女	47	MN↑	双侧 PCC	左：直径 30 mm 右：直径 16 mm	/
Eijkelenkamp[24] 等	男	31	MN↑、NMN↑	双侧 PCC	左：4.5 cm×3.0 cm 右：7.0 cm×6.0 cm	/
	男	26	MN↑、NMN↑	双侧 PCC	左：14.5 cm×11.0 cm×7.0 cm 右：2.1 cm×1.8 cm×1.4 cm	/
Beryl[25] 等	女	61	/	颈部 PGL	4 cm×4 cm×6 cm	肢端肥大症
Deng[26] 等	女	47	/	右侧 PCC	3 cm	右侧 RCC
Laboureau[27] 等	女	56	MN↑、NMN↑	双侧 PCC	左：5 cm×3.5 cm×1.5 cm 右：11.5 cm×9 cm×3 cm	/
Kohei[28] 等	男	42	MN↑、NMN↑	双侧 PCC	左：6.2 cm×4.0 cm×2.6 cm 右：/	/
Elston[29] 等	男	33	MN↑、NMN↑	右侧 PCC	直径 4 cm	/
Antía[30] 等	女	33	MN↑、NMN↑	双侧 PCC	左：直径 5.4 cm 右：直径 4.5 cm	/
Sílvia[31] 等	女	53	MN↑、NMN↑	右侧 PCC	26 mm×20 mm	/
Run[32] 等	女	64	/	右侧 PCC	6 cm	/

注：RCC：肾透明细胞癌

【结论】

嗜铬细胞瘤起源于肾上腺髓质，主要表现为大量分泌的儿茶酚胺引起的高血压及一系列心、脑、肾等并发症。定性诊断首选检测血或尿甲氧基肾上腺素类物质,定位诊断将 CT 作为首选检查方式,功能学显像技术的发展为嗜铬细胞瘤的诊断提供了新的方向。由于嗜铬细胞瘤具有一定的遗传特性,基因检测是必要的。

【参考文献】

[1] 中华医学会内分泌学分会. 嗜铬细胞瘤和副神经节瘤诊断治疗专家共识(2020 版)[J]. 中华内分泌代谢杂志,2020,36(09):737-750.

[2] BUFFET A, BURNICHON N, FAVIER J, et al. An overview of 20 years of genetic studies in pheochromocytoma and paraganglioma[J]. Best Pract Res Clin Endocrinol Metab, 2020, 34(2):101-416.

[3] GRUBER LM, HARTMAN RP, THOMPSON GB, et al. Pheochromocytoma Characteristics and Behavior Differ Depending on Method of Discovery[J]. J Clin Endocrinol Metab, 2019,104(5):1386-1393.

[4] SUNDAHL N, VAN SLYCKE S, BRUSSELAERS N. A rare case of clinically and biochemically silent giant right pheochromocytoma:case report and review of literature[J]. Acta Chir Belg, 2016,116(4):239-242.

[5] LENDERS JW, DUH QY, EISENHOFER G, et al. Pheochromocytoma and paraganglioma:an endocrine society clinical practice guideline[J]. J Clin Endocrinol Metab, 2014, 99 (6):1915-1942.

[6] DEUTSCHBEIN T, UNGER N, JAEGER A, et al. Influence of various confounding variables and storage conditions on metanephrine and normetanephrine levels in plasma[J]. Clin Endocrinol(Oxf), 2010,73(2):153-160.

[7] 王恺隽, 高小晶, 张伟, 等. 尿液游离型及分馏儿茶酚胺代谢产物对嗜铬细胞瘤的诊断价值评估 [J]. 中华检验医学杂志,2020,(03):255-260.

[8] DE JONG WH, EISENHOFER G, POST WJ, et al. Dietary influences on plasma and urinary metanephrines:implications for diagnosis of catecholamine-producing tumors[J]. J Clin Endocrinol Metab, 2009,94(8):2841-2849.

[9] 张紫薇, 程刚. 放射性核素在嗜铬细胞瘤诊断与治疗中的应用进展 [J]. 国际放射医学核医学杂志,2019,(01):82-87.

[10] MUNDSCHENK J, UNGER N, SCHULZ S, et al. Somatostatin receptor subtypes in human pheochromocytoma:subcellular expression pattern and functional relevance for octreotide scintigraphy[J]. J Clin Endocrinol Metab, 2003,88(11):5150-5157.

[11] MAURICE JB, TROKE R, WIN Z, et al. A comparison of the performance of ^{68}Ga-DO-TATATE PET/CT and ^{123}I-MIBG SPECT in the diagnosis and follow-up of phaeochromocytoma and paraganglioma[J]. Eur J Nucl Med Mol Imaging, 2012,39(8):1266-1270.

[12] YAMAMOTO S, HELLMAN P, WASSBERG C, et al. 11 C-hydroxyephedrine positron emission tomography imaging of pheochromocytoma:a single center experience over 11

years[J]. J Clin Endocrinol Metab, 2012,97(7):2423-2432.

[13] YAMAMOTO S, WASSBERG C, HELLMAN P, et al. 11C-hydroxyephedrine positron emission tomography in the postoperative management of pheochromocytoma and paraganglioma[J]. Neuroendocrinology, 2014,100(1):60-70.

[14] PILLAI S, GOPALAN V, SMITH RA, et al. Updates on the genetics and the clinical impacts on phaeochromocytoma and paraganglioma in the new era[J]. Crit Rev Oncol Hematol, 2016,100:190-208.

[15] BEN AIM L, PIGNY P, CASTRO-VEGA LJ, et al. Targeted next-generation sequencing detects rare genetic events in pheochromocytoma and paraganglioma[J]. J Med Genet, 2019,56(8):513-520.

[16] RICHARDS S, AZIZ N, BALE S, et al. Standards and guidelines for the interpretation of sequence variants: a joint consensus recommendation of the American College of Medical Genetics and Genomics and the Association for Molecular Pathology[J]. Genet Med, 2015, 17(5):405-424.

[17] QIN Y, YAO L, KING EE, et al. Germline mutations in TMEM127 confer susceptibility to pheochromocytoma[J]. Nat Genet, 2010,42(3):229-233.

[18] DENG Y, QIN Y, SRIKANTAN S, et al. The TMEM127 human tumor suppressor is a component of the mTORC1 lysosomal nutrient-sensing complex[J]. Hum Mol Genet, 2018,27(10):1794-1808.

[19] ARMAIZ-PENA G, FLORES SK, CHENG ZM, et al. Genotype-Phenotype Features of Germline Variants of the TMEM127 Pheochromocytoma Susceptibility Gene: A 10-Year Update[J]. J Clin Endocrinol Metab, 2021,106(1):e350-350e364.

[20] ABERMIL N, GUILLAUD-BATAILLE M, BURNICHON N, et al. TMEM127 screening in a large cohort of patients with pheochromocytoma and/or paraganglioma[J]. J Clin Endocrinol Metab, 2012,97(5):E805-809.

[21] BURNICHON N, LEPOUTRE-LUSSEY C, LAFFAIRE J, et al. A novel TMEM127 mutation in a patient with familial bilateral pheochromocytoma[J]. Eur J Endocrinol, 2011,164 (1):141-145.

[22] HERNANDEZ KG, EZZAT S, MOREL CF, et al. Familial pheochromocytoma and renal cell carcinoma syndrome: TMEM127 as a novel candidate gene for the association[J]. Virchows Arch, 2015,466(6):727-732.

[23] TÓTH G, PATÓCS A, TÓTH M. Hereditary phaeochromocytoma in twins[J]. Orv Hetil, 2016,157(33):1326-1330.

[24] EIJKELENKAMP K, OLDERODE-BERENDS M, VAN DER LUIJT RB, et al. Homozygous TMEM127 mutations in 2 patients with bilateral pheochromocytomas[J]. Clin Genet, 2018,93(5):1049-1056.

[25] STÜTZ B, KORBONITS M, KOTHBAUER K, et al. Identification of a TMEM127 variant in a patient with paraganglioma and acromegaly[J]. Endocrinol Diabetes Metab Case Rep, 2020,2020

[26] DENG Y, FLORES SK, CHENG Z, et al. Molecular and phenotypic evaluation of a novel germline TMEM127 mutation with an uncommon clinical presentation[J]. Endocr Relat Cancer, 2017,24(11):L79-79L82.

[27] LABOUREAU S, GUICHET A, DURIEZ T, et al. New case of bilateral pheochromocytomas involving the homozygous TMEM127 mutation[J]. Clin Genet, 2018,94(2):278-279.

[28] SAITOH K, YONEMOTO T, USUI T, et al. Novel germline variant of TMEM127 gene in a patient with familial pheochromocytoma[J]. Endocrinol Diabetes Metab Case Rep, 2017, 2017

[29] ELSTON MS, MEYER-ROCHOW GY, PROSSER D, et al. Novel mutation in the TMEM127 gene associated with phaeochromocytoma[J]. Intern Med J, 2013,43(4):449-451.

[30] FERNÁNDEZ-POMBO A, CAMESELLE-TEIJEIRO JM, PUÑAL-RODRÍGUEZ JA, et al. Novel TMEM127 Variant Associated to Bilateral Phaeochromocytoma with an Uncommon Clinical Presentation[J]. Case Rep Endocrinol, 2019,2019:2 502 174.

[31] PAREDES S, LOPES S, TORRES I, et al. Pheochromocytoma Due to TMEM127 Mutation - The Importance of Genetic Testing for Clinical Decision[J]. Eur Endocrinol, 2020, 16(1):72-74..

[32] YU R, SHARAGA D, DONNER C, et al. Pheochromocytomatosis associated with a novel TMEM127 mutation[J]. Endocrinol Diabetes Metab Case Rep, 2017,2017

天津医科大学总医院内分泌代谢科　佟齐　何庆　刘铭；天津市宝坻区人民医院普内科　朱崇贵

病例20　单纯分泌雄激素的肾上腺肿瘤临床特征研究

女性体内雄激素主要有三个来源:卵巢、肾上腺以及外周组织的转化,其类型包括硫酸脱氢表雄酮(dehydroepiandrosteronesulphate, DHEA-S)、脱氢表雄酮(dehydroepiandrosterone, DHEA)、雄烯二酮(androstenedione, AD)、睾酮(testosterone, T)和双氢睾酮(dihydrotestosterone)[1-2]。其在女性早期性腺分化、青春期生长发育及调节机体代谢方面起着重要作用。雄激素增多通常见于青春期及育龄期女性,而在绝经后女性中比较少见。约10%的女性在不同的年龄段存在雄激素增多[3],该病病因复杂,其中多囊卵巢综合征为72.1%,特发性雄激素增多症为15.8%,特发性多毛症为7.6%,21羟化酶缺乏症和分泌雄激素肿瘤各为4.3%和0.2%[4]。而单纯分泌雄激素的肾上腺肿瘤则更加罕见,约占肾上腺肿瘤的0.13%~2.6%[5-6]。本文通过回顾分析就诊于我科3例单纯分泌雄激素的肾上腺肿瘤患者临床特征及诊治过程,为临床医师提供参考。

【一般资料】

例 1 女性,13 岁,主因月经稀发伴痤疮、体毛增多 1 年余,于 2016 年就诊于我科。患者于 1 年余前月经初潮,月经不规则, 2~3 月 1 次,持续 7 日,经量较少,无痛经症状;同时出现声音低沉,颜面部及背部痤疮,全身体毛增多变长,以双下肢为著。于 17 天前就诊于某院,予黄体酮 100 mg 每日 2 次、当归补血丸 6 g 每日 2 次口服治疗。11 天前复查,停用黄体酮,予血府逐瘀胶囊每日 2 粒治疗。4 天前月经来潮,查性激素全项示 FSH 1.7IU/L(2.8~11.3),LH 0.33IU/L (1.1~11.6),E2 97.6pmol/L(0~308.28), T 5.819nmol/L(0.174~2.776),雄烯二酮 >27.92nmol/L (1.05~11.52),胰岛素 14.5mU/L(2.6~11.1)。妇科超声示:子宫稍小,盆腔积液。为进一步明确 "雄激素增多" 原因收入我科。患者出生数月家属发现双乳不对称,右乳较大,未在意,未进行任何诊治,近 1 年,双乳发育,不对称程度进一步加重。12 岁月经来潮,量少,每 60~90 天 1 次。查体: BMI 20.9 kg/ ㎡,全身皮肤粗糙,体毛浓密,以双下肢为著,面部及背部可见痤疮,无黑棘皮。无满月脸、水牛背。双乳不对称,右侧乳房外向限可触及一约 3 cm×5 cm 结节,无明显压痛,质韧,活动度可,无粘连。阴毛较浓密,阴蒂稍大。Tanner 分期 Ⅴ 期(图 4-20-1)。

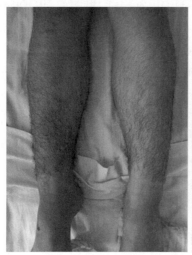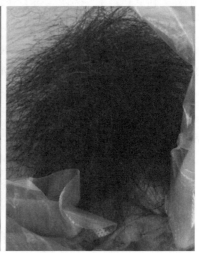

图 4-20-1　青春期前患者临床表现:多毛、阴蒂增大

例 2 女性, 26 岁,主因雄激素增多 4 月余于 2007 年就诊于我科。患者入院前 4 月备孕检查发现 T 5.08nmol/L, AD 27.33nmol/L,伴阴毛、腋毛、胡须增多,予达英 -35 口服 3 月后查 T 12.64nmol/L, AD>27.92nmol/L,后于我科住院治疗。已婚,未育未孕,平素月经周期规律。查体: BMI 22.6 kg/m²,腋毛、脐周毳毛、阴毛较多,乳房发育正常,第二性征发育 Tanner 分期 Ⅴ 期。无阴蒂肥大。

例 3 女, 54 岁,主因声音粗哑、毛发增多 4 年于 2020 年就诊于我科。患者入院前 4 年,发现声音粗哑,胡须增多,后症状逐渐加重,头发、眉毛脱落,腋毛、阴毛、腿毛浓密增粗,皮肤较粗糙,查垂体 MRI 平扫未见明显异常。肾上腺皮质功能:ACTH(0~10.13)2.8 pmol/L,Cor 433.94(138.2~691)nmol/L。T: 11.99(0.38~1.98)nmol/L。肾上腺 CT 示左侧肾上腺低密度肿物。为进一步诊治收入我科。2013 年因巨大子宫肌瘤行子宫切除术。离独, 47 岁绝经,既往经期规则,有流产史,未育。查体:BMI 22.1 kg/m²,头发、眉毛稀疏,腋毛、阴毛浓密增粗,皮肤粗糙。乳房发育正常,第二性征发育 Tanner 分期 V 期。无阴蒂肥大。

【检查】

例1辅助检查:肝肾功能未见异常。电解质:Na 140mmol/L, K 4.67mmol/L。肾上腺皮质功能:促肾上腺皮质激素(ACTH)9.89(0~10.13)pmol/L,皮质醇(Cor)837.49(138.2~691)nmol/L。游离甲功及 24 h 尿 Cor 未见异常。卧位肾素活性(PRA)2.44(0.05~0.79)μg/L/h,醛固酮(ALD)667.57(138.5~484.75)pmol/L, 24 h 尿醛固酮、24 小时尿香草苦杏仁酸(VMA)未见异常。性激素全项:卵泡刺激素(FSH)7.05(2.5~10.2)IU/L,促黄体生成素(LH)1.45(1.9~12.5)IU/L,泌乳素(PRL)0.74(0.13~1.33)nmol/L,雌二醇(E2)228.53(69.73~528.48)pmol/L,孕酮(P)4.42(0.477~44.52)nmol/L,睾酮(T)7.58(0.49~2.64)nmol/L。17~羟孕酮(17~OHP)7.09(0.151~3.087)nmol/L,脱氢表雄酮(DHEA)43.58(2.776~36.44)nmol/L,雄烯二酮(AD)>27.92(1.05~11.52)nmol/L。糖耐量检查:血糖:0 h 3.8mmol/L, 0.5 h 7.43mmol/L, 1 h 7.51mmol/L, 2 h 6.47mmol/L, 3 h 5.8mmol/L;胰岛素:0 h 12.82mU/L, 0.5 h 64.44mU/L, 1 h 59.7mU/L, 2 h 12.82mU/L, 3 h 46.13mU/L。染色体:46, XX。乳腺超声:右乳内多发低回声实性肿物(BI-RADS 4a 类);左乳未见异常。腹部 B 超:右肾上腺低回声实性肿物,大小约 3.7 cm × 3.3 cm。妇科超声(2016.07.29):双卵巢可见,左卵巢 30 mm × 14 mm,右卵巢 23 mm × 12 mm。子宫稍小,少量盆腔积液。左手正位(骨龄):左侧腕骨骨龄发育稍显迅速。实际年龄 12.6 岁,骨龄 15.9 岁。垂体 MRI 未见异常。肾上腺 CT 平扫:右肾上腺肿块,周围多发小结节。肾上腺增强 CT:右侧肾上腺区肿块(3.0 cm × 3.7 cm),后下方多发不规则结节影,左侧肾上腺略饱满(图 4-20-2)。肾上腺核磁:右侧肾上腺区肿块,后下方多发不规则结节影,考虑肿瘤性病变,不典型腺瘤及皮质癌不除外。PET-CT:右侧肾上腺区软组织密度肿块影,代谢异常增高,考虑为恶性病变。

例2辅助检查:Na 143mmol/L, K 4.21mmol/L。肾上腺皮质功能:ACTH 2.49(0~10.13)pmol/L, Cor 381.43(138.2~691)nmol/L。游离甲功、24 h 尿皮质醇正常。卧位肾素活性 1.43(0.05~0.79)μg/L/h,醛固酮 495.83(138.5~484.75)pmol/L,立位肾素活性 7.97(1.95~4.02)μg/L/h,醛固酮 792.22(180.05~831)pmol/L, 24 h 尿醛固酮、24 小时尿 VMA 正常。性激素全项:FSH 6.11(2.5~10.2)IU/L, LH 4.8(1.9~12.5)IU/L, PRL 1.35(0.13~1.33)nmol/L, E2 296.9(69.73~528.48)pmol/L, P 1.84(0.48~44.52)nmol/L, T 6.03(0.49~2.64)nmol/L。性激素结合球蛋白:43.7(18~114)nmol/L,游离睾酮 0.029(0~0.014)nmol/L, 17~OHP 24.75(0.151~3.087)nmol/L, DHEA 10.2(2.776~36.44)nmol/L, AD 21.18(1.05~11.52)nmol/L。中剂量地塞米松抑制试验:第 1 天 T 8.92 nmol/L, 17~OHP 24.79 nmol/L;给药后第 2 天 T 8.36 nmol/L, 17~OHP 21.94 nmol/L。糖耐量检查:血糖:0 h 5.08mmol/L, 0.5 h 8.66mmol/L, 1 h 8.76mmol/L, 2 h 5.17mmol/L, 3 h 4.61mmol/L;胰岛素:0 h 12.75mU/L, 0.5 h 142.88mU/L, 1 h 185.27mU/L, 2 h 82.08mU/L, 3 h 16.97mU/L。妇科超声:子宫和双侧卵巢未见异常。肾上腺增强 CT:左侧肾上腺肿物,考虑腺瘤可能性大(图 4-20-2)。初步诊断:肾上腺肿物。行腹腔镜肾上腺肿物切除后复查 T 1.83 nmol/L, 17~OHP 1.18 nmol/L。

例 3 辅助检查：Na 143mmol/L，K 3.8mmol/L。肾上腺皮质功能：ACTH 5.0（0~10.13）pmol/L，Cor 635.72n（138.2~691）mol/L。游离甲功、24 h 尿 Cor 未见异常。卧位肾素 0.51（0.34~4.87）μg/（L·h），醛固酮 301.93（83.1~653.72）pmol/L。24 小时尿 VMA 阴性。性激素全项：FSH 31.52（3.03~8.08）IU/L，LH 14.33（1.8~11.78）IU/L，PRL 0.98（0.24~12.07）nmol/L，E2 84.41（77.07~921.17）pmol/L，P 34.60（0~0.95）nmol/L，T 11.36（0.38~1.98）nmol/L。性激素结合球蛋白：21.7（18~114）nmol/L，游离睾酮 0.08（0~0.014）nmol/L，17~OHP 517.46（<2.81）nmol/L，DHEA 54.79（3.47~41.64）nmol/L，DHEA~S 5.05（54 岁 0.96~6.95）μmol/L，AD>34.9（1.05~11.52）nmol/L，双氢睾酮 3.03（0.034 4~0.62）nmol/L。乳腺 B 超：双侧乳房多发结节。盆腔增强 MRI 示：子宫及双附件未见确切显示，盆腔及双侧腹股沟区可见多发小淋巴结影。肾上腺增强 CT 示左侧肾上腺肿块影，考虑皮质腺瘤可能性大（图 4-20-2）。PET-CT 示左侧肾上腺区低密度肿块影，代谢异常增高，考虑为恶性病变。奥曲肽显像（DOTATATE）示：左侧肾上腺区低密度肿块影，DOTATATE 摄取异常增高，考虑神经内分泌肿瘤可能性大。

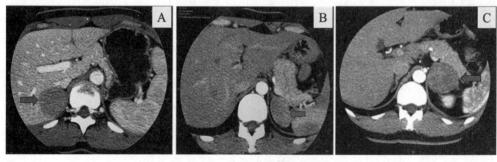

图 4-20-2　肾上腺增强 CT 影像

A：例 1 呈类圆形肿块，后下方多发较明显强化不规则结节影，延迟后廓清；B：例 2 呈椭圆形软组织影，边界清楚，密度不均；
C：例 3 呈类圆形肿块，边界清，密度不均；B、C 增强后早期明显强化，延迟期强化程度减低

【诊断与鉴别诊断】

以上 3 例患者分别为青春期，育龄期及绝经后女性，高雄激素的表现及睾酮水平过度升高，且完善中剂量地塞米松抑制试验雄激素不能被抑制均高度提示分泌雄激素肿瘤存在。肾上腺影像学提示肾上腺占位。其中 2 例完善 PET-CT 及奥曲肽显像均提示肾上腺肿块影，代谢异常增高。子宫及双附件区未见确切异常，故诊断：分泌雄激素的肾上腺肿瘤。术后病理均证实肾上腺腺瘤，且切除肿物后雄激素均降低，症状缓解，故诊断明确。

鉴别诊断：临床上常见的导致雄激素增多的疾病主要为卵巢源性和肾上腺源性。卵巢疾病主要包括多囊卵巢综合征和卵巢肿瘤。多囊卵巢综合征是女性最常见的以雄激素水平升高及持续无排卵或排卵障碍为特征的疾病。一般常见于青年女性。除了高雄激素血症相关症状外，还可合并肥胖、胰岛素抵抗表现。实验室提示睾酮升高，但较少高于正常值上限 3 倍以上，同时一般出现 LH/FSH 比例 >2-3 倍，妇科超声提示多囊样表现。肾上腺 CT 正常。但多囊卵巢患者升高的雄激素来源可能不只一种腺体，可有脱氢表雄酮升高。分泌雄激素的卵巢肿瘤占所有卵巢肿瘤不足 5%，体积小，不易发现。其中卵巢母细胞瘤、卵巢门细胞瘤、颗粒细胞瘤及卵泡膜细胞瘤最为常见。一般可通过妇科 B 超、盆腔 CT、MRI 发现。

如果除外其他高雄的原因,可行腹腔镜探查或卵巢活检。

肾上腺疾病导致的高雄激素血症主要包括先天性肾上腺皮质增生症、皮质醇增多症和肾上腺肿瘤等。先天性肾上腺皮质增生症为肾上腺皮质类固醇激素生物合成过程中某种代谢酶的先天性缺乏,引起肾上腺皮质激素合成不足,经下丘脑-垂体-肾上腺轴反馈调节,导致肾上腺皮质增生及皮质激素合成的中间产物过量生成。21-羟化酶及11β-羟化酶缺陷症是CAH中常见的致雄激素增多的类型,因酶的缺乏致中间产物17-OHP等生成过多、胆固醇代谢向雄激素合成方向增加,睾酮升高;同时因皮质醇及醛固酮合成减少出现电解质紊乱。一般可通过中剂量地塞米松抑制试验、ACTH兴奋试验与肾上腺雄激素肿瘤鉴别。肾上腺CT多表现为双侧肾上腺弥漫性增粗。同时可进行基因检测协助鉴别。ACTH依赖性皮质醇增多症,因高水平ACTH可刺激肾上腺皮质网状带雄激素合成增加,同时患者也有皮质醇增多症的典型外貌,如满月脸、水牛背、向心性肥胖、皮肤紫纹等,根据临床表现及ACTH、皮质醇即可鉴别。

【治疗】

针对该类肿瘤应按其他有分泌功能肾上腺肿瘤的指南进行治疗。手术切除仍是首选治疗方法。所有患者均于全麻下行后腹腔镜肾上腺肿物切除,例1切面为暗褐色,例2为灰黄色,例3为棕黄色。肿瘤直径3.7~5 cm,平均(4.33±0.65)cm。病理诊断:例1为肾上腺皮质癌,侵及肝脏;免疫组化染色:肿瘤细胞α-Inhibin、Melan A阳性,Syn部分阳性,CgA、Hepatocyte阳性,Ki-67指数局灶约10%,肝脏断端未见癌侵及。例2、例3患者病理均提示肾上腺皮质腺瘤(图4-20-3)。

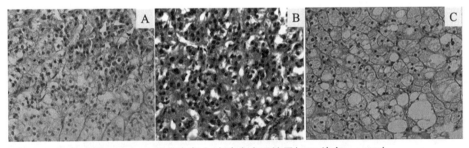

图4-20-3 3例患者肾上腺肿瘤病理结果(HE染色,×400)
A:例1肾上腺皮质癌(右侧),侵及肝脏;B:例2肾上腺皮质腺瘤(左侧);C:例3肾上腺皮质腺瘤(左侧)

【治疗结果、随访及转归】

术后复查睾酮均降至正常水平,平均(1.39±0.65)nmol/L,低于术前的(8.32±2.74)nmol/L,差异有统计学意义(t=4.26,P=0.013)(表4-20-1、图4-20-4)。术后随访6个月,所有患者雄激素增多症状较前明显好转,睾酮水平处于正常范围。例1、例2患者未见肿瘤转移。例3患者仍在随访中。

表 4-20-1　3 例患者手术前后性激素水平变化情况

病例	术前				术后			
	T（nmol/L）	FSH（IU/L）	LH（IU/L）	E2（pmol/L）	T（nmol/L）	FSH（IU/L）	LH（IU/L）	E2（pmol/L）
1	7.58	7.05	1.45	228.53	1.69	7.13	1.8	204
2	6.03	6.11	4.8	296.9	1.83	5.21	3.28	67.13
3	11.36	31.52	14.33	84.41	0.64	35.38	23.13	99.09

注:FSH:促卵泡生成素,LH:促黄体生成素,E2:雌二醇

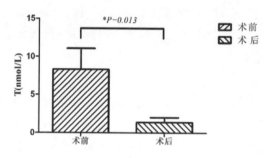

图 4-20-4　患者手术前后睾酮水平变化比较

【讨论】

单纯分泌雄激素的肾上腺肿瘤非常罕见,约占引起雄激素增多原因的 0.1%。其中约 75% 患者病理结果为肾上腺皮质癌,其余为肾上腺皮质腺瘤[7]。根据不同年龄和性别,临床表现也不尽相同。青春期前多表现为性发育异常、性早熟,如阴毛、皮肤毳毛增加、痤疮、生长加速、骨骺提前闭合,且女孩可能出现阴蒂肥大,男孩出现阴茎增大。成年女性多出现多毛、痤疮、喉结、月经紊乱或闭经、声音低沉、雄激素性脱发、第二性征退化等男性化特征[8]。由于成年男性多无明显临床表现或仅表现为不育,睾酮水平正常或高于正常,极易漏诊。

本文 3 例患者分别为青春期前、育龄期及绝经后女性,例 1 青春期前女性除多毛外,存在痤疮、骨龄发育提前、阴蒂肥大等特异性表现,例 2、例 3 育龄期及绝经后女性则以高雄表现为主。对于绝经后女性,高雄激素的表现及睾酮水平升高提示可能存在分泌雄激素肿瘤[9],该类肿瘤男性化表现更加显著,且促性腺激素的负反馈抑制更加明显。Julie Sarfati 等人研究显示[10],在雄激素增多的绝经后女性中,总睾酮 >4.9 nmol/L 或 FSH<35 IU/L 时,肿瘤性疾病可能性更大。例 3 患者总睾酮水平为 11.4 nmol/L,FSH 水平为 31.52 IU/L,符合该判断,但因绝经后女性本身 FSH、LH 水平均因失去雌激素负反馈而升高,所以应结合患者情况综合判断,随访术后 FSH、LH 水平变化。

目前没有单一雄激素被证明对该病的诊断有较高敏感性和特异性,同时检测多种雄激素对明确诊断至关重要。由于 DHEA、DHEAS 几乎都来源于肾上腺网状带分泌,所以分泌雄激素的肾上腺肿瘤患者 DHEA、DHEAS 及 17-OHP 水平更高,不被中剂量地塞米松抑制试验抑制,且与其他雄激素增多的患者相比,DHEAS、AD 及睾酮水平往往同时升高[11]。本

文患者均存在睾酮、17-OHP 及 AD 升高，而例 2 患者 DHEA 处于正常范围，分析其原因可能为：肾上腺来源的雄激素是由肾上腺皮质网状带合成的；母义明教授曾报道一例 DHEA、17-OHP 正常的肾上腺源性的雄激素肿瘤患者[5]，提出 3β- 羟类固醇脱氢酶（3β-hydroxysteroid dehydrogenase，3β-HSD）和细胞色素 P450 17α- 羟化酶（cytochrome P450 17α-hydroxylase，CYP17）活性升高，能够使雄激素前体物质如 DHEA、17-OHP 等转化为 AD，在网状带 17β- 羟化酶的催化下更多转化为睾酮。所以仅根据 DHEA、DHEAS 等雄激素水平来判断病因是不全面的，要进一步完善盆腔、肾上腺影像学检查及奥曲肽显像（DOTATATE）等进一步明确该类神经内分泌肿瘤的良恶性以及是否出现转移。

　　针对该类肿瘤应按其他有分泌功能肾上腺肿瘤的指南进行治疗。手术切除是首选治疗方法。由于其多为恶性，为减少局部复发，仍推荐采用开放手术[12]。随着腔镜技术的发展，腔镜手术因减少了住院时间、出血量、脏器损伤和感染发生率，已有逐渐取代传统开放性手术的趋势。目前，腹腔镜被推荐用于直径 <6 cm 且考虑为良性的肾上腺肿瘤[12]，而对于巨大肾上腺腺瘤（直径 ≥ 6 cm）及肾上腺皮质癌来说，其安全有效性目前仍有争论。因此术前需要对肿瘤性质进行初步评估以决定手术方式。同时，通过改良 Weiss 评分和疾病程度来进一步明确该类肿瘤的良恶性[13-15]：①核异形大小；②核分裂指数 ≥ 5/50 高倍镜；③非典型核分裂；④透明细胞占全部细胞 ≤ 25%；⑤肿瘤细胞弥漫性分布（>30%）；⑥肿瘤坏死；⑦侵犯静脉；⑧窦状样结构浸润；⑨侵犯薄膜。每项赋值 1 分，≥ 3 分者诊断恶性肿瘤。此外，2012 年欧洲肿瘤内科学会推荐使用改良后 MacFarlane 评分以评估预后[13]。I 期：肿瘤直径 ≤ 5 cm，无局部转移；II 期：肿瘤直径 >5 cm，无局部转移；III 期：淋巴结转移和 / 或肿瘤局部浸润和 / 或腔静脉和 / 或肾静脉的肿瘤血栓；IV 期：远处转移。其中 I、II 期患者通过手术治疗后病情可缓解[6]。单纯分泌雄激素的肾上腺肿瘤转移主要发生在肝脏、肺及局部淋巴结，大多在肿瘤切除后 1 年内出现转移[12]。所以术后对电解质、肾上腺皮质功能、性激素水平及相关影像学检查的随访至关重要。本文所有患者均行后腹腔镜切除肾上腺肿物，术后 6 个月随访，临床症状明显改善，雄激素水平处于正常范围，例 1、例 2 患者均未见肿瘤转移，例 3 患者仍在随访中。

【参考文献】

[1]　VODO S，BECHI N，PETRONI A，et al. Testosterone-induced effects on lipids and inflammation[J]. Mediators Inflamm，2013，2013：183 041.

[2]　LIZNEVA D，GAVRILOVA-JORDAN L，WALKER W，et al. Androgen excess：Investigations and management[J]. Best Pract Res Clin Obstet Gynaecol，2016，37：98-118.

[3]　KLOTZ RK，MULLER-HOLZNER E，et al. Leydig-cell-tumor of the ovary that responded to GnRH-analogue administration-case report and review of the literature[J]. Exp Clin Endocrinol Diabetes. 2010，118（5）：291-297.

[4]　CARMINA E，ROSATO F，JANNÌ A，et al. Extensive clinical experience：relative prevalence of different androgen excess disorders in 950 women referred because of clinical hyperandrogenism[J]. J Clin Endocrinol Metab，2006，91（1）：2-6.

[5]　张晓琳,杨国庆,谷伟军,等.分泌雄激素的肾上腺皮质腺瘤致女性性发育异常一例
[J].中华内分泌代谢杂志,2014,30(8):673-677.

[6]　MORENO S, MONTOYA G, ARMSTRONG J, et al. Profile and outcome of pure androgen-secreting adrenal tumors in women: experience of 21 cases[J]. Surgery, 2004, 136(6):1192-1198.

[7]　DI DALMAZI G. Hyperandrogenism and Adrenocortical Tumors[J]. Front Horm Res, 2019,53:92-99.

[8]　TONG A, JIANG J, WANG F, et al. PURE ANDROGEN-PRODUCING ADRENAL TUMOR: CLINICAL FEATURES AND PATHOGENESIS[J]. Endocr Pract, 2017, 23(4):399-407.

[9]　ALPAÑÉS M, GONZÁLEZ-CASBAS JM, SÁNCHEZ J, et al. Management of postmenopausal virilization[J]. J Clin Endocrinol Metab, 2012,97(8):2584-2588.

[10]　SARFATI J, BACHELOT A, COUSSIEU C, et al. Impact of clinical, hormonal, radiological, and immunohistochemical studies on the diagnosis of postmenopausal hyperandrogenism[J]. Eur J Endocrinol, 2011,165(5):779-788.

[11]　D'ALVA CB, ABIVEN-LEPAGE G, VIALLON V, et al. Sex steroids in androgen-secreting adrenocortical tumors: clinical and hormonal features in comparison with non-tumoral causes of androgen excess[J]. Eur J Endocrinol, 2008,159(5):641-647.

[12]　CORDERA F, GRANT C, VAN HEERDEN J, et al. Androgen-secreting adrenal tumors[J]. Surgery, 2003,134(6):874-880.

[13]　BERRUTI A, BAUDIN E, GELDERBLOM H, et al. Adrenal cancer: ESMO Clinical Practice Guidelines for diagnosis, treatment and follow-up[J]. Ann Oncol, 2012, 23(Suppl 7):vii131-vii138.

[14]　WEISS LM, MEDEIROS LJ, VICKERY AL Jr. Pathologic features of prognostic significance in adrenocortical carcinoma[J]. Am J Surg Pathol, 1989,13(3):202-206.

[15]　寻英,秦映芬,周嘉,等.分泌雄激素肾上腺皮质肿瘤三例并文献复习[J].中华内分泌代谢杂志,2015,31(1):75-77.

天津医科大学总医院内分泌代谢科　王浩　郭伟红　王坤玲　何庆　刘铭

病例21　一波三折的血压

原发性醛固酮增多症(primary aldosteronism, PA)指肾上腺皮质自主分泌醛固酮,导致体内潴钠排钾,血容量增多,肾素-血管紧张素系统活性受抑制,临床主要表现为高血压和低血钾[1]。我们报道1例PA合并肾动脉狭窄和下肢静脉血栓形成,行患侧肾上腺消融术,术后发生高钾血症和肾功能异常,本文旨在提高读者注意肾上腺术后发生高钾血症的风险,

并在术后密切监测电解质。

【一般资料】

患者崔 XX，女性，61 岁。

1. 主诉　血压升高 30 余年，控制不佳 4 月，显著升高 6 天入院。

2. 现病史　患者于入院前 30 余年检查发现血压升高，最高达 200/110mmHg，无头晕、头痛、恶心、呕吐，无视物模糊等不适症状，自行服用降压药物治疗（具体不详），血压控制在 150/100mmHg。入院前 4 月患者血压控制欠佳，波动在 170/105mmHg，为持续性升高，伴头枕部胀痛、视物模糊、浑身乏力，无心悸、大汗，无胸闷、憋气，无恶心、呕吐，无少尿、尿中泡沫等症状，自行服用"非洛地平""厄贝沙坦氢氯噻嗪"降压治疗，血压仍难以控制。入院前半月患者就诊于天津市某医院，行肾上腺 CT 平扫示：右肾上腺低及稍低密度结节，边界较清，大小分别约 10 mm×8 mm 及 13 mm×10 mm，左肾上腺未见明显异常。双肾动脉 B 超未见明显异常。入院前 6 天患者就诊于我院门诊，降压药物改用"特拉唑嗪 1 片 每日 3 次"，血压仍波动在 220/110mmHg 左右，伴随症状同前，自行加用"硝酸甘油"血压未能降至正常水平。入院前 2 天就诊于我院急诊，测血压 209/116mmHg，查高血压两项（立位）：血浆肾素 <0.5μIU/mL ↓，血浆醛固酮 25.4ng/dL，醛固酮 / 肾素比值 >50.80 ↑，肾上腺皮质功能：血皮质醇 37.40μg/dL ↑，促肾上腺皮质激素 69.30pg/mL ↑。予"乌拉地尔"降压治疗，血压仍无法控制。现为求进一步诊治收入我科。患者自本次发病以来，精神尚可，食欲正常，睡眠尚可，大便如常，小便如常，体重未见明显下降。

3. 既往史　既往陈旧性脑埂死 6 年余，遗留左上肢活动不利，规律口服阿司匹林 50 mg 每日 1 次，已停 10 天；发现空腹血糖升高 3 年，最高达 8.2mmol/L，口服二甲双胍 0.25 g 每日 3 次降糖治疗，未规律监测血糖；否认传染病史；预防接种史随社会；否认手术史，否认外伤史；否认输血史；否认药物、食物过敏史；否认家族中高血压病史。

4. 个人史　出生于天津，久居于天津。否认吸烟史。否认饮酒史。否认疫水疫区接触史。无工业毒物、粉尘、放射性物质接触史。无冶游史。

5. 婚育史　已婚，育有 1 子。

6. 月经史　已绝经。经期规则，经量中等，无痛经。

7. 家族史　否认家族遗传病史。

8. 体格检查　体温 36.6 ℃，脉搏 65 次 / 分，呼吸 18 次 / 分，血压 176/121mmHg，身高 164 cm，体重 67 kg，BMI 24.91 kg/m²。神清语利，查体合作。全身皮肤黏膜无黄染、出血点，全身浅表淋巴结未及肿大。颈软，无抵抗。甲状腺不大。双肺呼吸音清，未及明显干湿性啰音。HR 65 次 / 分，律齐，心音可，未及杂音。腹软，无压痛、反跳痛，未及血管杂音。左手稍肿，活动不利，感觉正常，肌张力减退。双下肢无浮肿。生理反射存在，病理反射未引出。

【化验及检查】

1. 生化检查　血钾 2.4mmol/L ↓，尿钾 66.87mmol/24 h ↑，尿蛋白 720.0 mg/24 h ↑，微量白蛋白 221.2 mg/24 h ↑，尿糖 8.950 g/24 h ↑。

2. 血气分析　pH 7.441。尿 pH 5.50。

3. 甲状旁腺素　10.20pmol/L ↑。血浆 D- 二聚体测定 - 定量 8395ng/mL（FEU）↑。

4.RAAS 系统　高血压两项（卧位）：血浆肾素 <0.5μIU/mL ↓，血浆醛固酮 35.3ng/dL ↑。高血压两项（立位）：血浆肾素 <0.5μIU/mL ↓，血浆醛固酮 41.9ng/dL ↑，醛固酮 / 肾素比值 >83.80 ↑。

5. 卡托普利试验　（0 小时）血浆肾素 0.6μIU/mL ↓，血浆醛固酮 16.8ng/dL，醛固酮 / 肾素比值 28.00 ↑。（1 小时）血浆肾素 0.7μIU/mL ↓，血浆醛固酮 16.9ng/dL，醛固酮 / 肾素比值 24.14 ↑。（2 小时）血浆肾素 <0.5μIU/mL ↓，血浆醛固酮 24.7ng/dL，醛固酮 / 肾素比值 >49.40 ↑。

6.OGTT 胰岛素释放试验 +C 肽释放试验　空腹葡萄糖 8.08mmol/L ↑，0.5 小时葡萄糖 12.48mmol/L，1 小时葡萄糖 14.34mmol/L，2 小时葡萄糖 14.92mmol/L，3 小时葡萄糖 13.72mmol/L。

空腹胰岛素 4.80mU/L，0.5 小时胰岛素 16.10mU/L，1 小时胰岛素 18.20mU/L，2 小时胰岛素 18.20mU/L，3 小时胰岛素 18.40mU/L。

空腹 C 肽 2.28ng/mL，0.5 小时 C 肽 3.90ng/mL，1 小时 C 肽 4.93ng/mL，2 小时 C 肽 6.92ng/mL，3 小时 C 肽 8.29ng/mL。

糖化血红蛋白 7.10% ↑。糖化白蛋白 20.8% ↑。

7. 血肾上腺皮质功能、尿皮质醇，血尿儿茶酚胺及代谢产物，类固醇 6 项，游离甲功、降钙素、甲状腺抗体、性激素全项，血尿钙磷、25 羟维生素 D、骨标三项，肿瘤全项，风湿免疫、ANCA 均正常。

8. 影像学检查

（1）肾上腺增强 CT：右侧肾上腺两枚（外侧肢及体部）异常强化结节（大小分别约 13 mm×8 mm 和 13 mm×9 mm），考虑增生；所示动脉期肝内小片明显强化影，余期相未见确切异常，考虑异常灌注；双肾囊肿（图 4-21-1）。

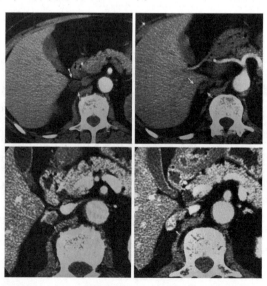

图 4-21-1　右侧肾上腺 2 枚结节（箭头所示）

（2）肾动脉 CTA：右肾动脉主干起始处混合性斑块，管腔中度狭窄；左肾动脉主干起始处管壁钙斑（图 4-21-2）。

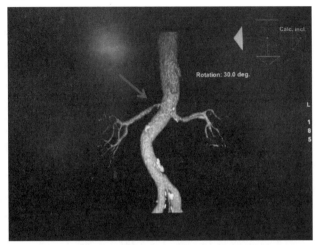

图 4-21-2　右肾动脉主干起始处管腔中度狭窄（箭头所示）

（3）胸 CT：两肺间质纹理增多；两肺下叶多发微结节影；两肺多发索条影，考虑慢性炎症或陈旧性病变；心影增大；动脉硬化。

（4）头 MR：右侧额顶颞叶、基底节区软化灶；脑白质稀疏；脑萎缩；双侧筛窦炎。

（5）甲状腺 B 超：甲状腺左叶上极外侧浅层低回声结节（TI-RADS3 类，建议密切观察）；甲状腺其余多发结节，部分伴囊性变（TI-RADS3 类）。

（6）心脏彩超：主动脉窦增宽；三尖瓣、主动脉瓣反流（轻度）；左室舒张功能减低、收缩功能正常。

（7）双侧颈动脉 B 超：双侧颈总动脉、颈内动脉、椎动脉、颈外动脉、锁骨下动脉起始端内中膜增厚伴多发附壁小斑块；双侧颈动脉流速偏低（请结合临床）。

双下肢动脉 B 超：双侧股总动脉、股浅动脉、腘动脉、胫前动脉、胫后动脉、足背动脉内中膜增厚伴多发附壁斑块。

双下肢静脉超声：左侧小腿肌间静脉血栓形成（闭塞管腔）。

（8）腹部 B 超：脂肪肝；胆、胰、脾未见明显异常；双肾多发囊肿；附见：右侧肾上腺区低回声结节。

9. 局麻下行肾上腺静脉取血（adrenal venous sampling，AVS）检查　评价标准：非 ACTH 兴奋① SI ≥ 2 插管成功，② LI ≥ 2 有优势分泌，③ CI<1 对侧被抑制。

表 4-21-1　AVS 结果

组别	肾素（μIU/mL）	醛固酮（ng/dL）	皮质醇（μg/dL）	SI	＊校正后醛固酮	单侧指数	CI	LI
上腔静脉	<0.5	33.1	16.3		2.03			
下腔静脉	<0.5	37.9	19.2		1.97			
左肾上腺静脉	<0.5	48	2.21（1：20 稀释）	2.3	1.085		0.55	
右肾上腺静脉	15.5（1：20 稀释）	>100	9.39（1：20 稀释）	9.8	10.65	5.4		9.8

【诊断与鉴别诊断】

1. 该患者病例特点：

（1）中老年女性，高血压病史 30 余年，近 4 月血压持续性升高，且常规 3 种以上降压药血压仍不能控制，伴有自发性低钾血症和右侧肾上腺占位，原醛筛查试验阳性，ARR 比值 >3.7，卡托普利确诊试验阳性，AVS 支持右侧为优势分泌侧，故原醛诊断明确。

（2）其他肾上腺皮质、髓质功能、甲状腺轴、性腺轴、骨代谢指标未见异常，糖代谢异常支持 2 型糖尿病诊断。

（3）肾动脉 CTA 提示右侧肾动脉主干起始管腔中度狭窄，免疫相关检查未见异常。

（4）血浆 D 二聚体明显升高，下肢静脉彩超提示左侧小腿肌间静脉血栓形成（闭塞管腔）。

2. 由于患者血压居高不下，虽然原醛诊断明确，但因同时合并肾动脉狭窄和下肢静脉血栓形成，治疗难度明显增大，基于以上情况，科室经过充分讨论后进行了多学科联合会诊，会诊意见如下：

内分泌代谢科：患者本次以血压控制不佳入院，结合相关检查和病史，分析患者高血压原因主要有 3 方面：原醛、肾动脉狭窄和原发性高血压，其中原醛对本次血压波动负主要责任，建议首先处理肾上腺占位，需注意术后血压仍有可能升高，与肾动脉狭窄及原发性高血压有关。

泌尿外科：因患者血压高，且合并下肢静脉血栓、肾动脉狭窄，建议先行下肢静脉滤器 + 肾动脉支架植入，2~3 月后再行肾上腺手术。

血管外科：患者下肢静脉血栓，无论是否手术均建议行下肢静脉滤器、抗凝治疗；肾动脉狭窄目前对其血压的影响不负主要责任，支架术后效果不一定满意，建议首先解决原醛。

介入科：患者原醛诊断明确，目前外科手术风险极大，但又需要及时干预，考虑到合并下肢静脉血栓，可行下肢静脉滤器植入 + 肾上腺消融术，如血压恢复可择期取出滤器，如血压控制不佳可再行外科手术。

3. 临床上高血压合并低血钾，需要注意鉴别以下疾病。

（1）高肾素、高醛固酮

A. 肾素瘤：CT 或 MRI 检查有助于明确，可以发现占位性病变。

B. 肾动脉狭窄：肾动脉狭窄致肾动脉血流减少引起继发性醛固酮增多，肾动脉彩超和造影可明确诊断。

（2）低肾素、低醛固酮

A.Liddle 综合征：为常染色体显性遗传单基因疾病，由肾小管钠离子通道突变所致，又被称为假性醛固酮增多症。

B. 先天性肾上腺皮质增生症（CAH）：主要见于 11β 羟化酶缺乏症和 17α 羟化酶缺乏症，此类患者多有性征发育的异常。

（3）肾素正常、醛固酮正常：库欣综合征、异位 ACTH 综合征等可引起低钾血症。通过血皮质醇、ACTH 浓度及节律、24 小时尿游离皮质醇、地塞米松抑制试验、垂体等影像学检查可明确。

（4）低肾素、高醛固酮：原发性醛固酮增多症患者肾上腺皮质分泌过多醛固酮，导致潴钠排钾。首选筛查方法是醛固酮肾素比值（ARR）。

【治疗】

入院后因需完善相关检查，且患者血压持续波动于 180~210/100~120mmHg，尤其晚上血压可进一步升高，故降压方案选择乌拉地尔持续静脉泵入，因效果不佳改为特拉唑嗪 4 mg 每 12 小时一次，硝酸甘油持续静脉泵入，非洛地平 5 mg 12 小时一次，血压波动于 180~200/100~110mmHg。待诊断明确后加用螺内酯 20 mg 每日 3 次，并逐渐增量至 80 mg 每日 3 次，硝酸甘油泵逐渐减量停用，继续前述特拉唑嗪和非洛地平剂量不变，患者血钾恢复正常，一周后血压逐渐下降至 160~180/90~100mmHg。

虽然患者血浆 D 二聚体明显升高，伴下肢肌间静脉血栓，需要抗凝治疗，但因患者血压控制不佳，抗凝出血风险极大，且患者暂无胸闷、憋气、下肢水肿、疼痛等症状，监护血氧饱和度不低，临床暂无栓子脱落继发栓塞证据，经过与家属充分沟通后，予以绝对卧床，未行抗凝干预。

将多学科会诊意见与患者及家属反复沟通后，选择行下肢静脉滤器植入 + 肾上腺消融术，待患者血压下降后，转往介入科进一步诊治。

患者于介入科行下腔静脉滤器植入 + 肾上腺经皮微波消融术（图 4-21-3），过程顺利，术后非洛地平 5 mg 每日 1 次，血压不超过 140/90mmHg，术后 4 天血钾正常，复查 RAAS 醛固酮水平明显下降，肾素回升（表 4-21-2），治疗有效出院。

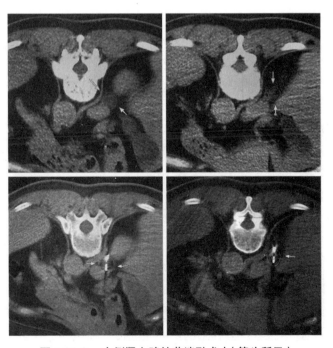

图 4-21-3　右侧肾上腺结节消融术中（箭头所示）

表 4-21-2　肾上腺消融术前与术后 RAAS 对比

高血压两项	血浆醛固酮（ng/dL）	血浆肾素（μIU/mL）	醛固酮/肾素比值
术前	41.9	<0.500	>83.8
术后4天	1.9	3.6	0.53

【随访】

出院后随访，术后 2~4 周复查电解质出现高钾血症，肾功能异常，血压控制可，单药非洛地平 5 mg 每日一次，血压 120/80mmHg，予以口服及静脉利尿剂、尿毒清等处理后，效果不佳，血钾最高 6.8mmol/L，肌酐最高 188μmol/L，血钠最低 135.1mmol/L，血压较前进一步下降至 100~105/60~70mmHg，患者出现乏力症状。因疫情原因患者无法到我院进行复诊 RAAS 等指标，但结合临床考虑合并盐皮质激素缺乏，几经周折外购氟氢可的松 0.075 mg（3/4 片）替代治疗。替代治疗 4 月，患者血钾逐渐恢复正常，血肌酐逐渐下降，血钠及血压回升，后配合中药保肾，血肌酐亦恢复正常（表 4-21-3）。

表 4-21-3　随访生化指标变化

日期	血钾（mmol/L）	肌酐（μmol/L）	血钠（mmol/L）	治疗
12.6（术后4天）	4.2	--	141	
12.14	6.06	112	--	
12.17	5.8	116	140	
12.22	5.8	130	141	口服利尿剂
12.28	6.8	157	137	静脉利尿剂
12.31	5.95	188	138.4	氟氢可的松 3/4 片
1.3	5.55	143	135.1	氟氢可的松 3/4 片,中药
1.11	5.52	122	140.2	同上
1.21	4.87	116	140.2	同上
2.2	4.87	97	--	同上
3.3	5.32	98	143.3	同上
3.19	4.7	101	142.7	同上
4.6	5.25	86.9	140	氟氢可的松 1/2 片

【讨论】

根据 2020 版原醛诊断治疗专家共识，本患者的诊断过程顺利，不存在曲折，但难点在于治疗。共识指出一侧肾上腺有优势分泌的推荐腹腔镜下单侧肾上腺切除，患者及家属虽有很强的手术意愿，但由于合并肾动脉狭窄及下肢静脉血栓，为手术带来困难。药物治疗对于存在手术禁忌或不愿手术的可以选择醛固酮受体拮抗剂,这只能缓解患者的高血压和低血钾,不能解决肾上腺占位及由此带来的心肾靶器官损伤,长期应用还需要定期监测肾功能、电解质及可能的不良反应,对于本患者也非最佳治疗方案。

目前药物和手术仍是治疗 PA 的主要方式,随着医学影像和介入技术的发展,近年来出现了对醛固酮瘤行全麻 CT 引导下微波消融的补充治疗方式。其适应症为:药物治疗无效或不耐受、不接受外科手术、有手术风险、无手术适应证以及手术失败的 PA 患者,在患者充分知情同意的情况下,术前完成 AVS 分型定位及明确存在单侧优势分泌者可行肾上腺消融术。它虽然有微创,较外科手术并发症少的优势,但也存在无法获取组织病理学标本,因解剖结构异常或技术原因导致消融不彻底,需要多次消融或外科手术等局限性,因此需要严格把握适应症[2]。本患者经过多学科诊和医患充分沟通,评估获益与风险比后,最终选择了肾上腺消融治疗,术后达到了临床部分缓解,生化完全缓解的效果。

令人意外的是术后患者出现了高钾血症和肾功能异常,虽然 PA 术后可能出现高钾,与术后对侧肾上腺抑制作用尚未解除有关,表现为明显的低醛固酮血症,如低血压、脱水、血肌酐升高、低钠、高钾、头晕等,但临床中并不多见,文献报道其发生率约 6%~29%[3]。原醛术后发生的高钾可分为:暂时性高钾(术后三个月内发生的高钾,在 3 个月后自行恢复正常)和长期性高钾(术后高钾持续时间超过 3 个月)。年龄 > 50 岁、高血压病程 > 10 年、肿瘤大小 > 1.5 cm、术前肾小球滤过率 <60mL / 分以及非常高的术前醛固酮和 / 或醛固酮 / 皮质醇比值等是术后并发高钾血症的危险因素[4]。PA 术后醛固酮 - 肾素系统延迟恢复的可能机制包括醛固酮过量导致肾脏损害而引起的低肾素状态,长期严重高血压对肾脏靶组织的不可逆损伤,以及由于球状带细胞功能恢复延迟而导致的醛固酮不足[5]。PA 术后肾功能异常的原因,一方面醛固酮过量本身可能导致肾脏超滤,从而掩盖肾单位损害,术后这一作用得以逆转;另一方面,低钾本身可能损害肾脏,促进囊肿形成、小管空泡化或间质炎症,直至肾功能衰竭。Omair 等[6]研究表明,对侧肾上腺对醛固酮分泌的抑制程度可以预测高钾血症,对侧抑制指数 <0.47 的患者需要在单侧肾上腺切除术后对血钾浓度进行密切监测和随访。无独有偶,Yang 等[7]研究表明,AVS 时的对侧抑制与单侧 PA 肾上腺切除术后的肾损伤有关,对侧抑制指数 ≤ 0.26 时,尤其是年龄在 50 岁以上的患者应更加关注术后肾功能。

综上所述,随着 PA 在继发性高血压中的检出率增加,单侧病变需要外科干预的比例增加,高钾血症是 PA 术后的并发症之一,虽然不常见,但临床医师需引起足够认识和重视,以期术前及早预测可能术后发生高钾的风险,并且在术后密切监测电解质和肾功能的动态变化,早发现早干预,避免造成不良结局。

【参考文献】

[1]　中华医学会内分泌学分会. 原发性醛固酮增多症诊断治疗的专家共识(2020 版)[J]. 中华内分泌代谢杂志,2020,36(09):727-736.

[2]　祝之明,赵志钢,张和轩,等. 肾上腺消融术治疗原发性醛固酮增多症相关难治性高血压:技术关键与应用前景 [J]. 中华心血管病杂志,2021,49(10):951-956.

[3]　王薇,蔡林,高莹,等. 原发性醛固酮增多症术后持续性重度高钾血症 1 例 [J]. 北京大学

学报(医学版),2022,54(2): 376-380.

[4]　CALLE GARCÍA L, RODRÍGUEZ GÓMEZ A, MARTIN VARAS C, et al. Hyperpothemasia and functional hypoaldosteronism after unilateral adrenalectomy for primary hyperaldosteronism in monorrene patient with chronic renal insufficiency[J]. Hipertens Riesgo Vasc. 2020 ,37(3):137-138.

[5]　PREDA C, TEODORIU LC, PLACINTA S, et al. Persistent severe hyperkalemia following surgical treatment of aldosterone-producing adenoma[J]. J Res Med Sci. 2020 , 25:17.

[6]　SHARIQ OA, BANCOS I, CRONIN PA, et al. Contralateral suppression of aldosterone at adrenal venous sampling predicts hyperkalemia following adrenalectomy for primary aldosteronism[J]. Surgery. 2018 ,163(1):183-190.

[7]　YANG YS, LEE SH, KIM JH, et al. Contralateral Suppression at Adrenal Venous Sampling Is Associated with Renal Impairment Following Adrenalectomy for Unilateral Primary Aldosteronism[J]. Endocrinol Metab(Seoul). 2021,36(4):875-884.

天津医科大学总医院内分泌代谢科　王苹

第五章　胰腺神经内分泌肿瘤

病例 22　胰腺神经内分泌肿瘤一例

神经内分泌肿瘤是一类相对少见的肿瘤,胰腺是其常见的发病部位。近年来,胰腺神经内分泌肿瘤(pancreatic neuroendocrine neoplasm, pNEN)的发病率明显上升。根据患者是否出现由肿瘤激素分泌导致的相应症状,可将 pNEN 分为功能性和无功能性肿瘤 [1]。其中功能性 pNEN(约 34.4%)则以胰岛素瘤为主(约 94.8%)[2]。胰岛素瘤以分泌大量胰岛素,进而引起发作性低血糖综合征为特征,较为典型的临床表现是 "Whipple 三联征" [3]。我们在此报道 1 例胰腺神经内分泌肿瘤,旨在提高对本病的认识,减少误诊和漏诊。

【一般资料】

患者青年女性, 27 岁。患者以 "精神不集中 1 年,搐搦伴意识丧失 2 月 2 次" 入院。入院前 1 年无诱因出现精神不集中,不伴头痛、视野缺损、记忆力减退及嗜睡。约 3 月前于早餐前出现心悸、坐立不安,测血糖 1.9mmol/L,进食后缓解。2 月前晨起时家属发现呼之不应,出现手足搐搦、口吐白沫伴二便失禁,持续约 5 分钟,就诊于外院急诊,测血糖约 2.4mmol/L,予葡萄糖治疗后意识恢复。并于外院查糖耐量:空腹葡萄糖 2.00mmol/L, 0.5 小时葡萄糖 4.77mmol/L, 1 小时葡萄糖 3.76mmol/L, 2 小时葡萄糖 5.00mmol/L, 3 小时葡萄糖 1.87mmol/L;空腹胰岛素 16.25mU/L, 0.5 小时胰岛素 90.19mU/L, 1 小时胰岛素 50.85mU/L, 2 小时胰岛素 49.63mU/L, 3 小时胰岛素 14.98mU/L。行饮食调节。5 天前活动后于晚餐前出现烦躁,并再次出现手足搐搦、口吐白沫伴意识丧失,持续约 1~2 分钟,意识逐渐缓解,就诊于外院急诊,测血糖约 2.9mmol/L,应用葡萄糖静脉治疗。并行头部 CT 检查未见异常。2 天前因上述症状就诊于外院,测血糖波动在 2.5~6.4mmol/L。为进一步诊治收入病房。体重近 1 年增加约 5 kg。既往体健。家族史:父患高血压。

【检查】

1. 实验室检查。肝功能、肾功能未见异常。空腹葡萄糖 1.42mmol/L,同步测定胰岛素 29.4mmol/L, C 肽 4.49ng/mL。糖化血红蛋白为 4.7%。胰岛细胞抗体、谷氨酸脱羧酶抗体、胰岛素自身抗体均为阴性。多发性内分泌腺瘤病筛查:生长激素、胰岛素生长因子 -1、胰岛素生长因子 -BP3、游离三碘甲状腺原氨酸、游离甲状腺素、超敏促甲状腺素未见异常。促肾上腺皮质激素 84.0pg/mL。甲状旁腺素、降钙素、甲胎蛋白、癌胚抗原、糖类抗原 199、糖类抗原 153、糖类抗原 125、人附睾上皮分泌蛋白、风湿免疫、尿香草基苦杏仁酸、尿皮质醇未见明显异常。

2. 影像学检查。甲状旁腺超声:甲状腺左叶下极背侧中等偏强回声结节(考虑甲状旁腺来源)。垂体 MRI 平扫:未见异常。上腹部 MRI 增强:胰腺颈部结节,考虑神经内分泌肿瘤（胰岛素瘤）（图 5-22-1）。[18] F-FDG PET/CT：胰腺颈部低密度结节影，代谢异常增高，考虑胰岛素瘤可能性大，最大平均摄取标准值（standard uptake value，SUV）7.6，恶性病变不能除外（图 5-22-2）。[68]Ga-Exendin4 PET/CT：胰腺颈部低密度结节影，大小约 1.0 cm×0.7 cm，最大 SUV 18.1，考虑胰岛素瘤可能性大（图 5-22-3）。

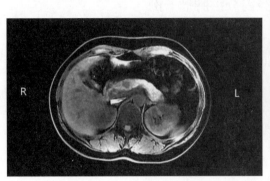

图 5-22-1 上腹部 MRI 增强

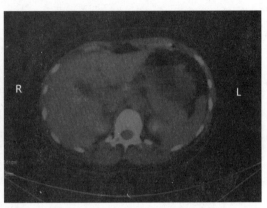

图 5-22-2 [18] F-FDG PET/CT 显像

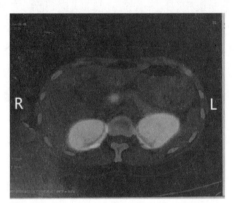

图 5-22-3 ^{68}Ga-Exendin4 PET/CT 显像

【诊断与鉴别诊断】

患者青年女性，病程约 1 年，具有典型的 Whipple 三联征症状，表现为反复发作的低血糖症、发作时血糖低于 2.8mmol/L、进食或补充葡萄糖后症状缓解。于低血糖发作时同步检测胰岛素 >3μIU/mL，C- 肽 >0.6ng/mL，支持内源性高胰岛素血症所致低血糖症。定位诊断方面，上腹部 MRI 增强及 ^{68}Ga-Exendin4 PET/CT 显像提示存在胰腺神经内分泌肿瘤。胰岛素瘤可能为多发性内分泌腺瘤病 -1 型（multiple endocrine neoplasia-1，MEN-1）的组成之一，患者甲状旁腺超声虽考虑可能存在甲状旁腺来源的结节，但该患者无 MEN-1 家族史，甲状旁腺激素等相关激素水平无明显异常，目前无 MEN-1 的充足证据。

【治疗】

以手术为主的综合治疗是使 pNEN 患者获得良好远期预后的最佳方法。手术策略的制定应综合考虑患者的全身状态、肿瘤的功能及生物学特点，并谨慎评估手术的风险与获益。

推荐对功能性 pNEN 患者积极进行手术治疗。此患者青年,无基础慢性疾病,病灶单发,肿瘤直径约 2 cm,位于胰体尾部,符合手术治疗指征。患者进一步于普通外科行"腹腔镜下保留脾脏胰体尾切除"。术后病理:送检标本二袋,第一袋为胰腺组织一块,大小 13 cm×5.5 cm×1.5 cm,距一侧断端 1 cm 处见一结节性肿物,大小 1.5 cm×1.4 cm×1.2 cm;第二袋为系统淋巴结标本。①(胰体尾)神经内分泌肿瘤,G2 级,切缘未见癌侵及,免疫组化染色示 CgA、Syn、CD56、insulin、CK(弱)、β-catenin(细胞膜)、AACT(部分)和 PR 阳性。②(8 组)淋巴结未见转移癌(0/1)。

【治疗结果、随访及转归】

经治疗后,患者低血糖症缓解,术后查空腹血糖 5.55mmol/L,空腹胰岛素 6.10mU/L,空腹 C 肽 1.18ng/mL。术后监测指血血糖空腹波动在 6mmol/L 左右,餐后波动在 6~8mmol/L。

【讨论】

胰岛素瘤是最常见的功能性 pNENs,约占 pNENs 的 70% 至 80%,其中恶性不超过 10%,发病率约为 5.25 /10 万。随着检查技术的进步和健康体检的普及,pNEN 的临床检出率亦呈上升趋势。其表现为惰性生长,亦可表现为侵袭性生长,甚至早期发生转移,且生物学特性可能随着疾病的进展而发生变化。pNEN 可表现为散发性或遗传相关性,亦可因肿瘤的激素分泌功能导致相应的激素相关症状或综合征,且不同分级、分期的 pNEN 在预后上存在较大差异。因此,pNEN 诊疗决策的制定需要经过综合而全面的考量。

胰岛素瘤需要定性和定位诊断,前者的难点在于进食后症状可迅速缓解,加之低血糖临床表现不典型,易误诊、漏诊;后者的难点在于目前常规的影像学检查方法(如腹部超声、CT、MRI 等)对胰岛素瘤的灵敏度及特异度均较低,易漏诊。当患者表现为典型的 Whipple 三联征时,需及时监测发作情况,同步测定空腹血糖、INS、C- 肽等,尽早识别并治疗。pNENs 细胞表面常过表达生长抑素受体(somatosatin receptor,SSTR),而良性胰岛素瘤表达 SSTR 的几率不足 50%,资料显示 SSTR 显像检出胰岛素瘤的灵敏度仅约 50%~60%,对于直径小于 1 cm 的病灶灵敏度则更低。68Ga-Exendin4 PET /CT 灵敏度及特异度均较高,除明确定位外,在胰岛素瘤的疗效评估方面,该项检查亦发挥重要作用。

pNEN 患者的预后与肿瘤的分类、分级、分期密切相关。功能性 pNEN 中,胰岛素瘤的外科治愈率可达 93%。但需注意,所有 pNEN 均具有恶性潜能,故均应进行规律随访,甚至终身随访。患者的随访计划需结合肿瘤特点、既往治疗方案等因素综合制定。随访内容主要包括 CgA、NSE 等血清标志物检查,超声、CT、MRI 等常规影像学检查,以及 PET /CT 等特殊影像学检查;对于功能性 pNEN,还应监测相应的生化指标(如血糖等)及激素水平(如胰岛素等)。对疑诊或表现为 MEN1 的患者,需定期对甲状旁腺、垂体、胸腺、肾上腺进行相关激素及影像学的评估。对于接受根治性手术治疗的 pNEN 患者,术后应每 6 至 12 个月随访 1 次,并行血清学及常规影像学检查;对胰岛素瘤等恶性程度较低的肿瘤,可适当延长随访间隔至 12 至 24 个月。

本例患者的定性和定位诊断明确。根据 2016 年中国胃肠胰神经内分泌肿瘤专家共识[4],此患者病灶局限、单一、直径小,无影像学转移证据,原则上首选根治性手术治疗。术后症状较前改善,血糖较前好转,但同时需注意血糖的自我监测,门诊规律随访,定期复查相关指标,结合最新病情,及时调整诊疗方案。

【参考文献】

[1]　吴文铭,陈洁,白春梅,等.中国胰腺神经内分泌肿瘤诊疗指南(2020)[J].协和医学杂志,2021,12(4):460-480.

[2]　WU W,JIN G,LI H,et al.The current surgical treatment of pancreatic neuroendocrine neoplasms in China:a national wide cross-sectional study [J].J Pancreatol,2019,2(02):35-42.

[3]　WHIPPLE AO,FRANTZ VK.Adenoma of lslet cells with hyper- insulinism:a review[J].Ann Surg,1935,101:1299-1335.

[4]　徐建明,梁后杰,秦叔逵,等.中国胃肠胰神经内分泌肿瘤专家共识(2016年版)[J].临床肿瘤学杂志,2016,21(10):927-946.

天津医科大学总医院内分泌代谢科　刘通　丁莉　何庆　　刘铭;天津医科大学总医院普外科　田伟军;天津医科大学总医院 PET-CT 影像诊断科　陈秋松

病例 23　不同寻常的腹泻伴低钾血症病例

血管活性肠肽(Vasoactive Intestinal Peptide,VIP)瘤是以大量水泻、严重低血钾、无胃酸/低胃酸及胰岛细胞瘤为特征的综合征。又称胰源性腹泻、水泻 - 低血钾 - 低胃酸综合征、Verner-Morrison 综合征。本病罕见,发病率约 1/100 万。本文报道一例以腹泻伴低钾血症起病的男性患者,经术后病理确诊,进一步检查发现患者为多发性内分泌腺瘤病 1 型(Multiple endocrine neoplasia type 1,MEN-1)。

【一般资料】

患者男性,51 岁,

1. 主诉　腹泻伴乏力 2 月余。

2. 现病史　患者于入院前 2 月余无明显诱因出现腹泻,为黄色稀水便,无黏液脓血,大便 4~8 次 / 日,每次约 500 mL,伴乏力,无里急后重感、无腹痛、发热,不影响食欲、睡眠。症状持续,渐加重并出现恶心、呕吐,就诊于当地医院,测血钾 2.5mmol/L,随机血糖 7.45mmol/L,考虑为"感染性腹泻",予抗感染、补液、补钾治疗,恶心、呕吐、乏力症状稍有改善,腹泻无好转。转诊我院,测血钾 2.4(3.5~5.5)mmol/L,血钙(2.15~2.55)2.71 mmol/L,予补钾、补液、琥珀酸氢化可的松 200 mg 静脉点滴治疗,腹泻无改善,合并持续低血钾,收入院以求进一步诊治。患者自发病以来饮食、睡眠可,尿量略少,夜尿不多,体重减轻约 4 kg。病程中无软瘫发生,无胸闷、胸痛,无口干、眼干、关节肿痛、皮疹等症状。

3. 既往史　患者既往体健。

4. 个人史　患者天津宝坻人,从事务农,养鱼等体力劳动,否认疫区居住、疫水接触史。吸烟 20 余年,约 7 支 / 日,偶饮酒。

5. 婚育史　24 岁结婚,育有 1 子 1 女,子女及配偶均体健。

6. 家族史　父亲于 40 多岁时死于"饥荒";母亲 60 多岁时死于"骨癌",患者有一个哥哥,死于胃出血,一个妹妹体健。家族中无明确内分泌疾病及类似疾病者。

7. 体格检查　T 36.5 ℃, P 64 次 / 分, R 16 次 / 分, BP 120/70 mmHg, Ht 177 cm, Wt 62 kg, BMI 19.78 kg/m², 患者中年男性,发育正常,体形偏瘦。眉毛略稀疏,腋毛、阴毛无脱落稀疏。甲状腺无肿大。心肺查体未见异常。腹平坦,全腹触软、无压痛、反跳痛。肝、脾肋下未及。双下肢无水肿,四肢肌力正常。

【化验检查】

血常规: WBC 4.9×10^9/L, N: 55%, L: 15%, M: 2%, RBC: 3.94×10^{12}/L; HGB 129 g/L; PLT 250×10^9/L。

便常规:黄色稀水便,其余均在正常范围内。便培养:大肠埃希氏菌 1%,粪肠球菌 99%,未检出沙门菌属和志贺菌属。

肝、肾功能未见异常,ALB 41 g/L。空腹血糖 5.3 mmol/L。ESR 未见异常。

电解质: K 3.0mmol/L(3.5~5.3 mmol/L)、Na 139 mmol/L(135~155 mmol/L)、Cl 106mmol/L、AG 15、CO_2 21 mmol/L、Ca 2.63 mmol/L(2.15~2.55 mmol/L)、P 0.94 mmol/L(0.80~1.45 mmol/L)。低血钾时测尿钾为 16.3mmol/24 h,尿钾减少,考虑经肠道失钾可能性大;每日补钾 7 g 后血钾仍在 2.5~3.0mmol/L 之间。血气分析:pH 7.43,BE -3.7。

RAAS 系统:PRA 水平升高,为 2.72 ng/mL/h(0.05~0.79ng/mL/h),ALD 正常范围高值 14.69 ng/dL(5~17.5 ng/dL),考虑与腹泻导致脱水有关。患者存在高钙血症,予以复查,多次检查血钙 2.62~2.92 mmol/L,血磷在正常低值 0.8~0.94 mmol/L, ALP 91 U/L, PTH 10pg/mL ↑(1.1~7.4 pg/mL),尿钙升高: 568 mg/24 h,尿磷 1002 mg/24 h。Gastrin(胃泌素)49.24 pg/mL(<150 pg/mL);胰高糖素、75 g 口服葡萄糖耐量试验及胰岛素分泌试验均未见明显异常。

腹部彩超:左上腹实性肿物,考虑来自胰尾,建议进一步检查;胆囊增大;双肾多发小结石。

胰腺 MRI 平扫:胰体尾部异常信号肿块,大小约 2.9 cm × 3.0 cm × 3.5 cm,大部分突向肝胃韧带,建议增强检查;胆囊体积增大。

胰腺 MRI 增强:胰尾部可见一个类圆形异常信号结节影,边界清,大小约 2.9 cm × 3.0 cm × 3.5 cm,增强后动脉期肿块可见强化,程度低于正常胰腺组织,门脉期和实质期病灶强化程度仍低于正常胰腺;胆囊体积增大(见图 5-23-1)。

垂体 MRI 半剂量增强:蝶鞍无明显扩大,增强后垂体左侧可见局限性强化减低区,最大径约 0.5 cm,考虑垂体微腺瘤。垂体上部可及一类圆形稍短 T1、长 T2 信号影,垂体右侧受压变扁,高度约 4 mm,呈轻度环状强化,边缘尚清晰,垂体柄向后移位,考虑 Rathke 囊肿可能性大(图 5-23-2)。

甲状腺彩超及甲状腺 MRI 未见甲状腺、甲状旁腺区结节,进一步查甲状旁腺 ECT,提示双叶甲状腺下方异常示踪迹浓集区,考虑甲状旁腺增生性病变可能性大。

【诊断与鉴别诊断】

患者病例特点如下:

(1)患者为中年男性,慢性腹泻伴电解质紊乱起病,腹泻特点为水样泻。

（2）腹部查体未见异常。

（3）大便常规未见炎症细胞，大便培养未见致病菌。

（4）顽固低钾血症，同时合并高钙血症。

患者腹泻特点及实验室检查排除感染性腹泻，炎症性腹泻，患者合并电解质紊乱，尤其高钙血症，高度怀疑为内分泌性腹泻可能。内分泌性腹泻主要见于甲状腺功能亢进症、Addison 病及甲状腺髓样癌、类癌综合症、生长抑素瘤、嗜铬细胞瘤、血管活性肠肽瘤等神经内分泌肿瘤等。实验室检查提示：甲状腺、肾上腺皮质功能及性激素六项水平均正常。CT（降钙素）明显升高 805.02 pg/mL（<100 pg/mL）。肿瘤标志物、免疫全项及风湿抗体均为阴性。除外甲亢、Addison 病，从疾病特点高度怀疑血管活性肠肽（vasoactive intestinal peptide，VIP）瘤可能。VIP 瘤由于肿瘤分泌大量 VIP 而得名，以大量水泻、顽固而严重的低血钾、无胃酸 / 低胃酸及胰岛细胞瘤为特征的综合征，又称胰源性腹泻。VIP 瘤的诊断包括定性诊断和定位诊断两步，定性诊断包括血浆 VIP 水平测定，或术后病理免疫组化染色阳性；定位诊断需要影像学检查支持。

由于无法行血浆 VIP 水平测定，进一步完善影像学检查，腹部彩超：左上腹实性肿物，考虑来自胰尾；胆囊增大；双肾多发小结石。胰腺 MRI 平扫 + 增强提示：胰尾部肿块影，大小约 2.9 cm × 3.0 cm × 3.5 cm，可见强化，程度低于正常胰腺，胆囊体积增大（图 5-23-1）。胰腺神经内分泌肿瘤种类较多，包括胰岛素瘤、胃泌素瘤、胰高糖素瘤、生长抑素瘤等。进一步查 Gastrin（胃泌素）49.24 pg/mL（<150 pg/mL）；胰高糖素、75 g 口服葡萄糖耐量试验及胰岛素分泌试验均未见明显异常。高度怀疑为 VIP 瘤可能。

此外，患者降钙素明显升高，有两种可能，其一为甲状腺髓样癌，其二为胰腺神经内分泌肿瘤分泌，进一步查甲状腺彩超及甲状腺 MRI 未见甲状腺区结节，因此不考虑甲状腺髓样癌，仍考虑为胰腺神经内分泌肿瘤分泌。患者高钙血症合并 PTH 不适当升高，考虑原发性甲状旁腺功能亢进症可能，还有一种可能：肿瘤异位分泌 PTH，但是较为罕见。甲状腺彩超及甲状腺 MRI 未见甲状腺、甲状旁腺区结节，进一步查甲状旁腺 ECT，提示双叶甲状腺下方异常示踪迹浓集区，考虑甲状旁腺增生性病变可能性大。因此首先考虑为甲状旁腺增生导致原发性甲状旁腺功能亢进症可能。

患者高度怀疑胰腺神经内分泌肿瘤合并甲状旁腺增生，考虑多发性内分泌腺瘤病（MEN）可能，主要见于 MEN-1 型，进一步查垂体 MRI 半剂量增强：蝶鞍无明显扩大，增强后垂体左侧可见局限性强化减低区，最大径约 0.5 cm，考虑垂体微腺瘤。垂体上部可及一类圆形稍短 T1、长 T2 信号影，垂体右侧受压变扁，高度约 4 mm，呈轻度环状强化，边缘尚清晰，垂体柄向后移位，考虑 Rathke 囊肿可能性大（图 5-23-2）。进一步完善垂体内分泌激素水平测定，未见明显异常，考虑为垂体微腺瘤合并垂体 Rathke 囊肿可能性大。至此，考虑患者为 MEN-1 型可能，包括垂体无功能性微腺瘤、胰腺 VIP 瘤、甲状旁腺增生。

【治疗】

患者于 2008 年 3 月 31 日行胰体、尾及胰腺肿瘤切除术。术前予以奥曲肽治疗，及补液、补钾、降低血钙等对症治疗。

【治疗结果、随访及转归】

患者术中探查淋巴结,并行冰冻病理,未发现转移瘤。术式为胰体、尾及胰腺肿瘤切除术手术,大体标本见图 5-23-3。术后病理回报:送检胰体尾肿物:胰岛细胞瘤,细胞生长活跃,可见包膜侵犯及脉管侵犯,恶性倾向,请密切随查。免疫组化示 CT 散在弱阳性,胰岛素和胰多肽阴性。VIP 免疫组化染色,强阳性(图 5-23-4)。支持 VIP 瘤诊断。术后腹泻完全缓解,血钾很快升高到 3.9 mmol/L,血气分析恢复正常。降钙素降至 57.5 pg/mL,恢复正常,进一步证明降钙素为胰腺肿瘤所分泌。术后血钙水平曾一过性降低到 2.02 mmol/L,很快再次升高到 2.50 mmol/L,同时 PTH 仍升高,嘱患者随访复查,择期外科手术治疗。

患者出院后无不适,未规律随访,5 年后再发腹泻,检查发现肿瘤肝转移,行肝血管介入治疗,及奥曲肽治疗,症状有所缓解,2 月后再次腹泻,放弃治疗,最终死亡。

【讨论】

VIP 瘤是以大量水泻、严重低血钾、无胃酸 / 低胃酸及胰岛细胞瘤为特征的综合征。又称胰源性腹泻、水泻 - 低血钾 - 低胃酸综合征、Verner-Morrison 综合征。本病罕见,发病率约 1/100 万。早在 1957 年 Priest 和 Alexander 首次报道腹泻、低血钾与胰岛细胞瘤有关。1958 年 Verner 和 Morrison 报道因腹泻、低血钾酸中毒而死亡,经尸解及病理证实为胰岛非 β 恶性细胞瘤的病例,称为 Verner-Morrison 综合征。1973 年 Bloom 等发现肿瘤中存在大量产生 VIP 的内分泌细胞,测定血浆中有高浓度的 VIP。1983 年 Kane 等将 VIP 注射到 5 位健康志愿者,模拟了类似症状,此病被正式命名为 VIP 瘤。

90% 的 VIP 瘤在胰腺,其中 75% 位于胰体尾部,少数来自交感神经组织。VIP 可作用于全身多处组织和器官,作用于小肠和结肠,可导致水样腹泻、脱水、低血钾、酸中毒,进一步可继发醛固酮增多;作用于食管、胃口、小肠、胆囊、肛门括约肌可导致平滑肌收缩,表现为肠扩张、假性肠梗阻、胆囊增大;VIP 可抑制胃酸分泌;作用于肝细胞、脂肪细胞,可促进肝糖原分解和脂肪动员,导致血糖升高;可扩张血管导致皮肤潮红;还可分泌 PTH 相关肽,导致高钙血症。水样腹泻是 VIP 瘤最突出的症状,几乎发生于所有患者,可为突发或周期性,逐渐加重,为分泌性腹泻,禁食不能改善,大便渗透压接近血浆渗透压;90%~100% 的患者出现低血钾,为持续性,是本病的特征性表现,伴代谢性酸中毒、低胃酸;其余表现包括高血糖(25%~50%)、高血钙(25%~50%)、皮肤潮红(15%~30%)、体重减轻、手足搐搦(低血镁)。

VIP 瘤的诊断包括定性和定位诊断两步,血浆 VIP 水平、免疫组化染色 VIP 阳性可作出定性诊断;影像学检查作出定位诊断。VIP 瘤多数位于胰腺,除非儿童,胰腺外肿瘤罕见。肿瘤多单发,直径 >3 cm,因此,定位诊断不像胰岛素瘤,相对较容易。近年来,生长抑素受体扫描显像技术的应用大大提高了神经内分泌肿瘤的检出率,是目前最佳的诊断学手段,具有很高的特异性,可对肿瘤的定位、转移和分期做出更为精准的诊断。FDG-PET 检查有助于转移灶的发现。

治疗首选手术治疗,可根据肿瘤部位、良恶性、分期等确定手术方式。鉴于 VIP 瘤转移率较高,应尽可能广泛地切除肿瘤。对于合并肝转移者,在原发病灶切除后,转移病灶局限者可行肝叶切除。如多处转移不能切除者可采用肝动脉化疗栓塞或射频消融,多次肝内复发病例,可采用肝移植治疗。有报道经化疗药物、生长抑素等治疗无效的 VIP 瘤行肝移植,效果良好,移植后生存期长达 9 年。非手术治疗主要用于术前准备或控制症状,生长抑素是目前控制症状最有效的药物,可抑制 VIP 分泌,控制症状并抑制肿瘤生长。此外,糖皮质激素也可用于控制症状。对于多处转移无法手术的患者可应用化疗药物,以及舒尼替尼、依维莫司以及核素等治疗。

　　VIP 瘤恶性率高,占 50%~90%,北京协和医院对国内 41 例 VIP 瘤患者进行文献复习,发现其中 12 例在确诊时已合并转移。主要转移途径为肝转移。

　　总之,对于慢性腹泻患者需要考虑到神经内分泌肿瘤可能,不同的神经内分泌肿瘤特点不同,但都具有分泌性腹泻的特点。VIP 瘤的典型表现包括水样腹泻、低血钾、酸中毒和低胃酸。VIP 瘤的恶性率较高,主要转移方式为肝转移,术前需予以全面检查和评估。生长抑素扫描和 FDG-PET 检查有助于确诊和转移灶的发现,提高精确诊断率。对于 VIP 瘤需注意术后密切随访,还需要筛查 MEN 等综合征可能。

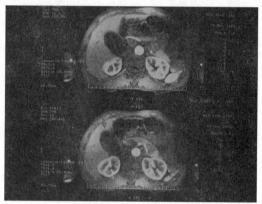

图 5-23-1　胰腺增强
MRI(细红色箭头所示为胰尾肿物,粗红色箭头所示为增大的胆囊)

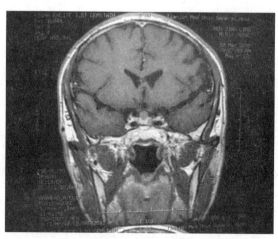

图 5-23-2　垂体半剂量增强 MRI(细红色箭头所示为垂体微腺瘤,粗红色箭头所示为垂体 Rathke 囊肿)

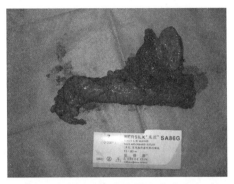

图 5-23-3　手术大体标本(手术切除的胰体尾及胰腺肿瘤,剖开部分为肿瘤组织)

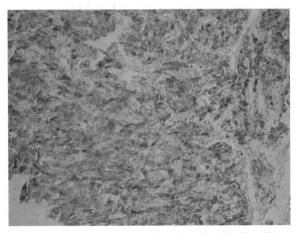

图 5-23-4　术后病理(VIP 染色强阳性,呈棕色颗粒)

【参考文献】

[1] 李健波, 谢仁俊, 刘胜兵. 胰腺血管活性肠肽瘤二例 [J]. 中华普通外科杂志. 2015, 30（ 6):492-493.

[2] CHEN C, ZHENG Z, LI B, et al. Pancreatic VIPomas from China: Case reports and literature review[J]. Pancreatology. 2019 Jan;19(1):44-49.

[3] MISHRA BM. VIPOMA. N ENGL J MED. 2004 Dec 9; 351(24): 2558. doi: 10.105 6/NEJM200412093512 421.

[4] FARINA DA, KROGH KM, BOIKE JR. Chronic diarrhea secondary to newly diagnosed VIPoma[J]. Case Rep Gastroenterol. 2019 Apr 23; 13(1): 225-229. doi: 10.115 9/000 494 554. eCollection 2019 Jan-Apr.

[5] LAM S, LIEW H, KHOR HT, et al.VIPoma in a 37-year-old man. Lancet[J]. 2013 Aug 31;382(9894):832. doi: 10.101 6/S0140-6736(13)61 217-9.

天津医科大学总医院内泌泌代谢　王坤玲　卢飚　何庆 ;天津医科大学总医院普外科　邱轶伟　逯宁

病例 24　胰岛素瘤一例

胰岛素瘤又称胰岛 β 细胞瘤,是一种以分泌大量胰岛素而引起发作性低血糖症候群为特征的疾病,为器质性低血糖症中较常见的病因.病变一般位于胰腺,临床症状多且复杂,易被误诊为神经精神疾病或心血管系统疾病,反复低血糖不仅降低患者的生活质量,同时有脑损伤乃至死亡的风险。本例胰岛素瘤报导以晨起反复发作性意识障碍为主要临床表现,旨在提高对本病的认识,减少漏诊和误诊。

【一般资料】

患者青年女性,于入院前 2 年无诱因晨起出现不能正常应答、神志模糊、意识丧失、行为失常,症状持续约 0.5~2 小时可自行缓解,后自测血糖波动于 2~4mmol/L,无大汗、抽搐、二便失禁、肢体活动不利,无恶心,无呕吐,无胸闷,无胸痛,无腹痛,无腹泻等不适,无外源性胰岛素、胰岛素促泌剂、酒精及其他药物应用史。外院查糖耐量提示空腹血糖 1.9mmol/L(当时神志清楚,无不适),头核磁未见异常。近一年上述症状反复发作,多见于熬夜、劳累或前一日晚餐热量摄入不足时,每次发作后口服少量糖水 15~20 分钟症状可缓解,入院前 3 天至今,患者连续 3 次出现晨起神志模糊、行为失常,喂服少量糖水后 30 分钟左右症状可缓解,为进一步治疗收治入院。患者自发病以来,体重增加 5 公斤,记忆力明显减退。既往剖腹产术后 11 年,黄体破裂腹腔镜术后 5 年。

【检查】

患者入院后,连续 2 日凌晨 3am 静脉血糖分别为 1.6mmol/L、1.9 mmol/L,同期胰岛素水平为 9.7mU/L、11.2 mU/L,以及延时糖耐量试验结果均提示,胰岛素分泌指数大于 0.4,腹部 B 超及胰腺灌注 CT:未见确切异常强化结节和肿块。胰腺 MRI:胰尾稍长 T2 信号结节,建议核磁增强检查。[68]Ga-Exendin-4 GLP-1R PET-CT 显像提示:胰腺尾部示踪剂异常浓集区。甲状腺功能及肾上腺皮质功能、生长激素、胰岛素样生长因子两项、胰岛素抗体、胃泌素、降钙素、肿瘤全项未见异常,FDG 标记 PET-CT 未见肿瘤性病变。

表 5-24-1　延时糖耐量试验结果

	0 min	30 min	60 min	120 min	180 min	240 min
葡萄糖(mmol/L)	3.13	6.74	6.06	5.53	4.61	2.34
胰岛素(mU/L)	12.5	41.3	35.8	40.4	19.9	8.8
C 肽(pg/mL)	2.26	5.13	5.43	6.10	3.61	2.13

表 5-24-2　夜间 3 点血糖及胰岛素、C 肽等监测结果

时间	静脉血糖（mmol/L）	胰岛素（mU/L）	C 肽（pg/mL）	生长激素（ng/mL）	皮质醇（μg/dL）	促肾上腺皮质激素（pg/mL）
8.22　3:00	1.6	9.7	2.16	0.59	10.9	9.44
8.23　3:00	1.9	11.2	2.21	0.23	20.7	23.0

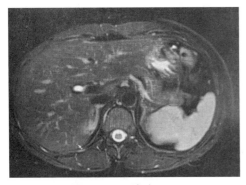

图 5-24-1　胰腺 MRI

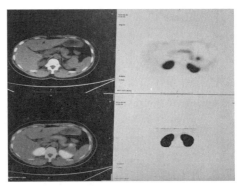

图 5-24-2　^{68}Ga-Exendin-4 PET-CT 显像

【诊断与鉴别诊断】

患者多次发作典型 Whipple 三联征,低血糖症诊断明确,多次测定胰岛素释放指数大于0.4,胰岛素释放修正指数大于 85, ^{68}Ga-Exendin-4 GLP-1R PETCT 显像及胰腺 MRI 提示胰尾部病变,无其他引起低血糖的药物使用史、无严重疾病、无升糖激素缺乏、未见其他部位肿瘤、无胃旁路手术病史,胰岛素抗体阴性,符合胰岛素瘤诊断。

【治疗】

住院期间睡前加餐预防晨起低血糖,诊断明确后于外科在全麻腹腔镜下行胰岛素瘤切除,术后病理回报,胰体尾部肿瘤性病变,考虑神经内分泌肿瘤 G1,免疫组化染色示:肿瘤细胞 Syn、CgA 和 CD56 阳性, CK 和 insulin 部分阳性, SSTR2 阴性, Ki-67 index 约 2%。胰体尾断端未见肿瘤累及。

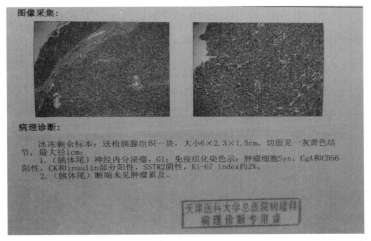

图 5-24-3　术后病理、免疫组化结果

【治疗结果、随访及转归】

术后至今 6 月,连续监测空腹及餐后血糖均在正常范围,未再发作低血糖,提示患者胰岛素瘤手术成功且胰岛细胞功能保持良好。建议继续监测血糖,定期复查腹部 B 超、必要时进一步检查警惕胰岛素瘤复发或转移。

【讨论】

胰岛素瘤是最常见的功能性胰腺神经内分泌肿瘤,约占胰腺肿瘤的 1%~2%,年发病率约为 0.4/10 万 [1],其诊断首先依赖于临床症状与内源性高胰岛素血症的确立,影像学定位诊断既是鉴别胰岛素瘤与其他引起内源性高胰岛素血症性低血糖疾病的重要依据,更是指导外科手术的关键。本例患者为青年女性,多次发作低血糖,严重时甚至神志模糊、意识欠清、并未积极就医,大多数患者对血糖升高关注更多,而对低血糖认识不足,这也是胰岛素瘤患者漏诊和误诊的关键原因之一,部分患者因延误诊治出现精神异常,误诊为精神类疾病,造成不可逆损伤。

临床常用的胰岛素瘤定位诊断方法包括胰腺增强 CT、MRI、超声内镜、血管造影、选择性动脉钙刺激静脉采血测定胰岛素等,然而以上方法均有不足之处。文献报道增强 CT、MRI 对胰岛素瘤的诊断灵敏度为 60% 至 85% 不等,对中等程度强化或邻近血管的胰岛素瘤灵敏度较低 [2-3];超声内镜对胰头颈部的胰岛素瘤灵敏度可达 80%~90%,但对胰体尾及异位胰岛素瘤诊断较困难,且其准确度与操作者经验相关 [3-5];血管造影和选择性动脉钙刺激静脉采血测定胰岛素为有创检查方法,影响其准确度的因素众多,且血管造影仅对血供丰富的胰岛素瘤灵敏度较高,对于部分中等程度血供的胰岛素瘤灵敏度下降。因此,寻找更灵敏、更准确的影像学定位诊断方法是胰岛素瘤诊治体系中需要进一步解决的问题。

68Ga-Exendin-4 是以 GLP-1 受体为靶点的分子示踪剂,以往的基础研究发现,GLP-1 受体是迄今为止发现的在胰岛素瘤细胞表面表达水平最高的受体,并且 90% 以上的胰岛素瘤均表达 GLP-1 受体 [6];同时,这一分子特征是胰岛素瘤所特有的,其他胰腺肿瘤或非肿瘤病变(包括其他类型的胰腺神经内分泌肿瘤)均不表达或仅有很低程度 GLP-1 受体表达 [7],几乎不会对病灶性质的判定造成干扰。这是 68Ga-Exendin-4 PET-CT 诊断胰岛素瘤具有很高灵敏度的理论基础。

罗亚平等的本研究 [8] 显示, 68Ga-Exendin-4 PET-CT 对胰腺灌注 CT 阴性的隐匿性胰岛素瘤定位诊断的灵敏度达 96.9%,高于 MRI(74.1%)和超声内镜(75%);其诊断特异性和阳性预测值均为 100%,准确性为 98.3%,亦优于 MRI 和超声内镜。值得注意的是, 68Ga-Exendin-4 PET-CT 对隐匿性胰岛素瘤诊断的阴性预测值达 96.8%,从一定程度上说明,对于临床怀疑胰岛素瘤的高胰岛素血症性低血糖患者,若 68Ga-Exendin-4 PET-CT 检查阴性,则除外胰岛素瘤诊断的把握则相当大;而 MRI 和超声内镜对隐匿性胰岛素瘤的阴性预测值仅分别为 56.3% 和 28.6%。

本例患者腹部超声、胰腺灌注 CT 及胰腺 MRI 先期未有阳性发现,经过文献复习果断建议患者行 68Ga-Exendin-4 PET-CT 显像,同时行奥曲肽、FDG 显像, 68Ga-Exendin-4 PET-CT 显像提示胰腺尾部示踪剂异常浓集区,随后请影像科会诊发现胰腺 MRI 在胰尾部稍长 T2 信号结节,而奥曲肽、FDG 显像胰腺未见病变。以往的研究发现不表达 GLP-1 受体的恶性胰岛素瘤均表达生长抑素受体 -2 型,即恶性胰岛素瘤具备表达 GLP-1 受体或生长抑素受体两种分子特征。[9] 初步的临床研究亦显示恶性胰岛素瘤若 GLP-1 受体显像阴性,生长抑素受体显像则为阳性[9]。本例患者胰岛素瘤 GLP-1 受体显像阳性,而生长抑素受体显像阴性,也与术后病理一致。

　　胰岛素瘤临床表现异质性大,临床医生需要提高警惕,对频发发作低血糖患者积极筛查,常规影像学检查灵敏度和特异性均不高,68Ga-Exendin-4 PET-CT 显像对胰岛素瘤的诊断效能优于胰腺灌注 CT 和胰腺 MRI 检查。多学科协作并进行系统的内分泌评估及对肿瘤精准定位,准确施治,对改善胰岛素瘤预后十分重要。

【参考文献】

[1]　GRANT CS. Insulinoma [J]. Best Pract Res Clin Gastroenterol, 2005, 19: 783-798.

[2]　FIDLER JL, FLETCHER JG, READING CC, et al. Preoperative detection of pancreatic insulinomas on multiphasic helical CT[J]. AJR Am J Roentgenol, 2003, 181: 775-780.

[3]　SUNDIN A, ARNOLD R, BAUDIN E, et al. ENETS Consensus Guidelines for the Standards of Care in Neuroendocrine Tumors: Radiological, Nuclear Medicine & Hybrid Imaging [J]. Neuroendocrinology, 2017, 105: 212-244.

[4]　ROSTAMBEIGI N, THOMPSON GB. What should be done in an operating room when an insulinoma cannot be found? [J].Clin Endocrinol(Oxf), 2009, 70: 512-515.

[5]　SOTOUDEHMANESH R, HEDAYAT A, SHIRAZIAN N, et al. Endoscopic ultrasonography(EUS)in the localization of insulinoma [J]. Endocrine, 2007, 31: 238-241.

[6]　GUETTIER JM, KAM A, CHANG R, et al. Localization of insulinoma to regions of the pancreas by intraarterial calcium stimulation the NIH experience[J]. J Clin Endocrinol Metab, 2009, 94(4):10 74-80.

[7]　KORNER M, CHRIST E, WILD D, et al. Glucagon-like peptide-1 recepter overexpression in cancer and its impact on clinical applications [J].Front Endocrinil 2012, 3: 158. DOI: 10.338 9/fendo.201 2.001 58.

[8]　罗亚平,潘青青,李方,等. 68Ga-Exendin-4 PET-CT 诊断隐匿性胰岛素瘤的前瞻性队列研究 [J] 中华外科杂志 2018,11(56):837-842.

[9]　WILD D, CHRIST E, CAPLIN ME, et al. Glucagon-like peptide-1 versus somatostatin recepter targeting reveals 2 distinct forms of maligant insulinomas [J].J Nucl Med, 2011, 52(7):1073-1078.DOI:10.

天津医科大学总医院内分泌代谢科　张红艳　王平　李淑英

病例 25　68Ga-Exendin-4 PET/CT 诊断异位胰岛素瘤一例

　　胰岛素瘤是最常见的功能性胰腺神经内分泌肿瘤(Neuroendocrine tumors, NETs)。胰岛素瘤的定性诊断依赖于典型的 Whipple 三联征与内源性高胰岛素血症相关。然而定位诊断是手术治疗成功的关键。99% 的胰岛素瘤位于胰腺,异位性胰岛素瘤仅占约 1%[1]。以前,如果传统的影像学检查未能在胰腺中发现病变,那么寻找肿瘤几乎是一项不可能完成的任务。最近,放射性核素的 β 细胞分子成像探针的出现为胰岛素瘤的准确定位提供可能。

本文描述了一位患有高胰岛素血症性低血糖的年轻患者,其常规影像学检查显示胰腺内外都有多个疑似病变。最后,在 ^{68}Ga-Exendin-4 PET/CT 的帮助下,确诊了胃窦异位胰岛素瘤,患者通过微创腹腔镜切除肿瘤治愈。

【一般资料】

患者男,23 岁。

1. 主诉　间断发作心悸、大汗、反应迟钝 1 年余。

2. 现病史　患者于入院前 1 年余每于进食稍晚或活动后出现心悸、大汗,自行进食后症状可改善,自诉未出现空腹低血糖,未予重视;1 年前患者因进食稍晚出现大汗、意识模糊,急就诊于当地医院,查随机指血血糖 2.8mmol/L(已进食水果糖和饼干),查胰腺核磁平扫未见异常,OGTT+C 肽提示胰岛素分泌高峰延迟,动态血糖监测血糖波动在 2.8~8.3mmol/L,IAA、ICA、GADA 阴性,考虑糖尿病前期,建议规律饮食、适量运动。出院后患者调整饮食及减少运动,未发作低血糖,体重增加 25 公斤,现为进一步治疗收治入院。

3. 既往史　既往体健,否认高血压、糖尿病、冠心病病史,否认手术史、外伤史、输血史,否认肝炎结核病史,否认药物、食物过敏史。

4. 个人史　否认吸烟饮酒史、冶游史。

5. 婚育史　未婚、未育。

6. 家族史　家族中否认类似患者。否认家族遗传性病史。

7. 体格检查　体温 36.5 ℃,脉搏 90 次 / 分,呼吸 18 次 / 分,BP 130/80mmHg,身高 178 cm,体重 90 kg,BMI 28.4 kg/m²。全身皮肤黏膜无黄染、出血点,全身浅表淋巴结未及肿大。颈软,无抵抗。甲状腺不大。双肺呼吸音粗,未及明显干湿性啰音。心音可,律齐,HR 90 次 / 分,未及杂音。腹软,无压痛,反跳痛。双下肢未及明显指凹性浮肿。生理反射存在,病理反射未引出。

【化验及检查】

1. **饥饿试验**　禁食 4 小时出现心悸、出汗,血清葡萄糖水平为 1.7 mmol/L,胰岛素 53.3 mU/L,C 肽 7.88ng/mL,胰岛素释放指数 1.74。住院期间发作低血糖最低值为 1.6mmol/L,同步胰岛素 72.9 mU/L,C 肽 8.79ng/mL,胰岛素释放指数 2.53。同步检测皮质醇水平为 31.3 μg/dL(5~25),促肾上腺皮质激素 45.1 pg/mL(0~46),生长激素 7.940ng/mL(0.06~5.0)。

2. **延时 OGTT**　(表 5-25-1)显示 5 小时的最低血糖水平为 1.79mmol/L,胰岛素水平为 84.3mU/L,C 肽水平为 7.92ng/mL。证实内源性高胰岛素血症性低血糖,高度怀疑胰岛素瘤。

表 5-25-1　术前、术后延时 OGTT

		空腹	0.5 h	1 h	2 h	3 h	4 h	5 h
血糖 (mmol/L)	术前	3.29	9.33	7.32	6.09	3.98	2.07	1.79
	术后	5.74	7.79	6.19	7.55	6.89	6.69	7.31
胰岛素 (mU/L)	术前	17.4	192	125	112	81.9	46.9	84.3
	术后	14.3	53	20.6	75.1	38.7	36.9	49.7

续表

		空腹	0.5 h	1 h	2 h	3 h	4 h	5 h
C 肽 （ng/mL）	术前	2.82	11.8	10.5	10.4	9.52	6.01	7.92
	术后	3.14	7.27	5.07	8.38	6.12	5.12	6.14

3. 胰腺容积灌注 CT　胃窦右侧有一个小结节（最大横截面约为 21 mm×16 mm）（图 5-25-1 A）和胰腺尾部的 2 个小结节（直径分别为 13 mm 和 7 mm）（图 5-25-1B）。3 个结节均在动脉期早期增强，怀疑胰岛细胞肿瘤。在脾脏的肺门中可以看到一个小结节，增强程度与正常脾脏相同，被认为是附属脾脏。

4. 上腹部核磁　胃窦右侧异常信号影，胰腺尾部 2 个结节（图 5-25-1 C）。

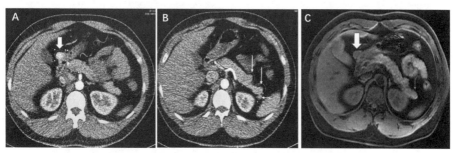

图 5-25-1　患者的胰腺 VPCT（A，B）和 MRI（C）

（A）⇩粗箭头指示胃窦右侧结节（最大横截面约为 21 mm×16 mm）；（B）⇩长箭头显示胰腺尾部 2 个小结节（直径分别为 13 mm 和 7 mm），↓箭头显示脾门处结节；（C）⇩粗箭头显示胃窦右侧的结节，↓细箭头显示胰腺尾部 2 个小结节

5. 超声内镜　胃壁外侧有不均匀的低回声肿块，与胃浆膜层密切相关。弹性成像呈蓝绿色的，大小为 1.5 cm×1.5 cm。怀疑神经内分泌肿瘤。反复超声胰腺无明显异常回声区域。

6. ^{68}Ga-DOTATATE PET/CT　胃窦右侧软组织结节异常的浓缩示踪剂（SUV：48.9），大小约 2.0 cm×1.5 cm。脾门软组织小结节影，大小约 0.9 cm×0.7 cm，未见异常示踪剂浓集，副脾可能性大。胰腺未检测到异常示踪剂浓集（图 5-25-2）。

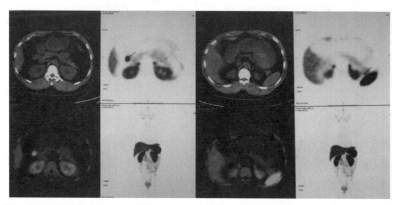

图 5-25-2　[68]Ga-DOTATATE PET/CT 显示胃窦右侧结节示踪剂摄取增加，胰腺未见示踪剂异常浓集（A），脾门的结节未显示示踪剂（B）浓度异常

7. ^{68}**Ga-Exendin-4 PET/CT** 胃窦部右侧软组织结节影,与胃壁分界不清,示踪剂异常浓集,大小约 2.0 cm×1.6 cm, SUV 为 35.1。结合病史,考虑胰岛素瘤可能性大。脾门软组织小结节影,大小约 0.8 cm×0.5 cm,未见示踪剂异常浓集。考虑副脾可能性大(图 5-25-3)。

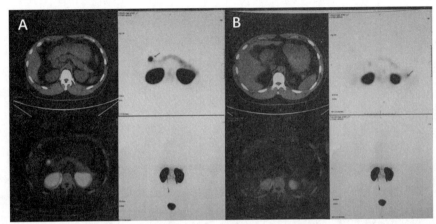

图 5-25-3　^{68}Ga-Exendin-4 PET/CT 在胃窦右侧的结节中显示出强摄取,提示胰岛素瘤,在胰腺中未观察到异常浓集的示踪剂(A)。脾门的结节未显示示踪剂异常浓集(B)

8. ^{18}**F-FDG PET/CT** 胃窦右侧结节伴示踪剂浓度异常, SUV 为 5.4,考虑为肿瘤性病变,恶性病变不能除外。脾门软组织小结节影,大小约 0.9 cm×0.7 cm,未见示踪剂异常浓集,考虑副脾可能性大。(图 5-25-4)。

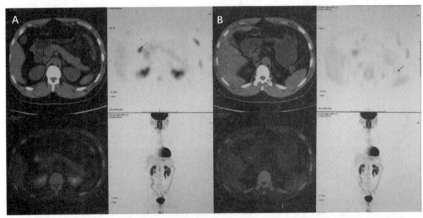

图 5-25-4　^{18}F-FDG PET/CT 显示胃窦右侧病变区示踪剂异常浓集(A)。脾门的结节未显示示踪剂异常浓集(B)

9. **其他检查** 患者年轻男性,为排查多发性内分泌瘤(multiple endocrine neoplasia, MEN),完善垂体激素、甲状旁腺激素和血钙均未见异常。垂体 MRI 未发现任何异常。因此,暂不支持 MEN 的诊断。

【诊断与鉴别诊断】

患者青年男性,既往体健,肝肾功能无异常,具有典型的 Whipple 三联征和内源性高胰岛素血症性低血糖,IAA 阴性,无肾上腺皮质功能减退,胰岛素瘤定性诊断明确,但肿瘤的定位诊断遇到了困难。本患者 CT 提示胰腺尾部 2 个结节,胃窦部 1 个结节,脾门 1 个结节。我们首先高度怀疑胰腺尾部的 2 个病变,有多发胰岛素瘤的可能性。然而,超声内镜检查认为是胃窦结节为 NET 的可能性大,并且在 MRI 中与正常胰腺具有相同的信号,提示异位胰岛素瘤或转移性病变的可能性,但是胰岛素瘤很少扩散到胃。此外,脾门的结节需要进一步检查。因此,该患者应怀疑多发性胰岛素瘤、异位胰岛素瘤和转移性胰岛素瘤。根据 CT 和 MRI 的结果难以明确诊断。最终,借助 ^{68}Ga-DOTATATE、^{68}Ga-Exendin-4 PET/CT 排除胰尾 2 个结节和脾门结节,并证实胃窦结节为异位胰岛素瘤。

【治疗】

患者在全身麻醉下行腹腔镜楔形切除胃窦肿块。术后石蜡包埋的组织病理学显示(胃窦)神经内分泌肿瘤(G2),其周围有明显的外分泌胰腺组织。肿瘤免疫组织化学染色显示:嗜铬粒蛋白 A(+),突触素(+),细胞角蛋白(+),胰岛素和胰岛素原(+),Ki-67(约 3%),CD56、上皮膜抗原、癌胚抗原(−)。GLP-1R 和 SST-2 免疫组化染色显示,外分泌腺和肿瘤表达这些受体。

【随访】

患者术后未再发作低血糖,术后 5 天复查延时 OGTT 显示未出现低血糖(表 5-25-1),术后 1 年随访血糖保持正常,体重下降 10 kg。

【讨论】

胰岛素瘤是一种最常见的功能性胰腺神经内分泌肿瘤,由产生胰岛素和胰岛素原的细胞组成,胰岛素分泌不受血糖调控引起低血糖。估计年发病率为每 100 000 人 0.4 例。异位性胰岛素瘤极为罕见,约占所有胰岛素瘤的 1%~2%。由于缺乏有效的定位诊断方法,这种疾病的诊断非常具有挑战性。随着基于放射性核素的用于 β 细胞的分子成像探针的发展和成熟,异位胰岛素瘤的报告在过去十年中显著增加。

据报道,灌注 CT 和 MRI(两种用于定位胰岛素瘤的传统无创影像学检查)的敏感性分别在 33%~64% 和 40%~90% 之间[2, 3],取决于肿瘤大小、机器类型、使用的方案以及放射科医生的专业水平。超过 90% 胰岛素瘤的直径小于 2 厘米,使得在手术切除之前使用 MRI 和 CT 准确定位非常困难。异位胰岛素瘤更难准确定位,不完全切除可能导致症状持续存在。因此,由于过去常规定位检查的不敏感性,就像我们报道的患者一样,相当多的患者病史较长并反复住院。

胰高血糖素样肽 1 受体(glucagon-like peptide-1 receptor, GLP-1R)在几乎所有良性胰岛素瘤中过表达,是正常人 β 细胞的 5 倍[4, 5]。利用放射性核素 ^{68}Ga 标记的 exendin-4(一种稳定的合成 GLP-1R 激动剂)PET/CT 对胰岛素瘤的敏感性高达 95%~98%,与传统成像方式相比具有明显的优势。本患者借助 ^{68}Ga-Exendin-4 PET/CT,证实胃窦结节为异位胰岛素瘤。这种针对胰岛素瘤的特异性功能扫描对隐藏的小胰岛素瘤具有高敏感性,有助于在怀疑异位胰岛素瘤时做出准确定位诊断。(一种稳定的合成 GLP-1R 激动剂)PET/CT 对胰岛素瘤的敏感性高达 95%~98%,与传统成像方式相比具有明显的优势。本患者借助 ^{68}Ga-Exendin-4 PET/CT,证实胃窦结节为异位胰岛素瘤。这种针对胰岛素瘤的特异性功能扫描对隐藏的小胰岛素瘤具有高敏感性,有助于在怀疑异位胰岛素瘤时做出准确定位诊断。

生长抑素受体(somatostatin receptor, SST)在神经内分泌肿瘤中过表达, SST PET 已被建议为神经内分泌肿瘤初诊的首选影像学检查方式 [6]。此外,生长抑素成像可为肽受体放射性核素治疗(peptide receptor radionuclide therapy, PRRT)的适用性提供依据。最近的研究表明, SST 在良性胰岛素瘤中的表达不如 GLP-1R 频繁和强烈 [4],而大多数恶性胰岛素瘤具有高水平的 SST 表达。此外, ^{18} F-FDG PET/CT 对判断恶性病变有很大帮助。由于 Warburg 效应,恶性肿瘤对 FDG 的摄取增强。在胰岛素瘤中,分子标志物与恶性倾向的关系被描述为"三重翻牌"现象,即在从 GLP-1R 高表达(良性)到生长抑素受体高表达(恶性良好分化)到 FDG 高摄取(恶性分化不良)胰岛素瘤的进展过程中,恶性倾向的增加 [7]。由于我们患者的 3 种影像学检查均为阳性,因此在复发或转移性疾病的情况下需要定期随访。

关于异位性胰岛素瘤,文献中没有提供确切的定义。最公认的定义是在异位胰腺中发现的胰岛素瘤。异位胰腺是一种罕见的情况,定义为与正常胰腺没有任何解剖学或血管连续性的胰腺组织。它可能发生在胃肠道中各种部位,最常见于胃和小肠。本研究中的肿瘤定位是胃窦。

第二类定义是无功能的胃肠道神经内分泌肿瘤逐渐获得合成、分泌胰岛素的能力并引起低血糖。虽然可能不引起临床症状,但约 40% 的无功能 NET 产生多种激素。最常表达的激素是生长抑素、胰腺多肽和胰高血糖素。据报道,在一名中年妇女切除直肠 G1 神经内分泌肿瘤 6 年后,直肠 NET 转移的 5 个盆腔病变获得了胰岛素分泌能力并引起低血糖 [7]。直肠肿瘤和 5 盆腔病灶均显示胰岛素表达,而前者未引起任何症状。无功能的 NET 如何在疾病过程中获得胰岛素分泌的能力尚不清楚。

据报道,一些非胰岛细胞肿瘤会分泌胰岛素并导致高胰岛素血症性低血糖。其中有支气管类癌、子宫颈鳞状细胞癌、神经纤维肉瘤、神经鞘瘤、副神经节瘤、宫颈小细胞癌、胃肠道间质瘤等 [8]。一些研究清楚地表明,在肿瘤细胞内检测胰岛素原 mRNA 和胰岛素蛋白。

大多数胰岛素瘤是良性的,只有约 10% 是恶性的 [9]。世界卫生组织为胰岛素瘤定义的唯一恶性肿瘤标准是存在转移 [10],肝脏是最常受影响的器官 [9]。^{68}Ga-DOTATATE PET/CT 对检测转移病灶具有较高敏感性。

综上所述,我们报道了胃窦异位胰岛素瘤的一个罕见病例。^{68}Ga-Exendin-4 PET/CT 可提供精确的术前定位,对于该疾病的定位诊断和精准手术至关重要。^{68}Ga-DOTATATE PET/CT 和 ^{18} F-FDG PET/CT 也有助于评估肿瘤生物学行为和预后。

【参考文献】

[1] STEFANINI P, CARBONI M, PATRASSI N, et al. Beta-islet cell tumors of the pancreas: results of a study on 1,067 cases[J]. Surgery. 1974 Apr;75(4):597-609.

[2] SOTOUDEHMANESH R, HEDAYAT A, SHIRAZIAN N, et al. Endoscopic ultrasonography(EUS)in the localization of insulinoma[J]. Endocrine. 2007 Jun;31(3):238-41.

[3] MCAULEY G, DELANEY H, COLVILLE J, et al. Multimodality preoperative imaging of

pancreatic insulinomas[J]. Clin Radiol. 2005 Oct；60（10）：1039-50.

[4] REUBI JC，WASER B. Concomitant expression of several peptide receptors in neuroendo-crine tumours：molecular basis for in vivo multireceptor tumour targeting[J]. Eur J Nucl Med Mol Imaging. 2003 May；30（5）：781-93.

[5] ERIKSSON O，VELIKYAN I，SELVARAJU RK，et al. Detection of Metastatic Insulino-ma by Positron Emission Tomography With [68Ga]Exendin-4—A Case Report[J]. J Clin Endocrinol Metab. 2014 May；99（5）：1519-24.

[6] HOPE TA，BERGSLAND EK，BOZKURT MF，et al. Appropriate Use Criteria for Soma-tostatin Receptor PET Imaging in Neuroendocrine Tumors[J]. J Nucl Med. 2018；59（1）：66-74.

[7] PATTISON DA，HICKS RJ. Molecular imaging in the investigation of hypoglycaemic syn-dromes and their management[J]. Endocrine-Related Cancer. 2017 Jun；24（6）：R203-21.

[8] IGLESIAS P，DÍEZ JJ. Management of endocrine disease：a clinical update on tumor-in-duced hypoglycemia[J]. Eur J Endocrinol. 2014 Apr；170（4）：R147-157.

[9] ALBU A，ZIRNEA A，GEORGESCU O，et al.　Malignant insulinoma with hepatic and pulmonary metastases associated with primary hyperparathyroidism[J]. Case report and re-view of the literature. J Med Life. 2008 Jun；1（2）：210-7.

[10] VAN SCHAIK E，VAN VLIET EI，FEELDERS RA，et al. Improved control of severe hy-poglycemia in patients with malignant insulinomas by peptide receptor radionuclide therapy[J]. J Clin Endocrinol Metab. 2011 Nov；96（11）：3381-9.

天津医科大学总医院内分泌代谢科　张晓娜　贾红蔚　李凤翔　何庆　刘铭

第六章 性腺疾病

病例26 女性30年高雄激素血症伴不孕一例

女性高雄激素血症是最常见的内分泌疾病之一,影响约 7% 的女性[1]。卵巢类固醇细胞瘤是一类较为罕见的肿瘤,占全部卵巢肿瘤的比例 <0.1%,其肿瘤细胞可分泌类固醇激素,具有特征性组织学形态及免疫组化特点,但起源和分化方向尚不明确。WHO(2014)卵巢肿瘤分类中将类固醇细胞瘤归入性索 - 间质肿瘤大类下的单纯性间质肿瘤中,并进一步分为 Leydig 细胞瘤和非特异性类固醇细胞瘤两类。其中的卵巢 Leydig 细胞瘤 75% 可分泌雄激素,导致高雄激素血症和男性化[2],但常常因为体积较小,无论妇科检查还是 B 超均难以发现,早期识别困难,易与其他引起高雄激素血症的疾病混淆,造成误诊误治。卵巢 Leydig 细胞瘤的早期识别对于治疗方案、愈后判断、提高患者生育能力和生活质量有很大意义。本文报道 1 例贻误治疗 30 余年,导致终生不孕的卵巢 Leydig 细胞瘤病例,旨在提高对该疾病的诊治水平。

【一般资料】

患者,女性,51 岁,因"月经不规则 30 余年伴多毛不孕"入院。患者 15 岁月经初潮后即出现月经不规则, 3~5/30~180 天,量时多时少,无痛经,伴毛发逐渐增多。曾行中药调理,未见明显改善。24 年前(1996 年)因阴道淋漓出血 20 余天,首次于当地医院行诊断性刮宫术,术后血止,病理回报:子宫内膜增殖。术后月经仍不规则。21 年前(1999 年)再次出现阴道淋漓出血 1 月,就诊当地医院,首次发现睾酮升高:120ng/dL,给予患者雌孕激素口服序贯治疗 10 余天,患者未遵医嘱自行停药,因持续淋漓出血不止再次行诊断性刮宫术,术后血止,病理回报:子宫内膜腺瘤样增生。当地医院建议患者行子宫切除术,患者因未育拒绝。随后患者因不孕转诊至某地中心妇产医院,行输卵管造影检查示双侧输卵管通畅,未见异常;爱人精液未见异常,考虑原发不孕症。此后患者月经仍不规则,患者及其家属放弃生育要求,婚后至今未避孕未怀孕。13 年前(2006 年)妇科门诊复查时,妇科超声显示子宫内膜增厚,双卵巢多囊性改变,考虑患者存在多囊卵巢综合征,于 2007 年开始口服达英 -35 治疗,服药期间月经尚规律,监测睾酮水平波动于 180~590ng/dL。11 年前(2009 年)患者自行停服达英 -35,随后因异常阴道出血就诊某地三甲医院妇科并收入院,复查血睾酮 361ng/dL,完善血 ACTH 和皮质醇化验未见异常。住院诊断为:子宫腺肌瘤,右输卵管系膜囊肿,多囊卵巢综合征,原发不孕,高血压 2 级, 2 型糖尿病。住院期间行宫腔镜下子宫内膜息肉切除术、腹腔镜下双侧多囊卵巢打孔术及右输卵管系膜囊肿剥除术治疗。术后继续服用达英 -35 治疗至 2013 年,期间监测睾酮水平波动于 392~744ng/dL(表 6-26-1)。7 年前(2013 年)因患者年龄 44 岁建议患者停用达英 -35,停药后出现阴道出血1次,量较多,持续数天后自行停止,此后患者闭经。6年前(2014年)患者因睾酮异常升高、闭经半年就诊于当地中心医院,查肾上腺和盆腔MR,提示双侧肾上腺弥漫性增粗,右卵巢囊肿。9个月前(2019年12月)患者无诱因出现阴道出血,量少,行刮宫治疗。半年前无明显诱因出现间断性下腹坠胀不适感,予中草药调理后未见缓解。3个月前患者再次出现阴道出血,量等同于月经量,色鲜红,行刮宫止血。半月前(2020年9月)复查睾酮仍较高,血ACTH和皮质醇水平正常。盆腔MR示子宫腺肌症;左侧宫角部子宫内膜信号欠均匀;宫颈多发小囊肿。肾上腺增强CT示双侧肾上腺增粗,考虑增生。为求进一步明确诊治收治入院。患者自本次发病以来,精神和睡眠可,食欲正常,大小便如常,体重未见明显下降。既往高血压病史10余年,平素服用厄贝沙坦氢氯噻嗪控制血压,血压控制可。2型糖尿病史10余年,平素用二甲双胍控制血糖,偶有低血糖发生。26岁结婚,孕0产0。个人史、家族史无特殊。

表 6-26-1　既往化验检查

日期	LH mIU/mL	FSH mIU/mL	E2 pg/mL	P ng/mL	T (11~78)ng/dL
1999年					120
2007.9.27	8.4	3.7	58.0	0.6	180
2008.2.14	4.5	4.7	25	0.1	590
2009.10.23	3.14	3.57	37	0.4	361
2010.10.30	8.57	6.18	37	0.2	531
2011.12.18					392
2012.5.13					420
2012.6.22	4.95	5.02	37	0.1	744
2014.3.24	5.44	5.63	86.38	0.553	619
2020.9.12	4.88	7.97	34	<0.05	529
2009.11.14　糖耐量试验	0分　30分　60分 　120分　180分 GLU　6.75　12.9 14.3　14.71　12.25 INS　37.65　223.70 >300　>300　>300				

【检查】
　　入院体格检查:体温36.5℃,脉搏75次/分,呼吸20次/分,血压138/97mmHg,BMI 30.2kg/m²。神志清,查体合作。全身皮肤黏膜无黄染,无皮疹,浅表淋巴结无肿大。颈部可见黑棘皮征,无满月脸、向心性肥胖,上唇可见胡须,胸腹及背部可见毳毛增多。双肺呼吸音粗,未闻及干湿性啰音。心律齐,心音可,未闻及病理性杂音。腹软,无压痛、反跳痛,肝脾肋下触及。双下肢无水肿,双侧足背动脉搏动可。病理征阴性。

相关检查:血常规:红细胞计数 $5.16×10^{12}$/L,血红蛋白浓度 156 g/L,白细胞计数 $6.16×10^9$/L,中性粒细胞 0.642,血小板计数 $176×10^9$/L;空腹血糖 5.18mmol/L,HbA1c 6.1%;肝肾功能检查:总胆红素 30.9μmol/L,直接胆红素 9.0μmol/L,尿酸 533μmol/L,余无异常;血电解质:钾 3.3mmol/L,钠、氯、钙、磷均正常;凝血功能、血脂、血气分析无异常。肾上腺皮质功能、尿皮质醇、游离甲功、生长激素、胰岛素样生长因子 -1 无异常;血肾素 - 醛固酮和尿 VMA 无异常;性激素:LH 3.24IU/L,FSH 5.98IU/L,PRL 15.4 ng/mL,雌二醇 35pg/mL,孕酮 0.1ng/mL,睾酮 451.98ng/dL,游离睾酮 22.11 pg/mL,双氢睾酮 867.66 pg/mL,17a 羟孕酮 1.30ng/mL,硫酸脱氢表雄酮(DHEAS)、脱氢表雄酮(DHEA)、雄烯二酮(AD)、抗苗勒氏管激素(AMH)均无异常。ACTH 兴奋试验结果见表 6-26-2,中剂量地塞米松抑制试验结果见表 6-26-3。

表 6-26-2   ACTH 兴奋试验

时间	17a 羟孕酮(ng/mL)	游离睾酮(pg/mL)	睾酮(ng/dL)
0 分	1.01	19.81	529.62
30 分	9.63	23.73	552.86
60 分	10.34	23.68	522.96

表 6-26-3   中剂量地塞米松抑制试验

时间	17a 羟孕酮(ng/mL)	游离睾酮(pg/mL)	总睾酮(ng/dL)
0 分	1.01	19.81	529.62
24 小时	1.11	26.45	628.22

妇科阴道超声:①子宫增大(子宫多发肌瘤,子宫腺肌病?);②子宫内膜增厚;③宫颈多发囊肿;④右侧卵巢不均质增大(考虑回声异常)。盆腔 MR:①子宫体积增大,肌层增厚,符合腺肌症表现;②双附件信号减低,右侧体积较大,多发小囊样影;③宫颈管多发囊肿;④少量盆腔积液。^{68}Ga-DOTATATE PET/CT:体部显像未见异常 DOTATATE 高摄取征象。^{18}F-FDG PET/CT:①右侧附件区软组织密度肿块影,代谢增高,考虑肿瘤性病变可能性大(图 6-26-1);②左侧附件区软组织密度结节影,代谢未见异常增高,考虑为卵巢;③右侧肾上腺外侧肢微小结节影,代谢未见异常增高,考虑为肾上腺腺瘤(图 6-26-2);④子宫增大,子宫腔代谢不均匀增高,考虑内膜生理性摄取可能性大;⑤左侧腋窝小淋巴结,代谢增高,考虑为淋巴结反应性增生。

【诊断与鉴别诊断】

根据 ^{18}F-FDG PET/CT 结果,初步考虑为右卵巢肿瘤。分析女性高雄激素血症的病因,最常见是多囊卵巢综合征(PCOS),约占 80%,但这是一个排除性的诊断,必须排除卵巢和肾上腺疾病的可能 [3]。其他病因包括先天性肾上腺增生(CAH)、分泌雄激素的卵巢肿瘤和肾上腺肿瘤、库欣综合征、卵泡膜细胞增殖症等。患者雄激素水平明显升高超过参考范围上限 3 倍,AMH 无升高,LH/FSH<1,妇科 B 超未见卵巢多囊样表现,不支持 PCOS 的诊断。患者 17a 羟孕酮基础值仅轻度升高,并且 ACTH 兴奋试验和中剂量地塞米松抑制试验均不支持 CAH 的诊断。患者查体无满月脸和向心性肥胖,肾上腺皮质功能正常,可除外库欣综合征。综合患者的病史、临床特点、化验和影像学证据,考虑分泌雄激素的卵巢肿瘤可能性大。

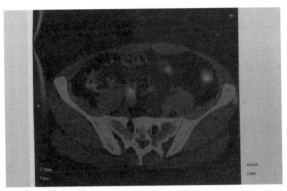

图 6-26-1　^{18}F-FDG PET/CT 结果 右附件软组织密度肿块影,代谢增高,考虑肿瘤性病变可能性大

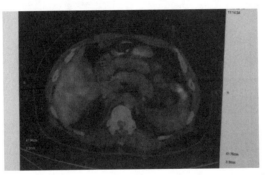

图 6-26-2　^{18}F-FDG PET/CT 结果 右肾上腺外侧肢微小结节影,代谢无异常增高,考虑肾上腺腺瘤

【治疗】

由内分泌科、妇科、医学影像科、PET-CT 影像诊断科共同参与疑难病多学科会诊讨论。内分泌科认为,结合患者的病史、临床特点、化验和影像学检查(阴道超声显示右侧卵巢不均质增大;PET/CT 显示右侧附件区软组织密度肿块影,代谢增高,考虑肿瘤性病变可能性大),高度疑似右卵巢肿瘤引起的高雄激素血症,故提出多学科会诊讨论,以明确诊断并进行下一步治疗。医学影像科医师对患者入院前后多次 CT 和 MR 检查进行认真阅片后,未发现确切卵巢和肾上腺肿瘤性病变。PET-CT 影像诊断科结合 ^{18}F-FDG PET/CT 显像,考虑右卵巢肿瘤性病变可能性大。妇科医师认为,患者已处在绝经年龄,无生育要求,曾多次因阴道不规则出血就诊于妇科,阴道超声显示子宫多发肌瘤、子宫腺肌病不除外、子宫内膜增厚、宫颈多发囊肿以及右侧卵巢不均质增大等问题,目前虽考虑右卵巢肿瘤,但为避免由于高雄激素血症引起子宫内膜持续增厚发生恶变的风险,建议患者行全子宫 + 双附件切除术。向患者及家属交代上述内容,患者同意该手术方式治疗,遂转至妇科病房行开腹全子宫 + 双

附件切除手术。

【治疗结果、随访及转归】

手术大体标本示：（右附件）输卵管长 2 cm，直径 0.3~0.5 cm，卵巢大小 3.8 cm×2.7 cm×2 cm，切面见一灰褐色结节，大小 1.4 cm×1.2 cm×1 cm；（左附件）输卵管长 5 cm，直径 0.5 cm，卵巢大小 2.3 cm×2 cm×1.8 cm（图 6-26-3）。术中冰冻病理：（右卵巢）性索间质肿瘤，考虑类固醇细胞瘤。石蜡病理示①（右）卵巢 Leydig 细胞瘤（图 6-26-4）；免疫组化染色示：肿瘤细胞 Calretinin、SF-1、Vimentin 和 inhibin 阳性，Melan A 部分阳性，EMA 阴性，Ki-67 index 约 2%；②（左）卵巢白体形成，双侧输卵管慢性炎症。随访 2 个月，患者无不适，多毛明显缓解，体重减轻，自诉术后外貌变得更加漂亮，复查血雄激素降至正常（表 6-26-4）。

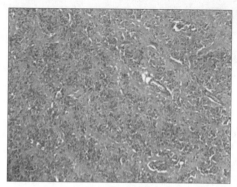

图 6-26-3 双侧卵巢大体标本

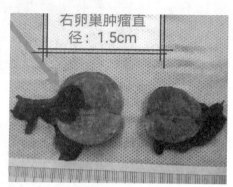

图 6-26-4 石蜡病理检查结果（×100，HE 染色）

表 6-26-4　术前术后性激素比较

激素	FSH	LH	PRL	E2	P	T
2020.09.24	5.98	3.24	15.40	35.00	0.10	451.98
2020.10.28						530.43
2020.10.29　手术						
2020.10.30						27.61
2020.11.2	11.82	4.48	12.60	14.00	<0.10	57.68
2020.11.5	16.35	7.90	20.48	18.00	<0.10	25.71
2020.12.14	35.12	19.33	12.84	<10	<0.10	28.56

【讨论】

正常女性雄激素除外周组织转化外，75% 来自于卵巢，25% 来自于肾上腺。女性高雄激素血症临床表现多样，皮肤的表现多为多毛、皮脂分泌增加或痤疮。当血中雄激素达一定水平时，则出现男性化表现，如声音低沉、乳房缩小、肌肉增强、喉结突出、颞部脱发、阴蒂增大、闭经等。少数出现继发性红细胞增多症[4-6]。女性高雄激素血症病因复杂，卵巢和肾上腺男性化肿瘤较少见，在女性高雄激素血症病因中不到 1%。

临床上 5% 卵巢肿瘤具有内分泌功能,如性索 - 间质肿瘤。卵巢性索 - 间质肿瘤是一种少见的肿瘤,临床上与上皮性肿瘤不同,其发病年龄范围广泛,患者往往表现出激素相关的症状,大多数都与无痛的临床过程有关[7]。各种性索 - 间质肿瘤由于罕见性、组织形态学重叠性和免疫学特征常常导致诊断困难。卵巢类固醇细胞瘤早期被称为卵巢脂质(类脂质)细胞瘤,但该命名和分类不能反映肿瘤的组织学来源,一些肿瘤细胞内虽不含或仅含有极少量脂质成分,仍可分泌类固醇激素。因此,WHO(1999)卵巢肿瘤分类以"类固醇细胞瘤"代替以往的"脂质细胞瘤"一词;在 2003 年将其由独立一类卵巢肿瘤归入性索 - 间质肿瘤的范畴,并将其分为三类:间质黄体瘤(来源于卵巢间质的黄素化细胞)、间质细胞瘤(又称 Leydig 细胞瘤,主要来源于卵巢间质的门细胞)和非特异性卵巢类固醇细胞瘤(过去认为其来源于卵巢内肾上腺胚胎残余,现认为多数来自卵巢间质,为性腺起源伴异位肾上腺皮质激素产生)。在 2014 年新版 WHO 卵巢肿瘤分类标准中,卵巢性索 - 间质肿瘤被划分为三大类:单纯性间质肿瘤、单纯性性索肿瘤和混合性性索 - 间质肿瘤;卵巢类固醇细胞瘤被全部纳入单纯性间质肿瘤范畴,而且仅分为 Leydig 细胞瘤和非特异性类固醇细胞瘤两类,不再将间质黄体瘤单独列出;提出当非特异性类固醇细胞瘤直径 <1 cm,且局限于卵巢皮质内时可诊断为间质黄体瘤。在卵巢类固醇细胞瘤中,非特异性类固醇细胞瘤约占 80%,约 1/4 为恶性;而 Leydig 细胞瘤占 20%,几乎全部为良性[8]。

分泌雄激素卵巢肿瘤的特征是分泌大量的睾酮。目前多数学者认为,睾酮水平在参考范围上限 3 倍以上或 >200 ng/dL 可作为判断雄激素来源是卵巢或肾上腺肿瘤的可靠指标[9],但是卵巢肿瘤和肾上腺肿瘤的睾酮水平比较无明显差异。与卵巢肿瘤相比,肾上腺肿瘤患者血清 17-α 羟孕酮及 DHEAS 水平明显更高;肾上腺肿瘤的体积更大;其预后较卵巢肿瘤更差。17-α 羟孕酮及 DHEAS 可作为鉴别肾上腺肿瘤及卵巢肿瘤的有效参考指标。而多囊卵巢综合征患者,其血清睾酮水平多在参考范围上限 2 倍以内[10]。本文中患者睾酮水平最高可达 744 ng/mL,单从睾酮水平上看,卵巢或肾上腺肿瘤的可能性更大,而患者 DHEAS 水平正常,故可除外肾上腺肿瘤。本文中患者术前促性腺激素(FSH、LH)和雌、孕激素水平均偏低,而手术后睾酮降至正常,促性腺激素水平迅速升高,表现出围绝经期性激素的变化。考虑是由于术前过高的雄激素水平抑制了下丘脑 - 垂体 - 性腺轴,导致除雄激素外,其他性激素水平均低落,而术后雄激素下降,解除了对下丘脑 - 垂体 - 性腺轴的抑制。此外,本文中患者血清 17-α 羟孕酮升高,影像学显示双侧肾上腺增粗,因此,我们曾高度怀疑 CAH 的可能。有文献报道, 50% 分泌雄激素的卵巢肿瘤患者血清 17-α 羟孕酮升高,表明睾酮生成途径中,中间合成物增多,睾酮合成活跃,而血清 ACTH、皮质醇、24 h 尿 UFC、ACTH 兴奋试验和中剂量地塞米松抑制试验对于排除肾上腺来源的高雄激素血症有重要的价值[11]。本文中患者血清 ACTH、皮质醇、24 h 尿 UFC 均无异常,ACTH 兴奋试验中血清 17-α 羟孕酮无明显升高,中剂量地塞米松抑制试验睾酮无明显下降,可除外引起高雄激素血症的肾上腺疾病。虽然 Leydig 细胞瘤通常为良性,预后极好,但由于肿瘤直径常小于 4 厘米,因此通过多种影像学检查发现并诊断 Leydig 细胞瘤极具挑战性[12]。本文中患者多次行阴道超声、CT 和 MRI 检查均未见卵巢肿瘤征象,但 [18] F-FDG

PET/CT 发现右侧卵巢代谢增高肿块影。有文献报道，即使其他影像学技术为阴性，PET/CT 显示分泌雄激素的卵巢肿瘤仍有 ^{18}F-FDG 的高摄取 [13]。患者 ^{68}Ga-DOTATATE PET/CT 未见异常 DOTATATE 高摄取征象，提示卵巢 Leydig 细胞瘤虽有内分泌功能，但分泌的是类固醇激素，故不属于神经内分泌肿瘤。Leydig 细胞瘤可在组织学上被诊断，因为该类肿瘤一般是 inhibin 和 calretinin 染色阳性 [14]，并含有病理特异性的胞浆内 Reinke 晶体 [15]。SF-1 是与类固醇产生相关的核转录因子，近期发现其在多种卵巢性索 - 间质肿瘤中均呈阳性，且较传统标记的 inhibin 和 calretinin 的敏感度更高 [16]。黑色素细胞特异性抗原 Melan A 也已被证实在肾上腺皮质、睾丸的 Leydig 和 Sertoli 细胞、卵巢门细胞、颗粒细胞及卵泡膜细胞等处为阳性，特别是在类固醇产生细胞中阳性率较高 [17]，但与 inhibin 相比，Melan A 染色强度偏弱，且多呈局灶阳性。而 EMA（上皮细胞膜抗原）在鉴别卵巢或肾透明细胞癌与类固醇细胞肿瘤中尤其有用，因为 EMA 的表达多见于癌组织，而大多数类固醇细胞肿瘤中并无表达 [18]。

总之，卵巢类固醇细胞瘤是一种罕见的性索 - 间质肿瘤，确诊及鉴别诊断需结合临床表现、激素化验、影像学检查、术后病理和免疫组化。其中，卵巢 Leydig 细胞瘤可分泌雄激素，但由于该类肿瘤较小，且生物学表现为良性，可造成长期误诊或漏诊。如果有内分泌异常的症状及化验，即使影像学检查（超声、CT、核磁共振）未提示卵巢肿瘤，也不能轻易排除该类肿瘤，可以通过定期阴道超声检查，动态观察卵巢，如果出现卵巢不对称性改变，局部血流丰富，往往提示该侧卵巢存在肿瘤。部分隐匿性的卵巢 Leydig 细胞瘤需联合影像学检查和静脉分段取血 [19] 等检查。在排除其他高雄激素血症病因之后，必要时亦可行腹腔镜探查及双侧卵巢活检以明确诊断。手术是其主要治疗方法。根据患者年龄及生育要求进行肿瘤剔除或患侧附件切除。有学者认为，双侧卵巢切除术是绝经后怀疑卵巢来源的高雄激素血症妇女推荐的治疗方法，也适用于完成生育的绝经前妇女，与激素治疗相比，该治疗具有诊断明确、依从性高、随访少、成本效益更好等优点 [20]。早期诊断和早期治疗有利于提高患者生活质量并改善疾病预后。

【参考文献】

[1]　AZZIZ R, et al. Androgen excess in women: experience with over 1000 consecutive patients [J]. Clin. Endocrinol. Metab. 2004;89:453-462.

[2]　SOUTO SB, BAPTISTA PV, BRAGA DC, et al. Ovarian Leydig cell tumor in a post-menopausal patient with severe hyperandrogenism[J]. Arq Bras Endocrinol Metabol, 2014, 58:68-75.

[3]　SIRMANS S, diagnosis and management of polycystic ovarian syndrome[J]. Clin. Epidemiol, 2014, 6:1-13.

[4]　KOZAN P, CHALASANI S, HANDELSMAN DJ, et al. A Leydig cell tumor of the ovary resulting in extreme hyperandrogenism, erythrocytosis, and recurrent pulmonary embolism[J]. J Clin Endocrinol Metab, 2014, 99(1):12-14.

[5]　YETKIN DO, DEMIRSOY ET, KADIOGLU P. Pure leydig cell tumor of the ovary in a

post-menopausal patient with severe hyperandrogenism and erythrocytosis [J]. Gynecol Endocrinol, 2011, 27(4):237-240.

[6] FARIA AM, PEREZ RV, MARCONDES JA, et al. A premenopausal woman with virilization secondary to an ovarian Leydig cell tumor [J]. Nat Rev Endocrinol, 2011, 7(4): 240-245.

[7] HANLEY KZ, MARINA B. MOSUNJAC. Practical Review of Ovarian Sex Cord-Stromal Tumors[J]. Surg Pathol Clin, 2019, 12(2):587-620.

[8] 王婧, 吴焕文, 梁智勇. 卵巢类固醇细胞瘤 19 例临床病理分析 [J]. 诊断病理学杂志, 2017, 24(8):561-570.

[9] GLINTBORG D, ALTINOK ML, PETERSEN KR, et al. Total testosterone levels are often more than three times elevated in patients with androgen-secreting tumours[J]. BMJ Case Rep, 2015, 23: 1-6.

[10] 严芳芳, 杨国庆, 母义明, 等. 女性分泌雄激素肿瘤的临床分析. 中国全科医学, 2018, 21(35):4383-4387.

[11] 龙燕, 田秦杰, 边旭明, 等. 分泌雄激素卵巢肿瘤 25 例临床分析. 生殖医学杂志, 2008, 17(1):11-14.

[12] NARDO LG, RAY DW, LAING I, et al. Ovarian Leydig cell tumor in a peri-menopausal woman with severe hyperandrogenism and virilization[J]. Gynecol Endocrinol, 2005, 21: 238–241.

[13] MATTSSON C, STANHOPE CR, SAM S, et al. Image in endocrinology: testosterone-secreting ovarian tumor localized with fluorine-18-2-deoxyglucose positron emission tomography[J]. J Clin Endocrinol Metab, 2006, 91:738-739.

[14] MOURINHO BN, ARAGÜÉS JM, GUERRA S, et al. Ovarian Leydig Cell Tumor: Cause of virilization in a Postmenopausal Woman. Am J Case Rep, 2021, 22:e933126.

[15] STEWART C, HAMMOND I. Cytologic identification of Reinke crystalloids in ovarian Leydig cell tumor[J]. Arch. Pathol. Lab. Med, 2006, 130:765-766.

[16] ZHAO C, VINH TN, MCMANUS K, et al. Identification of the most sensitive and robust immunohistochemical markers in different categories of ovarian sex cord-stromal tumors[J]. Am J Surg Pathol, 2009, 33(3):354-366.

[17] JONES MW, HARRI R, DABBS DJ, et al. Immunohistochemical profile of steroid cell tumor of the ovary: a study of 14 cases and a review of the literature[J]. IntJ Gynecol Pathol, 2010, 29(4):315-320.

[18] MOHANTY A, TRUJILLO YP. Virilization and left adnexal mass in a 35-year-old woman[J]. Arch Pathol Lab Med 2006, 130:113-114.

[19] Kuno Y, Baba T, Kuroda T, et al. Rare case of occult testosterone-producing ovarian tumor that was diagnosed by selective venous hormone sampling[J]. Reprod. Med. Biol,

2018, 17（4）:504-508.

[20] Chen M, Zhou W, Zhang Z, et al. An ovarian Leydig cell tumor of ultrasound negative in a postmenopausal woman with hirsutism and hyperandrogenism: A case report[J]. Medicine （Baltimore）, 2018, 97（10）:e0093.

天津医科大学总医院内分泌代谢科　袁梦华　何庆

第七章　代谢性骨病

病例 27　全身性骨痛 3 年

肿瘤性低磷骨软化症(TIO)作为一种少见的代谢性骨病,以低磷血症、高碱性磷酸酶、尿磷排泄增多、骨骼矿化障碍、骨质软化或佝偻病为特点,常表现为全身不明原因的骨痛和肌无力导致的步态障碍,部分患者可能出现几年内身高明显变矮[1-2],由于其临床表现无特异性常常容易漏诊和误诊[3-4],生长抑素受体功能显像技术有助于 TIO 肿瘤的定位[5]。本文通过一例诊治过程曲折的股骨旁软组织磷酸盐尿性间叶性肿瘤致低磷骨软化症,说明充分和适当评估患者骨痛和低磷血症的重要性,并探讨生长抑素类似物治疗的可行性。

【一般资料】

患者,女,56 岁

1. 主诉　全身性骨痛 3 年,加重伴活动受限 4 月。

2. 现病史　患者 3 年前无明显诱因出现左脚脚踝疼痛,渐进累及右侧脚踝及双膝关节。2 年余前轻度外伤后出现腰痛及双肋部疼痛,曾于外院查胸部 CT 发现双侧肋骨陈旧性骨折,对症处理,未见缓解。4 月前患者周身疼痛进行性加重,伴骑车、行走困难,就诊于外院查骨密度提示骨质疏松,予以静脉及口服双膦酸盐(治疗 1 月后停药),辅以活性维生素 D 及止痛、改善循环等药物治疗,无明显缓解。2 月余前外院检查发现血 25 羟维生素 D 低,血 Ca 正常范围,血 P 低,PTH 轻度升高,ALP 高,尿磷阳性,尿糖阴性。骨 ECT:符合低磷骨软化所致多发病理性骨折。予以骨化三醇胶囊 1 μg/d,维生素 D 滴剂 2000U/d,中性磷溶液 60mL/d 分次口服,周身疼痛仍持续进展出现双上肢痛,翻身、起床、弯腰及蹲起困难。病程中体重未见明显下降,3 年内身高下降 10 cm。

3. 既往史　乳腺结节病史 10 年,胆囊炎、胆结石病史 8 年,甲状腺结节病史 6 年,否认慢性腹泻、肾结石等肾脏病史等,否认肝炎、结核等传染性疾病史,否认手术、输血史,预防接种史随当地。

4. 个人史　否认外地久居史、疫区接触史;无吸烟;无酗酒史;否认毒物、药物、放射线接触史。

5. 婚育史　已婚已育。

6. 家族史　否认骨代谢疾病家族史。

7. 体格检查　T: 36.5 ℃, P: 74 次 / 分, R: 15 次 / 分, BP: 114/71mmHg(1 mmHg = 0.133ka),身高 153 cm,体重 56 kg,体质量指数(body mass index, BMI)23.9 kg/m²,驼背体形,步态缓慢,口腔内未见肿物,头颅、四肢、胸背部皮下及骨骼未触及明显肿物,肋骨压痛(＋),胸廓挤压痛(＋),双脚踝轻度指凹性水肿,余体征均阴性。

【化验及检查】

1. 常规及生化 血尿便常规未见异常,肝肾功能正常,血脂: TC 5.33mmol/L(3.1~5.2),LDL 3.63mmol/L(0~3.36),电解质钠、钾、氯正常。血钙磷、碱性磷酸酶、血肌酐、甲状旁腺素及 24 h 尿钙磷检查结果(表 7-27-1)。血气分析正常 pH 7.4。

2. 葡萄糖耐量及胰岛素释放试验 0 min、30 min、60 min、120 min、180 min 血糖分别为 4.52mmol/L、8.82mmol/L、8.11mmol/L、6.15mmol/L、5.47mmol/L;胰岛素分别为 6.50mU/L、49.90mU/L、55.70mU/L、39.30mU/L、27.60mU/L。五段尿糖均为阴性。

3. 尿检相关指标 尿微量白蛋白肌酐比、尿 NAG 酶及中性粒细胞明胶酶相关脂质运载蛋白均正常。24 h 尿氨基酸检测 40 种氨基酸中甘氨酸 820mmol/mmol Crea(36~240)。尿微量白蛋白正常,尿蛋白 240 mg/24 h(0~150)。

4. 骨代谢相关指标 25 羟维生素 D 55.41nmol/L(17.5~133)。血清骨钙素 20.16ng/mL(11~48),I 型胶原羧基端片段 1.06ng/mL(0.35~0.85),总 I 型前胶原氨基端肽 132ng/mL(19~84)。骨密度(T 值):L_1~L_4 -0.6,股骨颈 -1.9,全身 -0.8。

5. 奥曲肽抑制试验(表 7-27-2)。

6. 其他 风湿免疫全项、血沉、抗中性粒细胞胞浆抗体、肾上腺皮质功能、性激素全项、甲状腺功能、甲状腺肿瘤标志物、全身肿瘤标志物基本正常。

7. 辅助检查

1)骨盆、腰椎 X 线: T_{12}~L_2 略呈楔形,请结合临床。腰椎退行性脊椎病。腰椎轻度侧弯并旋转。骨盆插入部轻度骨质增生。骨质疏松。

2)下肢 MR 平扫＋增强:左侧大腿上部前外侧深面肌内及肌间异常信号(16 mm × 7.4 mm × 29.7 mm),考虑血管瘤可能性大。

3)左股骨 CT 平扫＋二维重建＋三维重建:左侧股骨中上段外侧软组织密度结节影,骨皮质变薄,边缘毛糙,邻近肌肉稍显肿胀,考虑肿瘤性病变,磷酸盐尿性间叶性肿瘤? 左股骨骨质增生,骨质疏松。

4)[18]F-FDG 正电子发射计算机断层显像(^{18}F-FDG positron emission computed tomography, ^{18}F-FDG PET/CT):左侧股骨近端外侧骨质密度欠均匀,形态欠规则,代谢异常增高,考虑恶性病变可能性大。

5)[68]Ga-DOTATATE 正电子发射计算机断层显像(^{68}Ga-DOTATATE positron emission computed tomography, ^{68}Ga-DOTATATE PET/CT):左侧股骨近端外侧骨质密度欠均匀,形态欠规则,DOTATATE 摄取水平异常增高,考虑神经内分泌肿瘤可能性大,建议组织学检查(图 7-27-1)。

表 7-27-1　术前血钙磷、碱性磷酸酶、甲状旁腺激素和 24 h 尿钙磷检查结果

日期	血钙 (mmol/L) 2.15~2.55	血磷(mmol/L) 0.80~1.45	ALKP (U/L) 40~150	PTH (pmol/L) 1.10~7.31	尿钙 (mmol/24 h) 2.5~7.5	尿磷 (mmol/24 h) 23~48
7 月 28 日	2.07	0.43	224	10.60		

续表

日期	血钙 （mmol/L） 2.15~2.55	血磷（mmol/L） 0.80~1.45	ALKP （U/L） 40~150	PTH （pmol/L） 1.10~7.31	尿钙 （mmol/24 h） 2.5~7.5	尿磷 （mmol/24 h） 23~48
7 月 30 日	2.14	0.41			1.49	35.38
7 月 31 日	2.13	0.31			1.34	55.55
8 月 04 日	2.10	0.45		15.90		

注：ALKP：碱性磷酸酶；PTH：甲状旁腺激素；TRP 55%~58%；Tmp/GFR = 0.19

表 7-27-2　奥曲肽抑制试验

奥曲肽抑制 试验	0 h	2 h	4 h	6 h	8 h	12 h	24 h
血钙 （mmol/L） 2.15~2.55	2.13	2.22	2.27	2.26	2.20	2.40	2.17
血磷 （mmol/L） 0.80~1.45	0.51	0.54	0.55	0.51	0.52	0.61	0.46

注：0 h 采血后，予醋酸奥曲肽注射液 0.1 mg 皮下注射；4~6 h 磷廓清试验 TRP 70%；Tmp/GFR = 0.32

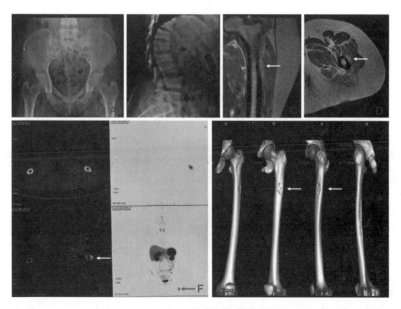

图 7-27-1　患者影像学表现

A：骨盆 X 线片示骨盆插入部轻度骨质增生、坐骨骨折、骨质疏松；B：腰椎 X 线片示 T_{12}~L_2 略呈楔形，腰椎轻度侧弯并旋转；C、D：左侧股骨 MRI 示左侧大腿上部前外侧深面肌内及肌间异常信号（箭头）；E、F：^{68}Ga-DOTA-TATE 正电子发射计算机断层显像（PET/CT）示左侧股骨近端外侧摄取增高（箭头）；G：左股骨 CT 平扫＋二维重建＋三维重建示左侧股骨中上段外侧软组织密度结节影，累及骨皮质（箭头）

【诊断与鉴别诊断】

患者中老年女性,进行性骨痛伴活动障碍 3 年,化验检查提示血钙轻度减低,严重低磷血症,碱性磷酸酶升高,继发性甲状旁腺功能亢进,骨标三项示骨代谢较为活跃,尿钙偏低,尿磷在低血磷情况下存在不适当排泄,行磷廓清试验计算肾小管磷重吸收率(TRP=1- Cpi / Ccreat=1- Scr× Upi /Spi× Ucr)为 58%,肾磷域(TMP/GFR)0.19mmol/L,均明显下降,提示肾脏排磷增多,结合腰椎及骨盆 X 线可见腰椎后突、侧弯、小梁模糊等特征,骨密度示骨质疏松,外院骨 ECT 示代谢性骨病合并多发病理性骨折,综上考虑符合低磷骨软化症诊断。病因上,患者否认肝炎病史,否认特殊用药史,否认毒物及放射性物质接触史,否认类似疾病家族史,血气分析正常,尿糖阴性,24 h 尿氨基酸仅小分子量的甘氨酸排泄增多,暂不考虑遗传因素、肾小管酸中毒及范可尼综合征。因此,经过鉴别诊断,按照肿瘤性低磷骨软化症对该患者进行筛查。

影像学定位检查前,对患者进行了全身系统的体格检查,未触及明确结节,但肿瘤性骨软化症(TIO)的罪犯肿瘤通常体积较小,仅有 14% 的患者体表可触及结节,因此需要进一步影像学定位。首先进行功能影像学定位,^{18}F-FDG PET/CT 及 ^{68}Ga-DOTATATE PET/CT 下均发现左侧股骨近端外侧骨质密度欠均匀,形态欠规则,代谢及 DOTATATE 摄取异常增高,考虑神经内分泌肿瘤可能性大。为进一步进行解剖影像学定位,行强化 MRI,考虑左侧大腿上部前外侧深面肌肉及肌间异常信号,血管瘤可能性大。入院后予以骨化三醇胶囊 1μg/d,阿法骨化醇胶囊 1μg/d,维生素 D 滴剂 2000μg/d,中性磷溶液 60mL/d 分次口服,血磷无明显上升,而患者骨痛症状日益加重,同时因长期口服中性磷溶液,出现消化道不适,故予以停用中性磷溶液。考虑到患者 DOTATATE 摄取异常增高,进一步行奥曲肽抑制试验,同时复查 TRP 上升至 70%,肾磷域升高至 0.32mmol/L,推测奥曲肽对于磷不适当排泄有一定抑制作用,故予以醋酸奥曲肽注射液(善宁)0.1 mg 皮下注射每 12 小时 1 次治疗,于注射第 2 天、第 4 天复查血磷分别为 0.42mmol/L 和 0.37mmol/L,升高不显著,但因患者既往胆囊炎病史,不宜进一步增加善宁剂量,故予以停用善宁。基于此,我们开展多学科会诊以指导下一步诊疗。

1. 影像科蔡跃增主任 TIO 在临床上比较少见,随着放射学技术的进步和对该病认识的加深,近几十年来报告的病例越来越多,在这类疾病的确诊和定位中各种影像学方法的应用非常重要。

该患者腰椎及骨盆 X 线提示:腰椎后突、侧弯、小梁模糊,坐骨骨折等,结合患者多发骨痛、活动受限等症状及外院骨骼 X 线及全身骨 ECT 等影像学检查,符合骨软化症表现。股骨 MRI 发现占位性病变,不除外 TIO,MRI 提示病变部位存在压迫性骨吸收,但边界清晰,不存在典型的恶性肿瘤征象,而肿瘤内部回声不均匀,故考虑血管瘤可能性大。

2. PET-CT 陈秋松主任 肿瘤诱导骨软化症是一种罕见的副肿瘤综合征,临床表现为骨痛、骨折和肌无力。其原因是肿瘤中纤维母细胞生长因子 23(FGF23)的过量产生,主要作用于近端肾小管。典型的病变是小的良性间质肿瘤,可在骨骼或软组织,在身体的任何地方发现。定位肿瘤是至关重要的,因为完全切除是可治愈的。为此,建议采用逐级方法,首先进行全面的病史和体格检查,然后进行功能成像。可疑病变应通过解剖影像学确认,必要时可选择性静脉取样并测量 FGF23,奥曲肽显像有助于病变定位。

该患者 ^{18}F-FDG PET/CT 及 ^{68}Ga-DOTATATE PET/CT 下均发现左侧股骨外侧示踪剂浓集,较其他骨折部位的代谢程度更强,考虑肿瘤性病变,结合病史及肿瘤性低磷骨软化症诊断思路,符合磷酸盐尿性间叶性肿瘤表现。间叶性肿瘤表面多表达生长抑素受体(SSTRs),因此生长抑素受体显像存在示踪剂浓集,且近来文献报道提示生长抑素受体显像对于 TIO 诊断的敏感性和特异性均较强。另外对于该患者,阅片发现病变部位股骨外侧较平,暂不能除外股骨来源肿瘤,具体病变部位应结合局部强化 MRI 或 CT 进一步精确定位。

3. 骨科冯世庆主任　正如这位患者的诊治过程,TIO 是一种容易被误诊或漏诊的疾病。有回顾性研究表明,该病的初始误诊率可高达 95.1%,最常见的误诊为椎间盘突出、脊椎关节炎和骨质疏松。其原因可能是初诊时临床表现不典型,辅助检查不敏感或不充分,医师对其缺乏认识等等。

该患者进行性周身骨痛,生化检查提示血磷降低,碱性磷酸酶升高,25 羟维生素 D 水平无显著减低,TMP/GFR 0.19mmol/L,说明尿磷存在不适当排泄,骨骼显像提示有明显的骨软化,考虑该患者为低磷骨软化症,瘤源性低磷骨软化症可能性大。该病通常于成人发病,常见于良性病变,瘤体较小,可分泌 FGF-23,引起尿磷排泄增多,导致低磷血症。其中间叶瘤常见,另外少数可见于血管瘤及纤维瘤。该患者后续应手术治疗。为进一步明确病变部位,指导手术方案制定,建议进一步完善左侧股骨正侧位及薄扫 CT+ 重建。切除肿瘤后,患者病情一般可获得明显缓解或痊愈,生化指标可得到改善(FGF23 可在数小时内降低,血磷会在 3~5 天恢复至正常水平)。

4. 内分泌代谢科何庆主任　本病在临床上极易误诊,主要原因考虑如下:

(1)TIO 作为一种少见的代谢性骨病,临床对本病认识不足。由于成年起病,临床表现不特异,常常被忽略,病人容易被误诊为骨质疏松、退行性骨关节病、类风湿性关节炎等风湿免疫或神经精神类疾病,延误治疗,甚至错误治疗,给患者造成极大痛苦。尤其注意与骨质疏松症的鉴别,其治疗方案是截然不同的。

(2)患者出现症状之初,常就诊于基层医院行对症处理,由于治疗效果欠佳,容易于多家医院的不同科室就诊,造成病例资料的分散性。一些医院的常规电解质检查不包括血钙磷,难以发现低磷血症。因此不仅是内科医师,病理学家和放射科医师都应该对其有一个全面的认识,以提高其诊断率特别是早期中期诊断率和治愈率。

(3)TIO 肿瘤可发生于身体任何部位,瘤体通常较小且位置深,通过体格检查及传统的影像学方法确诊难度较大,容易出现假阴性情况,SSTR-PET 检查为近年来的新检查技术,仅少数综合性医院开展,大部分还处于科研阶段,导致 TIO 确诊的时间延长。

5. 内分泌代谢科刘铭主任　本病例患者生长抑素受体显像结果阳性,补充中性磷溶液及活性维生素 D 后血磷无明显升高,奥曲肽抑制试验可见 TRP 及肾磷域升高,可以推断奥曲肽对于减少尿磷排泄,改善低磷血症有一定的作用,因此在患者术前因消化道症状停用中性磷溶液的这段时间,拟为患者皮下注射醋酸奥曲肽注射液以期升高血磷,改善乏力、骨痛等症状,从而为 TIO 的治疗提供新的思路。遗憾的是,患者在应用醋酸奥曲肽注射液皮下注射后复查血磷无明显回升。考虑原因如下:①醋酸奥曲肽注射液为短效制剂,考虑到患者胆囊结石,为防止胆囊炎发作,仅使用醋酸奥曲肽注射液 0.1 mg 每 12 小时 1 次,皮下注射,用量少且代谢快。②患者为重度低磷血症,提示肿瘤持续分泌的 FGF23,抑制磷重吸收作用较强,应配合中性磷溶液口服,以观察治疗效果更佳。③奥曲肽对于 SSTR 2 和 SSTR 5 亲和性无差异,而 Ga 标记的 DOTATATE 对于 SSR2 有高亲和性,且灵敏度更高[6],不除外该患者肿瘤主要表达 SSTR 2,需要进一步特异性染色来证实。但是这个病例在对于 TIO 的诊断和治疗上仍然提供给我们很重要的临床思考,值得在此基础上总结类似病例后进一步实验和研究,争取新的突破。

【治疗】

2020 年 8 月 14 日于骨科行腰麻下左股骨肿物切除术及局部股骨骨皮质打磨术。术后病理回报:(左股骨旁软组织病变)检材富于血管及梭形细胞,排列不规则,核分裂象偶见,其间见破骨样多核巨细胞、含铁血黄素及厚壁血管,考虑磷酸盐尿性间叶性肿瘤(图 7-27-2)。

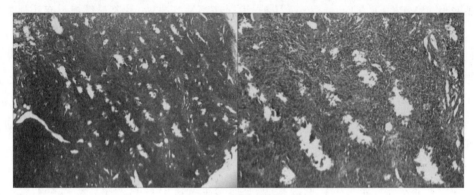

图 7-27-2　患者术后病理

(左股骨旁软组织病变)检材富于血管及梭形细胞,排列不规则,核分裂象偶见,其间见破骨样多核巨细胞、含铁血黄素及厚壁血管,考虑磷酸盐尿性间叶性肿瘤,建议相关分子检测。免疫组化染色示:肿瘤细胞 Bcl-2 阳性,CD34 示血管内皮细胞阳性,STAT6 及 CD68 示多核巨细胞阳性,S-100、SMA、Desmin 和 CD99 阴性。

【结果与随访】

手术过程顺利,术后予以停用中性磷溶液,继续普通维生素 D 及活性维生素 D 治疗,术后第 3 天复查血磷升高至 0.78mmol/L,TRP 上升至 96%,肾磷域升高至 0.88mmol/L,术后第 5 天复查血磷升高至 0.97mmol/L,指标均达到正常范围,疼痛症状逐渐缓解(表 7-27-3)。

表 7-27-3　术后血钙磷、碱性磷酸酶、甲状旁腺激素和 24 h 尿钙磷检查结果

日期	血钙(mmol/L) 2.15~2.55	血磷(mmol/L) 0.80~1.45	ALKP (U/L) 40~150	PTH (pmol/L) 1.10~7.31	尿钙 (mmol/24 h) 2.5~7.5	尿磷 (mmol/24 h) 23~48
2020.08.12	2.17	0.48	253			

续表

日期	血钙（mmol/L） 2.15~2.55	血磷（mmol/L） 0.80~1.45	ALKP （U/L） 40~150	PTH （pmol/L） 1.10~7.31	尿钙 （mmol/24 h） 2.5~7.5	尿磷 （mmol/24 h） 23~48
2020.08.15	1.97	0.55	232	14		
2020.08.17	2.00	0.78			2.54	7.36
2020.08.20	2.13	0.97				

ALKP：碱性磷酸酶；PTH：甲状旁腺激素；TRP 96%；Tmp/GFR=0.88

【讨论】

低磷骨软化症分为遗传性和获得性，根据发病年龄及家族史，需要与遗传疾病如 x 连锁低磷性佝偻病、常染色体显性低磷性佝偻病、常染色体隐性低磷性佝偻病相鉴别，获得性低磷骨软化症主要包括药物性和肿瘤继发[7]。肿瘤性骨软化症（TIO），也被称为致癌软骨病，是一种少见的副肿瘤综合征。以骨痛、骨折和肌无力为主要临床特征。如果不及时诊治，TIO 往往会影响病人的生活质量，甚至引起严重躯体功能障碍。但该病在确诊上普遍存在难度，目前文献中报道的病例从发生症状到确诊的时间在 2.5~28 年[8]。

绝大多数引起 TIO 的肿瘤是一种实体肿瘤，即"混合结缔组织变异的磷酸盐尿性间叶性肿瘤（PMTs）"。TIO 肿瘤的好发部位在软组织和骨组织，以下肢最常见，其次为口腔和鼻窦等。病理表现多样，混合存在梭形细胞、破骨细胞样巨细胞，含丰富的后壁血管、软骨样基质和化生骨等。PMTs 可产生的过量的 FGF23，主要作用于肾近端小管细胞，其作用是降低近端肾小管上钠 - 磷酸协同转运体（NaPi-2a 和 NaPi-2c）的表达，导致肾脏磷重吸收降低。此外，FGF23 抑制 25- 羟基维生素 D_3 的 1α- 羟基化，导致 1，25-$(OH)_2D$ 的产生不足，引起肠内钙和磷酸盐吸收减少，进一步加重低磷血症，导致骨矿化不足，最终引起骨软化。完全切除病因性肿瘤的病人一般预后良好，但也有少数复发和转移的报道。对于难以切除的 TIO 目前已有 FGF 受体抑制剂的相关药物研究[9]。

TIO 肿瘤很小，深体表难以触及。仔细体检非常重要，仅有 14% 的患者体表可触及结节。在过去的几年里，医学影像的进步提高了 TIO 的有效定位。最近的文献数据表明，使用镓 -68（^{68}Ga）标记的不同的生长抑素类似物（如 DOTANOC、DOTATATE、DOTATOC）的生长抑素受体 PET/CT（SSTR-PET/CT）可能在 TIO 患者的肿瘤检测和定位中发挥着重要的作用。由于 SSTRs 在神经内分泌肿瘤（NETs）细胞中过表达，70%~90% 的 NETs 表达 SSR2 和 SSR5，SSTR- PET/CT 被广泛用于神经内分泌肿瘤的诊断。然而，SSTRs 也在非神经内分泌肿瘤中表达，如间叶性肿瘤，可表达不同的 SSTR 亚型，主要是 SSTR 2[10]，因此 SSTR-PET/CT 可用于 TIO 的定位诊断。相较于 ^{18}F-FDG PET/CT，SSTR-PET/CT 对于 TIO 肿瘤的检出率更高（90%），特异性更强（90%），并且在二者均阳性的病例中，SSTR-PET/CT 显示病灶与背景的对比度更强[11]，这一点在本病例中也有体现。

【参考文献】

[1] MC C R. Osteomalacia with Looser's nodes（Milkman's syndrome）due to a raised resistance to vitamin D acquired about the age of 15 years [J]. The Quarterly journal of medicine, 1947, 16(1)：33-46.

[2] PRADER A, ILLIG R, UEHLINGER E, et al. [Rickets following bone tumor] [J]. Helvetica paediatrica acta, 1959, 14(554-65.

[3] LEDFORD C K, ZELENSKI N A, CARDONA D M, et al. The phosphaturic mesenchymal tumor：why is definitive diagnosis and curative surgery often delayed? [J]. Clinical orthopaedics and related research, 2013, 471(11)：3618-25.

[4] FENG J, JIANG Y, WANG O, et al. The diagnostic dilemma of tumor induced osteomalacia：a retrospective analysis of 144 cases [J]. Endocrine journal, 2017, 64(7)：675-83.

[5] DE DOSSO S, TREGLIA G, PASCALE M, et al. Detection rate of unknown primary tumour by using somatostatin receptor PET/CT in patients with metastatic neuroendocrine tumours：a meta-analysis [J]. Endocrine, 2019, 64(3)：456-68.

[6] FALLAHI B, MANAFI-FARID R, EFTEKHARI M, et al. Diagnostic fficiency of（ 68 ）Ga-DOTATATE PET/CT as ompared to（ 99 m)Tc-Octreotide SPECT/CT andonventional orphologic odalities in euroendocrine umors [J]. Asia Ocean J Nucl Med Biol, 2019, 7（ 2)：129-40.

[7] YIN Z, DU J, YU F, et al. Tumor-induced osteomalacia [J]. Osteoporos Sarcopenia, 2018, 4(4)：119-27.

[8] FLORENZANO P, GAFNI R I, COLLINS M T. Tumor-induced osteomalacia [J]. Bone Rep, 2017, 7：90-7.

[9] MINISOLA S, PEACOCK M, FUKUMOTO S, et al. Tumour-induced osteomalacia [J]. Nature reviews Disease primers, 2017, 3：17 044.

[10] RAYAMAJHI S J, YEH R, WONG T, et al. Tumor-induced osteomalacia - Current imaging modalities and a systematic approach for tumor localization [J]. Clinical imaging, 2019, 56：114-23.

[11] MEYER M, NICOD LALONDE M, TESTART N, et al. Detection Rate of Culprit Tumors Causing Osteomalacia Using Somatostatin Receptor PET/CT：Systematic Review and Meta-Analysis [J]. Diagnostics（ Basel), 2019, 10(1)：2.

天津医科大学总医院内分泌代谢科　柴韵　何庆　刘铭

病例 28　骨纤维结构发育不良

骨纤维结构发育不良（fibrous dysplasia，FD）是一种罕见的和严重的骨骼疾病,导致骨折,畸形,功能损害和疼痛。本病的遗传学基础是在胚胎形成过程中的鸟嘌呤核苷酸结合蛋白（G 蛋白）亚基（Gsa）基因的突变,可合并骨外表现,包括功能亢进的内分泌疾病和（或）

café-au-lait 斑疹(牛奶咖啡斑),又称 McCune-Albright syndrome(MAS)[1]。Lambrso 等报道 Albright 综合征具有典型三联症占 24%,二联症占 33%,一种表现占 40%[2]。我们报道 1 例以骨损害和皮肤色素沉着为主要表现的多发性骨纤维不良综合征。

【一般资料】

患者男性,45 岁。

1. 主诉　多发骨痛 13 年,全身乏力不适 3 月,加重 1 周

2. 现病史　2008 年 7 月患者因左侧季肋部疼痛,就诊于当地医院,影像检查提示左侧 11 肋骨骨质破坏,左侧肋骨切除后活检提示:骨纤维结构不良。之后于当地医院多次行 X 线、CT、MRI 检查,期间未予进一步治疗。2021 年 3 月患者感乏力不适,体检发现左侧甲状腺占位,于 2021-03-23 日在我院普外科行左侧甲状腺癌根治术。术后规律口服优甲乐治疗。住院期间行 CT 检查提示右侧肩胛骨、右侧第 11 肋骨、T11、T12 椎体及右侧肱骨上段多发骨质破坏。2021 年 7 月在我院肿瘤科复诊,住院期间发现血糖升高,诊断为糖尿病,口服阿卡波糖以及利格列汀控制血糖。血糖控制较好(空腹 5~7mmol/L,餐后 2 小时 7~9mmol/L)。后转骨科,期间突发特发性左耳听觉丧失,经高压氧、营养神经等对症听力恢复。发病期间无发热,无恶心、呕吐,无腹痛,无胸闷、胸痛,无心慌、手抖等。病程中,患者精神可,饮食可,睡眠可,大便小便正常。

3. 既往史　否认“高血压、冠心病”等病史,否认“肝炎、结核、伤寒”等传染病病史,否认其他重大手术及外伤史,否认药物及食物过敏史,否认输血史。

4. 个人史　生于原籍,久居于苏州,无外地长期久居史,无血吸虫疫水接触史;否认长期吸烟史,否认长期大量饮酒史;无粉尘、毒物、放射性物质、传染病病人等接触史。无新冠肺炎疫区及中高风险区旅居史,无疫区人员接触史。

5. 婚育史　适龄结婚,育 1 子 1 女,配偶及子女身体健康

6. 家族史　否认家族性遗传性疾病病史。

7. 体格检查　T:36.1 ℃,P:62 次 / 分,R:18 次 / 分,BP:115/75mmHg,发育正常,营养中等。全身皮肤黏膜未见黄染,后颈部未见黑棘皮症,左侧背部以及双侧腘窝可见咖啡色斑块,未突出皮肤表面,边界不清。头颅无畸形,左耳听力下降,双侧乳突无压痛,鼻无畸形,嗅觉无异常,左侧甲状腺缺如,右侧甲状腺未扪及,胸廓无畸形,心率 62 次 / 分,律齐,心音有力,各瓣膜听诊区未闻及杂音。腹部平坦,肝脾肋下未及,脊柱四肢无畸形,各关节活动好,双下肢无水肿。病理征阴性(图 7-28-1~7-28-4)。

【化验及辅助检查】

1. 三大常规　血、尿、便常规基本正常。

2. 血生化

(1)肝、肾功能均在正常范围。

(2)血电解质:均在正常范围,如表 7-28-1。

(3)凝血功能、肿瘤标志物、类风湿系列、HLA-B27 均在正常范围。

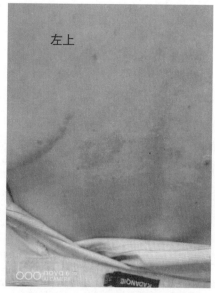

图 7-28-1　左肩胛右侧皮肤色素斑

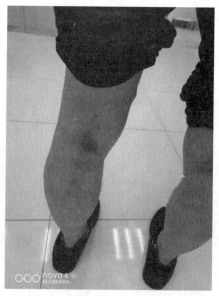

图 7-28-2　双下肢腘窝皮肤对称色素斑

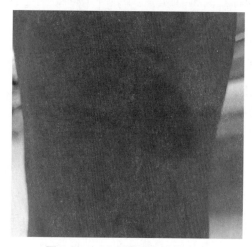

图 7-28-3　左侧腘窝皮肤色素斑

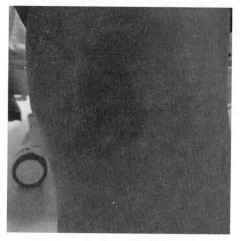

图 7-28-4　右侧腘窝皮肤色素斑

3. 尿液检查

24 小时电解质：尿钙略增高，尿蛋白增高，如表 7-28-2。

4. 其他检查

（1）肾上腺皮质功能：早晨（8a.m.）血 ACTH 25.92（7.2~63.3）pg/mL、COR 312.9（166~507）nmol/L 均在正常范围。

（2）甲状腺功能：TSH 低于正常值范围，如表 7-28-3。

（3）性激素系列：LH、P 高于正常范围，其余指标在正常范围，如表 7-28-4。

（4）甲状旁腺激素（2021.07.15）36.64（15~65）、25 羟维生素 D（2021.07.15）23.51（16~25）、降钙素（2021.07.15）0.63（0~9.52）均在正常范围。

（5）糖耐量试验符合糖尿病诊断,胰岛功能提示胰岛素抵抗。如表 7-28-5。

糖尿病自身抗体 GAD 阳性。如表 7-28-6。

糖化血红蛋白 5.7%。

表 7-28-1　血电解质

血电解质	K （mmol）	Na （mmol）	Cl （mmol）	Ca （mmol）	P （mmol）	Mg （mmol）	TCO2 （mmol）
2021-07-07	4.12	141.2	104.6	2.13	1.11	0.88	27.8

表 7-28-2　24 小时尿液生化

尿电解质	K （mmol） （25~100）	Na （mmol） （130~260）	Cl （mmol） （110~250）	Ca （mmol） （2.5~7.5）	P （mmol） （13~42）	Mg （mmol） （3~5）	Pro （mmol） （0.028~0.141）
2021-07-07	38.06	243.5	227	7.92	22	4.62	0.317

表 7-28-3　甲功五项

甲功五项	T3 （nmol/L）	T4 （nmol/L）	FT3 （pmol/L）	FT4 （pmol/L）	TSH （μIU/mL）
2021-07-15	1.53	120.6	4.84	17.83	0.19

表 7-28-4　性激素全项

外院	FSH（mIU/mL）	LH（mIU/mL）	PRL（ng/mL）	雌二醇（pg/mL）	孕酮（ng/mL）	睾酮（ng/mL）
2016-12-9	7.4	9.12	5.90	40.9	0.24	3.47

表 7-28-5　糖耐量以及胰岛功能试验

2021-07-15	空腹	1 h	2 h
葡萄糖（mmol/L）	7.77	13.12	13.59
胰岛素（pmol/L）	55.6	126.7	100
C 肽 （pmol/L）	734	1134	1390

表 7-28-6　糖尿病自身抗体

糖尿病自身抗体	IAA(nmol/L) (0~0.9)	ICA(nmol/L) (0~0.9)- (0.9~1.1) ±	GAD(pmol/L) (0~10)
2021-07-15	1.34　↓	1.01	110

5. 其他辅助检查

1）腹部超声：

2）甲状旁腺超声（ 2021.07.08 ）：甲状旁腺未见异常。

3）胸部 CT：(2021.07.16 ）左肺上叶下舌段少许纤维灶；右侧肩胛骨、肱骨、右侧第 11 肋骨、T11、T12、L1 椎体或附件多发骨质破坏及磨玻璃密度改变。

4）右肩胛 CT 平扫（ 2008.10.18 ）

（1）影像描述：右侧肩胛骨体外侧部及肩胛尖呈囊样轻度膨胀性改变，范围较广泛，与正常骨质分界清楚，骨皮质完整，未见骨膜反应及软组织改变，病灶内见斑片状磨玻璃密度影。所见其余诸骨未见明显骨性改变。

（2）诊断：右侧肩胛骨纤维结构不良。

5）右侧肩关节正位（ 2011.03.20 ）右肩胛盂下缘见一类圆形低密度影；右侧肱骨大结节密度稍减低；余右肩诸骨骨皮质连续，未见明显骨质病变征象，关节在位，关节间隙正常。

6）99mTc-MDP 全身骨骼显像（ 2021.05.14 ）

（1）影像描述：胸部 SPECT/CT 断层融合显像示：右侧肱骨、右侧桡骨、右侧肩胛骨、第 11 后肋及 T11 椎体骨质密度不均匀减低，其中右侧肩胛骨及第 11 后肋骨质呈膨胀性改变，T11 椎体病变边缘硬化，以上病灶融合显像均呈局限性放射性浓聚态改变，其余部位骨骼放射性分布未见明显异常。

（2）印象：多发性骨病变，结合病史，均考虑骨纤维异常增殖症所致，建议定期随访复查。

7）腰椎 MR（ 2021.06.07 ）

胸 11 锥体以及右侧第 11 肋占位，结合临床考虑甲状旁腺功能亢进骨改变或转移瘤可能。

8）右肩胛骨 CT（ 2021.07.16 ）：如图 7-28-5~7-28-8。

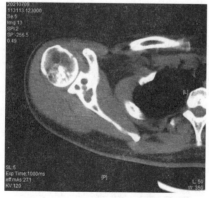

图 7-28-5　软组织窗：右侧肱骨、
右侧肩胛骨病灶呈软组织密度

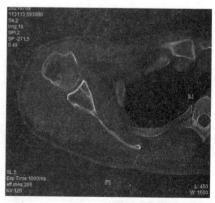

图 7-28-6　骨窗：右侧肱骨、右侧肩胛骨
局部骨组织被软组织取代，边缘硬化

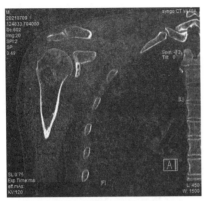

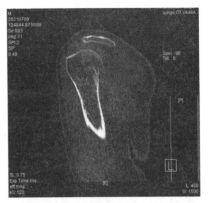

图 7-28-7　冠状面骨重建:右侧肱骨、
肩胛骨病灶呈软组织密度,边缘硬化

图 7-28-8　矢状面骨重建:右侧肱骨、
肩胛骨病灶呈软组织密度,边缘硬化

9)T11 胸椎 CT(2021.07.16):图 7-28-9~7-28-12。

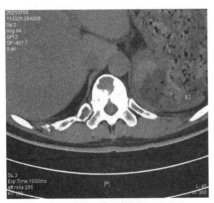

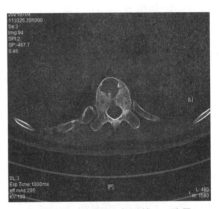

图 7-28-9　软组织窗:右侧第 11 肋骨、
T11 锥体病灶呈软组织密度

图 7-28-10　骨窗:右侧第 11 肋骨、
T11 锥体病灶呈软组织密度

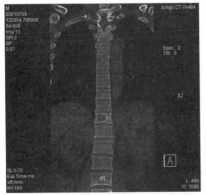

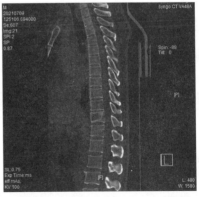

图 7-28-11　冠状面骨重建:T11 锥体病灶
呈软组织密度,边缘硬化

图 7-28-12　矢状面骨重建:T11 锥体病灶
呈软组织密度,边缘硬化

10)病理检查：

（1）左第 11 肋骨组织病理（2008.07.10）：左第 11 肋纤维结构不良。

（2）甲状腺组织术后病理（2021.03.24）：（左甲状腺）甲状腺乳头状癌,肿块大小 1.8 cm×1.5 cm×0.9 cm,癌组织紧靠包膜;甲状腺周脂肪组织中查及淋巴结 1 枚,见癌转移（1/1）。（中央区淋巴结）查及淋巴结 1 枚,未见癌转移（0/1）。免疫组化结果：（1 号片）癌细胞 Tg（+）,TTF-1（+）,CK19（灶+）,Galectin-3（灶+）,CD56（-）,Ki67（1%,+）;（5 号片）CK19（+）,TTF-1（+）。

T1 胸椎骨组织病理（2021.07.25）：可见小片较密集的梭形细胞及胶原纤维,梭形细胞形态温和,未见核分裂像,其间见新生骨生成。

11)外周血细胞全外显子组测序检测（2021.09.22）：经高通量数据信息分析,未检出与先证者表型相关的 1M 以上致病染色体 CNV 变异和 5M 以上的 LOH 变异。

【诊断与鉴别诊断】

（一）病例特点

（1）中年男性,多发骨痛 13 年,全身乏力不适 3 月,加重 1 周入院。皮肤有色素沉着牛奶咖啡斑。

（2）2008 年肋骨骨组织活检结果、2021 年 T11 胸椎骨组织活检结果提示骨纤维结构不良;2021 年甲状腺术后病理组织活检提示左甲状腺甲状腺乳头状癌。

（3）糖耐量以及胰岛功能提示胰岛素抵抗,但是同时糖尿病自身抗体提示：ICA（±）、GAD（+）,糖尿病诊断明确,未分型。

（二）骨纤维结构发育不良的鉴别诊断

（1）多发性神经纤维瘤：是源于神经嵴细胞分化异常而导致的多系统损害的常染色体显性遗传病,是常累及神经、肌肉、骨骼、内脏、皮肤的一种先天性发育不良疾病,都有牛奶咖啡斑,两者区别是 McCune-Albright 综合征色素斑边缘不规则呈分段式分布在躯体一侧,多发神经纤维瘤色素斑边缘平滑,会随年龄增长而增多。

（2）甲状旁腺功能亢进症：此类患者 PTH 水平及血 ALP 增高于正常。X 线表现骨质疏松、骨软化、纤维囊性骨炎等。该患者无肌无力、多饮、多尿、夜尿、腹胀、便秘等症状,且血钙、血磷正常,尿钙略增多,X 线检查无骨质疏松,可追踪随访,目前暂不考虑该诊断。

（三）出院诊断

①骨纤维结构发育不良;②甲状腺乳头状癌术后;③糖尿病。

【治疗】

（1）一般治疗：避免剧烈运动,保护受损骨组织,如负重部位腰椎给腰围保护。局部适当锻炼。

（2）对症治疗：钙及维生素 D 补充：维生素 D_3 碳酸钙, 600 mg, 1 次/日,维生素 D_3 400~800u/日。

（3）给予二膦酸盐抑制破骨细胞活性,缓解疼痛,缩小病损区域,唑来膦酸注射液 5 mg 每年一次静滴。

（4）于 2021 年 7 月 20 日行 T11 椎体经皮椎体成形术。

【随访】

1. 随访情况（2022.3.12）

患者一般情况良好,右肩胛骨略感疼痛,散在边缘不规则浅咖啡皮肤色素斑,较前无扩大;脊柱四肢无畸形,腰椎无压痛。患者间断服用维生素 D 和钙剂。

2. 化验检查

（1）血常规、尿常规 均正常。肝肾功能均在正常范围。

（2）空腹血糖 6.2mmol/L,糖化血红蛋白 6%。

（3）血电解质基本正常。

表 7-28-7　血电解质

血电解质	K（mmol）	Na（mmol）	Cl（mmol）	Ca（mmol）	P（mmol）	Mg（mmol）	CO_2CP（mmol）
2022-03-12	4.57	138.3	103.7	2.34	1.18	-	-

表 7-28-8　血脂四项

血脂	TC（mmol/L）	TG（mmol/L）	LDL（mmol/L）	HDL（mmol/L）
2022-3-12	5.34	1.58	3.61	1.07

表 7-28-9　甲状腺相关指标

甲状腺指标	FT3（pmol/L）（3.1~6.8）	FT4（pmol/L）（12~22）	TSH（mIU/L）（0.27~4.2）	Tg（ng/mL）3.5~77	TgAb（≤115）	CT（pg/mL）（8.31~14.3）
2022-03-12	4.01	16.92	1.83	13.21	15.22	1.19

表 7-28-10　骨代谢相关指标

项目	结果	参考范围
25-OH-VitD	8.4	6.6~49.9ng/mL
骨钙素（CC）	12.5	（30~50 岁 14~42）ng/mL
PTH	16	12~88pg/mL

【专家点评】

该病例持续时间较长,经历 13 年,最初一直在各大医院骨科就诊,起初为左侧肋骨骨质破坏,患者有左季肋部疼痛表现,其后多次影像学检查,但并未治疗。13 年后,因全身乏力再次就诊于肿瘤科,全身体检时发现皮肤色素斑,完善相关实验室以及辅助影像学检查,根据患者两次骨组织病理学结果提示,考虑多发性骨纤维异常增殖症明确,结合皮肤多处表现牛奶咖啡斑。同时该患者为男性, 45 岁,育有一子一女,实验室检查睾酮在正常范围。Albright 综合征具有二联症占 33%,该病例可诊断为 McCune-Albright 综合征。

　　但是从一元论的角度,该病症似乎并不能完全解释该患者的所有病症,患者同时在2021 年 7 月突发特发性左耳听觉丧失,追问患者家族史,否认家族中有听力障碍病史。并根据患者病史、糖耐量和胰岛功能试验、糖尿病自身抗体,诊断糖尿病,但是分型未明确。2021 年 3 月因甲状腺乳头状癌行甲状腺左侧叶切除术。

　　我们复习文献:2014 年许莉军等回顾性分析北京协和医院确诊的 4 例 McCune-Albright 综合征合并低血磷性佝偻病患者病例[3]。2010 年陈慧婧对两例 McCune-Albright 综合症病例报道及文献复习分别为三联征和二联征[4]。2015 年王勤奋等报道一例甲状腺乳头状癌合并骨纤维异常增殖症一例[5]。2015 年马来西亚一位创伤骨科医生报道一例甲状腺乳头状癌术后脊柱单一纤维结构不良[6]。1972 年 Hall 教授和 Warrick 博士曾报道了一例 Albright 合并脂肪萎缩型糖尿病[7]。

　　内分泌疾病的评估和治疗是 FD/MAS 治疗的一个重要组成部分,并且内分泌功能障碍可加重骨骼疾病。生长激素的过量可导致头颅畸形,可能导致视力丧失[8]。低磷血症相关的骨折和骨痛风险增加。约 2/3 患者存在甲状腺异常,其中一半与甲状腺功能亢进有关[9]。纤维母细胞生长因子 -23 由 FD 过量产生,这可能导致低磷血症和佝偻病 / 骨软化。高皮质醇症是最罕见的内分泌相关疾病,通常只发生在新生儿期。

　　该患者历经 13 年,反复就诊骨科、肿瘤科,之后因血糖升高内分泌科会诊,开始进行内分泌专科评估,但仍有部分动态试验检查和相关靶腺影响学检查未完善。我们回顾文献可以看到,该疾病在内分泌系统表现多样。相关 FD/MAS 的临床管理是复杂的、每个病人的表现应该是个体化的,最好通过多学科团队的参与完成。目前 FD 的治疗主要是姑息性治疗,重点是优化功能,减少相关发病率。一些新的医学手段正在开发,比如骨骼干细胞移植,一些多潜能细胞在体内移植时具有自我更新能力,可生成一个微型骨器官与适当的组织学架构和造血微环境[1]。由于超过 90% 的突变发生在 R201 位点,有研究试图改变该疾病突变体 Gsα,通过靶向治疗改变其 GTPase 活性,目前已在一小分子库筛选出 Gsα 活性调节剂[10]。FD/MAS 的临床和转化研究将会进一步提高我们对其发病机理和疾病发展规律的认识,希望学者们能够探索出更多改变疾病活动的新型干预措施。

【参考文献】

[1] CEMRE ROBINSON, MICHAEL T. COLLINS, ALISON M. BOYCE. Fibrous Dysplasia/McCune-Albright Syndrome: Clinical[J]. Curr Osteoporos Rep, published online: August 2016.

[2] 邱明才,戴晨琳. 代谢性骨病学:多发性骨纤维结构不良症.1 版,北京:人民 卫生出版社,2012:234-237.

[3] 许莉军,姜艳,邢小平,等. McCune-Albright 综合征合并低血磷性佝偻病 4 例并文献复习 [J]. 中华骨质疏松和骨矿盐疾病杂志,2014,7(3):213-220.

[4] 陈慧婧. McCune-Albright 综合症病例报道(2 例)及文献复习 [D]. 太原:山西医科大学:山西医科大学,2010:1-28.

[5] 王勤奋,冯献斌. 甲状腺乳头状癌合并骨纤维异常增殖症一例 [J]. 海南医学, 2015, 26(24):3738-3739.

[6] MOHD ARIFF SHARIFUDIN, ZAMZURI ZAKARIA, MOHAMED SAUFI AWANG, et al. A Rare Case of Monostotic Spinal Fibrous Dysplasia Mimicking Solitary Metastatic Lesion of Thyroid Carcinoma[J]. Malays J Med Sci. 2016:23（1）:82-86.

[7] G. VIRGINIA UPTON, ALAN CORBIN. Albright's Syndrome and Lipoatrophic Diabetes[J].The lancet, 1972,9:544-545.

[8] BOYCE AM, et al. Optic neuropathy in McCune-Albright syndrome: effects of early diagnosis and treatment of growth hormone excess[J].Clin Endocrinol Metab.201 3:98（1）: E126–34.

[9] CELI FS, et al. The role of type 1 and type 2 5′-deiodinase in thepathophysiology of the 3, 5, 3′-triiodothyronine toxicosis of McCune-Albright syndrome[J].Clin Endocrinol Metab.200 8:93（6）:2383–9.

[10] BHATTACHARYYA N, et al. A high throughput screening assay system for the identification of small molecule inhibitors of gsp[J]. PLoS One.201 4;9（3）, e90766.

苏州高新区人民医院内分泌代谢科　杜晓明　汪涛　刘勇　张敏

病例 29　以低血钙和低骨量为首发表现的乳糜泻一例报道

乳糜泻（celiac disease,CD）是一种免疫介导的小肠炎性疾病,患者因对饮食中的麸质蛋白过敏诱发肠道炎症,典型表现为腹泻、脂肪泻以及吸收不良综合症等。CD 发病与遗传易感性有关,主要的易感基因是 HLA DQ2 和 HLA DQ8 基因 [3]。针对不同人群的流行病学调查显示 CD 患病率差别较大,在 0.2%~1%[1]。由于人种和饮食习惯不同,亚洲人一直被认为不易罹患 CD,病例报道较少。本文报道一例中国成年女性 CD 患者,患者无明显腹泻、脂肪泻,而以低血钙和低骨量为首发表现。

【一般资料】

患者 40 岁女性

1. 主诉　腰背部疼痛 1 年、手足搐搦伴麻木感 4 月。

2. 现病史　患者于入院前 1 年无明显诱因出现腰背部疼痛症状,未重视。4 月前无明显诱因出现间断手足搐搦,每天发作约 3~4 次,每次持续约数秒钟,可自行缓解,伴有肢端麻木感,无明显口周麻木、关节痛、晨僵症状,无肢体乏力,无骨痛、骨畸形,无恶心、呕吐、腹痛、腹泻症状。就诊于我院。患者自发病以来,精神、睡眠可,饮食正常,小便正常,自入院前 2 年来,大便每日 1~2 次,有时不成形,体重减轻约 1 kg。

3. 既往史　患者既往阑尾切除术 3 年余。

4. 个人史　患者为家庭主妇,户外运动较少,无疫区久居史和旅游史。不偏食,不吸烟,不饮酒。无重金属、棉酚等接触史。

5. 婚育史　适龄结婚,育有 1 子 1 女,配偶及子女均体健。

6. 月经史　月经周期正常,孕 2 产 2,均为自然分娩,产后正常哺乳。

7. 家族史　父母及 2 个姐姐均体健。

8. 体格检查   患者发育正常,营养中等,身高 158 cm,体重 56.2 kg。 Chvostek's 和 Trosseau's 征阳性。脊柱四肢无畸形,胸骨无压痛。心、肺、腹查体均未见异常。

【化验及检查】

血常规示 Hb 93 g/L(110~150 g/L)、MCV76 fL(82.0~95.0 fL),进一步检查贫血原因:铁蛋白 6.10 ng/mL(10.00~291.00 ng/mL)、叶酸 5.59 pg/mL(5.31~24 pg/mL)、维生素 B_{12} 421.00 ng/mL(211~911 ng/mL),考虑为缺铁性贫血,见表 7-29-2。凝血功能正常。

肝肾功能均正常,白蛋白 43 g/L(35~55 g/L),肌酐 25 μmol/L(44~115 μmol/L);甘油三酯水平降低为 0.38 mmol/L(0.57~1.71 mmol/L);血钙明显降低为 1.80 mmol/L(2.15~2.55 mmol/L),血磷 1.01 mmol/L(0.80~1.45 mmol/L),血钾 3.96 mmol/L(3.5~5.3 mmol/L),血镁 0.77 mmol/L(0.65~1.05 mmol/L),PTH 明显升高为 50.4 pg/mL(1.1~7.4 pg/mL),碱性磷酸酶升高为 314 IU/L(40~150 IU/L),尿钙降低为 56.8 mg/24 h,尿磷 505.0 mg/24 h;25(OH)D3 水平降低为 15.75 nmol/L;骨转换标志物均明显升高 Osteocalcin 86.85 ng/mL(11~48 ng/mL)、β-CTX 2.35 ng/mL(0.30~0.57 ng/mL)、P I NP 275.3 ng/mL(19~84 ng/mL),提示骨代谢活跃(详见表 7-29-2)。

甲状腺、肾上腺皮质功能及性激素六项水平均正常;甲状腺自身抗体均阴性;甲状腺球蛋白、降钙素、癌胚抗原水平正常;血气分析未见异常;风湿抗体均阴性。

骨密度明显减低(详见表 7-29-2)。

腰椎正侧位 X- 线片示:骨量减低,骨小梁稍模糊,腰 3 椎体骨质增生,腰 3 椎体略变扁。骨盆正位 X- 线片示:骨量减低,骨小梁稍模糊。

胸片及腹部 B 超均未见异常。

胃十二指肠镜检查行上端小肠活检可见小肠绒毛变短,黏膜层变薄伴慢性炎症(图 7-29-1)。

血清抗 htTG IgA 抗体,结果为阳性。

【诊断与鉴别诊断】

患者病例特点如下:

(1)患者中年女性,因腰背部疼痛 1 年、手足搐搦伴麻木感 4 月入院。

(2)查体发现低钙血症的体征 Chvostek's 和 Trosseau's 征均为阳性。

(3)辅助检查发现明显的低钙血症,血磷正常,ALP 及骨转换标志物明显升高,PTH 水平升高,骨密度明显减低。

该患者的表现具有迷惑性,对于一个明显低血钙的患者我们很容易想到甲状旁腺功能减退症的可能性,但患者 PTH 水平明显升高,难道是假性甲旁减吗? 患者 PTH 水平明显升高,甲状旁腺区结节,又很容易想到甲状旁腺功能亢进症,但是患者血钙这么低,很显然,并不支持原发性甲旁亢,那么,患者会是继发性甲旁亢吗? 但是,继发性甲旁亢的患者一般甲状旁腺区没有肿物。此外,患者还存在贫血和低甘油三酯血症的情况。尤其是在目前的经济和营养水平下,这么明显的低甘油三酯血症还是比较罕见的。那么,有没有一个疾病可以解释患者所有的表现呢?

由于患者是以低血钙的表现为主的,所以我们还是以低钙血症为主线来查找病因。临床上,对于一个低钙血症的患者首先需对血钙水平进行校正,一般来说,白蛋白自 40 g/L 每降低 1 g/L,钙浓度降低 0.02 mmol/L,该患者白蛋白 43 g/L,校正后的血钙浓度为 1.74 mmol/L,甚至更低了。导致低钙血症的病因如下(表 7-29-1):可分为甲旁减类型和非甲旁减类型两类。

表 7-29-1　低钙血症的病因分类

甲状旁腺功能减退症	甲状旁腺功能正常或增高
PTH 分泌缺乏	维生素 D 缺乏
特发性(自身免疫性)	维生素 D 抵抗
PTH 基因突变	肾功能衰竭
手术后甲旁减	肝硬化
甲状旁腺浸润性疾病(血色病等)	肠吸收不良
功能性	药物:抑制破骨细胞药物
低镁血症	快速骨矿化(骨饥饿综合征、广泛的成骨性骨转移、氟化物等)
甲状旁腺术后(暂时性)	急性磷负荷(肿瘤细胞溶解、磷酸盐使用过量)
PTH 作用缺乏(PTH 抵抗)	急性胰腺炎
低镁血症	急性危重疾病和脓毒血症
假性甲旁减	

该患者不存在 PTH 缺乏,没有低镁血症,也没有甲状旁腺手术史,可排除 PTH 缺乏及功能性甲旁减。患者血磷不高,不符合假性甲旁减的生化特点,也没有典型的假性甲旁减的发育特征,基本可除外。肝肾功能正常,没有感染、特殊药物服用史,基本可除外由于内科其他疾患及药物、肝肾功能异常导致低血钙的病因。患者维生素 D 水平明显减低,显然不存在维生素 D 抵抗,考虑维生素 D 缺乏诊断明确,但是问题来了,事实上,随着中国工业化和城市化的发展,人群维生素 D 缺乏的情况较为普遍,但是很少见到血钙这么低的情况。另外患者还有的贫血和低甘油三酯血症的情况,因此,我们考虑患者可能存在肠道吸收不良的问题。

我们进一步复习了小肠吸收不良综合征的病因,结合患者的病史特点,有一个疾病,引起了我们的重视,那就是乳糜泻(coeliac disease, CD),又名麦胶性肠病。这是一种免疫介导的小肠炎性疾病,患者因对饮食中的麸质蛋白过敏诱发肠道炎症,典型表现为腹泻、脂肪泻以及吸收不良综合症等。由于吸收不良,患者可以出现相应营养元素缺乏的肠外表现,例如,钙和维生素 D 吸收不良导致骨软化症,铁吸收不良导致贫血,以及儿童患者可表现为生长发育迟缓。CD 发病与遗传易感性有关,主要的易感基因是 HLA DQ2 和 HLA DQ8 基因。确诊有赖于血清学特异性抗体的检测,如抗肌内膜抗体(EMA)、转谷氨酰转肽酶抗体(tTG 抗体)等,以及小肠黏膜活检病理检查结果。

因此,我们进一步为患者进行了胃十二指肠镜检查行上端小肠黏膜活检,结果发现小肠绒毛变短,黏膜层变薄伴慢性炎症,为明确性质,进一步请病理科江昌新教授会诊。

病理科江昌新教授会诊意见:患者小肠黏膜活检病理(图 7-29-1)提示:小肠绒毛变短,黏膜层变薄,肠腺内潘氏细胞(胞浆内含有粗大的嗜酸性<粉红色>分泌颗粒)增生,可见固有膜浅层胶原带形成并伴有慢性炎症;于肠黏膜固有膜和腺上皮内可见多量慢性炎细胞浸润和隐窝上皮增生和潘氏细胞增生。以上表现提示小肠慢性炎症,与乳糜泻表现相符。按照乳糜泻的组织学诊断的 Marsh 标准,乳糜泻的肠黏膜病理根据炎症程度分为以下几期:0 期:正常黏膜;1 期:上皮内淋巴细胞浸润,>25 个/100 个肠上皮细胞(非特异性);2 期:1期改变加隐窝增生(非特异性);3a 期:上皮内淋巴细胞浸润,隐窝增生,部分绒毛萎缩;3b期:上皮内淋巴细胞浸润,隐窝增生,次全绒毛萎缩;3c 期:上皮内淋巴细胞浸润,隐窝增生,全部绒毛萎缩。该患者符合 3a 期表现。但炎症本身缺乏特异性,仍需结合自身抗体检测明确诊断。

进一步行血清抗 htTG IgA 抗体,结果为阳性,因此考虑患者符合乳糜泻诊断。由于乳糜泻导致维生素 D 和钙的吸收障碍,进而导致骨矿化障碍,骨量减少。由于长期低血钙刺激,进而导致继发性甲旁亢及甲状旁腺区增生结节。同时,乳糜泻也可因铁吸收障碍导致缺铁性贫血,脂肪吸收障碍导致低甘油三酯血症。

【治疗】

给予患者去麸质蛋白饮食,并维生素 D 7.5 mg 肌内注射,骨化三醇 0.5 μg/d、碳酸钙 1.2 g/d、多糖铁复合物 0.15 g/d 口服治疗。

【治疗结果、随访及转归】

治疗 1 月后患者症状缓解,复查实验室指标改善(见表 7-29-2)。随访结果进一步支持诊断。此次随访后 4 周,患者自行停止服用所有药物,仅以饮食控制,但饮食控制不严格(患者生活在农村,戒掉大部分含麸质的面食,以大米为主食,偶尔进食少量面食,对于调味品或零食中含麸质的食物未禁忌),3 年后第二次随访,患者自觉无不适,复查结果见表7-29-2,其实验室检查结果及骨密度检查结果较基线时均有明显改善。由于患者未用药物,仅以饮食控制,病情得到明显改善,因此,也进一步支持当初的诊断。

表 7-29-2　治疗前、后实验室检查和骨密度(BMD)检查结果

检查项目	结果			参考范围
	治疗前	1 月随访	3 年随访	
血钙	1.80	2.15	2.22	2.15~2.55 mmol/L
血磷	1.01	1.37	1.13	0.80~1.45 mmol/L
白蛋白	43	43	45	35~45 g/L
ALP	314	291	59	40~150 IU/L
25(OH)D	15.75	—	59.62	47.7~144.0 nmol/L
PTH	50.4	4.98	20.4	1.1~7.4 pg/mL
骨钙素	86.85	—	49.45	11~48 ng/mL
β-CTX	2.35	—	0.77	0.30~0.57 ng/mL

续表

检查项目	结果			参考范围
	治疗前	1月随访	3年随访	
P I NP	275.3	—	78.6	19~84 ng/mL
Hb	93	110	100	110~150 g/L
MCV	76	80	78	82.0~95.0 fL
铁蛋白	6.10	—	5.44	10.00~291.00 ng/mL[a] 4.60~204.00 ng/mL[b]
甘油三酯	0.38	—	0.62	0.57~1.71 mmol/L

DEXA	治疗前		3年随访	
	BMD（g/m²）	T-值，Z-值	BMD（g/m²）	T-值，Z-值
L1-4	0.702	-3.4，-3.4	0.934	-1.5，-1.6
股骨颈	0.591	-2.8，-2.8	0.815	-1.0，-0.8
全髋	0.589	-3.0，-2.9	0.862	-0.9，-0.8

ALP 碱性磷酸酶，25（OH）D 25- 羟维生素 D，PTH 甲状旁腺激素，β-CTX　Ⅰ型胶原羧基末端肽，P I NP Ⅰ型前胶原 N 末端肽，Hb 血红蛋白，MCV 平均红细胞体积，DEXA 双能 X 线吸收检测骨密度仪，L1-4 腰椎 1-4
[a] 铁蛋白治疗前正常参考范围
[b] 3 年随访正常参考范围—数据未采集

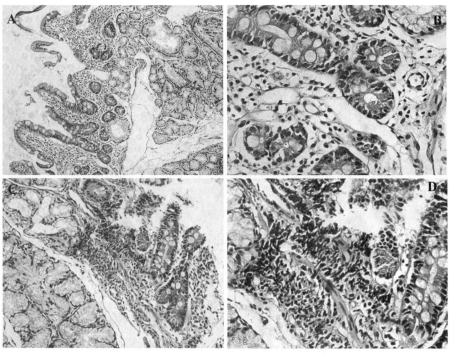

图 7-29-1　胃十二指肠镜检病理结果（HE 染色）

A×100 小肠绒毛变短，黏膜层变薄伴慢性炎症；B×400 肠腺内潘氏细胞（胞浆内含有粗大的嗜酸性＜粉红色＞分泌颗粒）增生伴慢性炎症；C×200 上皮肠腺内可见潘氏细胞增生，其直下固有膜浅层胶原带形成伴慢性炎症；D×400 肠黏膜固有膜和腺上皮内多量慢性炎细胞浸润和隐窝上皮增生和潘氏细胞增生

【讨论】

CD 最早在 1887 年由 Samuel Gee 进行描述,之后到 1953 年 Dicke[2] 等发现 CD 患者不吃含麸质蛋白的饮食可使病情减轻,从而第一次揭示了 CD 的病因。CD 的典型表现为腹泻、脂肪泻等消化系统的症状和营养不良等吸收不良综合征 [1]。本文报道的 CD 患者无明显消化系统症状,而以低血钙和骨软化症为首发表现。以低血钙和骨病为首发症状的 CD 患者比较罕见,文献可见零星报道 [3-5],而中国患者尚无报道。随着 CD 病例的积累,人们发现越来越多的 CD 患者并没有胃肠道症状等典型表现,因此被称为不典型 CD。除了低血钙和骨病变外,这些肠外表现还包括贫血 [6]、肠易激综合征样腹部症状 [7]、共济失调 [8]、抑郁 [9]、身材矮小 [10]、和肝脏疾病 [11] 等。还有一类患者没有任何不适和表现,仅在常规筛查中被发现,这类患者被称为无症状性 CD[1]。事实上,根据肠道炎症和小肠绒毛萎缩程度的不同,CD 的临床表现也是介于无症状到严重症状之间的不同程度。典型 CD 只是整个 CD 的冰山一角。

CD 可造成程度不同的骨量减低、骨软化和骨质疏松症 [12, 13]。CD 患者因为小肠粘膜不同程度的萎缩可导致钙和维生素 D 吸收障碍 [14],钙在小肠的吸收需要钙结合蛋白的帮助,但在 CD 患者,由于小肠黏膜萎缩,钙结合蛋白合成减少 [15],影响钙吸收;而未被吸收的钙在肠腔与吸收不良的脂肪酸结合更加重了钙吸收障碍 [16];再加上维生素 D 缺乏共同导致低血钙。低血钙和维生素 D 缺乏会导致骨矿化障碍,进而导致低骨量,骨软化症。低血钙还会刺激 PTH 合成和分泌增加,继发甲状旁腺功能亢进。虽然 PTH 分泌增加,会激活 1α 羟化酶,使得 $1, 25(OH)_2D_3$ 合成增加,这在一定程度上可代偿维生素 D 缺乏导致的骨矿化障碍,并促进肠道钙结合蛋白的合成,但 PTH 可使骨转换加快,直接加速骨吸收以维持血钙水平,其最终表现为骨量的净丢失。作为一种炎性疾病,CD 患者的肠黏膜和血清炎症因子水平均会增高,尤其是 TNF-α、IL-1 和 IL-6。这些炎症因子可促进破骨细胞分化和生成,进一步促进骨吸收 [16]。

亚洲人一直被认为不易罹患 CD,但近年来,通过对亚洲人群 CD 自身抗体的筛查发现,亚洲人 CD 罹患率并不低。加拿大一项针对儿童的筛查发现,在加拿大南亚儿童的 CD 患病率居于首位,主要表现为生长发育障碍而非肠道症状 [17]。印度有两项人群筛查表明该国的 CD 患病率在 0.3%~1.4%[18],马来西亚一项筛查发现 CD 自身抗体阳性率在年轻成人中达 1.25%[19]。中国一项研究对 395 例肠易激综合征的患者和 363 例对照组人群进行 CD 抗体的筛查,发现被确诊为肠易激综合征的患者中 1.01% 为 CD 患者,对照组 CD 患病率为 0.28%[20]。这些研究表明亚洲人群的 CD 患病率被低估了,这一方面与亚洲医生对 CD 的知晓率低有关,一方面可能也因为亚洲人群的 CD 表现更不典型。

患者 3 年后的随访结果提示骨密度水平及生化指标均明显改善,但骨代谢指标如 PTH, osteocalcin 和 β-CTX 水平仍高于正常,这提示患者的骨病情况虽明显改善,但并未完全缓解。考虑与患者饮食控制不严格有关,首先,患者生活于中国北方城市,长期的生活习惯导致其仍偶然进食面食;其次,对于零食等加工食品,由于缺乏食品成分标签,患者不易识别含麸质蛋白的食品;最后,患者随访不规律,导致对其饮食指导和监督不及时。

　　总之,本病例提示我们不典型 CD 可以缺乏肠道表现,而仅以低血钙和低骨量为主要表现,并且,中国人群的 CD 患病率可能因为这些非典型表现而被低估。

【参考文献】

[1] Ludvigsson, J.F., et al. Increasing incidence of celiac disease in a North American population[J]. The Am J Gastroenterol.2013,108(5): 818-824.

[2] Dicke, W.K., Weijers, H.A. & Van De Kamer, J.H. Coeliac disease. II. The presence in wheat of a factor having a deleterious effect in cases of coeliac disease[J]. Acta paediatrica (Stockh). 1953 42(1):34-42.

[3] McNicholas, B.A. & Bell, M. Coeliac disease causing symptomatic hypocalcaemia, osteomalacia and coagulapathy[J]. BMJ Case Rep. 2010: bcr0920092262.

[4] Landolsi, H., et al. Severe osteomalacia due to undiagnosed coeliac disease: three case reports of Tunisian women[J]. Rheumatol int. 2006,26(3): 261-263.

[5] Harzy, T., Benbouazza, K., Amine, B., Rahmouni, R. & Hajjaj-Hassouni, N. An unusual case of osteomalacia as the presenting feature of coeliac disease[J]. Rheumatol int. 2005, 26(1): 90-91.

[6] Bergamaschi, G., et al. Anemia of chronic disease and defective erythropoietin production in patients with celiac disease[J]. Haematologica. 2008, 93(12): 1785-1791.

[7] Sanders, D.S., et al. Association of adult coeliac disease with irritable bowel syndrome: a case-control study in patients fulfilling ROME II criteria referred to secondary care[J]. Lancet. 2001, 358(9292): 1504-1508.

[8] Hadjivassiliou, M., et al. Gluten ataxia in perspective: epidemiology, genetic susceptibility and clinical characteristics[J]. Brain. 2003, 126(Pt 3): 685-691.

[9] Ludvigsson, J.F., Reutfors, J., Osby, U., Ekbom, A. & Montgomery, S.M. Coeliac disease and risk of mood disorders--a general population-based cohort study[J]. J Affec Disord. 2007,99(1-3):117-126.

[10] Groll, A., Candy, D.C., Preece, M.A., Tanner, J.M. & Harries, J.T. Short stature as the primary manifestation of coeliac disease[J]. Lancet. 1980, 2(8204): 1097-1099.

[11] Ludvigsson, J.F., Elfstrom, P., Broome, U., Ekbom, A. & Montgomery, S.M. Celiac disease and risk of liver disease: a general population-based study[J]. Clin Gastroenterol Hepatol. 2007, 5(1): 63-69.

[12] Corazza, G.R., et al. Influence of pattern of clinical presentation and of gluten-free diet on bone mass and metabolism in adult coeliac disease[J]. Bone. 1996, 18(6): 525-530.

[13] Mustalahti, K., Collin, P., Sievanen, H., Salmi, J. & Maki, M. Osteopenia in patients with clinically silent coeliac disease warrants screening[J]. Lancet. 1999, 354(9180): 744-745.

[14] Garcia-Manzanares, A., Tenias, J.M. & Lucendo, A.J. Bone mineral density directly cor-

relates with duodenal Marsh stage in newly diagnosed adult celiac patients[J]. Scand J Gastroenterol. 2012, 47(8-9): 927-936.

[15] Staun, M. & Jarnum, S. Measurement of the 10, 000-molecular weight calcium-binding protein in small-intestinal biopsy specimens from patients with malabsorption syndromes[J]. Scand J Gastroenterol. 1988, 23(7):827-832.

[16] Di Stefano, M., Mengoli, C., Bergonzi, M. & Corazza, G.R. Bone mass and mineral metabolism alterations in adult celiac disease: pathophysiology and clinical approach[J]. Nutrients. 2013, 5(11): 4786-4799.

[17] Rajani, S., et al. Exploring anthropometric and laboratory differences in children of varying ethnicities with celiac disease[J]. Can J Gastroenterol Hepatol. 2014, 28(7):351-354.

[18] Singh, P., Arora, S., Singh, A., Strand, T.A. & Makharia, G.K. Prevalence of Celiac disease in Asia: A systematic review and meta-analysis[J]. J Gastroenterol Hepatol. 2016, 31(6):1095-1101.

[19] Yap, T.W., et al. Prevalence of serum celiac antibodies in a multiracial Asian population--a first study in the young Asian adult population of Malaysia[J]. PloS one. 2015, 10(3): e0121908.

[20] Wang, H., et al. Serological Screening for Celiac Disease in Adult Chinese Patients With Diarrhea Predominant Irritable Bowel Syndrome[J]. Medicine. 2015, 94(42): e1779.

天津医科大学总医院内分泌代谢科 王坤玲 贾红蔚 朱梅;天津医科大学总医院病理科 江昌新

病例 30 磷酸盐尿性间叶性肿瘤导致范可尼综合征一例

范可尼综合征(Fanconi syndrome, FS)是遗传性或获得性近端肾小管复合转运缺陷病,主要表现为近端肾小管对磷、葡萄糖、氨基酸、碳酸氢盐、钠、钾、钙、水、尿酸和枸橼酸盐及低分子蛋白的重吸收障碍。临床上以出现肾性糖尿、全氨基酸尿症、磷酸盐尿为主要特征,常合并肾小管酸中毒和肾性尿崩症等其他多种肾小管功能障碍疾病。而由此引起的低磷血症及低钙血症可引起佝偻病或骨软化症,临床上常以骨痛、骨折和骨畸形为突出表现。FS病因复杂。成人发病多继发于重金属或药物中毒[1]、免疫球蛋白异常症[2]、自身免疫性疾病如干燥综合征[3]、肾脏疾病如间质性肾炎和淀粉样变性。一些间叶组织肿瘤亦可引起骨软化或佝偻病,病因是肿瘤导致磷酸盐过多地从肾脏排除而丢失磷,也称为瘤源性骨软化(tumor-induced osteomalacia, TIO)[4],但是间叶组织肿瘤引起的范可尼综合征罕见报道[5-7]。本文报道1例间叶组织肿瘤引起的范可尼综合征,旨在提高对该疾病的认识和诊疗水平。

【一般资料】

患者,女性,41岁,因"双手、双下肢搐搦伴骨痛10年,加重9个月"入院。10年前无明显诱因出现双手、双下肢搐搦伴骨痛,未重视。8 年前出现明显骨痛,以肋骨、胸椎及下肢为著,当地医院考虑"椎间盘突出、骨质疏松",给予补钙和营养神经等治疗后未见好转。7 年前出现下肢关节变形及行走困难,当地医院考虑"未分化型脊柱关节病",予糖皮质激素治疗未见明显缓解。6 年前出现蹲起、直立困难,当地医院考虑"强直性脊柱炎、类风湿性关节炎、双侧股骨头坏死、骨质疏松",中药治疗未见缓解。3 年前出现胸廓畸形、脊柱侧弯,不能翻身、起床、自行坐立和抬高下肢。9 个月前骨痛加重,需要口服止痛药治疗。10 天前就诊外地三甲医院,查胸椎 X 线:胸椎以 T5 为中心向右侧凸;胸椎骨质密度减低,多发椎体变扁。腰椎 X 线:腰椎生理曲度变直;L4、L5 上下缘凹陷,腰椎骨质密度减低。髋关节 X 线:双股骨头变形,伴多发骨折不除外;双侧骶髂关节模糊,不除外强直性脊柱炎。1 周前在我院查 BMD L1-L4 Z 值 -2.9,股骨颈 Z 值 -3.7,全身 Z 值 -1.2。血钙 2.31mmol/L,磷 0.23mmol/L,镁 0.68mmol/L,钾 3.8mmol/L,碱性磷酸酶 312U/L。PTH 12.20(正常值 1.10~7.31pmol/L)。25 羟基维生素 D 27.54nmol/L。HLA-B27(-)。患者自发病来,精神和食欲尚可,睡眠欠佳,大小便如常,体重未见明显改变,身高明显减低(具体数值不详)。既往高血压病史 5 年,血压最高 140/105mmHg,平素应用硝苯地平控释片 20 mg/ 日治疗,血压控制于 120/80mmHg 左右。否认"过期四环素""阿德福韦酯"用药史及重金属等毒物接触史。月经规律,孕 2 产 2。个人史、家族史无特殊。

【检查】

入院体格检查:体温 36.5 ℃,脉搏 70 次 / 分,呼吸 18 次 / 分,血压 120/90mmHg。全身浅表淋巴结未及肿大。甲状腺未及压痛及肿大。双肺呼吸音稍粗,未及干湿性啰音。心律齐,未及病理性杂音。腹软无压痛。胸廓变形,脊柱侧弯、膝关节变形、踝关节变形。胸骨、肋骨、四肢压痛明显。双上肢肌力 IV 级,双下肢肌力 II 级。左足足底第 1 跖骨部位突出,触诊质稍韧,无明显波动感,触之有压痛,皮肤颜色加深。生理反射存在,病理反射未引出。

相关检查:血常规、肝肾功能和血气分析无异常。尿常规:葡萄糖 4+,蛋白 -,酮体 -。OGTT 无异常,尿糖定性阳性(表 7-30-1)。

表 7-30-1　OGTT 和尿糖定性

OGTT	Glu(mmol/L)	INS(mIU/L)	尿糖
空腹	3.16	4.70	2+
0.5 小时	7.28	31.70	+-
1 小时	8.57	34.90	4+
2 小时	7.07	36.20	4+
3 小时	5.71	28.50	4+

血电解质:钾 3.9mmol/L,钠 140 mmol/L,氯 106 mmol/L,钙 2.13 mmol/L,磷 0.23 mmol/L,碱性磷酸酶 247U/L。24 小时尿钾 29.62mmol/24 h,钠 152.8 mmol/24 h,氯

121.2 mmol/24 h,钙 1.16 mmol/24 h,磷 14.22 mmol/24 h,肾小管磷重吸收率 71%。24 小时尿糖 8.344 g/24 h,尿蛋白 420 mg/24 h。24 小时尿氨基酸提示多种氨基酸（包括丙氨酸、甘氨酸和缬氨酸）明显升高；尿 NAG 酶升高（具体值见表 7-30-4）。骨标三项：血清骨钙素 12.32（正常值 11~48 ng/mL），I 型胶原羧基端片段 0.3（正常值 0.35~0.85ng/mL），总 I 型前胶原氨基端肽 63.63（正常值 19~84ng/mL）。^{18} F-FDG PET/CT：左侧足底第 1 跖骨深面不规则软组织密度结节影，代谢异常增高，结合病史，考虑肿瘤性病变可能性大（图 7-30-1）。^{68}Ga-DOTATATE PET/CT：左侧足底第 1 跖骨深面不规则软组织密度结节影，DOTATATE 异常高摄取，结合病史，考虑神经内分泌肿瘤可能性大（图 7-30-2）。左足 MRI 平扫＋增强：左侧第一跖骨基底部周围软组织内混杂信号肿块影，注入对比剂后，左侧第一跖骨基底部周围软组织肿块影异常强化，血管源性肿瘤？神经瘤？（图 7-30-3）。左足 CT 平扫＋三维重建：左足第一跖骨旁类圆形软组织密度影，考虑肿瘤性病变；左足距骨、骰骨、跟骨及趾骨内骨质密度减低，内部骨小梁稀疏、模糊，符合低磷性骨软化症（图 7-30-4）。

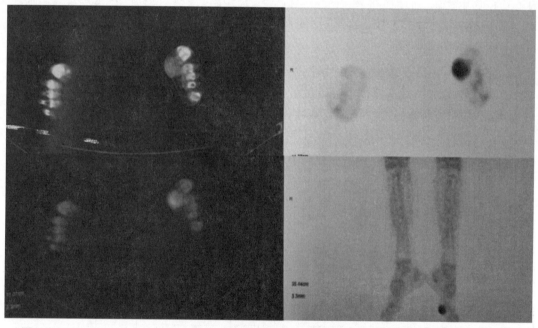

图 7-30-1　^{18} F-FDG PET/CT 结果 左足第 1 跖骨深面肿块影,代谢增高,考虑肿瘤性病变可能性大

【诊断与鉴别诊断】

患者血磷明显降低，ALP 升高；血糖正常；无酸中毒；肾小管磷重吸收率降低；24 h 尿磷、尿糖和尿多种氨基酸增多。BMD 示低骨量。X 线和 CT 提示骨软化和骨折。生化检验异常和影像学特点符合骨软化症的表现，可与骨质疏松相鉴别。此外，低血磷、高尿磷、肾性糖尿和多种氨基酸尿符合 FS 的表现。PET-CT 发现左足 DOTATATE 高摄取肿瘤,考虑神经内分泌肿瘤可能性大,故初步诊断为 TIO 合并 FS。

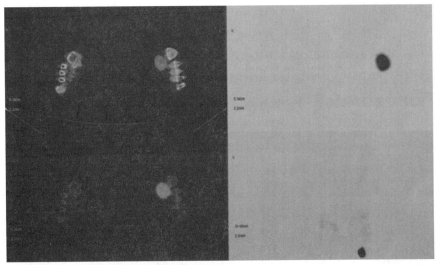

图 7-30-2　⁶⁸Ga-DOTATATE PET/CT 结果 左足底第 1 跖骨深面结节影,DOTATATE 异常高摄取,考虑神经内分泌肿瘤可能性大

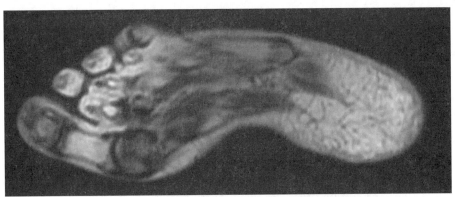

图 7-30-3　左足 MRI 平扫 + 增强结果 左足第一跖骨基底部周围软组织内混杂信号肿块影

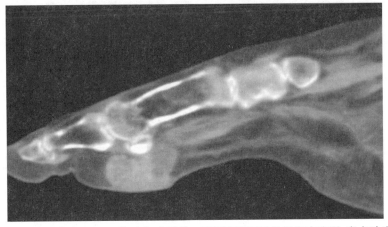

图 7-30-4　左足 CT 平扫 + 三维重建 左足第一跖骨旁类圆形软组织密度影,考虑肿瘤性病变

【治疗】

由内分泌科、骨科、医学影像科、PET-CT 影像诊断科共同参与疑难病多学科会诊讨论。内分泌科认为，患者中年女性，低磷性骨软化症，血磷降低同时 TRP 降低，提示肾小管存在磷重吸收障碍，血糖正常但尿糖增加，尿氨基酸定量阳性，提示 FS。患者左足发现软组织肿物，PET-CT 发现 DOTATATE 高摄取肿瘤，目前考虑 TIO 可能性大。若情况允许，建议行左足肿物切除，待术后病理结果并观察患者血磷及尿糖、尿氨基酸变化进一步明确诊断，故提出多学科会诊讨论，以明确诊断并进行下一步治疗。医学影像科医师阅片后分析，X 线示胸腰椎及骨盆骨质密度减低，骨小梁稀疏、模糊，椎体上下缘凹陷，呈"鱼口样"改变，符合骨软化 X 线表现，结合病史及化验，考虑低磷性骨软化症。PET-CT 影像诊断科结合 ^{18}F-FDG 和 ^{68}Ga-DOTATATE PET/CT 显像，考虑患者左足底第 1 跖骨底部神经内分泌肿瘤可能性大。骨科医师认为，患者左足底肿物，目前影像学提示肿瘤性病变，神经内分泌肿瘤不除外，有手术适应症；患者目前一般情况尚可，无明确手术禁忌证，若患者及家属有手术意愿，可至骨科行手术切除肿物明确诊断。向患者及家属交代上述内容，患者同意手术治疗，遂转至骨科病房行左足底肿物切除术。

【治疗结果、随访及转归】

术后送检灰粉碎组织一堆，共 3 cm×3 cm×1 cm，石蜡病理结果（图 7-30-5）：（左足底肿物）考虑磷酸盐尿性间叶性肿瘤。免疫组化染色示：CD68 巨细胞阳性，CD34 血管阳性，S-100、SMA、HMB45、MelanA 及 SOX-10 阴性，Ki-67 热点区 index 约 10%。术后复查血磷明显上升，24 h 尿磷和尿氨基酸减少，尿糖正常（表 7-30-2，7-30-3，7-30-5）。出院后规律服用钙尔奇 D、维生素 D_2 磷酸氢钙片及骨化三醇胶丸治疗，自觉骨痛逐渐减轻，活动受限较前有所改善。术后半年复查 BMD 示骨密度明显上升（表 7-30-5），术后 1 年患者可独立行走。

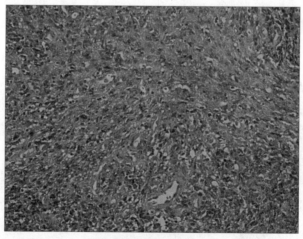

图 7-30-5　石蜡病理检查结果（×400，HE 染色）

表 7-30-2 术前术后血电解质比较

血	Ca 2.15~2.55 mmol/L	P 0.80~1.45 mmol/L	ALP 40~150 U/L	K 3.5~5.3 mmol/L	Na 136~145 mmol/L	Cl 96~108 mmol/L
20/08/21（术前）	2.13	0.23	247	3.9	140	106
20/09/12（术后）	2.27	1.01	317	3.6	142	107
20/09/17	2.19	0.73	275	3.9	140	106
21/03/13	2.23	0.60	354	3.6	142	104

表 7-30-3 术前术后 24 小时尿电解质比较

尿	Ca 2.5~7.5 mmol/24 h	P 23~48 mmol/24 h	K 25~100 mmol/24 h	Na 130~260 mmol/24 h	Cl 110~250 mmol/24 h	TRP >78%
20/08/21（术前）	1.16	14.22	29.62	152.80	121.20	71%
20/09/17（术后）	1.13	14.15	43.48	164.27	128.78	92%
21/03/13	3.22	16.46	28.04	125.80	121.20	86%

表 7-30-4 术前术后 24 小时尿氨基酸和尿糖比较

尿	丙氨酸 11~57 mmol/molCr	甘氨酸 36~240 mmol/molCr	缬氨酸 2~6 mmol/molCr	尿糖 0.00~0.25 g/24 h	尿蛋白 30~150 mg/24 h	NAG 酶 1.1~12.0 U/gcr
20/08/21（术前）	200	1700	9	8.344	420	26.0
20/09/17（术后）	90	830	3	0.014	305	14.1
21/03/13	83	810	0	0.080	320	3.8

表 7-30-5 术前术后骨密度比较

	L1-L4 骨密度（g/cm²） Z	左髋 骨密度（g/cm²） Z	全身 骨密度（g/cm²） Z
20/08/14（术前）	0.708~2.9	0.448~3.7	0.977~1.2
21/03/13（术后）	0.883~1.5	0.742~1.4	0.989~1.0

【讨论】

引起 TIO 的肿瘤多数为"混合结缔组织变异的磷酸盐尿性间叶性肿瘤（phosphaturic mesenchymal tumors，PMTs）"，少见于表皮或内胚层衍生的癌，如乳腺癌、前列腺癌等。PMTs 可产生的过量的成纤维细胞生长因子 -23（（Fibroblast growth factor 23，FGF-23），引起低磷血症，从而导致骨软化。TIO 肿瘤可发生于身体任何部位，通常瘤体小且位置深，奥曲肽显像是 TIO 肿瘤定位诊断主要方法。本文中患者的临床症状、生化检查和 X 线表现均符合低磷骨软化的诊断，肿瘤发生在左足底，瘤体小且位置隐匿，奥曲肽显像阳性，术后病理证实为 PMTs，故 TIO 诊断明确。TIO 的治疗方法首选肿瘤切除，如肿瘤完全切除后，TIO 可治愈。该患者术后血磷虽明显升高但未能恢复正常，考虑肿瘤与左足第一跖骨骨膜关系密切，在不截骨的前提下，手术未能完全切除肿瘤有关。如不能行手术治疗或手术切除不彻底，可行药物治疗及针对 FGF23 的靶向治疗[8]。

范可尼综合征由 Fanconi 于 1931 年首先报道，其发病机制尚未完全阐明。肿瘤引起的 FS 常见于多发性骨髓瘤等恶性血液系统肿瘤，认为是由于肾小管上皮细胞回吸收的免疫球蛋白轻链沉积于细胞内，形成的电子致密物损伤了上皮细胞的功能所致，而实性肿瘤引起范可尼综合征的报道罕见。该患者肿瘤切除术后尿糖恢复正常，尿氨基酸明显减少，考虑 FS 与肿瘤相关。那么，间叶组织肿瘤是如何引起 FS 呢？英国学者 Norden 等人曾报道一例 TIO 伴有 FGF-23 的升高和 FS，提出由于肿瘤分泌 FGF-23 或者其它与 FGF-23 密切相关的体液因子引起了 FS[5]。非常遗憾，由于化验室条件所限，该患者未能测血 FGF-23 水平，但是我们仍推测瘤源性 FS 的发病机制可能和 TIO 的发病机制相近，是由于肿瘤分泌 FGF-23、细胞外基质磷酸糖蛋白（matrix extracellular phosphoglycoprotein，MEPE）、分泌型卷曲相关蛋白（secreted frizzled related protein 4，sFRP4）等调磷因子[9, 10]或其他因子所致。这些因子长期作用于近端肾小管并引起其由单一功能受损发展到广泛功能受损，最终导致 FS。但是为什么只有少数间叶组织肿瘤最终引起 FS 仍有待进一步研究。协和医院最新研究显示：FGF-23 的作用靶点 Napi-2c 的编码基因 SLC34A3 的基因多态性和另一种排磷转运子 XPR1 的编码基因多态性，与 TIO 是否会合并 FS 密切相关，该研究为磷酸盐转运与肾近端肾小管其他物质重吸收功能的关系提供了新的见解[11]，亦为我们敞开了一扇新的探索之门。

【参考文献】

[1] FOREMAN JW. Fanconi Syndrome[J]. Pediatr Clin North Am. 2019, 66（1）:159-167.

[2] RIA R, DAMMACCO F, VACCA A. Heavy-Chain Diseases and Myeloma-Associated Fanconi Syndrome: an Update. Mediterr J Hematol Infect Dis. 2018,10（1）:e2018011.

[3] SAEKI T, NAKAJIMA A, ITO T, et al. Tubulointerstitial nephritis and Fanconi syndrome in a patient with primary Sjögren's syndrome accompanied by antimitochondrial antibodies: A case report and review of the literature[J]. Mod Rheumatol. 2018, 28（5）:897-900.

[4] YIN Z, DU J, YU F, et al. Tumor-induced osteomalacia[J]. Osteoporos Sarcopenia. 2018, 4（4）: 119-127.

[5] NORDEN AG, LAING RJ, ROWE P, et al. Oncogenic osteomalacia, raised FGF-23, and renal Fanconi syndrome[J]. QJM 2014, 107: 139–141.

[6] LAMBERT J, LIPS P. Adult hypophosphataemic osteomalacia with Fanconi syndrome presenting in a patient with neurofibromatosis[J]. Neth J Med. 1989, 35（5-6）:309-316.

[7] LEEHEY DJ, ING TS, DAUGIRDAS JT. Fanconi syndrome associated with a non-ossifying fibroma of bone[J]. Am J Med. 1985, 78（4）:708-710.

[8] YUKA KINOSHITA, SEIJI FUKUMOTO. X-Linked Hypophosphatemia and FGF23-Re-

lated Hypophosphatemic Diseases：Prospect for New Treatment[J]. Endocr Rev，2018，39
（3）：274-291.

[9]　DE BEUR SM，FINNEGAN RB，VASSILIADIS J，et al. Tumors associated with onco-genic osteomalacia express genes important in bone and mineral metabolism[J]. J Bone Miner Res，2002，17（6）：1102-1110.

[10]　BERNDT TJ，SCHIAVI S，KUMAR R. "Phosphatonins" and the regulation of phosphorus homeostasis[J]. Am J Physiol Renal Physiol，2005，289（6）：1170-1182.

[11]　Y JIANG，X LI，J FENG，et al. The genetic polymorphisms of XPR1 and SCL34A3 are associated with Fanconi syndrome in Chinese patients of tumor-induced osteomalacia[J]. J Endocrinol Invest，2021，44（4）：773-780.

天津医科大学总医院内分泌代谢科　袁梦华　刘通　李宏智　何庆　刘铭

第八章　糖尿病

病例 31　暴发性 1 型糖尿病一例

暴发性 1 型糖尿病(fulminant type 1 diabetes，FT1DM)是 1 型糖尿病的一种亚型，多见于亚洲人群，尤其以日本，韩国和中国常见。该病起病急，进展快，胰岛 β 细胞功能迅速衰竭，血糖显著升高，并可伴发多种合并症，包括肝肾功能损害，胰酶升高，甚至胰腺炎，横纹肌溶解和电解质紊乱等，危及生命。2000 年，Imagawa 等首次报道，2005 年，中南大学湘雅二医院报道了 4 例。近年来，国内报道 300 余例。我们报道 1 例 FT1DM，合并心、肝、肾功能衰竭，横纹肌溶解，旨在提高对本病的认识，减少误诊和漏诊。

【一般资料】

患者男性，36 岁，主因"多饮、多尿 3 天，言语含糊、神志淡漠 2 天"于 2018.11.08 入我院 ICU 住院。

1. 现病史　患者缘于 11 月 5 日无明显诱因出现明显口干、多饮、多尿，日饮水量约 4000ml，尿量与之相当。有咽部不适，干涩，轻微吞咽痛，无鼻塞、流涕、发热、咳嗽、胸闷等症状，休息后无明显缓解。11 月 6 日自觉口干稍缓解，出现乏力、头昏，就诊于社区医院，测体温 37.1 ℃，血常规提示白细胞升高(未见报告)，诊断"上呼吸道感染"，给予"感冒药"治疗，口服 1 次症状未见缓解。11 月 7 日出现言语欠清，神志淡漠，伴纳差，恶心，进食后出现呕吐，为胃内容物；自觉味觉减退，无深大呼吸、呼吸困难、胸痛、肢体活动障碍等，就诊于社区医院，血常规示 WBC 18×10^9/L，N 79%，C 反应蛋白 12 mg/L，考虑上呼吸道感染，予输液治疗(具体不详)，效果不佳。当日来我院急诊科就诊，完善颅脑 MRI 未见明显异常；血糖 86.3mmol/L，血钾 6.6mmol/L，血钠 128mmol/L，肌酐 321μmol/L，BUN35.2mmol/L[估算血渗透压 390.7mOsm/(kg·H_2O)]，尿酮体 -，尿糖 4+；血气分析示 pH7.21，PCO_2 18mmHg，BE -18mmol/L，Lac3.8mmol/L；CK　20 366U/L，CK-MB 989U/L，TnT1.3ng/mL。予静脉输注头孢西丁抗感染，生理盐水 + 胰岛素降糖、补液，碳酸氢钠纠酸，泮托拉唑抑酸等治疗，患者仍有躁动，言语含糊，复查血气：pH7.40，Glu37.4mmol/L，Na152.8mmol/L，K3.43mmol/L，Lac1.9mmol/L，BE -3.4mmol/L。以"糖尿病、高渗状态、心肌炎、肝功能异常"收入我院重症医学科。予 3 次 CRRT 治疗，给予胰岛素静脉泵降糖治疗；予甲泼尼龙 80 mg 日一次 ×7 天，40 mg 日一次 ×4 天后，更换为氢化可的松 100 mg 日一次 ×3 天治疗，磷酸肌酸钠营养心肌，胸腺法新针调节免疫等治疗，硝酸异山梨酯注射液扩冠，门冬氨酸钾镁注射液纠正内环境紊乱，多巴胺升压、哌拉西林钠他唑巴坦钠抗感染、硫普罗宁保肝等治疗。患者精神可，饮食恢复，监测血糖 8~18mmol/L，心肌酶、肝酶较前明显下降，为求进一步诊治收入我科。患者自本次发病以来，精神差，食欲差，睡眠尚可，大便量少，多尿，近 1 月体重下降 5 kg。

2. 既往史 平素健康状况良好。10 余年前曾诊断"乙肝小三阳",未进一步治疗。否认高血压、冠心病病史。否认结核病史。预防接种史按规定。无手术、外伤、输血史。否认食物、药物过敏史。

3. 个人史 出生于天津市,久居于天津市。否认吸烟史。否认饮酒史。

4. 家族史 父母健在,否认糖尿病家族史。

5. 体格检查 T:36.3 ℃,P:83 次 / 分,R:27 次 / 分,Bp:102/63mmHg,平车入院,发育正常,营养中等,神志淡漠,言语含糊,自主体位,急性病面容,查体合作。全身皮肤黏膜未见异常。浅表淋巴结未及肿大。结膜有充血,颈软,无抵抗。双肺呼吸音粗,未闻及干湿啰音,无哮鸣音。心率 83 次 / 分,律齐,杂音未闻及。腹部平坦,腹部无压痛,无反跳痛,肝脏未及,双下肢无浮肿。生理反射存在,病理反射未引出。

【检查】

附表见后

2018-11-08 胸部 CT 平扫 印象:①两肺间质纹理增多,间质病变。②心影饱满,请临床注意心功能。③双侧胸膜增厚。

2018-11-22 胸部正位(床旁) 印象:双肺透过度不均匀减低,双肺下野片状密度增高影,不除外感染性病变。11-09 乙肝:乙肝表面抗原 +,乙肝 e 抗体 +,乙肝核心抗体 +。

11-09 脑脊液:未见肿瘤细胞,偶见白细胞,细胞太少,不能做分类计数。

11-12 呼吸道病原体九项均阴性。

11-12 细小病毒 B19 IgM 抗体,IgG 抗体均阴性。

抗 EB 病毒衣壳抗原 IgM 抗体 可疑阳性,IgG 抗体阳性。

巨细胞病毒 IgM 抗体 阴性。

腹部 B 超(床旁):

11-21 肝右叶多发高回声结节(考虑血管瘤)

　　　　胆、胰、脾及双肾未见明显异常

11-29 肝右后叶中强回声团(考虑血管瘤,建议进一步检查或复查)

　　　胆、胰、脾及双肾未见明显异常

超声心动:

11-09 LVEF 35-40% 左室壁运动普遍减弱

　　　　二尖瓣、三尖瓣反流(轻度) 左室收缩功能下降

11-12 LVEF 50% 左室壁运动减弱

　　　　二尖瓣返流(轻度) 左室收缩功能下降

11-23 LVEF 60% 二尖瓣、三尖瓣反流(轻度) 心包积液(微量)

表 8-31-1 电解质变化

电解质(mmol/L)	K	Na	Cl	pH	Glu	BE	CO$_2$CP	血渗
11-07(21:35)	6.6	128	86	7.215	86.3	-18.10	6	390.7

续表

电解质（mmol/L）	K	Na	Cl	pH	Glu	BE	CO₂CP	血渗
11-08（3：11）	3.43	141.5	101.6	7.373		-7.00		
11-08（7：55）	3.43	152.8	113.6	7.400	37.4	-3.40		381.86
11-09	3.6	143		7.49	6.8			317
11-26	4.9	134	92				28	
12-03	3.9	141	106				27	

表 8-31-2　脂肪酶变化

	淀粉酶 U/L	脂肪酶 U/L
11-08	288	940
11-10	191	1255
12-03	139	544
12-08	156	499

表 8-31-3　口服葡萄糖耐量结果

12 月 03 日	血糖（mmol/L）	胰岛素（mIU/L）	C 肽（ng/mL）
0 min	4.76	5.80	0.02
30 min	8.60	6.10	<0.05
60 min	13.09	5.70	0.08
120 min	17.35	4.20	0.16
180 min	15.64	2.60	0.16

HbA1c：7.3%，　ICA，GADA　阴性

【诊断与鉴别诊断】

1. 暴发性 1 型糖尿病　非酮症高血糖高渗状态　患者起病急骤，有口干多饮等症状，查血糖显著升高，远超过 16mmol/L，且 HbA1c<8.7%，空腹 C 肽水平 <100pmol/L，负荷后后血 C 肽水平 <170 pmol/L，同时合并心肝肾等多脏器功能障碍，合并横纹肌溶解，故诊断明确。

2. 心肌炎　患者起病急骤，有胸闷憋气等症，超声心动图提示心脏扩大，心肌收缩力下降，排除冠心病，故诊断明确。

3. 肾功能衰竭　患者血肌酐明显升高，血钾升高，故诊断明确。

4. 横纹肌溶解　患者有乏力，肌痛，肌酶明显升高，故诊断明确。

5. 肺炎　患者有呼吸道症状，结合化验提示血白细胞中性粒细胞升高，肺部影像学改变，故诊断明确。

6. 肝功能不全　患者多项转氨酶升高，故诊断明确。

7. 电解质代谢紊乱　患者血钾升高，血钠降低，故高钾血症，低钠血症，电解质代谢紊乱

诊断明确。

【治疗】

入院后予以胰岛素降糖,补液,抗感染,保护心肝肾功能治疗。

【治疗结果、随访及转归】

随访两年,患者一般情况好,三餐前应用门冬胰岛素,睡前应用甘精胰岛素治疗,联合伏格列波糖治疗,空腹血糖 6~8mmol/L,餐后两小时血糖 8~11mmol/L,偶有低血糖,HbA1c6.8%。

【讨论】

本例是比较典型和危重的 FT1DM。符合 FT1DM 的诊断标准[1]:①高血糖症状出现一周内发展为酮症或酮症酸中毒;②首诊血糖水平 ≥ 16mmol/L,且 HbA1c<8.7%;③空腹 C 肽水平 <100pmol/L,和或负荷后后血 C 肽水平 <170 pmol/L。

我国 FT1DM 约占新发酮症起病 T1DM 的 10%。患者起病急骤,在短期内出现严重高血糖,酮症或酸中毒,积极补液,小剂量胰岛素降低血糖至关重要。学者王雅静等[2]复习了国内 299 例暴发性 1 型糖尿病病例,发现 1/2 的患者伴高钾血症,1/4 出现低钠血症。FT1DM 合并的肾功能不全,除了因横纹肌溶解引起的急性肾损害及有关外,还与血糖急剧升高引起的高渗环境,肾脏灌注严重不足有关,因此治疗的关键是,在降糖、纠正酸中毒的基础上,积极补液,尽快恢复血容量,必要时血滤或透析治疗。他们还发现 64% 的患者伴有血淀粉酶逐渐升高,并有 13 例患者确诊了胰腺炎。与本例患者吻合。

目前认为患者可能存在遗传易感性,在病毒感染、妊娠、药物等作用下,通过激活 TLR9 通路等一系列复杂的免疫调节,最终导致 β 细胞功能损害[3]。

近年来,随着免疫检查点抑制剂的广泛应用,一些患者出现 FT1DM,有研究[4]表明,该类患者可能与经典的 FT1DM 病理生理机制不同,但还需进一步研究。

【参考文献】

[1] 中国医师协会内分泌代谢科医师分会,国家代谢性疾病临床医学研究中心(长沙). 糖尿病分型诊断中国专家共识 [J]. 中华糖尿病杂志, 2022, 14(2):120-139.

[2] 王雅静,杜锦,臧丽等. 国内 299 例暴发性 1 型糖尿病病例复习及其临床特点分析 [J]. 中华内分泌代谢杂志,2021 37(2):123-128.

[3] SHUOMING LUO, XIAOXI MA, XIA LI, et al. Fulminant type 1 diabetes:A comprehensive review of an autoimmune condition [J]. Diabetes Metab Res Rev, 2020 Sep;36(6):e3317.

[4] ANGELOS KYRIACOU, EKA MELSON, WENTIN CHENC, et al. Is immune checkpoint inhibitor-associated diabetes the same as fulminant type 1 diabetes mellitus? [J]. Clinical Medicine 2020 Vol 20, No 4:417-23.

天津医科大学总医院内分泌代谢科 李京艳 舒画 崔景秋

病例 32　暴发性 1 型糖尿病二例及文献复习

暴发性 1 型糖尿病（fulminant type 1 diabetes mellitus，FT1DM）是 Imagawa 等[1]于 2000 年首次报道的一种 T1DM 亚型，以急骤起病、胰酶升高并缺乏糖尿病相关抗体为特征。根据 WHO 对糖尿病的分型诊断方案，归入 1B 型糖尿病的范畴。目前认为该病发病与人类白细胞抗原基因型有关，除遗传因素外，免疫机制、妊娠及肠道病毒等可能参与发病，亦有报道与药物超敏反应相关[2]，但其确切的发病机制尚有待明确。黄种人的发病率高于白种人，以日本人的发病率最高，中国、韩国及菲律宾也均有发病报道[3]。现报道 2 例以糖尿病酮症酸中毒（DKA）为首发症状的暴发 1 型糖尿病，旨在提高对该病的认识，减少误诊和漏诊。

【一般资料】

病例 1 患者赵 XX，男性，45 岁。

1. 主诉　头晕恶心伴上腹部不适 1 周余，加重伴呕吐 5 天入院。

2. 现病史　患者于入院前 1 周无明显诱因突发头晕恶心伴上腹部不适，无头痛、眼花耳鸣及意识障碍，无视物旋转及复视，无明显腹痛、腹泻，无胸闷憋气、胸痛及呼吸困难，5 天前上述症状加重伴呕吐，非喷射性，为胃内容物，就诊于我院急诊，验血糖高达 60.5mmol/L，血钠 112mmol/L、血氯 78mmol/L、血钾 6.5mmol/L，二氧化碳结合力（CO_2CP）5.0，血气分析 pH 6.94，尿常规酮体 2+、尿糖 4+，血肌酐 336.7μmol/L、尿素氮 16mmol/L、尿酸 667.7μmol/L、血淀粉酶 190.8~127.6U/L，诊断为"糖尿病酮症酸中毒"，予补液纠酮对症等支持治疗（血糖波动于 14.6~46.7 mmol/L），经积极治疗酮体转阴，其他化验指标亦有所好转，期间曾来我科门诊验空腹血糖 7.3mmol/L，糖化血红蛋白 6.4%，病人精神差，并有明显胃肠道不适症状，为进一步诊治收入院。患者自发病以来，饮食少精神差，二便尚可，体重无明显变化。

3. 既往史　否认糖尿病、高血压、冠心病等病史，否认肝炎、结核等传染病史，既往"肝纤维化"病史，未规律口服药物及复查，否认食物药物过敏史，无手术外伤史，预防接种史不详。

4. 个人史　生于天津，否认外地久居史，吸烟史 20 余年，20 支 / 日，无酗酒史。

5. 婚育史　27 岁结婚，育一女，爱人及孩子均体健。

6. 家族史　否认糖尿病家族史，否认其他遗传病史。

7. 体格检查　体温：36.5 ℃，脉搏：69 次 / 分，呼吸：18 次 / 分，血压 125/76mmHg。身高 174 cm，体重 70 kg，BMI 23.1 kg/m²。发育正常，营养中等，神清语利，查体合作。口唇无紫绀，全身浅表淋巴结未触及肿大，头颅五官无畸形，颈软气管居中，甲状腺不大。双肺呼吸音清，未闻及干湿性啰音，心率 69 次 / 分，心音可心律齐，各瓣膜听诊区未闻及病理性杂音，腹软，全腹无压痛、反跳痛、肌紧张，肝脾于肋下未触及，双下肢无水肿，双足背动脉搏动尚可。生理反射存在，病理反射未引出。

病例 2 患者王 XX，男性，61 岁。

1. 主诉　主因肺癌综合治疗 8 月余入院。

2. 现病史　患者于入院前 8 个月查体行胸 CT 发现气管隆突下占位，于当地医院行气管镜检查示:右下叶内基底干轻度外压性狭窄,换用超声内镜探及隆突下肿大淋巴结,行隆突下淋巴结穿刺活检病理支持肺小细胞癌。行 PET/CT 示:右肺门 - 气管隆突下软组织密度肿块,其内见中叶支气管截断,考虑右肺中央型肺癌并侵犯纵膈。抽血查电解质示:血钠 108.8mmol/L,口服托伐普坦片,复查血钠大致正常,于当地医院间断行 5 个周期 EP(依托泊苷 + 顺铂)方案化疗及胸部放疗。入院前 3 个月于当地医院行预防性脑放疗,具体照射方式与照射剂量不详。2 个月前患者为进一步治疗收入我院肿瘤科予度伐利优单抗(Durvalumab)免疫治疗,在进行 2 个疗程之后患者出现多饮、多尿伴消瘦,再次收入肿瘤科,验空腹血 21.4mmol/L、餐后 2 个小时血糖 30.1~31.6mmol/L,尿常规:酮体 1+、尿糖 4+ 为进一步诊治转入内分泌科。患者自发病以来,饮食及二便尚可,体重较前下降近 10 斤。

3. 既往史 否认糖尿病、冠心病等病史,既往高血压病史 10 余年病史,未规律口服药物及复查,否认肝炎、结核等传染病史,否认食物药物过敏史,无手术外伤史,预防接种史不详。

4. 个人史 生于青岛并长期生活,否认外地久居史,吸烟史 30 余年,20 余支 / 日,无酗酒史。

5. 婚育史 25 岁结婚,育一子一女,爱人及孩子均体健。

6. 家族史 否认糖尿病家族史,否认其他遗传病史。

7. 体格检查 体温:36.2 ℃,脉搏:78 次 / 分,呼吸:16 次 / 分,血压 130/75mmHg。发育正常,营养中等,神清语利,查体合作。口唇无紫绀,全身浅表淋巴结未触及肿大,头颅五官无畸形,颈软气管居中,甲状腺无肿大,双肺呼吸音清,未闻及干湿性啰音,心率 78 次 / 分,心音可心律齐,各瓣膜听诊区未闻及病理性杂音,腹软,全腹无压痛、反跳痛、肌紧张,肝脾于肋下未触及,双下肢无水肿,双足背动脉搏动尚可。生理反射存在,病理反射未引出。

【化验及检查】

病例 1 入院完善各项化验检查:静脉空腹血糖 14.47mmol/L,空腹胰岛素 6.80μIU/mL、空腹 C- 肽 0.17ng/mL、餐后 2 小时 C- 肽 0.36ng/mL,复查糖化血红蛋白 6.8%;尿常规:酮体 2+、尿糖 4+;中性粒细胞 11.95×10⁹/L,中性粒细胞百分比 80.40%,白细胞 14.89×10⁹/L,红细胞 4.22×10¹²/L,血红蛋白 133.00 g/L,血小板 167.00×10⁹/L;C 反应蛋白 6.240 mg/dL;血钾 4.0mmol/L,血钠 134.4mmol/L,血氯 98.5mmol/L,CO_2CP 17mmol/L;肌酐 83.5μmol/L,尿酸 343.6μmol/L,尿素 5.7mmol/L;谷丙转氨酶 20.3U/L,谷草转氨酶 15.8U/L;皮质醇 16.96μg/dL,促肾上腺激素 65.51pg/mL;血尿淀粉酶、游离甲功均正常,外送谷氨酸脱羧酶抗体、胰岛细胞抗体、胰岛素抗体均阴性。胸 CT 平扫:双肺多发磨玻璃密度影,不除外感染性病变。头颅 CT 扫描:未见明显异常,建议随诊复查。

病例 2 转科后静脉空腹血糖 18.93mmol/L,空腹胰岛素 41.2μIU/mL(转科前已使用胰岛素)、空腹 C- 肽 0.22ng/mL、餐后 2 小时 C- 肽 0.41ng/mL,糖化血红蛋白 7.8%,尿常规:酮体 1+、尿糖 4+,尿微量白蛋白 8.7 mg/24 h,血钾 4.2mmol/L,血钠 132.2mmol/L,血氯 99.2mmol/L,CO_2CP 26.2mmol/L;肌酐 61.4μmol/L,尿酸 257.4μmol/L,尿素 7.5mmol/L;谷丙转氨酶 22.5U/L,谷草转氨酶 18.4U/L;皮质醇 11.35μg/dL,促肾上腺激素 24.94pg/mL;三碘甲状腺原氨酸 1.26nmol/L,甲状腺素 103.00nmol/L,甲状腺过氧化物酶抗体 43.30IU/mL,

血清促甲状腺激素 0.29μIU/mL，游离三碘甲状腺原氨酸 4.51pmol/L，游离甲状腺素 22.90pmol/L。外送谷氨酸脱羧酶抗体、胰岛细胞抗体、胰岛素抗体均阴性。胸部 CT：右肺门团片影，考虑占位性病变。下肢动脉彩超：双下肢动脉内 - 中膜增厚伴多发斑块形成、左侧腘动脉管腔节段性重度狭窄、左侧腘动脉、胫后动脉、胫前动脉及双侧足背动脉血流速度减慢。

【诊断与鉴别诊断】

病例 1 患者中年男性，既往无糖尿病史，以酮症酸中毒为糖尿病首发症状，血糖高达 47~60.5mmol/L，尿酮体 2+，低钠低氯高钾，糖化血红蛋白仅 6.4%~6.8%，入院查空腹及餐后 C 肽水平明显降低，糖尿病抗体阴性，考虑暴发性 1 型糖尿病。在急诊初次就诊时消化道症状明显，多次验血淀粉酶高于正常值、血尿素氮及肌酐亦升高需与急性胰腺炎、肾功能不全鉴别。

病例 2 患者老年男性，肺小细胞癌 8 个月，用免疫检查点抑制剂 - 度伐利优单抗（ Durvalumab，PD-L1 ）治疗 2 个疗程后突发血糖升高，糖化血红蛋白 7.8%，尿酮体阳性，空腹及餐后 C 肽水平明显降低，糖尿病抗体阴性，亦考虑暴发性 1 型糖尿病，患者老年发病需与 2 型糖尿病鉴别。

【治疗】

两例患者入院后均积极补液及小剂量胰岛素持续静点纠正酮症酸中毒，之后均佩戴胰岛素泵降糖治疗，待血糖控制平稳后改用速效胰岛素类似物三餐前注射、长效胰岛素类似物睡前注射的 3+1 模式行胰岛素强化治疗，根据三餐前、三餐后 2 小时、睡前及夜里 3 点血糖调整胰岛素剂量直至血糖达标出院。

【随访】

两例患者出院后均继续应用速效胰岛素类似物三餐前注射和长效胰岛素类似物睡前注射，病例 1 三个月之后复查空腹血糖 6.5mmol/L，餐后 2 小时血糖 9.1mmol/L，糖化血红蛋白 6.9%，病例 2 出院后回当地继续治疗未能获得随访数据。

【专家点评】

文献报道的 FTIDM 患者多以糖尿病酮症或糖尿病酮症酸中毒起病，表现为重度代谢紊乱、严重的高血糖、胰岛功能丧失，糖化血红蛋白接近正常或者和血糖明显不符，糖尿病自身抗体及其他自身免疫抗体常阴性，可合并胰酶、肌酶、肝酶、肌酐水平增高，甚者多脏器功能衰竭[4]，需要终身使用胰岛素替代治疗，所需胰岛素剂量偏大，容易出现低血糖，与 1A 型糖尿病相比微血管并发症发生率略高[5]。FTIDM 患者在疾病初期亦可因发热、恶心、呕吐及腹痛等非特异性症状就诊，如未及时诊断、抢救，会导致患者短期死亡。本文报道的病例 1 在急诊以消化道症状就诊，合并血淀粉酶和肌酐升高，极易误诊。

2012 年日本糖尿病学会重新修订了 FT1DM 的诊断标准[6]：以下 3 点均符合时可诊断 FT1DM ①高血糖症状出现后迅速（约 7 d）发生糖尿病酮症或 DKA；②首诊时血浆葡萄糖水平 ≥ 16mmol/L 且 HbA1c < 8.7%；③空腹 C- 肽水平 <0.3 ng／mL 和静脉注射胰升血糖素后（或餐后）C-P 肽水平 <0.5 ng／mL。其他表现还有胰岛相关自身抗体一般检测呈阴

性、发病至开始胰岛素治疗的时间为 1~2 周、98% 患者血清胰酶水平高如淀粉酶、70% 患者发病前有类似流感的症状(发热、上呼吸道症状等)或胃肠道症状(上腹部疼痛、恶心和／或呕吐等)、可在怀孕期间或分娩后发病。本文报道的两例病例均符合 3 项主要标准,故 FT1DM 诊断明确。

免疫检查点抑制剂(immune checkpoint inhibitor, ICI)是目前抗肿瘤治疗的热点。使用最广泛的是针对程序性死亡蛋白 1(programmed cell death protein 1, PD-1)、程序性死亡蛋白配体 1(programmed death-ligand 1, PD-L1)和细胞毒 T 淋巴细胞相关抗原 4(cytotoxic tlymphocyte-associated antigen-4, CTLA-4)的抗体。因其独特的作用机制,这些药物的不良反应与传统的抗肿瘤药物差异较大,其中一些不良反应与用药后导致的免疫紊乱有关,因而被称为免疫相关不良反应(immune-related adverse event, irAE),涉及人体各组织器官,包括甲状腺、肾上腺、垂体、皮肤、胃肠道、肺[7] 等。肿瘤的免疫治疗旨在激活人体的免疫系统,依靠自身的免疫功能杀灭肿瘤细胞,与以往的手术、化疗、放疗和靶向治疗不同的是,免疫治疗针对的靶标不是肿瘤细胞,而是人体的免疫系统,故在接受 ICI 治疗的约 2/3 的患者中出现不同程度的 irAE。免疫相关性糖尿病属于免疫相关内分泌不良反应的一种,相对少见。2015 年 Martin-Liberal 等 [8] 首次报道,但短时内易并发酮症酸中毒,甚至危及生命,临床需高度重视。既往报道的病例多在应用 PD-1 之后发生,病例 2 是在应用 PD-L1 两个疗程后突发血糖异常升高实属罕见。

在病案复习过程中看到妊娠女性亦是 FT1DM 的高危人群,已报道不少病例。Imagawa 等 [1] 发现,妊娠期出现的 1 型糖尿病均为 FT1DM,且多于妊娠期末 3 个月和分娩 2 周内发病,其症状重于非妊娠的 FT1DM。该病可发生于妊娠期或刚分娩后,称妊娠相关性暴发性 1 型糖尿病(pregnancy-related fulminant type 1 diabetes mellitus, PF)。日本全国性调查 [3] 发现,14 例女性患者在妊娠期间或刚分娩后患上 1 型糖尿病,仅有 1 例是自身免疫性 1 A 型糖尿病,另外 13 例均为 FT1DM。故在妊娠过程中和分娩后出现血糖异常升高,胰岛功能较差要警惕 FT1DM 的可能。

在今后的临床工作中,如遇到既往无糖尿病史,突发血糖升高而糖化血红蛋白接近正常,胰岛功能较差、糖尿病相关抗体阴性需警惕 FT1DM,尤其是应用免疫检查点抑制剂、妊娠、发生药物超敏反应、病毒感染等更应引起注意,2 型糖尿病患者在糖尿病治疗过程中亦可能发生 FT1DM[9],临床医生需高度重视避免误诊漏诊,FT1DM 患者胰岛素分泌能力几乎完全破坏,需积极起始胰岛素治疗。

【参考文献】

[1] IMAGAWA A, HANAFUSA T, MIYAGAWA J, et al .A novel subtype of type 1 diabetes mellitus characterized by a rapid onset and ab - sence of diabetes-related antibodies[J]. N Eng J Med ,2000,342 :301-307.

[2] 邱俊霖,詹淑萍,黄珩,等.药物超敏反应综合征致暴发性 1 型糖尿病 1 例报道及文献复习 [J]. 中国糖尿病杂志,2017,25(5):464—467.

[3] IMAGAWA A, HANAFUSA T, UCHIGATAY, et al. Fulminant type 1 diabetes : a nation-

wide survey in Japan[J].Diabetes Care,2003.26（8）:2345-2352.

[4] 吴晗,方兴宇,于淼,等.单中心 22 例暴发性 1 型糖尿病临床特征分析 [J]. 中华糖尿病杂志,2018,10（9）:590-595.

[5] MURASE Y , IMAGAWA A , HANAFUSA T , et al .Fulminant type 1 di- abetes as a high risk group for diabetic microangiopathy-a na- tionwide 5-year-study in Japan[J]. Diabetologia ,2017 ,50 :531-537.

[6] IMAGAWA A , HANAFUSA T , AWATA T , et al .Report of the commit- tee of the Japan diabetes society on the research of fulminant and acute-onset type 1 diabetes mellitus : New diagnostic criteria of fulminant type 1 diabetes mellitus（2012）[J]. J Diabetes Inves- tig , 2012 ,3 :536-539.

[7] DEL RIVERO J, CORDES LM, KLUBO-GWIEZDZINSKA J , et al. Endocrine-related adverse events related to immune checkpoint inhibitors: proposed algorithms for manage-ment[J]. Oncologist, 2020, 25（4）:290-300.

[8] MARTIN-LIBERAL J, FURNESS AJ, JOSHI K, et al. Anti-programmed cell death-1 therapy and insulin-dependent diabetes: a case report[J]. Cancer Immunol Immunother, 2015, 64（6）:765-767.

[9] OGAWA A , NIIYA T , MANABE K , et al .Fulminant type 1 diabetes in an elderly patient treated after receiving a diagnosis of type 2 diabetes[J]. Nihon Ronen Igakkai Zasshi , 2013 , 50 :818-823.

天津医科大学第二医院内分泌科　　李玉红

病例 33　妊娠后期爆发性 1 型糖尿病合并胰岛素过敏一例

暴发性 1 型糖尿病（fulminant type 1 diabetes mellitus, FT1DM）病情进展迅速,以突发高血糖、迅速发展为酮症或酮症酸中毒、脂肪酶或淀粉酶升高,而糖化血红蛋白（HbA1c）接近正常为特点 [1-2],可发生在妊娠或分娩后。自 2000 年日本学者 Imagawa 等 [1] 首次描述以来,在日本和韩国等多有报道,而妊娠合并 FT1DM 报道较少,本文报道 1 例妊娠后期胰岛素过敏合并 FT1DM。

【一般资料】

患者女,27 岁,因"产后血糖控制不佳 3 d"入院。患者在妊娠 30 周时发现血糖升高,查 75 g 葡萄糖耐量试验示:0 h 血糖 5.20 mmol/L,1 h 血糖 8.54 mmol/L,2 h 血糖 6.51 mmol/L,考虑"妊娠糖尿病",嘱饮食、运动控制。孕 31 周监测空腹血糖 5.6~6.7 mmol / L,餐后 2 h 血糖 7.4~8.2 mmol/L,予地特胰岛素 10 U 每晚（QN）皮下注射降糖。孕 32 周监测空腹血糖 5.1~5.4 mmol/L,餐后 2 h 血糖 6.8~8.6 mmol/L,予地特胰岛素调整为 16 U 睡前,皮下注射 5 天后局部出现红肿硬结伴痒感,且硬结不易吸收,改为诺和灵 N16 U 睡前皮下注射降糖治疗,局部无红肿。根据血糖逐渐调整诺和灵 N 剂量后,局部出现小硬结及轻度痒感,但 3~5 天能吸收,血糖控制可。随着胰岛素剂量增加硬结逐渐变大、痒感加重。孕 35+3 周时出现发热,最高体温 38.6 ℃。孕 35+5 周应用诺和灵 N 30 U 降糖,监测空腹血糖 4.3~6.1 mmol/L,
餐后 2 h 血糖 6.2~7.6 mmol/L;2 天后发现血糖突然升高,空腹血糖 7.9~10.9 mmol/L,餐后 2 h
血糖 9~16 mmol/L,调整为诺和灵 R 早 6 U、午 4 U、晚 6 U(餐前 20 min),诺和灵 N 32 U 睡
前皮下注射降糖。孕 36+2 周因胎膜早破早产,顺产一健康男婴,产前查 HbA1c 6.2%,尿常
规:酮体(3+),尿糖(4+),血钾 4.1 mmol/L,CO_2 结合力 21 mmol/L(21~31 mmol/L),予对症
补液纠酮治疗,但酮体反复出现,且应用诺和灵 R 后皮下局部硬结明显,血糖控制差,遂转
入内分泌科进一步治疗。

入院后予补液、小剂量胰岛素(诺和灵 R)纠酮,查淀粉酶、脂肪酶阴性,胰岛细胞抗体
(ICA)、谷氨酸脱羧酶抗体(GAD)阴性,胰岛素自身抗体(IAA)阳性(>50 U/mL),抗 EB
病毒 IgG 抗体阳性,静脉予诺和灵 R 维持血糖平稳后查胰岛功能(表 8-33-1),结合病史,考
虑"FT1DM"。停用静脉胰岛素后,予胰岛素泵皮下持续泵入诺和灵 R 降糖,埋针 2.5 天左
右患者出现局部痒感,尤其在泵入餐前大剂量时明显,拔出埋针后局部皮肤无红肿,触诊可
及硬结,血糖控制差;更换为皮下注射甘精胰岛素联合谷赖胰岛素后,甘精胰岛素局部注射
部位硬结及痒感较前明显且空腹血糖控制更差,谷赖胰岛素局部注射部位偶有小硬结,消失
快,无痒感,餐后血糖控制可(图 8-33-1、8-33-2)。患者拒绝试用其他长效胰岛素,故予谷赖
胰岛素泵持续皮下注射降糖(基础量 18.4 U,餐前大剂量早 6 U、午 5 U、晚 5 U),监测空腹
血糖 7~8 mmol/L,餐后血糖 6.0~8.5 mmol/L,应用 4 天后,患者无不适主诉,拔除埋针,局部
注射部位可触及小硬结无痒感,约 2~3 天后硬结消失。患者出院后长期予谷赖胰岛素泵皮
下泵入降糖治疗。4 个月后复查 HbA1c 6.9%,胰岛功能较前无明显变化(表 8-33-2)。

表 8-33-1　患者产后第 1 次(2018 年 11 月 13 日)血糖和胰岛功能检测结果

指标	0 min	30 min	60 min	120 min	180 min
血糖(mmol/L)	7.95	12.50	18.02	23.44	25.16
胰岛素(mU/L)	44.50	23.10	17.30	14.70	11.70
C 肽(μg/L)	0.02	<0.05	<0.05	<0.05	<0.05

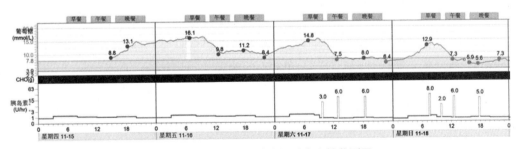

图 8-33-1　胰岛素治疗期间动态血糖监测图

注:治疗方案:2018 年 11 月 15 日,诺和灵 R 泵;11 月 15 日睡前撤胰岛素泵,调整为甘精胰岛素联合谷赖胰岛素;
11 月 17 日下午调整 为谷赖胰岛素泵

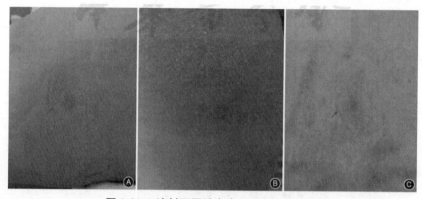

图 8-33-2 注射不同胰岛素后局部皮肤表现

A 为诺和灵 R 泵埋针局部;B 为甘精胰岛素注射局部;C 为谷赖胰岛素注射局部

表 8-33-2　患者 4 个月后(2019 年 4 月 19 日)复查血糖和胰岛功能结果

指标	0 min	60 min	120 min
血糖(mmol/L)	7.30	12.63	16.44
胰岛素(mU/L)	21.70	22.20	21.90
C 肽(μg/L)	0.01	0.01	0.01

【讨论】

FT1DM 是 1 型糖尿病的特殊亚型。到目前为止,大多数 FT1DM 病例报告发生在日本、韩国、菲律宾和中国,少数病例发生在白种人。FT1DM 没有明显的地区或季节性。根据日本的一项全国性调查, FT1DM 的患病率占以酮症起病 1 型糖尿病的 19.4%,在中国的多项研究中, FT1DM 的发病率为 1.50%~5.45%,远低于日本 [3]。FT1DM 男女患病率相当,在女性患者中,多发生于妊娠后 3 个月及产后 1 周 [4]。FT1DM 的发病机制目前尚无定论,文献报道可能与以下因素相关:①遗传背景:人类白细胞抗原(HLA)DR4 - DQ4 在 FT1DM 中较为常见,其次为 HLADR2-DQ1 和 DR8-DQ1[5];②免疫因素 :CD4+ CD45RAFoxp3hi 激活调节性 T 细胞(regulatory T cells, Tregs)调节免疫反应 [6],近期发现抗 CD300e 是一种新型诊断 FT1DM 的标志物 [7],我国报道的部分病例中有 GAD 和胰岛相关抗体阳性[8];③病毒感染:部分 FT1DM 有前驱感染史,单纯疱疹病毒、巨细胞病毒、流感病毒、EB 病毒等都曾被报道可能与其有关,病毒感染可能是一种诱因,诱发自身免疫反应致胰岛 β 细胞损伤;④妊娠:FT1DM 多发生于妊娠后 3 个月及产后 1 周内,与妊娠相关的 FT1DM 和与妊娠无关的 FT1DM 在临床和遗传学特征上存在差异 [9 - 10],妊娠相关的 FT1DM 与妊娠无关的 FT1DM 相比发病时血糖浓度、HbA1c 低,胰岛 β 细胞破坏更严重 [9],T1DM 易感的 HLA Ⅱ 类单倍体型在两者中亦存在显著差异 [10]。妊娠和产后时期免疫系统变化,可能最终导致自身免疫性疾病产生;⑤药物超敏反应综合征(drug - induced hypersensitivity syndrome, DIHS):引起 DIHS 最常见的药物是别嘌呤醇、美西律和抗癫痫药物。药物超敏反应致 FT1DM 的具体机制不清,有文献报道在超敏反应急性期为对抗和延缓药物特异性的效应 T

细胞(effective T cells, Teffs)的活化, Tregs 大量扩增, Tregs 可发挥抑制免疫系统活化、维持免疫系统稳态以及自体抗原耐受的作用,此后 Tregs 功能逐渐丧失。Tregs 对 Teffs 活化的延缓,也使潜伏在人体的病毒得以激活[11]。病毒激活导致病毒特异性 Teffs 活化,可进一步耗竭 Tregs 并产生大量的炎症介质,参与 DIHS 的发生发展。DIHS 可通过影响患者自身免疫引起 FT1DM。

　　FT1DM 的诊断目前尚无统一的国际标准,主要以日本糖尿病协会 2012 年提出的 FT1DM 诊断标准(修订版)作参考:①高血糖症状出现 7 天内发生酮症或酮症酸中毒;②初次就诊时血糖≥ 16.0 mmol/L 且 HbA1c<8.7%;③空腹血清 C 肽 <0.3 ng/mL(<0.1 nmol/L),餐后(葡萄糖负荷后)C 肽 <0.5 ng/mL(<0.17 nmol/L)。符合以上 3 点可诊断 FT1DM。本患者孕后期出现血糖升高,妊娠糖尿病诊断明确,应用胰岛素后虽出现局部过敏反应但治疗后血糖控制尚平稳,生产前突然出现血糖升高并反复出现酮症,HbA1c 接近正常,胰岛功能提示胰岛素分泌绝对缺乏,符合 FT1DM 诊断。患者在分娩前六天出现发热,分娩后查 EB 病毒抗体 IgG、IAA 阳性,考虑患者在 FT1DM 好发时期(妊娠后期)病毒感染和自身免疫异常引起 FT1DM。FT1DM 相关文献中, GAD 和胰岛相关抗体阳性多有报道[8], IAA 阳性未有报道,本患者 IAA 阳性,考虑与应用外源性胰岛素且过敏有关, IAA 是否为 FT1DM 致病原因尚待进一步研究。妊娠期 FT1DM 患者母婴预后非常差[4],其中约 88.9% 导致死胎[12]。及时纠正酮症和 / 或酸中毒、尽早胰岛素治疗、必要时终止妊娠有利于保障母婴安全。

　　胰岛素是 1 型糖尿病治疗的必需药物,本患者虽诊断明确,治疗过程中对多种胰岛素(地特胰岛素、甘精胰岛素、诺和灵 N、诺和灵 R)注射后出现皮下硬结、胰岛素难以吸收,血糖控制差,考虑患者存在胰岛素过敏。胰岛素过敏的临床表现包括轻微的局部症状,如局部红斑、注射部位硬结、肿胀等,以及严重的全身过敏反应,如荨麻疹、血管神经性水肿、过敏性休克等。本患者在注射局部出现皮下硬结并影响药物吸收,考虑存在胰岛素过敏;应用免疫原性极低的生物合成人胰岛素诺和灵 R 后亦出现局部反应,静脉应用却无不适,考虑患者不是对胰岛素本身过敏,可能是皮下脂肪组织对胰岛素制剂中的辅料成分过敏。在胰岛素制剂中观察到辅料成分锌、鱼精蛋白和甲酚均可引起过敏反应。经逐步比较各种胰岛素辅料成分差异后,发现谷赖胰岛素辅料中不含 Zn 离子,予小剂量(4 U)皮下注射谷赖胰岛素后局部无硬结,较大剂量(8 U)注射皮下有小硬结,但硬结吸收较快,且不影响胰岛素皮下吸收,因暂时未找到适合患者的长效胰岛素,故予谷赖胰岛素泵持续皮下注射降糖治疗。

　　综上,孕妇作为 FT1DM 的高危人群需要引起内分泌科医师的高度注意,及时区分妊娠期糖尿病和妊娠期 FT1DM,特别是高血糖出现之前有过敏反应或病毒感染症状的患者,应积极完善胰岛功能而不是简单的葡萄糖耐量检查,避免漏诊,积极治疗以降低不良事件发生率。

【参考文献】

[1] IMAGAWA A, HANAFUSA T, MIYAGAWA J, et al. A novel subtype of type 1 diabetes mellitus characterized by a rapid onset and an absence of diabetes - related antibodies. Osaka IDDM Study Group[J]. N Engl J Med, 2000, 342(5): 301-307.

[2] HANAFUSA T, IMAGAWA A. Fulminant type 1 diabetes: a novel clinical entity requiring special attention by all medical practitioners[J]. Nat Clin Pract Endocrinol Metab, 2007, 3 (1):36-45.

[3] LIU L, MAO J, LU Z, et al. Clinical analysis of fulminant type 1 diabetes in China and comparison with a nationwide survey in Japan[J]. Ann Endocrinol, 2013, 74(1): 36-39.

[4] 聂天鸿,李洋,孙静,等. 以酮症酸中毒起病的妊娠相关性暴发性 1 型糖尿病:一例报道并文献复习 [J]. 中华糖尿病杂志,2017, 9(12): 782-783.

[5] IMAGAWA A, HANAFUSA T, UCHIGATA Y, et al. Different contribution of class II HLA in fulminant and typical autoimmune type 1 diabetes mellitus[J]. Diabetologia, 2005, 48(2): 294-300.

[6] HASEDA F, IMAGAWA A, MURASE - MISHIBA Y, et al. CD4(＋)CD45RA(-)FoxP3 high activated regulatory T cells are functionally impaired and related to residual insulin - secreting capacity in patients with type 1 diabetes[J]. Clin Exp Immunol, 2013, 173(2): 207-216.

[7] HASEDA F, IMAGAWA A, NISHIKAWA H, et al. Antibody to CMRF35 - like molecule 2, CD300e a novel biomarker detected in patients with fulminant type 1 diabetes[J]. PLoS One, 2016, 11(8): e0160576.

[8] WANG Z, ZHENG Y, TU Y, et al. Immunological aspects of fulminant type 1 diabetes in Chinese[J]. J Immunol Res, 2016,2016:1 858 202.

[9] LIU L, MAO J, LU Z, et al. Clinical characteristics of fulminant type 1 diabetes associated with pregnancy in China[J]. Endocrine, 2011, 40(3): 408-412.

[10] SHIMIZU I, MAKINO H, IMAGAWA A, et al. Clinical and immunogenetic characteristics of fulminant type 1 diabetes associated with pregnancy[J]. J Clin Endocrinol Metab, 2006,91(2): 471-476.

[11] SHIOHARA T, KANO Y. Drug reaction with eosinophilia and systemic symptoms (DRESS): incidence, pathogenesis and management[J]. Expert Opin Drug Saf, 2017, 16 (2): 139-147.

[12] LUO S, ZHANG Z, LI X, et al. Fulminant type 1 diabetes: a collaborative clinical cases investigation in China[J]. Acta Diabetol,2013,50(1):53-59.

天津医科大学总医院内分泌代谢科   郭伟红   崔瑾   杨玲   徐茜   郑方道

李京艳   何庆   刘铭

病例 34   成人隐匿性自身免疫糖尿病二例汇报

成人隐匿性自身免疫糖尿病(latent autoimmune diabetes in adults, LADA)是指临床早期不依赖胰岛素治疗,以胰岛 β 细胞遭受缓慢的自身免疫损害为特征的糖尿病类型。也被称为 1.5 型糖尿病,是一个全球现象,该病的归类、诊断标准及治疗一直存在争议。2021 年

《成人隐匿性自身免疫糖尿病诊疗中国专家共识（2021 版）》[1] 建议根据病因分类,将 LADA 归类为自身免疫 T1DM 的缓慢进展亚型。我国 LADA 的诊断标准为:①发病年龄≥ 18 岁;②胰岛自身抗体阳性,或胰岛自身免疫 T 细胞阳性;③诊断糖尿病后至少半年不依赖胰岛素治疗。具备上述 3 项,可以诊断 LADA。LADA 早期与 2 型糖尿病（type 2 diabetes mellitus, T2DM）具有类似代谢特征,其胰岛功能衰退快于 T2DM 而慢于经典的 1 型糖尿病（type 1 diabetes mellitus, T1DM）。LADA 治疗目标在于理想控制血糖;调控自身免疫,保护胰岛功能;防控并发症。LADA 患者的疾病进展、药物反应与个体的胰岛自身免疫和胰岛功能水平密切相关,早期诊断和及时正确干预有利于延缓 LADA 病情发展。

病例 1:

【一般资料】

患者王 JY,男性, 42 岁,主因消瘦、乏力 2 月入院。患者于入院前 2 月无明显诱因出现口干、乏力、消瘦,体重下降约 10 余公斤,伴出汗,无心悸、食欲下降、恶心、呕吐、黄疸、发热,就诊我院门诊查"空腹血糖 18.83mmol/L,总胆固醇（TC）9.90mmol/L（<5.2）,甘油三酯（TG）13.68mmol/L（<1.7）",予口服二甲双胍及早晚餐前皮下注射门冬胰岛素 30 降糖治疗,血糖控制不佳,为进一步治疗收入院。患者自发病以来,精神尚可,偶有头胀,大小便无异常。无高血压、肾病、耳聋及自身免疫性疾病史。吸烟 20 余年, 20 支 / 日,饮酒 20 余年,已戒酒 2 月;20 岁结婚,育 1 子 1 女,爱人及子女均体健;患者 2 位姐姐患糖尿病（具体用药及血糖控制情况不详）。体格检查:体温: 36.5 ℃,脉搏: 64 次 / 分,呼吸: 16 次 / 分,血压: 103/69mmHg, BMI: 23.9 kg/m²,神志清楚,步入病室,双肺未闻及干、湿性啰音,心率 64 次 / 分,律齐。余未见异常。

【化验及检查】

（1）糖化血红蛋白（HbA1c）: 10.1%;空腹葡萄糖（FBG）: 6.54mmol/L,空腹胰岛素: <0.200μU/mL（2.6~24.9μU/mL）,空腹 C 肽: 0.189ng/mL（1.4~4.4ng/mL）。

（2）谷氨酸脱羧酶抗体（GADA）阳性,胰岛细胞抗体（ICA）阳性,胰岛素自身抗体（IAA）阴性。

（3）游离甲功:游离三碘甲状腺原氨酸（FT3）: 3.51pmol/L（2.63~5.7pmol/L）,游离甲状腺素（FT4）: 12.73 pmol/L（9.01~19.05 pmol/L）,促甲状腺素（TSH）: 0.9797mIU/L（0.35~4.94mIU/L）;

（4）血脂: TC 4.43mmol/L, TG 1.11mmol/L,低密度脂蛋白胆固醇（LDL）2.6mmol/L（2.7~3.1mmol/L）,高密度脂蛋白胆固醇（HDL）1.4mmol/L（1.16~1.42mmol/L）。

（5）心电图示:窦性心律。

【诊断与鉴别诊断】

（1）LADA:患者有口干、乏力、消瘦症状, HbA1c 10.1%,空腹血糖 18.83mmol/L,糖尿病诊断明确。患者 42 岁发病,有糖尿病家族史,无反复酮症酸中毒病史,空腹胰岛素 <0.200μU/mL, C 肽 0.189ng/mL, GADA、ICA 阳性,但无诊断糖尿病后至少半年不依赖胰岛素治疗,考虑 LADA 可能性大。

（2）高脂血症:化验示 TC 9.90mmol/L, TG 13.68mmol/L,诊断明确。

【治疗】

入院后予饮食运动指导,三餐前诺和锐联合睡前甘精胰岛素皮下注射降糖治疗,血糖逐步稳定。

【治疗结果、随访及转归】

出院后门诊随诊,监测糖化血红蛋白在 7% 左右。

病例 2:

【一般资料】

患者王 PY,女性,56 岁,主因乏力伴消瘦 1 月余入院。患者于入院前 1 月余无明显诱因出现乏力、消瘦,近 1 月体重下降 10 kg,伴口干、烦渴,喜饮水(具体饮水量不详),偶有心悸、咳嗽,无咯痰,无头晕、头痛,无胸闷、胸痛,无呼吸困难,无恶心、呕吐,自行口服止咳、控制心率等药物对症治疗(具体用药及用量不详),症状无明显好转。于入院前 2 天就诊当地社区医院查"随机指血血糖 12.5mmol/L ↑",今来我院门诊,为进一步明确诊疗收入我科住院。患者自发病以来,食欲欠佳,睡眠差,小便量多,大便如常。既往肺结核病史 20 余年,于社区医院口服药物治疗(具体用药及用量不详),自诉已治愈;高血压病史 10 余年,血压最高达 150/100mHg,曾长期口服"寿比山"降压治疗(具体用量不详),血压控制欠佳,1 年前调整为"厄贝沙坦 150 mg 每日 1 次"降压治疗,血压控制在 120/80mmHg 左右;反复心悸病史多年,自行间断服药(具体用药及用量不详),未正规诊治。甲状腺结节、甲状腺功能减退症病史 5 月余,曾于我院门诊予口服"左甲状腺素钠片"对症治疗(具体用量不详),未规律复查甲状腺功能,否认肝炎病史,否认手术及外伤史,否认输血史,否认药物过敏史,父亲、母亲及妹妹均患有高血压。吸烟史 30 余年,约 20 支 / 天,否认酗酒史。体格检查:体温:36.6 ℃,脉搏:83 次 / 分,呼吸:23 次 / 分,血压:110/70mmHg,BMI:24.6 kg/m²,神志清楚,步入病室,双肺未闻及干、湿性啰音,心率 83 次 / 分,律齐。余未见异常。

【化验及检查】

(1)HbA1c:11.5%;FBG:17.99mmol/L;GADA 阳性;ICA 阴性。

(2)甲功三项:三碘甲状腺原氨酸(T3)0.902nmol/L(1.3~3.1nmol/L),甲状腺素(T4)81.99 nmol/L(66~181nmol/L),TSH:7.96mIU/L;甲状腺过氧化物酶抗体(TPOAb)162.104IU/mL(0.16~10IU/mL),甲状腺球蛋白抗体(TgAb)114.172IU/mL(0.21~30IU/mL)。

(3)肝功能:白蛋白(ALB)38.8 g/L(34~55 g/L),球蛋白(GLB)31.80 g/L(26~38 g/L),谷丙转氨酶(ALT)15.0U/L(5~40U/L),谷草转氨酶(AST)13.5U/L(8~40U/L),总胆红素(TBIL)20.2μmol/L(3.4~17.1μmol/L),直接胆红素(DBIL)4.0μmol/L(0~5μmol/L),间接胆红素(IBIL)16.20μmol/L(3.4~12.2μmol/L),r- 谷氨酰转肽酶(GGT)14.6U/L(0~40U/L)。

(4)电解质:钾(K)3.93mmol/L(3.5~5.5mmol/L),钠(Na)135.5mmol/L(136~148mmol/L),氯(Cl)102.9mmol/L(96~108mmol/L),二氧化碳(CO_2)13.6mmol/L(21~32mmol/L),阴离子间隙(AG)22.93mmol/L(12~20mmol/L),钙(Ca)2.29mmol/L(2.03~2.54mmol/L),磷(P)1.39mmol/L(0.96~1.62mmol/L),镁(Mg)0.71mmol/L(0.6~1.1mmol/L)。

(5)肾功能:尿素氮(BUN)5.11mmol/L(2.9~8.2mmol/L),肌酐(Cr)61.1μmol/L

（44~133μmol/L），尿酸（UA）295.9μmol/L（155~357μmol/L）。

（6）血脂：TC 8.28mmol/L，TG 3.93mmol/L，LDL 5.13mmol/L，HDL 0.98mmol/L。

（7）心电图示：窦性心律。

【诊断与鉴别诊断】

（1）LADA：患者入院后初步诊断为 2 型糖尿病，经随访复查（见表 8-34-1）考虑：患者有口干、多饮、乏力、消瘦症状，HbA1c 11.5%，空腹血糖 17.99mmol/L，糖尿病诊断明确。患者 56 岁发病，无糖尿病家族史，无反复酮症酸中毒病史，GADA 阳性，合并 TPOAb、TgAb 阳性，C 肽 <0.010ng/mL，考虑诊断为 LADA。

（2）高血压 2 级（极高危）：患者高血压病史 10 余年，血压最高达 150/100mHg，目前口服厄贝沙坦 150 mg 每日 1 次降压治疗，结合患者合并糖尿病，诊断明确。

（3）甲状腺功能减退：患者甲状腺功能减退症病史 5 月余，口服"左甲状腺素钠片"对症治疗（具体用量不详），未规律复查甲状腺功能，结合化验 T3: 0.902nmol/L，T4: 81.99 nmol/L，TSH：7.96mIU/L，诊断明确。

（4）高脂血症：结合化验 TC 8.28mmol/L，TG 3.93mmol/L，诊断明确。

表 8-34-1　患者每年检查数据

化验	2013 年	2014 年	2016 年	2017 年
HbA1c（%）	11.5 ↑	11.0 ↑	10.2 ↑	9.5 ↑
FBG	17.99 ↑	14.11 ↑	8.81 ↑	5.88
GADA	-	阳性 ↑	-	阳性 ↑
ICA	-	阴性	-	阴性
IAA	-	-	-	阳性 ↑
C 肽（ng/mL）	-	-	-	<0.010
TC（mmol/L）	8.28 ↑	4.38	5.12	6.61 ↑
TG（mmol/L）	3.93 ↑	1.05	0.92	1.26
LDL（mmol/L）	5.13 ↑	2.88	3.20 ↑	3.95 ↑
HDL（mmol/L）	0.98 ↓	1.57 ↑	1.34	1.73 ↑
T3（nmol/L）	0.902 ↓	1.2	-	1.31
T4（nmol/L）	81.99	68.87	-	63.73
FT4（pmol/L）	-	-	10.5	9.56
FT3（pmol/L）	-	-	4.3	4.34
TSH（IU/mL）	7.96 ↑	2.896	3.807 9	5.772 0 ↑
TPOAb（IU/mL）	162.104 ↑	122.334 ↑	282.844 ↑	148.213 ↑
TgAb（IU/mL）	114.172 ↑	903.527 ↑	1352.64 ↑	1667.43 ↑

【治疗】

入院后予饮食、运动指导，三餐前诺和锐联合睡前甘精胰岛素皮下注射降糖治疗，监测血糖逐步平稳,后期门诊定期随诊。

【讨论】

很大比例的成人糖尿病患者同时具有 T1DM 和 T2DM 的特征。这些个体在诊断时,临床上类似于 T2DM 患者,不需要胰岛素治疗,但他们具有与 T1DM 相关的免疫遗传标记,这种缓慢发展的自身免疫性糖尿病,被描述为 LADA,2016 年多中心流调数据显示,LADA 患者占我国新发 T1DM 患者的 65%[2]。若依照 2018 年糖尿病流调数据推测,则我国现有 LADA 患者逾 1000 万 [2, 3]。是我国成年人中最常见的自身免疫糖尿病类型,占所有成人发病糖尿病患者的 2%~12%。与全球比较,我国 LADA 患病率在全球处于较高水平,患病人数居世界首位,但根据其人口统计学和确诊模式,其表现出相当大的可变性。

LADA 的自然病程可概括为四阶段:遗传易感期、免疫反应期、临床非胰岛素依赖期、临床胰岛素依赖期。

LADA 发病的遗传背景具有 T1DM 和 T2DM 的易感基因 [4, 5],全基因组关联研究证实 LADA 的遗传特征大部分与经典 T1DM 类似 [6]。HLA-Ⅱ类基因是 LADA 的主要易感基因 [7]。国内研究报道 25% 的 LADA 患者有糖尿病家族史 [8, 2]。具有遗传易感基因且胰岛自身抗体阳性的 LADA 患者一级亲属为罹患 LADA 的高危人群 [9]。这种 LADA 早期无症状阶段可以先于糖尿病诊断数年,并且自身抗体的数量与疾病发病风险密切相关 [10]。

LADA 的免疫学特征包括胰岛组织病理—胰岛炎及血液循环免疫异常—体液免疫和细胞免疫改变。LADA 的体液免疫异常主要表现为患者血清中存在胰岛自身抗体。胰岛自身抗体是自身免疫进程的标志物,也是预测发病风险的免疫指标。在 T1DM 临床中常见的胰岛自身抗体有 GADA、IAA、蛋白酪氨酸磷酸酶自身抗体(IA-2 A)、锌转运体 8 自身抗体(ZnT8 A)。其中,GADA 是 LADA 患者中最常见的胰岛自身抗体,是公认的诊断 LADA 最敏感的免疫指标 [11, 12],GADA 出现早且持续时间长,对胰岛功能预测价值明确 [13, 14],其检测方法已标准化,临床应用广泛,建议对所有新诊断的表型为 T2DM 的患者进行 GADA 筛查,以期早期诊断 LADA。LADA 的细胞免疫异常主要表现为血循环中多种免疫细胞及其亚群数目比例和功能改变。有研究报道 T 细胞亚群的分布与 LADA 患者的 C 肽水平相关,提示其可能用来预测 LADA 胰岛功能的变化 [15]。

在非胰岛素依赖阶段,胰岛 β 细胞不仅仅数量下降,也存在功能异常,这是疾病进展的关键因素 [16, 17]。其中低滴度 GADA 是 LADA 患者 β 细胞功能保留的预测因子 [18]。部分低滴度 GADA 的 LADA 可伴胰岛素抵抗,而高滴度 GADA 或多个胰岛抗体阳性 LADA 的胰岛 β 细胞功能衰退较快,非胰岛素依赖阶段较短。

当患者胰岛 β 细胞功能显著不足,必须胰岛素治疗而进入胰岛素依赖阶段。LADA 的胰岛 β 细胞功能减退呈现先快后慢的双相模式 [18],进展为胰岛素依赖的时间异质性大,与起病年龄、抗体滴度和多个胰岛抗体阳性有关 [19, 20];其中 GADA 滴度是 LADA 患者胰岛 β 细胞功能衰竭最强的预测指标。

LADA 的胰岛功能、胰岛素敏感性变化及代谢特征对于 LADA 治疗有指导意义。

从包括英国前瞻性糖尿病研究(UKPDS)和 Botnia 研究在内的所有主要研究中获得的

数据表明,诊断为 T2DM 的患者中自身抗体频率(GADA)在年轻患者中比在老年患者中更高(例如 UKPDS 中 25~34 岁为 34%,而 55~65 岁老年患者 7%)。平均而言,与抗体阴性的 T2DM 患者相比,LADA 患者在糖尿病诊断时更年轻,体重指数更低,并且有自身免疫性疾病的个人或家族史。与成人发病 T1DM 相比,代谢综合征在 LADA 的发生率更高或相似,但与自身抗体阴性的 T2DM 患者相比,LADA 患者代谢综合征的发生率较低,胰岛素抵抗指数(HOMA-IR)和血压更低,糖尿病血脂异常更少。然而,存在相当大的异质性,一些患者无代谢综合征具有 T1DM 表型,而另一些患者有代谢综合征与 T2DM 难以区分。

LADA 的微血管并发症与血糖控制密切相关。LADA 的肾病及视网膜病变患病率随疾病进展而增加;虽然 LADA 病患者的主要心血管危险因素较少,如更瘦,具有更好的血脂和血压水平,但在调整传统心血管危险因素后,其动脉粥样硬化性心血管病(ASCVD)患病率及死亡率与 T2DM 相似。

LADA 的一个重要特征是其他器官特异性自身抗体和自身免疫性疾病的风险增加。LADA 最常伴甲状腺过氧化物酶抗体(TPO-Ab)及自身免疫甲状腺病[21];GADA 预测甲状腺自身免疫,而 IA-2 自身抗体赋予中国乳糜泻相关自身免疫的高风险。近 20% 的 LADA 患者伴自身免疫甲状腺病,并以亚临床甲状腺功能异常最常见[22]。上述组合提示 LADA 可作为自身免疫多内分泌腺病综合征(APS)的一个重要组成成分,且常以 APS III 型存在;这可能与其携带 HLA-DR3-DQ2 或 HLA-DR4-DQ8 等高危易感基因型有关。建议常规筛查其甲状腺功能和甲状腺自身抗体。LADA 并发症风险筛查和评估仍需进一步研究。

"LADA"一词的使用在临床实践中很常见且可接受,并且具有提高可能患有进行性自身免疫 β 细胞破坏的成人人群的认识的实际影响,从而在葡萄糖控制恶化或 DKA 发生之前加速胰岛素起始。虽然治疗策略旨在控制代谢和保留残余胰岛素分泌能力,但 LADA 亚型异质性意味着需要个体化治疗方法。应根据血糖控制、C 肽水平、GADA 滴度及心肾并发症情况,选择可能具有免疫调控、胰岛保护和心肾结局改善的降糖药物,实现个体化血糖控制目标:①若 C 肽 <0.3 nmol/L 或 GADA 滴度 ≥ 180 U/mL:建议使用胰岛素治疗。② C 肽 ≥ 0.3nmol/L 且 GADA 滴度 <180 U/mL:对于新诊患者伴 HbA1c ≥ 9%,可短期胰岛素强化治疗。③其他患者在二甲双胍和生活方式干预的基础上,根据是否合并心肾疾病决定治疗策略。合并 ASCVD 推荐首选胰高血糖素样肽 -1 受体激动剂(GLP-1RA)或钠 - 葡萄糖共转运蛋白 2 抑制剂(SGLT2i),合并心力衰竭推荐首选 SGLT2i,合并慢性肾病推荐首选 SGLT2i 或 GLP-1RA。未合并 ASCVD、心力衰竭或慢性肾脏病者,推荐加用二肽基肽酶 -4 抑制剂(DPP-4i)、噻唑烷二酮类(TZD)、SGLT2i 或 GLP-1RA[1]。如血糖控制不佳,可再加其他类别降糖药,但应避免磺脲类药物,磺脲类药物使 LADA 胰岛功能减退更快,这可能与其直接作用于胰岛 β 细胞,促进胰岛素释放和加速 β 细胞凋亡有关[23]。维生素 D 可通过维生素 D 受体(VDR)发挥抗炎及免疫调节作用。使用 1α- 羟基维生素 D_3 与胰岛素联合治疗 LADA 患者,较单用胰岛素组能更好地改善空腹 C 肽水平[24]。鉴于我国维生素 D 缺乏者众多,且维生素 D 保护胰岛功能效果好,建议优先考虑给予 LADA 患者合用维生素 D 治疗。

LADA 患者应定期专科随诊,建议根据 HbA1c、胰岛功能及并发症情况综合制定随访方案:①建议对有一定胰岛功能者,每 6~12 个月复查 1 次 C 肽水平;②对病程 5 年以上患者,至少每年做 1 次全面的并发症筛查。LADA 患者的 HbA1c 水平建议通常控制在 7% 以下;根据年龄、病程、预期寿命、并发症或合并症的严重程度等可以制定个体化的控制目标[25]。对于血糖控制达标者,每 6 个月检测 1 次 HbA1c;对更改治疗方案或血糖控制未达标者,每 3 个月检测 1 次 HbA1c[25]。对于大多数 LADA 患者,建议空腹血糖控制在 4.4~7.2 mmol/L,餐后 <10 mmol/L。孕期目标[26]是空腹血糖控制在 3.9~5.3 mmol/L,餐后 1 小时 6.1~7.8 mmol/L,餐后 2 小时 5.6~6.7 mmol/L。应用持续葡萄糖监测技术,LADA 血糖控制的主要参数将参照 T1DM 目标范围内时间(TIR)要求。对于大多数 LADA,建议 TIR(3.9~10.0 mmol/L)>70%;而对于老年或低血糖高风险 LADA,建议 TIR(3.9~10.0 mmol/L)>50%;LADA 合并妊娠时,则建议 TIR(3.5~7.8 mmol/L)>70%[27]。

【参考文献】

[1] 中国医师协会内分泌代谢科医师分会, 国家代谢性疾病临床医学研究中心(长沙). 成人隐匿性自身免疫糖尿病诊疗中国专家共识(2021 版)[J]. 中华医学杂志, 2021, 101(38): 3077-3091.DOI:10.376 0/cma.j.cn112137-20 210 629-01 463.

[2] TANG X, YAN X, ZHOU H, et al. Prevalence and identification of type 1 diabetes in Chinese adults with newly diagnosed diabetes[J]. Diabetes Metab Syndr Obes, 2019, 12: 1527-1541. DOI: 10.214 7/DMSO.S202193.

[3] LI Y, TENG D, SHI X, et al. Prevalence of diabetes recorded in mainland China using 2018 diagnostic criteria from the American Diabetes Association: national cross sectional study[J]. BMJ, 2020, 369:m997. DOI: 10.113 6/bmj.m997.

[4] ANDERSEN MK, STERNER M, FORSÉN T, et al. Type 2 diabetes susceptibility gene variants predispose to adult - onset autoimmune diabetes[J].Diabetologia, 2014, 57(9): 1859-1868. DOI:10.100 7/s00125-014-3287-8.

[5] MISHRA R, CHESI A, COUSMINER DL, et al. Relative contribution of type 1 and type 2 diabetes loci to the genetic etiology of adult-onset, non-insulin-requiring autoimmune diabetes[J]. BMC Med, 2017, 15(1):88.DOI:10.118 6/s12916-017-0846-0.

[6] COUSMINER DL, AHLQVIST E, MISHRA R, et al. First genome - wide association study of latent auto diabetes in adults reveals novel insights linking immune and metabolic diabetes[J].Diabetes Care, 2018,41(11):2396-2403.DOI:10.233 7/dc18-1032.

[7] MISHRA R, ÅKERLUND M, COUSMINER DL, et al. Genetic discrimination between LADA and childhood - onset type 1 diabetes within the MHC[J]. Diabetes Care, 2020, 43(2):418-425.DOI: 10.233 7/dc19-0986.

[8] ZHOU Z, XIANG Y, JI L, et al. Frequency, immunogenetics, and clinical characteristics of latent autoimmune diabetes in China(LADA China study): a nationwide, multicenter, clinic - based cross - sectional study[J]. Diabetes, 2013,62(2): 543 - 550.DOI: 10.233 7/

db12-0207.

[9] 侯粲，王建平，杨琳，等. 成人隐匿性自身免疫糖尿病患者一级亲属的免疫特征及胰岛功能变化 [J]. 中华医学杂志，2009，89（26）：1820 - 1824. DOI：10.376 0/cma. j. issn.037 6-2491.200 9.26.009.

[10] REGNELL SE, LERNMARK Å. Early prediction of autoimmune（type 1）iabetes[J]. Diabetologia，2017，60（8）:1370-1381. DOI：10.100 7/s00125-017-4308-1.

[11] HAWA MI, KOLB H, SCHLOOT N, et al. Adult - onset autoimmune diabetes in Europe is prevalent with a broad clinical phenotype：Action LADA 7[J]. Diabetes Care，2013，36（4）:908-913. DOI：10.233 7/dc12-0931.

[12] WENG J, ZHOU Z, GUO L, et al. Incidence of type 1 diabetes in China，2010-13：population based study[J]. BMJ，2018，360:j5295.DOI：10.113 6/bmj.j5295.

[14] XIANG Y, HUANG G, SHAN Z, et al. Glutamic acid decarboxylase autoantibodies are dominant but insufficient to identify most Chinese with adult - onset non - insulin requiring autoimmune diabetes：LADA China study 5[J].Acta Diabetol，2015，52（6）：1121 - 1127. DOI：10.100 7/s00592-015-0799-8.

[13] LI X, CHEN Y, XIE Y, et al. Decline pattern of beta-cell function in adult-onset latent autoimmune diabetes：an 8 - year prospective study[J]. J Clin Endocrinol Metab，2020，105（7）:dgaa205.DOI：10.121 0/clinem/dgaa205.

[14] WENTWORTH JM, BEDIAGA NG, GILES LC, et al. Beta cell function in type 1 diabetes determined from clinical and fasting biochemical variables[J]. Diabetologia，2019，62（1）:33-40. DOI：10.100 7/s00125-018-4722-z.

[15] RADENKOVIC M, SILVER C, ARVASTSSON J, et al. Altered regulatory T cell phenotype in latent autoimmune diabetes of the adults（LADA）[J]. Clin Exp Immunol，2016，186（1）:46-56. DOI：10.111 1/cei.128 34.

[16] MURAO S, IMAGAWA A, KAWASAKI E, et al. Pancreas histology and a longitudinal study of insulin secretion in a Japanese patient with latent autoimmune diabetes in adults[J]. Diabetes Care，2008，31（10）：e69. DOI：10.233 7/dc08-1082.

[17] YANG L, LIU X, LIANG H, et al. Pathophysiological characteristics in patients with latent autoimmune diabetes in adults using clamp tests：evidence of a continuous disease spectrum of diabetes[J]. Acta Diabetol，2019，56（11）：1217 - 1224. DOI：10.100 7/s00592-019-01 387-6.

[18] LIU L, LI X, XIANG Y, et al. Latent autoimmune diabetes in adults with low - titer GAD antibodies：similar disease progression with type 2 diabetes：a nationwide，multicenter prospective study（LADA China Study 3）[J].Diabetes Care，2015，38（1）：16 - 21. DOI：10.233 7/dc14-1770.

[19] TURNER R, STRATTON I, HORTON V, et al. UKPDS 25：autoantibodies to islet - cell

cytoplasm and glutamic acid decarboxylase for prediction of insulin requirement in type 2 diabetes.UK prospective diabetes study group[J].Lancet，1997，350（9087）：1288 - 1293. DOI：10.101 6/s0140-6736（97）03 062-6.

[20] LIU L，LI X，XIANG Y，et al. Latent autoimmune diabetes in adults with low - titer GAD antibodies：similar disease progression with type 2 diabetes：a nationwide，multicenter pro-spective study（LADA China Study 3）[J].Diabetes Care，2015，38（1）：16 - 21. DOI：10.233 7/dc14-1770.

[22] JIN P，HUANG G，LIN J，et al. High titre of antiglutamic acid carboxylase autoantibody is a strong predictor of the development of thyroid autoimmunity in patients with type 1 diabe-tes and latent autoimmune diabetes in adults[J]. Clin Endocrinol（Oxf），2011，74（5）：587-592. DOI：10.111 1/j.136 5-2265.201 1.039 76.x.

[23] MAEDLER K，CARR RD，BOSCO D，et al. Sulfonylurea induced beta - cell apoptosis in cultured human islets[J]. J Clin Endocrinol Metab，2005，90（1）：501 - 506. DOI：10.121 0/jc.200 4-0699.

[24] LI X，LIAO L，YAN X，et al. Protective effects of 1-alpha-hydroxyvitamin D3 on residual beta-cell function in patients with adult-onset latent autoimmune diabetes（LADA）[J]. Diabetes Metab Res Rev，2009，25（5）：411-416.DOI：10.100 2/dmrr.977.

[25] American Diabetes Association. 6. Glycemic targets：standards of medical care in diabe-tes-2021[J]. Diabetes Care，2021，44（Suppl 1）：S73-S84. DOI：10.233 7/dc21-S006.

[26] American Diabetes Association. 14. Management of s in pregnancy：standards of medical care in diabetes-2021[J]. Diabetes Care，2021，44（Suppl 1）：S200-S210. DOI：10.233 7/dc21-S014.

[27] BATTELINO T，DANNE T，BERGENSTAL RM，et al. Clinical targets for continuous glucose monitoring data interpretation：recommendations from the international consensus on time in range[J]. Diabetes Care，2019，42（8）：1593-1603.DOI：10.233 7/dci19-0028.

天津大港医院内分泌科　　王迪　　崔洪臣

病例35　成人隐匿性自身免疫糖尿病一例

成人隐匿性自身免疫糖尿病（latent autoimmune diabetes in adults，LADA）是由于胰岛β细胞遭受缓慢自身免疫损害引起的糖尿病类型。依据病因学分类，LADA应属于1型糖尿病的自身免疫亚型。LADA早期不依赖胰岛素治疗，易误诊为2型糖尿病。我国LADA患病率在全球处于较高水平，患病人数居世界首位。早期诊断和及时正确干预有利于延缓LADA病情发展。

【一般资料】

沈某某，男，43岁，主因"乏力1月，发现血糖升高10天"于2021.6入院。入院前1月，患者无明确诱因出现进行性乏力，无口干多饮、多食、多尿，无手抖、心悸、大汗、易怒，无恶心、食欲减退及消瘦,无关节痛、水肿、抽搐、嗜睡等。来我院门诊测空腹血糖 14.2mmol/L,糖化血红蛋白 8.2%,尿 GLU(4+),KET(-),予德谷胰岛素 14u 每日睡前皮下注射及拜糖平 50 mg 每日 3 次降糖治疗。现为求进一步诊治收入院。患者自本次发病以来,精神尚可,食欲正常,睡眠尚可,大便如常,小便如常,体重未见明显下降。

既往脂肪肝病史 18 年,甲状腺结节病史 7 年,反流性食管炎、胃炎 4 年,高血压 3 年,血压最高达 160/110mmHg,平时未规律口服降压药物,未系统监测血压。否认肝炎、结核等传染病史。否认手术史,3 年前外伤致左足脚趾骨折,予保守治疗。否认食物及药物过敏史。出生于辽宁,久居于天津。否认吸烟史,偶饮酒。否认疫水疫区接触史。无工业毒物、粉尘、放射性物质接触史。无冶游史。无新冠肺炎流行病学接触史。无近期高风险地区旅居史。26 岁结婚,育有 1 子,爱人及子体健。家族中否认类似患者。否认家族遗传性病史。体温:36.5 ℃,脉搏:95 次 / 分,呼吸:18 次 / 分,血压:159/108mmHg。神志清楚,查体合作,全身浅表淋巴结未触及肿大。双肺呼吸音清,未闻及干湿性啰音,心音有力,律齐,心率 95 次 /分,各瓣膜区未闻及病理性杂音。腹软,无压痛、反跳痛,肝脾肋下未及,双侧足背动脉搏动正常。生理反射存在,病理反射阴性。专科查体:身高 171 cm,体重 130kg,BMI:44.5 kg/m²。肤色较黑,四肢皮肤散在色素沉积,满月脸,无明显多血质貌,无痤疮。腹型肥胖,腹软无紫纹,双下肢无浮肿,

【检查】

化验室数据:2021-6-5 生化 Na 138mmol/L, K 3.5mmol/L, Cl 103mmol/L, Ca 2.21mmol/L,Cr55μmol/L,UA436μmol/L ↑。常规 WBC 7.74 × 10⁹/L,Hb 143 g/L,尿便常规及凝血功能均无明显异常。2021-6-5 ALB 34 g/L ↓, AST 22U/L, ALT 29U/L, FPG 7.1mmol/L ↑, TC 4.51mmol/L, LDL　　　 1.5mmol/L, LDL3.32mmol/L。24 小时尿钾 50mmol/24 h, 尿 Na327.25mmol/24 h ↑,尿钙 273.87mmol/24 h ↑,尿 MALB107.4 mg/24 h ↑。游离甲功提示:FT3 4.39pmol/L, FT4 11.95pmol/L, TSH 2.848μIU/mL, FSH 5.72IU/L, LH 6.7IU/L, PRL16.15ng/mL, T 347.77ng/dL ↓, GH 0.14ng/mL, IGF-1 102ng/mL,血 ACTH23.2, COR 12.9,儿茶酚胺及甲氧基代谢产物无明显异常。甲状腺抗体 ATA>1000,高血压两项:卧位 PRC 9.8 μIU/mL ↓, ALD 3.1ng/dL,立位 PRC 24.7 μIU/mL ↓, ALD 6.2ng/dL, ARR 0.25。肿瘤全项无异常。ICA(弱 +),GADA(+),ZnT8 A(-),IA2 A(-),IAA(-),GADA>2000U/mL。糖化血红蛋白 8.7% ↑,糖化白蛋白 20.7%,糖耐量试验见表 8-35-1。

表 8-35-1　糖耐量试验

时间	葡萄糖	胰岛素	C 肽
0 min	9.06	30.1	3.84
30 min	12.03	28.6	4.50
60 min	15.33	50.1	6.84
120 min	13.99	51.5	8.55
180 min	9.55	38.1	7.60

骨密度:L1-L4 T 值 1.1;全髋 T 值 -0.3。

心脏彩超:左室舒张功能减低,收缩功能正常。EF:65.6%。

颈动脉彩超:双侧颈总动脉、颈内动脉、椎动脉近中段、颈外动脉、锁骨下动脉起始端动脉内中膜增厚伴多发附壁小斑块(符合动脉粥样硬化改变,血流通畅)。

下肢动脉彩超:双侧股总动脉、股浅动脉、腘动脉、胫前动脉、胫后动脉、足背动脉内中膜增厚(符合动脉粥样硬化改变,血流通畅)。

甲状腺彩超:甲状腺弥漫性病变伴肿大。

腹部彩超:脂肪肝,胆、脾未见明显异常,胰头、体未见明显异常,胰尾显示不清,双肾未见明显异常。

肺功能:通气功能正常,弥散功能轻度减低,残总比在正常范围。

眼底像:OU 糖尿病视网膜病变(点状硬渗)。

胸部 CT 平扫:两肺间质纹理增多,左肺上叶舌段索条影,考虑慢性炎症或陈旧性病变。动脉硬化。

冠脉 CT:冠状动脉粥样硬化。

肾上腺 CT 平扫:双侧肾上腺 CT 平扫未见确切异常,请结合临床及实验室检查(图 8-35-1)。

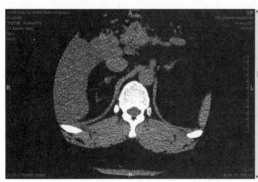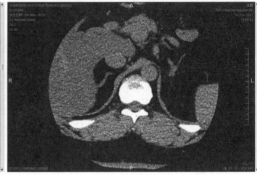

图 8-35-1　肾上腺 CT 平扫

【诊断与鉴别诊断】

(1)成人隐匿性自身免疫糖尿病伴多个并发症:糖尿病性周围血管病、糖尿病性视网膜病变、糖尿病肾病。

(2)高血压病 3 级(极高危)。

(3)冠状动脉粥样硬化。

(4)高尿酸血症。

(5)肝功能异常。

(6)桥本甲状腺炎。

【治疗】

德谷胰岛素 + 二甲双胍 + 利拉鲁肽。

【治疗结果、随访及转归】

见表 8-35-2。

表 8-35-2 降糖方案及血糖监测

日期	3am	空腹	早餐后	午餐前	午餐后	晚餐前	晚餐后	睡前	治疗
6-4					随机 16.3				泵:基础 12U,三餐4U-4U-4U
6-6		9.4	12.9	11.3	10.1	6.6	8.7		同上
6-7		9.7		14.3	11.3	10.2	9.0		泵:基础 14U,三餐6U-5U-4U
6-8		10.4	11	7.7	7.3		10.7		泵:基础 14U,三餐6U-5U-4U+ 二甲双胍0.5,每日 3 次
6-10		7.1	8.9	6.4	5.9		13.7		德谷 14U 每晚 1 次,二甲双胍 0.5,每日 3 次 + 利拉鲁肽 0.6mg
6-11		6.8	6.7	15.6	13.6		8.2		同上
6-12		7.0		5.3	12.7	11.4	9.1		德谷 12U 每晚 1 次,二甲双胍 0.5,每日 3 次 + 利拉鲁肽 1.2mg
6-13		7.8		5.4	6.5	6.2	11.8		同上
6-15		7.2	7.0	6.0	7.7	6.8	7.9		出院

【讨论】

患者中年男性,无糖尿病家族史,本次为初发糖尿病且病史较短,临床症状不明显,确诊时年龄 >30 岁,重度肥胖(BMI= 44.5 kg/m²)。表达自身抗体 GADA(＋),滴度异常升高。ICA 弱阳性,其他 IAA、IA-2 A 和 ZnT8 A(－)。合并代谢综合征,胰岛素抵抗(空腹 IN-S=30.1μIU/mL),保留更多 β 细胞功能(2hINS=51.5 μIU/mL ,2hC 肽 =8.55 ng/mL)。无糖尿病酮症,主要并发微血管并发症(视网膜及肾病),大血管并发症极轻微。合并其他自身免疫系统疾患:桥本甲状腺炎,ANA(＋),抗 Scl-70(＋)。

成人隐匿性自身免疫糖尿病(LADA),又称"缓慢起病的自身免疫糖尿病"。具有 1 型糖尿病(T1D)特点:胰岛自身免疫抗体阳性;也具有 2 型糖尿病(T2D)特点:起病时不依赖胰岛素治疗。2019 年,世界卫生组织(WHO)更新了糖尿病诊断分型,建议将 LADA 定义为混合型糖尿病的一种类型。2020 年,国际 LADA 专家共识发布,同年 ADA 首次明确指出:"LADA 或缓慢进展的自身免疫糖尿病存在自身免疫 β 细胞,属于 T1D"。2021 年,在首版中国 LADA 共识基础上修订形成《LADA 诊疗中国专家共识(2021 版)》,认为 LADA 临床表型虽与 T2D 重叠,但病理机制与 T1D 相似,均为胰岛自身免疫。鉴于病因在糖尿病分型中的特别重要性,以及临床特征具有较大异质性,中国版共识建议以病因发病学依据,将 LADA 归类为自身免疫 T1DM 的缓慢进展亚型。

LADA 的患病率高,为全球现象:占成人起病糖尿病患者的 2%~12%;中国数据:2006年,LADA China 多中心研究首次揭示中国 LADA 在初诊表型 2 型糖尿病患者中的患病率:仅用 GADA 单一抗体筛查为 5.9%;联合 GADA、IA-2 A、ZnT8 A 等多抗体筛查为 8.6%[1]。2016 年,全国新发糖尿病患者的流行病学调查显示,1 型糖尿病患者中 LADA 患者占比高达 65%。谷氨酸脱羧酶抗体(GADA)最敏感,阳性率最高。Action LADA 研究和 NIRAD 研究中,90%~96% 的患者 GADA 阳性;LADA China 研究中,67% 的患者 GADA 阳性;其他自身抗体:ICA,IA-2 A,ZnT8 A 和新型抗体 Tetraspanin7(阳性率 21.4%)[2]。GADA 滴度与 LADA 异质性相关,高 GADA 滴度 LADA 临床表型更像 T1D。最新诊断标准:《LADA 诊疗中国专家共识(2021 版)》①发病年龄 ≥ 18 岁;②至少一种胰岛自身抗体阳性(GADA、ICA、IAA、ZnT8 A),或胰岛自身免疫性 T 细胞阳性,区别于 2020 版国际共识;③诊断糖尿病后半年内不依赖胰岛素治疗。 新版指南中建议,根据 GADA 滴度高低将 LADA 分为 LADA-1 和 LADA-2 两个亚型:LADA-1:GADA 高滴度,与经典 T1D 更相似;LADA-2:GADA 低滴度,与 T2D 更相似。有关 LADA 的治疗,缺乏长期随访的高质量、大规模对照试验(表 8-35-3)。回顾性分析 AWARD-2,4,5(度拉糖肽三期临床试验),度拉糖肽可有效降低 LADA 者的糖化血红蛋白 [3]。

表 8-35-3　LADA 药物临床试验

	专家组意见	证据质量
胰岛素增敏剂(二甲双胍、噻唑烷二酮类)	支持二甲双胍使用的证据有限,涉及 TZD 的研究也很少,因此这两类药物的疗效似乎没有定论,对于 TZD 不典型骨折、黄斑水肿和体重增加的潜在风险可能是这些药物使用的限制	低
胰岛素	胰岛素干预对 LADA 患者是有效和安全的;然而,在 LADA 的早期阶段,尤其是当存在大量残留的功能性 β 细胞时,是否应给予胰岛素仍有待确定	中等
磺脲类	不建议使用磺脲类药物治疗 LADA,因为不能排除这种治疗导致 β 细胞功能恶化的可能性	中等
DPP -4i	DPP -4i 可以改善 LADA 患者的血糖控制,并且具有良好的安全性,未来需要更大规模的随机研究,来证明 DPP-4i 对 C 肽的分泌可以起到保护作用	中等
SGLT -2i	在 T2DM 和部分 T1DM 患者中(特别是超重的患者),SGLT -2i 被批准使用,这表明它们可能是 LADA 治疗中有前途的药物,然而,前还没有关于 LADA 的研究,同时应注意中低 C 肽水平患者的酮症酸中毒风险	中等
GLP -1RA	GLP -1RA 在改善 LADA 患者的代谢控制方面显示了有益的结果(除非 C 肽水平非常低),这些药物在 T2DM 和接受胰岛素治疗的患者中得到批准,但在 LADA 患者中还需要更多的证据	中等
免疫干预	目前关于 LADA 免疫干预的数据非常有限,在得出任何结论之前,还需要更广泛的 2 期研究	低
生活方式干预	生活方式的改变对 T2DM 的治疗很重要,需要进行干预研究,以评估体重减轻和体力活动在 LADA 发展中的作用	中等

本例患者中年男性,重度肥胖,结合 OGTT 试验和抗体检测结果,兼具有 LADA-1 和 LADA-2 的临床特点,胰岛功能尚可,亦存在胰岛素抵抗。结合专家指导建议和指南推荐,

经过与患者的充分沟通与讲解,采用双胍类和 GLP-1RA 联合胰岛素治疗,减少低血糖风险和腹型肥胖、水肿等副作用,治疗效果满意。

LADA 治疗国际专家共识为 LADA 规范管理提供了临床实践指导。GADA 是最敏感的 LADA 筛查的抗体,所有新诊 T2D 都应筛查 GADA;根据 C 肽水平分层的 LADA 治疗,C 肽水平低者参照 T1D, C 肽尚可者看心肾; C 肽较好者参照 T2D,并注意定期评估胰岛功能变化。

LADA 高质量临床试验不足,诊疗策略完善尚待未来大型研究。

【参考文献】

[1] Zhou Z, Xiang Y, Ji L, et al. Frequency, immunogenetics, and clinical characteristics of latent autoimmune diabetes in China (LADA China study): a nationwide, multicenter, clinic-based cross-sectional study. Diabetes. 2013, 62(2): 543-550.

[2] Liu B, Xiang Y, Liu Z, et al. Past, present and future of latent autoimmune diabetes in adults. Diabetes Metab Res Rev. 2020, 36(1): e3205.

[3] Pozzilli P, Leslie RD, Peters AL, et al. Dulaglutide treatment results in effective glycaemic control in latent autoimmune diabetes in adults (LADA): A post-hoc analysis of the AWARD-2, -4 and -5 Trials. Diabetes Obes Metab. 2018, 20(6): 1490-1498.

天津医科大学总医院内分泌代谢科 刘琦 任晓军 崔景秋

病例 36 一例青少年起病的成人型糖尿病 3 型家系临床特征分析

青少年起病的成人型糖尿病(maturity-onset diabetes of the young MODY)3 型(MODY3)是最常见的单基因糖尿病,约占单基因糖尿病的 50%,由肝细胞核因子 1α 基因(HNF1A)突变所致,也称为 HNF1A-MODY。MODY3 临床上以常染色体显性遗传为主,外显率高,多在 25 岁前发病,但仅有 25% 的患者具有典型的临床特征[1],多数患者被误诊为 1 型或 2 型糖尿病。而 MODY3 的诊断对患者的治疗非常重要,因为该类型的胰岛 β 细胞对磺酰脲类药物(SU)敏感[2]。在此,我们报告 1 例经基因检测确诊为 MODY3 的病例,旨在提高对本病的认识。

【一般资料】

患者牛 XX,男,15 岁

1. 主诉 多饮、多尿伴体重下降 3 个月。

2. 现病史 患者平素大量食用含碳水化合物的食物。入院前 3 月出现了口干、头晕、乏力症状,伴多饮、多尿,每日饮水量约 3000mL,夜尿 3~4 次,进食较前无明显变化,但体重逐渐下降(71 kg → 65 kg),因症状持续存在于 2017 年 8 月就诊住院治疗。病程中无恶心、呕吐,无慢性腹泻、脂肪泻,无听力下降。无糖皮质激素服用史。

3. 既往史 否认高血压病、冠心病病史,否认肝炎、结核等传染病史,无手术、输血史,否认食物药物过敏史,预防接种史随当地。

4. 个人史 患者儿足月顺产,母亲孕期血糖情况不详,出生时无低血糖,否认巨大儿。

出生后母乳喂养,自幼发育与同龄人相仿,学习成绩良好。

5. 家族史　姥姥约 60 岁诊断糖尿病,格列美脲 2 mg,口服,每日一次,二甲双胍 0.5 g,口服,每日三次,血糖达标。母亲患病年龄 23 岁,因分娩半年后发现血糖高诊断糖尿病,开始二甲双胍片和格列本脲治疗,后改为瑞格列奈和二甲双胍片治疗,口服药物治疗 10 年,因血糖控制欠佳调整为门冬胰岛素 30 皮下注射,早 24U、晚 12U 联合阿卡波糖 50 mg,口服,每日三次,监测糖化血红蛋白波动在 7%~9%。大姨患病年龄 41 岁,口服二甲双胍缓释片 0.5 g,口服,每日两次,格列齐特 80 mg,口服,每日两次,治疗 5 年后,因血糖控制不佳,调整门冬胰岛素 30 皮下注射,早 24U、晚 16U 联合伏格列波糖 0.3 mg,口服,每日三次。母亲 5 年前发现糖尿病性视网膜病变,姥姥及大姨未见并发症。患者家系见图 8-36-1。

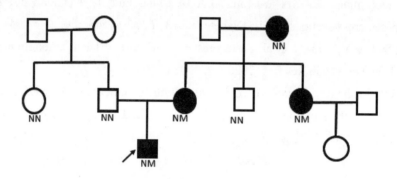

图 8-36-1　患者家系

注:箭头所指为先证者;图中方框为男性,圆形为女性;实心图案;标识为糖尿病,空心图案标识为非糖尿病;NN:基因正常;NM:基因突变

6. 体格检查　身高:173 cm,体重:65 kg,BMI 21.72 kg/m²,面容正常,未见黑棘皮征,心肺腹(—),四肢肌力及肌张力正常,肌腱反射正常。

【化验及检查】

1. 常规检查　ALT 20U/L,AST 18U/L,ALB 36 g/L,Cr 65.1μmol/L(45~84μmol/L),BUN 6.31 mmol/L(2.9~8.2mmol/L),TC 4.5mmol/L,TG 1.16mmol/L,HDL-C 1.38mmol/L,LDL-C 2.83mmol/L。

2. 内分泌相关检查　TSH 1.762 mU/L,FT4 16.56pmol/L,FT3 5.87pmol/L。胰岛相关自身抗体谱:抗谷氨酸脱羧酶抗体(GAD)、抗胰岛素抗体(IAA)、抗胰岛细胞抗体(ICA)均阴性。糖化血红蛋白(HbA1c)13.8%,随机血糖 20.66mmol/L。尿糖 4+,尿蛋白阴性,尿酮体阴性,ACR 12 mg/g。眼底检查未见糖尿病视网膜病变。行口服葡萄糖耐量试验及胰岛功能测定,结果如表 8-36-1。

表 8-36-1　患者口服葡萄糖耐量试验及胰岛功能测定评估结果

指标	0	30 min	60 min	120 min	180 min
血糖(mmol/L)	7.07	12.72	14.48	21.52	18.63
胰岛素(1.5-25μIU/mL)	9.82	15.64	14.47	14.69	15.86

续表

指标	0	30 min	60 min	120 min	180 min
C-肽（0.78-5.19ng/mL）	0.72	1.38	1.28	1.46	1.70

3. 影像学检查　腹部超声:肝胆胰脾未见异常;泌尿系超声:双肾、输尿管、膀胱未见明显异常。

4. 基因检测　使用二代测序技术（NGS）对患者家系进行 MODY 致病基因筛查,结果提示 HNF1A 基因第 6 外显子 c1135 C>A（NM-001 306 179.1）,导致第 379 位脯氨酸变成苏氨酸（p.Pro379Thr）,见图 8-36-2。患者、母亲、大姨发现存在基因突变,见图 8-36-1。

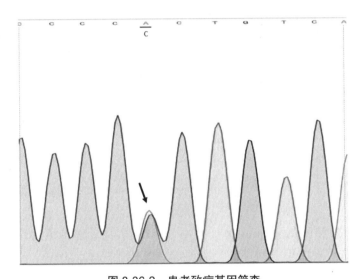

图 8-36-2　患者致病基因筛查

注:黑色箭头所指为突变位点（p.Pro379Thr/c1135 C>A）

【诊断与鉴别诊断】

（一）病例特点

患者青少年男性,慢性病程;家系中三代诊断糖尿病,符合常染色体显性遗传规律;家系中患者及母亲糖尿病发病年龄小于 25 岁;有基础 C 肽分泌,但胰岛功能减退;胰岛素相关抗体阴性,无胰岛素抵抗、代谢综合征表现,无酮症及酮症酸中毒;治疗期间,胰岛素用量较大。不符合典型 T1DM 或青少年 T2DM 临床表现,考虑单基因糖尿病 - 青少年发病的成人型糖尿病（MODY）可能性大。

（二）患者糖尿病的鉴别诊断

患者为青少年男性,临床上以"三多一少"起病,空腹血糖 ≥ 7mmol/L, HbA1c>7.0%,诊断糖尿病明确,糖尿病分型方面:

（1）1 型糖尿病:患者青少年起病,无自发糖尿病酮症酸中毒,胰岛相关自身抗体阴性、胰岛功能尚可,不符合典型 1 型糖尿病。

（2）青少年 2 型糖尿病:患者青年时期起病,平素大量食用含碳水化合物的食物,不超重,无黑棘皮征等胰岛素抵抗证据,无糖尿病酮症,不符合典型 2 型糖尿病。

（3）单基因糖尿病:患者起病年龄小于 25 岁,无胰岛素抵抗证据,胰岛相关自身抗体阴性,家族中连续 3 代糖尿病家族史,需警惕单基因糖尿病的可能。单基因糖尿病中最常见的是线粒体基因突变糖尿病以及 MODY。

线粒体基因突变糖尿病:是一种线粒体疾病,其全称为母系遗传性糖尿病伴耳聋（MIDD）,最常见的突变位点为线粒体 tRNA 中 3243 位点。尽管 MIDD 表型存在差异,但患者普遍存在胰岛素分泌缺陷和感音神经性耳聋,糖尿病伴听力受损的起病年龄是 30~40 岁,其他异常包括心脏传导缺陷、蛋白尿和神经病变。患者家族中的糖尿病虽呈三代母系遗传特点,但家族中无耳聋等其他线粒体疾病表型,证据不足。

MODY:是一种常染色体显性遗传性糖尿病,由于突变基因不同,单基因糖尿病临床特征差异较大,目前已发现有至少 14 种基因的突变可导致 MODY,其中,HNF1A-MODY（MODY3）、GCK-MODY（MODY2）和 HNF4A-MODY（MODY1）最为常见,占所有单基因糖尿病患者的 90% 以上[1]。对于存在二代以上呈常染色体显性遗传的糖尿病家族史,起病年龄小于 25 岁,无胰岛素抵抗,胰岛自身抗体阴性的患者需高度怀疑 MODY。此患者符合上述临床表现,经基因检测证实存在 HNF1A 基因第 6 外显子 c1135 C>A 位点突变,为 MODY3 的突变位点,因此 MODY3 诊断明确。

（三）出院诊断

青少年起病的成人型糖尿病(maturity-onset diabetes of the young, MODY)3 型。

【治疗】

由于二甲双胍和胰岛素是目前获批用于 <18 岁以下患者证据最充分的药物,当 HbA1C ≥ 8.5% 时,在二甲双胍基础上需要起始基础胰岛素治疗[3]。治疗期间依据患者血糖情况调整胰岛素剂量。2018 年 12 月治疗方案为门冬胰岛素 24IU/12IU/12IU,皮下注射,三餐前,地特胰岛素注射液 20U,皮下注射,睡前,二甲双胍 0.5 g,口服,每日三次。监测血糖仍然未达标,糖化血红蛋白 9.9%,加用伏格列波糖 0.2 mg,口服,每日三次,西格列汀 100 mg,口服,每日一次,血糖未达标,2019 年 4 月糖化血红蛋白 9.4%。2019 年 5 月基因检测回报诊断 MODY3 后,调整治疗方案:二甲双胍 0.5 g,口服,每日三次,伏格列波糖 0.2 mg,口服,每日三次,西格列汀 100 mg,口服,每日一次,格列美脲 4 mg,口服,每日一次,德谷胰岛素注射液 18 单位,皮下注射,睡前。并应用雅培辅理善动态血糖监测观察治疗患者血糖变化,并调整口服药物和胰岛素治疗剂量,监测 14 天后患者血糖达标,为比较观察磺脲类药物和格列奈类对 MODY3 治疗效果,用瑞格列奈替换格列美脲,再次应用雅培辅理善动态血糖监测 14 天,观察患者血糖变化治疗效果,比较 TIR(24 小时内葡萄糖处于 3.9~10.0 mmol/L 范围内的时间百分比)[4],发现针对 MODY3 瑞格列奈药物比磺脲类药物有更好的效果(图 8-36-3)。调整口服药物治疗三个月后患者 HbA1c 由 9.4% 降至 7.8%。

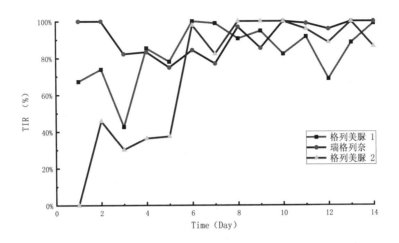

图 8-36-3　不同口服降糖药物 TIR

【随访】

患者现应用瑞格列奈 2 mg，口服，每日三次，伏格列波糖 0.3 mg，口服，每日三次，二甲双胍片 0.5 g，口服，每日三次，德谷胰岛素注射液 20U，皮下注射，睡前。每年监测患者血糖、血脂、散瞳视网膜检查和尿微量白蛋白。2022-02-09 复诊情况：空腹 C 肽 0.98ng/mL，HbA1c 7.4%，血脂：TC 3.34mmol/L，HDL 0.99mmol/L，LDL 1.97mmol/L，TG 0.83mmol/L。肝肾功能无异常。视网膜检查未显示视网膜病变。尿糖阴性，尿微量白蛋白 37.5 mg/L。无明显副作用或并发症。母亲及大姨继续接受胰岛素治疗。

【讨论】

人类 HNF1 A 基因位于 12 号染色体 q24.31，是一种广泛表达的组织特异性转录因子，但主要表达在胰腺和肝脏。HNF1 A 基因具有大量的多态性，没有特定的突变热点，外显子组整合（ExAC）数据库中列出了 894 个突变位点[5]。因此 MODY3 的遗传多样性导致临床表型的异质性。一般情况下，在不同患者中 MODY3 可从亚临床高血糖到碳水化合物代谢的明显失代偿有不同的临床表现，甚至在同一家系中具有致病性突变的亲属中也是如此[6]。但 MODY3 仍然具有共同临床表现，如 MODY3 患者的超敏 C 反应蛋白（hsCRP）水平通常较低[7]。而我们的病例基因突变位点位于 HNF1 A 基因第 6 外显子 c1135 C>A 错义突变，是已知的 MODY3 致病突变[8]。在此，希望通过我们的病例总结 MODY3 患者的一些重要临床特征，为 MODY3 的诊断、准确治疗以及同一家系同种突变携带者在相关临床症状出现前的早期干预提供一些有价值的信息。MODY3 的主要临床特征如下。

家族史：MODY3 作为常染色体显性遗传病，患者通常有糖尿病家族史[9]。一些研究表明 MODY3 家族史的可能性比 T1DM 高 20 倍以上[10]。值得注意的是此病例三代糖尿病家族史中，其姥姥虽有糖尿病，但未检测到基因突变，其患者及母亲、大姨发现 HNF1 A 基因突变，病例不足的是因考虑到患者姥爷无高血糖，未进行基因检测。由此患者的基因突变来自于母亲。也需注意患者大姨的后代血糖情况，情况允许下可行基因检测。

发病年龄:有研究表明 HNF1 A 突变携带者在 10 岁以前多数空腹血糖正常,青少年时期空腹血糖略高于参考范围上限,随后出现进行性糖耐量受损和餐后高血糖[11],一般该病多在青春期后表现,发现高血糖平均年龄 21~26 岁。已知基因 HNF1 A 突变位点会影响 MODY 诊断确诊的年龄。有文献报道携带 8-10 外显子突变的患者比携带 1-6 外显子突变的患者晚 8 年诊断出 MODY3[11]。而个体的遗传背景和环境也可能影响 MODY3 的发病年龄,例如,宫内暴露(由母亲遗传的突变和怀孕期间的高血糖)可导致早发年龄小于 12 岁[12]。此外,同一家系中,下一代的发病年龄常比上一代早。在我们病例中,在外显子 6 中检测到错义突变,虽然患者高血糖升高年龄未知,但诊断糖尿病年龄 15 岁,而患者大姨诊断年龄 41 岁,母亲 23 岁。

胰岛功能情况:在胰腺中,HNF1 A 基因控制着许多与胰岛 β 细胞成熟、生长和胰岛素分泌有关的胰腺特异性基因[13]。HNF1 A 基因突变所致糖尿病的患者存在胰岛素分泌异常,而空腹 C 肽水平可长期保持在参考范围内,无胰岛素抵抗[14]。在本临床病例中,患者胰岛功能下降,但存在空腹胰岛素和 C 肽分泌等临床表现。

尿糖:HNF1 A 突变的患者可能会出现糖尿,但并非所有 MODY3 患者都会出现尿糖。在日本,一项涉及 11 名 MODY3 患者的研究发现,约 36% 的患者出现肾功能不全[15]。HNF1 A 基因突变可导致肾小管上皮钠葡萄糖协同转运蛋白 2 (SGLT2)表达下降,葡萄糖重吸收减少,肾糖阈降低,故 MODY3 患者在未发展成糖尿病之前即可出现尿糖阳性[16]。而我们的患者尿糖是阳性,符合 HNF1 A 基因突变的表现。在随访中要注意患者肾功能的情况。

大血管及微血管并发症:在肝脏中,HNF1 A 基因是编码调节脂质和碳水化合物代谢相关基因表达和急性期蛋白合成的转录因子之一[17]。这可能解释了 HNF1 A 基因突变患者存在血脂异常和心血管疾病的原因。有研究报道 MODY3 患者心血管和微血管并发症的发生率与 T1DM 和 T2DM 患者相似,并且与血糖控制不良有关[12],因此强调了控制这些患者血糖水平的必要性[18]。患者的血脂及微血管并发症未见异常,但而我们的病例中患者的母亲已出现糖尿病视网膜病变微血管并发症,治疗随访期间注意患者微血管并发症。

癌症:最近的研究表明 MODY3 是胰腺癌的一个危险因素[19]。有报道 HNF1 A 基因突变与胰腺、肝脏和肾脏肿瘤相关[5]。体细胞的 HNF1 A 突变在大约 1% 到 2% 的肝细胞癌中发现,通常发生在腺瘤中。HNF1 A 突变增加了肝细胞腺瘤恶性转化的风险[20, 21]。肝腺瘤病在 HNF1 A MODY 家系中的外显率不完全,提示可能存在修饰基因[22],一些肝病学家提倡在 HNF1 A MODY 家族中进行系统性的肝脏超声检查。在我们的病例中患者的腹部超声及生化检查未见肝脏异常,随访时可监测患者及家系相关指标。

治疗:MODY3 患者对磺酰脲类药物敏感,但不同的 MODY3 患者在首次使用磺脲类药物时表现出很大的不均一性。在我们的病例中,格列美脲更改为瑞格列奈,其糖化白蛋白(GA)水平可下降,通过动态血糖监测中观察到瑞格列奈似乎比格列美脲更能使 TIR 达标。因此有文献提出格列奈类药物在 MODY3 青少年治疗中具有良好的效果[23]。许多研究表明,磺脲类药物有较高的低血糖和体重增加的风险,而格列奈类药物(那格列奈和瑞格列奈）可导致胰岛素分泌快速、一过性增加[24]，在 MODY3 患者中使用瑞格列奈代替 SU 可能有一些优势。有病例报道二肽基肽酶 -IV（DDP4）抑制剂是有效辅助治疗,可改善胰岛细胞功能,促进胰岛素分泌,能改善 MODY3 患者的血糖控制[25],我们给予患者 DDP4 抑制剂支持这一点。由于患者青少年男性,处于进食较多状态,联用 α- 糖苷酶抑制剂和基础胰岛素控制血糖。然而使用任何磺脲类药物治疗后,在 3 至 25 年内胰岛 β 细胞功能下降,血糖逐渐升高,MODY3 患者需要胰岛素治疗[17]。由于患者母亲及大姨现应用胰岛素治疗,需密切监测患者血糖及胰岛功能,依据情况调整降糖方案。

结论: MODY3 可引起严重的糖尿病视网膜病变、糖尿病肾病、糖尿病周围神经病和其他并发症[26]。因此,通过对本例患者的诊疗和分析,提示临床医师对于临床特点符合单基因糖尿病（MODY）的患者应早期进行基因检测,以便为患者提供更加合理的治疗方案。

【参考文献】

[1] 黄雨蒙, 舒画, 刘铭. 六种常见单基因糖尿病的临床特征及个体化精准诊疗。中华内分泌代谢杂志 [J]. 2019,（2）: 165-70.

[2] CZYRSKI A, RESZTAK M, HERMANN T. Determination of gliclazide minimum concentration in type 2 diabetes mellitus patients [J]. Biomed Pharmacother, 2018, 106: 1267-70.

[3] ARSLANIAN S, BACHA F, GREY M, et al. Evaluation and Management of Youth-Onset Type 2 Diabetes: A Position Statement by the American Diabetes Association [J]. Diabetes Care, 2018, 41(12): 2648-68.

[4] BATTELINO T, DANNE T, BERGENSTAL R M, et al. Clinical Targets for Continuous Glucose Monitoring Data Interpretation: Recommendations From the International Consensus on Time in Range [J]. Diabetes Care, 2019, 42(8): 1593-603.

[5] LI L M, JIANG B G, SUN L L. HNF1 A: From Monogenic Diabetes to Type 2 Diabetes and Gestational Diabetes Mellitus [J]. Front Endocrinol(Lausanne), 2022, 13: 829 565.

[6] BONNEFOND A, PHILIPPE J, DURAND E, et al. Whole-exome sequencing and high throughput genotyping identified KCNJ11 as the thirteenth MODY gene [J]. PLoS One, 2012, 7(6): e37423.

[7] SHI H, LENG S, LIANG H, et al. Association study of C-reactive protein associated gene HNF1 A with ischemic stroke in Chinese population [J]. BMC Med Genet, 2016, 17(1): 51.

[8] WANG X, WANG T, YU M, et al. Screening of HNF1 A and HNF4 A mutation and clinical phenotype analysis in a large cohort of Chinese patients with maturity-onset diabetes of the young [J]. Acta Diabetol, 2019, 56(3): 281-8.

[9] VAXILLAIRE M, ROUARD M, YAMAGATA K, et al. Identification of nine novel mutations in the hepatocyte nuclear factor 1 alpha gene associated with maturity-onset diabetes of the young（MODY3）[J]. Human molecular genetics, 1997, 6(4): 583-6.

[10] SALZANO G, PASSANISI S, MAMMì C, et al. Maturity Onset Diabetes of the Young is Not Necessarily Associated with Autosomal Inheritance: Case Description of a De Novo HFN1 A Mutation [J]. Diabetes therapy : research, treatment and education of diabetes and related disorders, 2019, 10(4): 1543-8.

[11] BELLANNé-CHANTELOT C, CARETTE C, RIVELINE J P, et al. The type and the position of HNF1 A mutation modulate age at diagnosis of diabetes in patients with maturity-onset diabetes of the young(MODY)-3 [J]. Diabetes, 2008, 57(2): 503-8.

[12] HATTERSLEY A T, GREELEY S A W, POLAK M, et al. ISPAD Clinical Practice Consensus Guidelines 2018: The diagnosis and management of monogenic diabetes in children and adolescents [J]. Pediatr Diabetes, 2018, 19 Suppl 27: 47-63.

[13] MALAKAUSKAS S M, KOURANY W M, ZHANG X Y, et al. Increased insulin sensitivity in mice lacking collectrin, a downstream target of HNF-1alpha [J]. Mol Endocrinol, 2009, 23(6): 881-92.

[14] PIHOKER C, GILLIAM L K, ELLARD S, et al. Prevalence, characteristics and clinical diagnosis of maturity onset diabetes of the young due to mutations in HNF1 A, HNF4 A, and glucokinase: results from the SEARCH for Diabetes in Youth [J]. The Journal of clinical endocrinology and metabolism, 2013, 98(10): 4055-62.

[15] IWASAKI N, OGATA M, TOMONAGA O, et al. Liver and kidney function in Japanese patients with maturity-onset diabetes of the young [J]. Diabetes Care, 1998, 21(12): 2144-8.

[16] PONTOGLIO M, PRIé D, CHERET C, et al. HNF1alpha controls renal glucose reabsorption in mouse and man [J]. EMBO reports, 2000, 1(4): 359-65.

[17] FAJANS S S, BELL G I. MODY: history, genetics, pathophysiology, and clinical decision making [J]. Diabetes Care, 2011, 34(8): 1878-84.

[18] STEELE A M, SHIELDS B M, SHEPHERD M, et al. Increased all-cause and cardiovascular mortality in monogenic diabetes as a result of mutations in the HNF1 A gene [J]. Diabetic medicine : a journal of the British Diabetic Association, 2010, 27(2): 157-61.

[19] HOSKINS J W, JIA J, FLANDEZ M, et al. Transcriptome analysis of pancreatic cancer reveals a tumor suppressor function for HNF1 A [J]. Carcinogenesis, 2014, 35(12): 2670-8.

[20] ZUCMAN-ROSSI J, JEANNOT E, NHIEU J T, et al. Genotype-phenotype correlation in hepatocellular adenoma: new classification and relationship with HCC [J]. Hepatology (Baltimore, Md), 2006, 43(3): 515-24.

[21] HECHTMAN J F, ABOU-ALFA G K, STADLER Z K, et al. Somatic HNF1 A mutations in the malignant transformation of hepatocellular adenomas: a retrospective analysis of data from MSK-IMPACT and TCGA [J]. Human pathology, 2019, 83: 1-6.

[22] REZNIK Y, DAO T, COUTANT R, et al. Hepatocyte nuclear factor-1 alpha gene inactivation: cosegregation between liver adenomatosis and diabetes phenotypes in two maturity-onset diabetes of the young (MODY) 3 families [J]. The Journal of clinical endocrinology and metabolism, 2004, 89(3): 1476-80.

[23] BECKER M, GALLER A, RAILE K. Meglitinide analogues in adolescent patients with HNF1 A-MODY (MODY 3) [J]. Pediatrics, 2014, 133(3): e775-9.

[24] COZMA L S, LUZIO S D, DUNSEATH G J, et al. Beta-cell response during a meal test: a comparative study of incremental doses of repaglinide in type 2 diabetic patients [J]. Diabetes Care, 2005, 28(5): 1001-7.

[25] KATRA B, KLUPA T, SKUPIEN J, et al. Dipeptidyl peptidase-IV inhibitors are efficient adjunct therapy in HNF1 A maturity-onset diabetes of the young patients--report of two cases [J]. Diabetes technology & therapeutics, 2010, 12(4): 313-6.

[26] ISOMAA B, HENRICSSON M, LEHTO M, et al. Chronic diabetic complications in patients with MODY3 diabetes [J]. Diabetologia, 1998, 41(4): 467-73.

天津医科大学宝坻临床学院内分泌科　　谢静　吴胜亮

病例37　免疫检查点抑制剂相关糖尿病

免疫检查点抑制剂(immune checkpoint inhibitors, ICIs)已经成为肿瘤治疗的重要手段,其在临床中的应用越来越广泛。由于 ICIs 特定的作用目标及机制,可引起自身免疫及炎症效应,也被称为免疫相关不良反应(immune-related adverse effects, irAEs)。ICIs 相关不良反应的发生主要与全身多脏器的免疫稳态紊乱有关,常见受累脏器包括皮肤、胃肠道、内分泌系统、肺、骨骼肌肉等。免疫治疗相关性糖尿病是一种罕见的不良反应,发生率低,在临床工作中往往得不到重视,容易被漏诊甚至发生严重不良反应导致患者中(终)止治疗,威胁生命。本文的目的旨在增加对免疫检查点抑制剂相关糖尿病的认识。

【一般资料】

患者女性,71 岁。2020 年 2 月因"咳嗽伴消瘦 1 月"就诊。胸部 CT 示右肺门增大,纵隔多发增大淋巴结融合,考虑肿瘤性病变。腹部 CT 示右侧肾上腺结节,不除外转移。颈部 CT 示双侧锁骨上窝肿大淋巴结,以右侧为著。脑 MRI 示多发脑转移瘤。行 B 超引导下颈部淋巴结穿刺活检术,病理示小细胞癌,考虑转移性, Ki-67 index 约 90%。既往吸烟史 40 年,平均 40 支/日。否认糖尿病、自身免疫性疾病及家族遗传病史。入院诊断:广泛期小细胞肺癌。2020 年 3 月开始给予依托泊苷 + 卡铂 + 度伐利尤单抗治疗。4 个周期疗效评价为部分缓解(partial response, PR)(图 8-37-1)。行全脑放疗同时度伐利尤单抗维持治疗。2020 年 9 月因肺部肿块较前略增大,肾上腺转移增大给予局部放疗(肺部、肾上腺)并继续度伐利尤单抗维持治疗。2020 年 11 月患者不明原因血糖增高(图 8-37-2),无恶心、呕吐、乏力、烦渴多尿、精神症状、视力下降、四肢麻凉等,无发热、感染等应激状况。自测空腹血糖 15.4~30 mmol/L。本次入院查体:神清,血压 130/80mmHg ,身高 160 cm, 体重 51kg,

BMI19.9kg/m²。无黑棘皮表现。

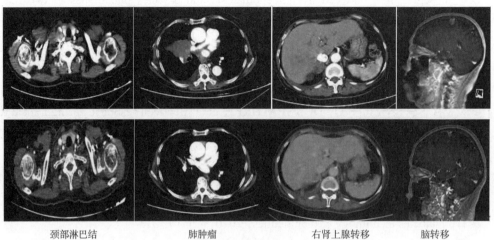

颈部淋巴结　　　　肺肿瘤　　　　右肾上腺转移　　　脑转移

图 8-37-1　基线影像及 4 个周期治疗后疗效评价

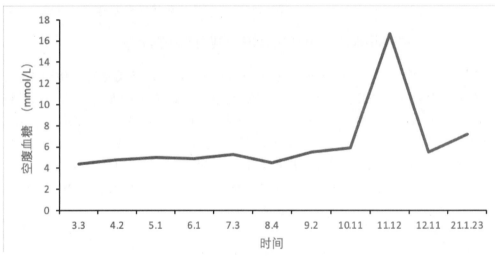

图 8-37-2　空腹血糖变化曲线

【专科检查】

空腹血糖 13.92 mmol/L;糖化血红蛋白 9.8%;C 肽 0.14 ng/mL;胰岛细胞抗体(islet cell antibody, ICA)(-)、谷氨酸脱羧酶抗体(glutamic acid decarboxylase antibody, GADA)(-),行糖耐量试验示糖尿病(表 8-37-1)。甲状腺功能,肾上腺皮质功能,性激素均正常。肝功能、肾功能、电解质均正常。尿常规:尿糖 4+,酮体(-)。

表 8-37-1　患者化验检查表

	0 h	0.5 h	1 h	2 h	3 h
血浆葡萄糖 mmol/L	13.92	16.66	22.65	30.76	32.75

续表

	0 h	0.5 h	1 h	2 h	3 h
血浆胰岛素 mU/L	12.5	11.9	11.6	13.6	12.7
C-肽 ng/mL	0.14	0.13	0.24	0.45	0.44
糖化血红蛋白 %	9.8				
尿糖	4+				
尿酮体	-				
尿蛋白	-				
皮质醇 μg/dL	20.10				
促肾上腺皮质激素 pg/mL	14.3				
胰岛素抗体	-				
胰岛细胞抗体	-				
谷氨酸脱羧酶抗体	-				

【诊断与鉴别诊断】

患者老年女性,病理诊断小细胞肺癌,伴广泛转移。病程中空腹血糖正常,没有监测餐后 2 小时血糖及糖化血红蛋白。无糖尿病家族史,无糖尿病史及相关症状,应用 PD-L1 单抗 7 个月后出现空腹血糖增高,继而查糖化血红蛋白示 9.8%,糖耐量试验提示糖尿病,C 肽低下,无急性应激情况,无长期应用激素史,考虑诊断糖尿病明确。针对糖尿病分型。考虑免疫检查点抑制剂相关 1 型糖尿病。不良事件通用术语标准(common terminology criteria adverse events, CTCAE)2 级(表 8-37-2)。

表 8-37-2 免疫检查点抑制剂相关糖尿病的临床管理建议

等级	CTCAE 的描述	空腹血糖	糖尿病治疗	是否停用 ICIs	应用糖皮质激素
1	无症状或轻度症状,没有酮症或自身免疫性糖尿病的证据	大于正常上限,但小于 8.9mmol/L	部分可启用口服药治疗,若血糖急性升高或考虑酮症应及时启用胰岛素治疗	否	-
2	中度症状,能够进行日常活动,有酮症或自身免疫性糖尿病的证据	8.9~13.9 mmol/L	内分泌门诊评估,可调整口服药物剂量或添加胰岛素治疗;无法进行早期门诊评估或存在酮症酸中毒迹象,请优先使用胰岛素	暂停 ICIs 治疗直至血糖得到控制	-
3	有严重症状,有医学上重大后果或生命危险,无法进行日常活动	13.9~27.8 mmol/L	及时启用胰岛素,需住院治疗,进行内分泌科会诊	暂停 ICIs 治疗直至血糖得到控制	-
4	有严重症状,有医学上重大后果或生命危险,无法进行日常活动,危及生命	大于 27.8 mmol/L	及时启用胰岛素,住院治疗,紧急进行内分泌科会诊	暂停 ICIs 治疗直至血糖得到控制	-

【治疗】

给予甘精胰岛素、谷赖胰岛素控制血糖。空腹血糖维持 5.5~9.6 mmol/L。餐后 2 小时血糖波动在 6~10mmol/L。

【随访】

血糖平稳后,继续应用度伐利尤单抗维持治疗至今,同时应用甘精胰岛素、谷赖胰岛素控制血糖。

【讨论】

免疫检查点抑制剂(immune checkpoint inhibitors,ICIs)作为一类新型抗肿瘤药物,自 2011 年上市以来,已经在恶性黑色素瘤、肺癌、尿路上皮癌等恶性肿瘤治疗中表现出显著疗效。ICIs 通过调控免疫应答杀伤肿瘤的同时,过度活化的免疫细胞也可能导致机体产生自身免疫损伤,即免疫相关不良反应(immune-related adverse effects,irAEs)。ICIs 引起的 irAEs 涉及多个系统,其发病的确切机制目前尚未完全清楚,但多数学者认为与免疫检查点在维持机体免疫系统稳态中的作用失衡有关。

内分泌不良反应是最为常见的不良反应之一,主要涉及垂体、甲状腺、胰腺、肾上腺等内分泌腺体引起相应的内分泌功能紊乱。研究表明 irAEs 可能由自身反应性 T 细胞、自身抗体和细胞因子等多种途径共同导致。内分泌腺体血供丰富的特点可能增加了其对上述机制的敏感性从而成为较常受累的靶点之一。临床上诊断和治疗的延误,势必影响患者的生活质量,甚至危及生命,因此早期识别和治疗,对于改善患者预后具有重要意义。

免疫检查点作为免疫抑制分子可避免 T 细胞被过度激活致正常组织损伤和破坏,对维持人体自身免疫耐受发挥重要作用。常见的免疫检查点包括细胞毒性 T 淋巴细胞相关抗原 4(cytotoxic T lymphocyte associated protein- 4,CTLA-4)和程序性死亡受体 -1(programmed death-1,PD-1)。CTLA-4 作用于免疫应答的起始阶段,能够降低 T 细胞的活化。而 PD-1 一般认为作用于免疫应答的效应阶段,PD-1 与程序性死亡配体 -(programmed death ligand-1,PD-L1)结合,可发挥抑制 T 细胞的活化及杀伤功能 [1] ICIs 通过阻断免疫抑制分子,重新激活效应 T 细胞特异性杀伤肿瘤细胞,发挥抗肿瘤作用 [1]。目前应用于临床的 ICIs 主要包括三类: CTLA-4 抑制剂、PD-1 抑制剂、PD-L1 抑制剂。

确诊 irAEs 相关内分泌不良反应后,应对病情轻重程度进行分级,根据美国国家癌症研究所颁布的不良反应通用术语标准(common terminology criteria for adverse events,CTCAE)分级,将 irAEs 相关不良反应分为 1 ~ 5 级(1 =轻,2 =中,3 =重,4 =危及生命,5 = 死亡)。根据不良反应分级、累及腺体的不同,给予相应的治疗,必要时停止 ICIs,也可根据情况再度启用 ICIs。

本例患者老年女性,无糖尿病史及相关症状,无糖尿病家族史,多次查空腹血糖正常,使用的度伐利尤单抗为 PD-L1 单抗,在应用 PD-L1 单抗 7 个月后查空腹血糖在三周内由正常突然升高,最高达 30 mmol/L,糖化血红蛋白 9.8%,糖耐量试验提示糖尿病,C 肽低于 1ng/mL,ICA、GADA 均(-),BMI19.9kg/m²。排除急性应激等情况,考虑诊断糖尿病明确。针对糖尿病分型,患者虽为老年,但无家族史,体型偏瘦,三周内空腹血糖急剧升高,C 肽低下,不考虑 2 型糖尿病。患者虽抗体阴性，无反复酮症发作，但体型偏瘦，三周内空腹血糖骤升，C 肽低于 0.5ng/mL，倾向 1 型糖尿病。糖化血红蛋白代表三个月血糖的平均水平，有研究显示糖化血红蛋白大于 8.4% 时，空腹血糖对于糖化的贡献大于餐后血糖，患者虽在空腹血糖正常时未监测餐后血糖及糖化，但患者短时间内空腹血糖骤升，无高糖相关症状，C 肽低于 0.5ng/mL，提示糖尿病起病急，进展快，分析病因，患者老年，肺癌广泛转移，应用免疫检查点抑制剂度伐利尤单抗（为 PD-L1 单抗）治疗 7 个月后发生糖尿病，考虑药物引起 1 型糖尿病的可能。

ICIs 相关糖尿病发生率在随机临床研究中报道为 0.2%[2]，真实世界约 0.9%（27/2960）[3]。平均发病年龄 61 岁（22~84），亚裔约占 15%。发病患者用药方案包括单药 PD-1 单抗（65/91，71%）、PD-L1 单抗（7/91，8%）、CTLA-4 单抗（3/91，3%）、CTLA-4 联合 PD-1（14/91，15%）。一般发生在用药后 4.5 周期（范围：1-17），联合用药出现时间早于单药治疗（2.7 周期，范围 1-5）[4]。

ICIs 相关糖尿病临床表现无特异性，个体差异显著，轻者仅表现为血糖升高，严重者可出现 DKA。诊断依据为：若患者使用 ICIs 前血糖正常，治疗后满足以下三条之一时即可诊断：①典型糖尿病症状（高血糖所导致的烦渴、多饮、多尿、体重减轻）或皮肤瘙痒、视力模糊等急性代谢紊乱的临床表现并且随机血糖 ≥ 11.1 mmol/L；②空腹血糖 ≥ 7.0 mmol/L；③口服葡萄糖耐量试验（oral glucose tolerance test，OGTT）2 h 血糖 ≥ 11.1 mmol/L[5]。本例患者在使用免疫治疗前血糖正常，用药 7 个月后血糖突然升高，结合糖耐量试验符合诊断标准。

既往报道的 ICIs 相关糖尿病患者中至少有一种胰岛自身抗体阳性者，占 53%（47/88），而两种或两种以上的自身抗体阳性者占 15%（13/88）。GADA 阳性率为 51%，ICA 阳性率为 13%，IAA 阳性率为 26%，锌转运蛋白 8 阳性率为 4%。GADA 阳性患者的平均发病时间更短，为 3.1 个周期（范围：1~17）[4]。本例患者抗体均为阴性。在 ICIs 相关糖尿病诊断标准中，抗体不作为确诊依据，但糖尿病相关抗体阳性的患者易发 ICIs 相关糖尿病，且发病时间更短，出现糖尿病酮症酸中毒的频率也更高。

ICIs 引起的糖尿病的特点主要包括：①起病迅速，血糖波动大，短时间内出现糖尿病酮症酸中毒，易危及生命；②胰岛功能衰竭快：当出现 ICI 相关糖尿病时，C- 肽水平极低或检测不到；③胰岛自身抗体阳性：半数 ICI 相关糖尿病患者检测到胰岛自身抗阳性；④治疗依赖胰岛素替代治疗，并且 CTCAE ≥ 2 级考虑暂停 ICIs 直到血糖控制恢复到 1 级（表 8-37-2）。ICIs 相关性糖尿病与自发性 1 型糖尿病存在一定差异（表 8-37-3）。本例患者药物暴露史明确，且确诊糖尿病年龄与自发性 1 型糖尿病患者差别较大。化验室检测 C- 肽水平均低于检测下限，并且始终没有恢复。在诊断糖尿病过程中患者腹部 CT 没有显示胰腺异常表现。因该类患者的胰腺影像常无特异性改变，ICIs 相关糖尿病及胰腺外分泌损伤的诊断无须借助影像学检查。

表 8-37-3　ICIs 相关性糖尿病与自发性 1 型糖尿病的鉴别

	ICIs 相关糖尿病	自发性 1 型糖尿病
发病时间	平均年龄 61 岁（与肿瘤发病年龄相关）	儿童和青少年

续表

	ICIs 相关糖尿病	自发性 1 型糖尿病
ICI 治疗史	有	无
发病过程	表现不一,隐匿或爆发	起病急
C- 肽水平	极低	低
糖尿病相关抗体阳性率(%)	50%	90%
HLA-DR4	低于 T1DM	≥ 90%
治疗	外源胰岛素	外源胰岛素

　　ICIs 相关糖尿病多见于接受抗 PD-1 或 PD-L1 治疗的患者,这种特定 ICIs 倾向于影响特定的内分泌器官的现象可能暗藏了 irAEs 的机制。例如 PD-1/PD-L1 单抗甲状腺功能障碍更常见,伊匹木单抗更易出现垂体炎。不同 ICIs 引起 irAE 发生率不同的原因尚不清楚,但可能与靶组织对损伤或炎症的反应或 ICIs 对自身反应性 T 细胞的影响有关 [7]。ICIs 相关糖尿病患者随机胰高血糖素水平没有降低,表明损伤的靶细胞为胰岛 β 细胞,而 α 细胞没有受到影响 [4]。

　　动物实验发现非肥胖糖尿病(non-obese diabetes,NOD)小鼠在免疫性糖尿病的发病进程中,β 细胞上 PD-L1 表达增加 [8]。缺乏 PD-1 的 NOD 小鼠会迅速发展为自身免疫性糖尿病 [9]。PD-L1 在 β 细胞中表达,而 PD-1 受体在 T 细胞中表达,相互作用的 PD-1/PD-L1 抑制自身反应性 T 细胞的激活,从而保护自身避免免疫性糖尿病 [10]。给 NOD 小鼠注射 PD-1/PD-L1 单抗可导致糖尿病的发生,并伴有特异性 CD8+ T 细胞介导的广泛破坏性胰岛炎 [11]。Guleria 等 [12] 研究表明,与野生型 NOD 对照组相比,PD-L1/PD-L2 缺陷型 NOD 小鼠的胰腺中会积聚 CD8+ T 细胞,从而诱导针对胰岛 β 细胞的自身免疫反应并快速破坏胰岛 β 细胞。CTLA-4 单抗治疗的患者较少诱发糖尿病的原因在于其配体为 CD80 和 CD86[13]。

　　依据《免疫检查点抑制剂引起的内分泌系统免疫相关不良反应专家共识》[5],对于 ICIs 相关性糖尿病应尽早启动胰岛素治疗,并且需对患者进行饮食、生活方式及血糖监测等方面的宣教。糖尿病的发生不是继续 PD-1 或 PD-L1 单抗治疗的禁忌,患者可以在胰岛素治疗的同时继续 ICIs 治疗。该患者通过强化胰岛素治疗后血糖稳定,并继续度伐利尤单抗治疗,目前仍在治疗中。

　　通过临床病例及文献回顾,提醒我们在临床实践中应用免疫检查点抑制剂(特别是 PD-1/PD-L1 单抗),应常规监测空腹及餐后 2 小时血糖、糖化血红蛋白及 C 肽水平。HLA 基因型有助于早期识别 ICIs 相关性糖尿病的高危人群。在确诊 ICIs 相关性糖尿病后应尽早启动胰岛素治疗。ICIs 相关糖尿病通常是永久性的,因此 ICIs 治疗停止后也应继续糖尿病的治疗和随访。血糖控制平稳后 ICIs 再重启问题需要肿瘤专家、内分泌专家共同讨论。

【参考文献】

[1]　KENNEDY LB,SALAMA AKS.A review of cancer immunotherapy toxicity [J].CA Cancer J Clin,2020,70(2):86-104.DOI:10.332 2/caas.215 96

[2] MIN L. Immune-related endocr ine disorders in novel immune checkpoint inhibition therapy [J]. Genes Dis, 2016, 3（4）：252-256. doi：10.101 6/j.gendis.201 6.10.002

[3] STAMATOULI AM, QUANDT Z, PERDIGOTO AL, et al. Collateral damage：Insulin-dependent diabetes induced with checkpoint inhibitors.Diabetes，2018，67（8）：1471-1480. doi：10.233 7/dbi18-0002

[4] FILETTE JMK, PEN JJ, DECOSTER L, et al. Immune checkpoint inhibitors and type 1 diabetes mellitus：a case report and systematic review[J]. Eur J Endocrinol，2019，181（3）：363-374. doi：10.153 0/EJE-19-0291

[5] 中华医学会内分泌学分会免疫内分泌学组. 免疫检查点抑制剂引起的内分泌系统免疫相关不良反应专家共识（2020）. 中华内分泌代谢杂志，2021，37（1）：1-16. doi：10.376 0/cma.j.cn311282-20 200 627-00 475

[6] IWAMA S, DE REMIGIS A, CALLAHAN MK, et al. Pituitary expression of CTLA-4 mediates hypophysitis secondary to administration of CTLA-4 blocking antibody. Sci Transl Med, 2014, 6（230r）：230ra45.doi：10.112 6/scitranslmed.300 800 2

[7] GREENBAUM CJ, BEAM CA, BOULWARE D, et al. Type 1 Diabetes TrialNet Study Group. Fall in C-peptide during first 2 years from diagnosis：evidence of at least two distinct phases from composite Type 1 Diabetes TrialNet data. Diabetes, 2012, 61（8）：2066-2073. doi：10.233 7/db11-1538

[8] RUI JX, DENG SY, ARAZI A, et al. β cells that resist immunological attack develop during progression of autoimmune diabetes in NOD mice. Cell Metab, 2017, 25（3）：727-738. doi：10.101 6/j.cmet.201 7.01.005

[9] WANG J, YOSHIDA T, NAKAKI F, et al. Establishment of NOD-Pdcd1-/-mice as an efficient animal model of type I diabetes[J]. Proc Natl Acad Sci U S A, 2005, 102（33）：11 823-11 828. doi：10.107 3/pnas.050 549 710 2

[10] KEIR ME, LIANG SC, GULERIA I, et al. Tissue expression of PD-L1 mediates peripheral T cell tolerance[J]. J Exp Med, 2006, 203（4）：883-895. doi：10.108 4/jem.200 517 76

[11] ANSARI MJI, SALAMA AD, CHITNIS T, et al. The programmed death-1（PD-1）pathway reg ulates autoimmune diabetes in nonobese diabetic（NOD）mice[J]. J Exp Med, 2003, 198（1）：63-69. doi：10.108 4/jem.200 221 25

[12] GULERIA I, GUBBELS BUPP M, DADA S, et al. Mechanisms of PDL1- mediated regulation of autoimmune diabetes[J]. Clin Immunol, 2007, 125（1）：16-25. doi：10.101 6/j.clim.200 7.05.013

[13] FIFE BT, GULERIA I, GUBBELS BUPP M, et al. Insulin-induced remission in new-onset NOD mice is maintained by the PD-1-PD-L1 pathway[J]. J Exp Med, 2006, 203（12）：2737-2747. doi：10.108 4/jem.200 615 77

天津医科大学总医院　王瑜（内分泌代谢科）　任尧尧（肿瘤内科）　张琳琳（肿瘤内科）　钟殿胜（肿瘤内科）

病例38 迟到二十年的答案——线粒体糖尿病一例

线粒体糖尿病又称母系遗传糖尿病伴耳聋(maternally inherited diabetes and deafness syndrome, MIDD),是一种由线粒体 DNA(mitochondrial DNA, mtDNA)缺陷引起的特殊类型糖尿病。该病发病率较低、临床表现复杂多样,误诊漏诊率较高。即使经验丰富的医师考虑到该疾病,受到检测标本异质性大和检测技术的限制,确诊难度也较大。我们报道一例首诊为1型糖尿病患者,20年后再次住院时经基因检测修正诊断为线粒体糖尿病的病例,旨在提高对本病的认识,减少误诊和漏诊。

【一般资料】

患者崔某,男,54岁。

1. 主诉 口干、多饮、多尿20年,发现尿蛋白阳性1月入院于2019-8-27。

2. 现病史 患者20年前无明显诱因出现口干、多饮、多尿、体重半年内下降15千克,当时于当地医院查空腹血糖19mmol/L,尿酮体2+",经补液及胰岛素治疗好转,行胰岛功能检查(具体不详)考虑诊断为"1型糖尿病、糖尿病酮症",予诺和灵30R 12U-10U降糖治疗。15年前听力逐渐减退,近10余年血糖波动较大,间断于睡前出现低血糖。8年前调整为门冬30胰岛素,近1年余听力障碍加重,劳累后觉双下肢乏力,间断胸闷、气短,监测空腹血糖10~13 mmol/L,餐后血糖可达20+ mmol/L。1月前发现尿蛋白阳性,伴有视物模糊,为进一步诊治入院。

3. 既往史 19年前诊断"冠心病",未干预。19年前诊断"甲亢",经抗甲状腺药物治疗后已愈。 双侧"手掌腱膜挛缩症"病史1年。

4. 个人史 年轻时参军炮兵兵种,31年前复员,个人认为听力下降与炮兵工作有关。

5. 家族史 姥姥、2个姨、1个舅舅、妹妹均患有糖尿病,姥姥、1个舅舅、1个姨均耳聋;妈妈中年因心脏病去世,可疑糖尿病;舅舅、姨、妹妹均中青年去世(图 8-38-1)。

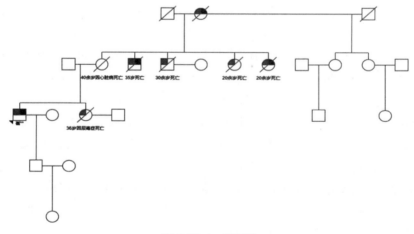

图 8-38-1 家系谱

■糖尿病   □听力障碍

6. 体格检查 T 36.2 ℃、P 83 次 / 分、R 16 次 / 分、BP 109/65mmHg、BMI 17.5kg/m²。发育正常,消瘦体形,自动体位,神清合作,面色晦暗,眼眶周围及颜面部可见黑褐色色素沉着,颈软,甲状腺未触及肿大,双肺呼吸音清,未闻及干湿啰音,心音有力,律齐,各瓣膜听诊区未闻及病理性杂音,腹软,无压痛,肝脾肋下未触及,双下肢无水肿,双足皮温可,双足背动脉搏动减弱,双侧 Babinski 征未引出。

【化验及检查】

1. 化验室检查 血常规、电解质、心肌酶、凝血功能、甲状腺功能、血流变大致正常。糖化血红蛋白 9.7%,FPG 13.94mmol/L、INS-0 分 1.62mIU/L、C 肽 -0 分 0.484 μg/L。三联抗体 GAD、ICA、IAA 均阴性。血脂 TG 1.09mmol/L、TC 5.55mmol/L、LDL 3.29mmol/L、HDL 1.74mmol/L。内分泌相关激素水平: GH 0.33ng/mL、E2 26.0pg/mL、T 29.35nmol/L、FSH 14.83mIU/mL、P 0.70nmol/L、PRL 13.08ng/mL、LH 10.84mIU/mL、17 酮类固醇 5.4 mg ↓、17 羟皮质类固醇 2.7 mg。皮质醇昼夜节律正常。晨尿 ACR 133.85 mg/g,24 h 尿 UMA 144.75 mg,24 h 尿 TP 0.32 g。

2. 辅助检查 眼底镜示右眼可见出血斑及硬性渗出、棉绒斑,考虑糖尿病视网膜病变。耳鼻喉科会诊行专业仪器测听检测示考虑感音神经性耳聋可能性大。心电图示窦性心律,HR 83 次 / 分,律齐,Ⅱ、Ⅲ、avF、V3-V6 导联 T 波倒置。超声心动图示主动脉硬化、左室舒张功能减低。下肢血管彩超示双下肢动脉硬化伴附壁斑块形成,股总动脉节段性狭窄(轻度)。肾上腺 CT 示肾上腺 CT 平扫未见明显异常。甲状腺 B 超示甲状腺右叶多发结节(TI-RADS 3 级 -4a 级)。腹部及肾脏 B 超示肝胆胰脾结构及双肾未见明显异常。

3. 基因检测 深圳华大临床检验中心通过芯片捕获高通量测序对该患者的全血样本进行线粒体遗传病基因检测。结果显示该患者 *MT-TL*1 基因的已知致病突变 m.324 3 A>G (Het),突变率为 20.06%。

【诊断与鉴别诊断】

(一)糖尿病的鉴别诊断

1. 线粒体基因突变糖尿病 ①发病年龄早,此患者中青年起病;②有母系遗传家族史,此患者姥姥、舅舅、姨、妹妹均患有糖尿病,大多伴耳聋,中青年去世,母亲因心脏病中年去世,可疑糖尿病;③病程中胰岛 β 细胞分泌功能明显进行性减低,伴体重指数低且胰岛自身抗体检测阴性。此患者以糖尿病酮症起病,曾行 OGTT 检查考虑为"1 型糖尿病",BMI<18 kg/m²,三联抗体均阴性,符合以上特点;④常伴有神经性耳聋,此患者存在该表现;⑤金标准为基因检测,该患者存在线粒体基因 m.324 3 A>G 突变,故可诊断。

2. 1 型糖尿病 青年发病的糖尿病患者首先考虑 1 型糖尿病可能大。1 型糖尿病多由于胰岛 β 细胞破坏导致胰岛素绝对缺乏引起,90% 患者循环血中有多种胰岛 β 细胞自身抗体,一般口服降糖药物治疗不明显,需予胰岛素治疗。该患者中青年起病,有糖尿病家族史,目前基础胰岛素及 C 肽水平并未完全缺乏,胰岛相关三联抗体阴性,1 型糖尿病诊断依据不足。

3. 青年中的成人发病型糖尿病(MODY) 其临床特点为:①有三代或三代以上糖尿病家族史,且符合常染色体显性遗传规律;②发病年龄小于 25 岁;③无酮症倾向,至少 5 年内不需要胰岛素治疗。该患者中青年起病,以酮症发病,发病后即胰岛素维持治疗,可进行分子生物学检查以确定是否存在 HNF-1、HNF-4 及 GCK 等基因突变。

4.2 型糖尿病 随着生活水平的提高,青年肥胖患者的增加,越来越多的青年糖尿病患者为 2 型糖尿病。该患者中青年发病,体形偏瘦,发病后曾查胰岛分泌功能较差,发病后即使用胰岛素为主的降糖方案,故不支持 2 型糖尿病诊断。

(二)出院诊断

线粒体糖尿病:糖尿病性肾病 G1A2 期,糖尿病性视网膜病变,糖尿病性周围血管病变;感音神经性耳聋;高脂血症;冠状动脉性心脏病,甲状腺结节。

【治疗】

入院后停用预混胰岛素方案,改予"三短一长"胰岛素强化降糖方案,住院期间调整胰岛素剂量为:诺和锐 6U(早)-4U(午)-4U(晚)三餐前皮下注射、甘精胰岛素 14U 睡前皮下注射,并予伏格列波糖 0.2 mg 3 次/日改善餐后高血糖。另予辅酶 Q10 每日 3 次每次 10 mg 口服。同时饮食及运动方式干预,每年定期复查糖尿病并发症。

【治疗结果、随访】

出院时患者空腹血糖 5.7~9.7mmol/L、餐后 2 小时血糖 6.0~9.7mmol/L。3 个月后患者前来随访,口干、乏力等症状显著好转,一般情况可。近期监测血糖,血糖控制于餐前 5~8mmol/L,餐后 6~11mmol/L。

【讨论】

线粒体糖尿病属于特殊类型的糖尿病,具有母系遗传和异质性的特点,常伴发感音神经性耳聋,是少数已知单基因突变糖尿病中最常见的一种,占中国成人糖尿病中的 0.6%[1]。

线粒体 DNA 是独立于细胞核基因组外的基因遗传物质,由 37 个基因组成,包含 22 个 tRNA 以及 2 个 rRNA,13 个编码呼吸链关键性复合酶亚单位基因,这些基因是编码组成呼吸电子传递链亚基所必需的[2]。由于线粒体 DNA 缺乏组蛋白的保护,因此具有较高的突变率。线粒体 DNA 突变可导致线粒体功能障碍,引起呼吸链缺陷、氧化磷酸化和 ATP 合成减少。并且由于精子内的线粒体在进入卵子时会被破坏,仅有母亲的线粒体 DNA 会传递给下一代,因此呈现母系遗传特点。每个细胞可能含有数千个线粒体,一个线粒体内又包含数个 DNA,而线粒体基因突变仅存在于部分细胞部分线粒体的部分 DNA 中,因此基因突变的 DNA 与野生型 DNA 会共存于同一个细胞内,导致杂胞质性。由于每个后代杂胞质性的不同,本病同胞患者间的临床表现及病变程度变异较大,具有很强的临床异质性[3,4],可累及 1 个或多个系统,主要影响能量需求较高的组织器官,如神经系统、肌肉、内分泌腺、肾脏、眼、内耳和骨髓等。

该突变导致呼吸链缺陷、氧化磷酸化和 ATP 产生受损。当细胞中 70% 的 mtDNA 携带 A3243G 突变时,常导致更为严重的临床症状,如身材矮小、心肌病、线粒体脑肌病伴乳酸血症及卒中样发作综合征等。当血细胞中的突变率较低(10%~30%)时,患者表现为糖尿病伴或不伴耳聋,常被误诊为 1 型或 2 型糖尿病。大部分线粒体糖尿病患者的临床表现与 2 型糖尿病相似,约 8% 的线粒体糖尿病患者表现类似 1 型糖尿病,因此常被误诊为 1 型糖尿病或 2 型糖尿病[5]。该病发病年龄较早,平均发病年龄为 38 岁[6],该患者体形消瘦,"三多一少"症状明显,以糖尿病酮症起病,发病后长期胰岛素维持治疗,呈现胰岛素依赖性,故第一次住院曾考虑为 1 型糖尿病。

该患者在糖尿病确诊 5 年后,逐渐出现听力下降,听力检测提示感音神经性耳聋可能性大。听力障碍是线粒体糖尿病的一个重要标志,但听力障碍与糖尿病发病时间关系不一,有时可能晚于糖尿病甚至十年。并且该患者家族史有母系遗传相关的糖尿病、耳聋、早逝特点。目前基础胰岛素及 C 肽水平并未完全缺乏,三联抗体 GAD、ICA、IAA 均阴性,不符合典型 1 型糖尿病临床特点,因此对该患者糖尿病分型诊断提出异议,考虑可疑线粒体糖尿病诊断。目前《线粒体糖尿病临床检验诊断专家共识》[7]指出,建议对以下评分 ≥ 4 分的患者进行线粒体糖尿病筛查:①发病年龄 <40 岁的 2 型糖尿病患者(1 分)。②非肥胖体形的 2型糖尿病患者(1 分)。③胰岛相关抗体检测阴性(1 分)。④伴神经性听力受损(1 分)。⑤伴其他多系统临床表现,如中枢神经系统病变、心肌病、骨骼肌肌力减低、视网膜色素变性、眼外肌麻痹、乳酸酸中毒等(2 分)。⑥病程短,病程中出现胰岛 β 细胞分泌功能进行性减退,较快出现口服药物失效而需胰岛素治疗者(2 分)。⑦在家系内糖尿病的传递符合母系遗传(3 分)。

遗传检测为目前单基因糖尿病诊断的金标准,有利于个体化的精准诊治。进一步行该患者血液样本线粒体基因检测,发现 m.324 3 A>G 突变,根据患者具备线粒体糖尿病的临床特点及血样基因检测结果,确诊为线粒体糖尿病。85% 的线粒体糖尿病是由线粒体 DNA 3243 位点 A>G 突变引起的,其他与线粒体糖尿病相关的线粒体突变极其罕见,如 mtDNA.G9267 C 和 mtDNA.G5913 A、mtDNA.A09155G、mtDNA.T14530 C 等[1, 8]。线粒体基因突变的异质性水平可能决定线粒体糖尿病表型的严重程度,该患者突变率为 20.06%。因此,根据该患者临床特点及基因检测结果,将 20 年前的"1 型糖尿病"诊断修正为"线粒体糖尿病"。由于该患者母系家族成员均早逝,故未能进行相关亲属基因检测。

对于线粒体糖尿病的治疗,应注意以下几点:患者胰岛 β 细胞功能下降明显,需胰岛素治疗;双胍类降糖药有增加乳酸酸中毒风险,需谨慎使用;某些药物可改善线粒体功能,循证证据不充分,如辅酶 Q10、左旋肉碱、维生素 C、维生素 E 等;应慎用导致听力损害的药物,如氨基糖苷类抗菌药;使用他汀类药物要注意肌病的风险。该患者因既往使用预混胰岛素血糖控制欠佳,故改予"三短一长"强化降糖方案,血糖控制良好。

总之,随着对于糖尿病认识的不断深入及基因组学技术的发展,我们在临床中检出特殊类型糖尿病的意识有所加强。线粒体糖尿病起病时可能以 1 型或 2 型糖尿病的面貌出现,尤其在出现听力减退之前,容易被忽视。对于"1 型糖尿病"相关抗体(GAD、IAA、ICA)阴性的患者,如具有以下三项以上临床特征,①临床诊断年龄 ≤ 45 岁,②具有母系 DM 家族史,和 / 或听力障碍史③体形正常, BMI<24 kg/m²,血清空腹 C 肽可测出,但低于正常或正常低限,应进一步完善其他项目,并筛查基因突变,或直接进行基因突变筛查。治疗以胰岛素为主,慎用二甲双胍、氨基糖苷类药物,补充维生素及辅酶 Q10,他汀类药物注意肌病风险。

【参考文献】

[1] 殷峻，包玉倩. 线粒体糖尿病的临床特征与应对. 中华糖尿病杂志. 2017. 9（6）：342-345.

[2] BHARTI SK, SOMMERS JA, ZHOU J, et al. DNA sequences proximal to human mito-chondrial DNA deletion breakpoints prevalent in human disease form G-quadruplexes, a class of DNA structures inefficiently unwound by the mitochondrial replicative Twinkle he-licase[J]. J Biol Chem. 2014. 289（43）：29 975-93.

[3] KADOWAKI H, TOBE K, MORI Y, et al. Mitochondrial gene mutation and insulin-defi-cient type of diabetes mellitus[J]. Lancet. 1993. 341（8849）：893-4.

[4] ZHANG S, TONG AL, ZHANG Y, et al. Heteroplasmy level of the mitochondrial tR-NaLeu（UUR）A3243G mutation in a Chinese family is positively associated with earlier age-of-onset and increasing severity of diabetes. Chin Med Sci J. 2009. 24（1）：20-5.

[5] NAING A, KENCHAIAH M, KRISHNAN B, et al. Maternally inherited diabetes and deafness（MIDD）: diagnosis and management[J]. J Diabetes Complications. 2014. 28（4）：542-6.

[6] MAASSEN JA, THART LM, VAN ESSEN E, et al. Mitochondrial diabetes: molecular mechanisms and clinical presentation[J]. Diabetes. 2004. 53 Suppl 1: S103-9.

[7] 中国医师协会检验医师分会线粒体疾病检验医学专家委员会. 线粒体糖尿病临床检验诊断专家共识 [J]. 中华糖尿病杂志. 2021. 13（9）：846-851.

[8] 中华医学会糖尿病学分会. 线粒体基因突变糖尿病的现状及筛查与诊治的建议 [J]. 中华医学杂志. 2005. 85（28）：1951-1956.

天津医科大学朱宪彝纪念医院肾病内科　　王颖　杨艳辉　单春艳

病例 39　自身免疫性胰腺炎一例报道

自身免疫性胰腺炎（autoimmune pancreatitis，AIP）是一类由自身免疫介导的特殊类型的慢性胰腺炎，其主要特点是淋巴细胞及浆细胞组织浸润、胰腺弥漫性肿大、胰管不规则改变及血清免疫球蛋白 4（IgG4）水平升高，伴或不伴有胰外器官受累。AIP 由日本学者 Yoshida 等 [1] 于 1995 年正式提出并命名，因其临床表现多样化，与胰腺癌、胆管癌及原发性硬化性胆管炎很难鉴别，误诊率较高。本文通过分析 1 例 AIP 患者的临床资料，总结其临床特点、影像学特征及诊治方法，以期进一步提高对该病的认识。

【一般资料】

患者女性，58 岁，主诉:消瘦伴血糖升高 4 年,血糖控制差。现病史:患者入院前 4 年无明显诱因出现消瘦，无明显烦渴、多饮、多尿，无低热、盗汗、咳嗽，无心慌、出汗、腹泻、易怒，查空腹血糖 13+mmol/L，于我院诊为"2 型糖尿病"，开始"来得时联合诺和龙、拜唐苹"降糖，血糖控制可；3 月前无诱因出现"突眼、眼睑水肿"，无心慌、出汗、易怒，与眼科医院诊治未发现异常，与天津医院诊治未发现"甲状腺功能亢进"；2 月前因消瘦伴皮肤黄染、肝功能异常,就诊于总医院诊断为"自身免疫性胰腺炎",起初予以"泼尼松 40 mg/ 日抑制免疫反应、熊去氧胆酸"保肝治疗,自觉"突眼、眼睑水肿"及"肝功能"均好转,同期出现血糖明显升高,空腹血糖 10mmol/L,餐后血糖 10~16mmol/L,降糖方案改予来得时 30U 睡前、门冬胰岛素 22U-18U-20U,为求进一步诊治入院。自发病以来,无明显视物模糊,无肢体对称性麻木,无下肢间歇性跛行,无明显胸闷、气短及心前区不适,饮食、睡眠可,二便如常,体重下降约 16 kg。既往史:高血压 30 年,予以非洛地平降压治疗,子宫肌瘤 21 年,颈椎病 2 年,否认药物过敏史。家族史:否认家族遗传病史。查体:T 36.4 ℃,P 102 次 / 分,R 18 次 / 分,BP 120/80mmHg,神清语利,查体合作,体形肥胖,满月脸,多血质面容,皮肤菲薄,可见多处瘀斑,未见紫纹。全身皮肤黏膜无黄染,头发发量中等且分布正常,眉毛稀疏,阴毛、腋毛脱落,甲状腺未及明显肿大。双肺呼吸音清晰,未闻及干、湿性啰音及胸膜摩擦音。心界叩诊不大,心率 102 次 / 分,律齐,各瓣膜听诊区未闻及杂音。腹软,无压痛、反跳痛,肝脾肋下未触及,Murphy 氏征阴性,下肢无指凹性水肿,双侧足部动脉搏动可。双侧膝、跟腱反射存在,双侧 Babinski 征阴性。

【检查】

血常规:WBC:6.39×10^9/L,RBC:4.75×10^{12}/L,HGB:134 g/L,PLT:220×10^9/L;肾功能:Scr:50.6μmol/L,BUN:5.05mmol/L,UA:320μmol/L,eGFR:102mL/min/1.73m²;肝功能:ALT:333IU/L,AST:204IU/L,ALP:416IU/L,GGT:846IU/L,TBIL:56mmol/L;DBIL:41.5mmol/L;血脂:TG:1.23mmol/L,TCH:5.68mmol/L,LDL:3.07mmol/L,HDL:1.26mmol/L;糖化血红蛋白:9.99%;空腹静脉血糖:10.2mmol/L;甲状腺功能、凝血功能、电解质:无异常;尿常规:尿胆红素:1+,尿胆原:1+,余无异常;随机尿生化、24 h 尿生化:无异常;IgG4:5.25 g/L(0.03~2.01);自身免疫指标:阴性;胰酶三项:正常;肿瘤标记物全项:正常。胸片:老年性肺改变、主动脉迂曲、硬化,胸椎骨质增生;超声心动图:EF:68%,主动脉硬化、左室顺应性下降;腹部超声:胆囊胆汁淤积,胆总管上端扩张,中下段因气体干扰显示不轻,胰腺回声稍低,肝脾未见明显异常;肾脏超声:右肾 10.7 cm × 5.0 cm × 4.5 cm,左肾 10.7 cm × 5.1 cm × 4.0 cm,双肾未见明显异常;下肢血管超声:双下肢动脉各段闭塞性动脉硬化症;心电图:大致正常;眼底镜:眼底未见异常;腹部增强 CT:胰腺肿胀,边缘毛糙,周围脂肪密度增高并多发结节影,胰腺钩突增大,自身免疫性胰腺炎待除外,肝内外胆管扩张,胆囊增大,壁稍厚;MRCP:肝外胆管管腔轻度扩张。胆囊体积增大,腔内未见异常信号。主胰管未见扩张。轴位像示:胰腺肿胀,于 T1 抑脂像信号弥漫性减低,于 DWI 呈弥漫性高信号。胰头钩突尖不规则等 T1 等 T2 信号影,于 DWI 呈高信号,大小约 45 mm × 30 mm。①肝外胆管轻度扩张,胆囊体积增大。②胰腺钩突不规则软组织肿块,于 DWI 呈高信号,不除外肿瘤性病变可能性大。③胰腺肿胀,TI 抑脂像信号弥漫性减低,DWI 呈弥漫性高信号,不能除外自身免疫性胰腺炎。④双肾于 DWI 多发点状高信号应。⑤肝门区肿大淋巴结;肝门区、腹主动脉区多发小淋巴结。

【诊断与鉴别诊断】

自身免疫性胰腺炎(AIP-I)、2 型糖尿病、高血压病 2 级(很高危)。

【治疗】

予以胰岛素强化降糖、糖皮质激素抗炎治疗后好转。

【治疗结果、随访及转归】

2020 年复查腹部超声：肝胆胰脾及双肾未见异常；上腹部 MR 平扫检查所见：肝脏大小、形态未见异常，各叶比例协调，肝实质内未见异常信号，肝内外胆管无扩张。胆囊不大，壁不厚，腔内未见异常信号。胰腺体积减小，信号均匀。双肾实质于 DWI 多发点状高信号影。脾形态、信号未见异常。肝门区及腹主动脉旁多发小淋巴结影。未见腹水征象。因检查方式不同，本次检查与 2016-06-25 腹部 MRCP 检查大致比较示：胰腺占位肿胀较前缓解，胰腺体积较前减小，原胰腺钩突不规则软组织肿块显示不清。原肝门腹主动脉旁小淋巴结影明显减少。

【讨论】

自身免疫性胰腺炎是慢性胰腺炎的一种，随着人们对此疾病的认识，逐渐被重视，近年有数篇报道。本病由自身免疫介导，胰腺组织的纤维化，可表现为多器官受累。AIP 由 Sarles 等[2] 于 1961 年首次报道，并于 1995 年由 Yoshida 等[1] 正式命名。长期以来，一直被认为是一种少见的胰腺慢性炎症性疾病。2011 年，国际胰腺病协会首次提出 AIP 的国际诊断标准（ICDC）[2]，并将 AIP 分为 1 型和 2 型，是目前最广为接受的诊断标准。我国 AIP 主要为 1 型 AIP，即 IgG4 相关性疾病累及胰腺。Nishimori 等[4] 报道 AIP 的发病率为 8.2/100 万，男性发病率为女性的 2~5 倍，一般 >50 岁发病。文中 27 例 AIP 患者，男女性别比为 2.4：1，平均发病年龄为 51 岁。

AIP 以黄疸为最常见症状，相关报道发病率可达 64%~72%[3]，可能会更高[4]。绝大多数患者胰腺表现之前、同时或之后，可出现多器官受累症状[5]。AIP 患者中，胆道的临床表现占胰腺外病的大多数，其他依次是肺部、泪腺、和涎腺、肾脏等。AIP 患者的临床表现多样，皮肤黏膜及巩膜黄染是 AIP 的主要症状。

2001 年，首次发现血清 IgG4 ≥ 1.35 g/L 对 AIP 有诊断价值，AIP 诊断的敏感性、特异性、准确性分别为 95%、97%、97%。其后不同的诊断标准均将 IgG4 纳入 AIP 诊断标准之一。文献[6] 报道，部分胰腺癌患者，其 IgG4 也会升高，但低于正常值 2 倍，对于 Ig G4 水平介于 1.35 g/L 和 2.0 g/L 之间，且伴有胰腺肿块时，需仔细鉴别。血清 IgG4 水平下降可作为激素治疗效果的评估指标，但不能作为唯一指标，需结合症状及影像学。IgG4 对判断 AIP 复发，有一定的预测价值，IgG4 ≥ 2.44 g/L 时 AIP 复发的敏感性、特异性、准确性分别可达到分别为 81%、67%、74%。

影像学是诊断 AIP 主要方法，其典型表现为胰腺呈"腊肠样"弥漫性增大，主胰管不规则狭窄，因胰周脂肪的炎性纤维化。根据主胰管狭窄长度分为局灶型（<1/3）、节段型（1/3 ≤ 2/3）和弥漫型（≥ 2/3）。超声在诊断 AIP 时受肠道气体干扰，其敏感性较差。而 CT/MRI 显示局限或弥漫性肿大，动脉期强化幅度减低，门脉期均匀强化，延迟期出现持续强化，胰周可见低密度薄膜样结构，这种渐进性的强化可与胰腺癌相鉴别。同时，可以发现胰腺外器官受累情况。通过影像学检查，还可评价治疗的效果，本病例 CT 表现为：胰腺肿

胀,边缘毛糙,周围脂肪密度增高并多发结节影,胰腺钩突增大,经激素治疗后胰腺肿大明显消退。ERCP/MRCP,可观察局限性或弥漫性狭窄,狭窄段常见于胆总管胰腺段和肝门部胆管,典型呈"鼠尾征"表现,且狭窄段以上的胆管扩张。本病例MRCP表现为肝外胆管管腔轻度扩张。

激素治疗是AIP的主要治疗方法,又是AIP的主要诊断之一。一旦确诊或重点疑似病例,推荐的起始剂量为口服泼尼松龙0.6 mg/(kg·d),持续2~4周诱导缓解,在临床症状、实验室检查,以及影像学改善的前提下,每1~2周减量5 mg,并在之后的2~3个月内逐渐减量至维持剂量(2.5~5 mg/d)。激素的维持治疗在预防AIP复发是非常有用的,推荐维持的最小剂量为5 mg/d。对于激素治疗4周后复查血清lgG4和影像学,如对于症状疗效欠佳的病例,首先考虑诊断的正确性,再次慎重排除恶性疾病后,然后再考虑是否换用或联用免疫调节剂乃至利妥昔单抗[7]。对于症状好转病例,逐渐减量,总治疗时间不少于6月。糖皮质激素不但可以改善胰腺组织的炎症及纤维化,还明显减轻梗阻性黄疸。对于梗阻性黄疸严重的患者,应通过ERCP下放置鼻胆管、支架行胆道引流或/和口服熊去氧胆酸进行利胆减黄治疗。本研究患者给予糖皮质激素和熊去氧胆酸,获得良好效果,患者影像学表现胰腺肿胀明显消退,Ito等[8]曾报道经熊去氧胆酸治疗的患者不仅胰腺形态恢复,本身的糖尿病和肝功能不全也治愈。熊去氧胆酸对于原发性硬化性胆管炎均已论证,对自身免疫性胰腺炎的治疗提供了另外一种选择。关于AIP的复发,美国梅奥诊所通过一项调查显示,在激素治疗11周停药后的3个月复发率达到了53%,而Kubota等[9]发现激素治疗12个月,复发率为25.9%。AIP复发的因素很多,可能与患者的基础情况以及IgG4的治疗表现相关,IgG4主要表现为阴性者,复发率低或不复发,而阳性且经激素治疗后仍持续高于正常,下降缓慢者容易复发,复发后再次表现为IgG4升高。

总之,本研究的目的旨在总结AIP的疾病特点,增强临床医师诊治能力。AIP在临床上属罕见病,且临床表现、血清学指标等均不具有特异性,因而诊断较为困难,需结合影像学、糖皮质激素诊断性治疗及随访情况等反复验证,从而达到明确诊断,避免误诊和不必要手术的目的。

【参考文献】

[1] YOSHIDA K, TOKI F, TAKEUCHI T, et al. Chronic pancreatitis caused by an autoimmune abnormality. Proposal of the concept of autoimmune pancreatitis[J]. Dig Dis Sci, 1995, 40 (7):1561-1568.

[2] SARLES H, SARLES JC, MURATORE R, et al. Chronic inflammatory sclerosis of the pancreas: an autonomous pancreatic disease? [J]. Am J Dig Dis, 1961, 6:688-698.

[3] 闫素. lgG4相关性局灶性自身免疫性胰腺炎临床特征的初步研究 [J]. 吉林大学硕士学位论文, 2015, 6:23-24.

[4] DEREK A, O' REILLY, DEEP J, et al. Review of the diagnosis, classification and management of autoimmune pancreatitis[J]. World J Gastrointest Pathophysiol, 2014, 5(2): 71-81.

[5]　林细州,徐蓓蓓,陆晓峰,等. 自身免疫型胰腺炎 36 例临床分析 [J]. 实用医学杂志,2015,5(30):862-863.

[6]　KOLKER S, TZIVONI D, ROSENMANN D, et al. Neostigmine induced coronary artery spasm: a case report and literature reviews[J]. J Anaesthesiol Clin Pharmacol,2017,33(3): 402-405.

[7]　KANNO A, MASAMUNE A, OKAZAKI K, et al. Nationwide epidemiological survey ofautoimmune pancreatitis in Japan in 2011[J].Pancreas,2015,44(4):535-539.

[8]　ITO T, NISHIMORI I, INOUE N, et al. Treatment for autoimmune pancreatitis: consensus on the treatment for patients with autoimmune pancreatitis in Japan[J]. J Gastroenterol, 2007,42(Suppl 18):S50-S58.

[9]　KUBOTA K, WATANABE S, UCHIYAMA T, et al. Factors predictive of relapse and spontaneous remission of autoimmune pancreatitis patients treated/not treated with corticosteroids[J]. J Gastro- enterol,2011,46(6):834-842.

天津医科大学朱宪彝纪念医院肾病内科　孔岩　杨艳辉　单春艳

病例40　度伐利尤单抗相关糖尿病一例

免疫检查点抑制剂(Immune checkpoint inhibitors, ICPis)是肿瘤免疫治疗领域的一项重大突破 [1]。ICPis 在阻断免疫检查点的同时也会使机体正常免疫功能紊乱,可引起糖尿病 [2]。度伐利尤单抗是一种程序性细胞死亡蛋白 1 配体(programmed death ligand 1,PD-L1)抑制剂,其发生糖尿病概率为 0.1%[3-4]。随着 ICPis 的广泛应用,必须重视此类糖尿病,若诊断不及时,有出现糖尿病酮症酸中毒危及生命的高风险。本文报道了 1 例转移性肺小细胞癌的患者在应用度伐利尤单抗治疗后出现胰岛素依赖型糖尿病,以提高临床医师对 ICPis 相关糖尿病的认识,争取早期诊断,及时治疗。

【一般资料】

患者女,71 岁,因"发现血糖升高 20 天"于 2020 年 12 月 10 日收入我院内分泌代谢科。患者于入院前 20 天因"肺癌"于我院肿瘤内科放化疗时查静脉血葡萄糖为 16.7mmol/L,无口干、多饮、多食、多尿、体重减轻,无泡沫尿,无双下肢水肿,无视物模糊、四肢麻木、刺痛、间歇性跛行,无头晕、头痛等不适,完善空腹及三餐后 2 小时血糖分别为 16.7-21.4-13.5-15.8mmol/L,诊断为"糖尿病",予谷赖胰岛素 4IU-6IU-4IU 皮下(三餐前),来得时 8IU 皮下睡前,阿卡波糖片 50 mg 口服日三次,监测血糖:空腹血糖波动于 15.4~30.0mmol/L,餐后两小时血糖波动于 29.0~33.0mmol/L。入院前 2 天就诊于我院门诊调整用药为谷赖胰岛素 8IU-8IU-8IU 皮下(三餐前),来得时 14IU 皮下睡前,空腹血糖控制在 20mmol/L 左右。现患者为求进一步诊治收住我科。患者自本次发病以来,精神尚可,食欲下降,睡眠尚可,大便如常,小便如常,体重未见明显下降。患者入院前 9 月于我院肿瘤内科诊断为"小细胞肺癌广泛期",予度伐利尤单抗(1 000 mg)+ 依托泊苷(6 mL)+ 卡铂(0.4~0.45 g)联合方案治疗,3 周为一疗程,经过 4 个疗程联合化疗免疫治疗后,予度伐利尤单抗(1 000 mg)单药维持。否认高血压、冠心病病史;否认肝炎结核等传染病史;无手术史;无外伤史;否认输血史;否认食物、药物过敏史。否认内分泌或自身免疫性疾病家族史。

体格检查:体温 36.3 ℃,脉搏 84 次/分,呼吸 16 次/分,血压 115/66mmHg, BMI 19.05 kg/m² 神志清醒,呼吸平稳,对答切题,口齿清晰,查体合作。全身皮肤黏膜无黄染,右锁骨上窝可及肿大淋巴结,直径约 4 cm,质硬,活动差,边界不清,右侧颈部可及 1 结节,质韧,活动可,边界较清,直径约 3 cm。颈软,无抵抗感,无颈静脉充盈,气管位置居中,双肺呼吸音清,右肺下叶叩诊呈浊音,未闻及干湿性啰音,未闻及哮鸣音,心界叩诊无扩大,心率 84 次/分,节律齐,无杂音,腹部平坦,腹部无压痛、反跳痛,肝、脾肋下未触及,肠鸣音 3~4 次/分。双下肢无浮肿,双侧足背动脉可触及。病理反射征未引出。

【检查】

患者在第 10 疗程的度伐利尤单抗(1 000 mg)单药维持(累积剂量 10 000 mg)过程中(2020-11-20)查空腹静脉葡萄糖 16.7mmol/L(图 8-40-1)。

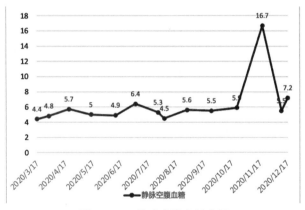

图 8-40-1　静脉空腹血糖水平

患者起病急,入院后完善 OGTT、胰岛功能等检查,见下表 8-40-1。

表 8-40-1　OGTT、胰岛素及 C 肽释放试验

	0 min	30 min	60 min	120 min	180 min	参考值(0 min)
葡萄糖	13.92	16.66	22.65	30.76	32.76	3.60~5.80 mmol/L
胰岛素	12.50	11.90	11.60	13.60	12.70	4.00~18.00 mU/L
C 肽	0.14	0.13	0.24	0.45	0.44	0.78~5.19 ng/mL

入院后完善糖尿病及内分泌相关检查提示糖化血红蛋白升高,尿酮体阴性及糖尿病相关抗体阴性,甲状腺抗体增高。甲状腺功能、生长两项、性激素全项、肾上腺皮质功能未见异常,除外继发性血糖增高的原因,见表 8-40-2。

表 8-40-2　内分泌专科检查结果

		结果	参考值
静脉空腹血糖		16.7	3.9~6.0 mmol/L
HbAlc		9.8	4.0%~6.0%
GA		36.7	11%~16%
尿酮体		阴性	阴性
糖尿病相关抗体			
ICA		阴性	阴性
GADA		阴性	阴性
IA-2Ab		阴性	阴性
ZnT8		阴性	阴性
胰酶			
AMY		53.00	30.00~110.00 U/L
LTPA		47.00	23.00~300.00 U/L
甲状腺功能			
T3		1.03	0.98~2.33 nmol/L
T4		104.61	62.68~150.84 nmol/L
FT3		3.15	2.43~6.01 pmol/L
FT4		13.39	9.01~19.05 pmol/L
TSH		0.669	0.35~4.94 μIU/mL
甲状腺相关抗体			
TgAb		<20.00	0.00~40.00 IU/mL
TPOAb		58.40	0.00~35.00 IU/mL
生长两项			
GH		1.28	0.06~5.00 ng/mL
IG-1		91.80	55.00~483.00 ng/mL
性激素全项			
FSH		52.34	3.03~8.08 IU/L
LH		25.15	1.80~11.78 IU/L
PRL		7.87	5.18~26.53 ng/mL
E2		<10	21.00~251.00 pg/mL
P		0.21	0.00~0.30 ng/mL
T		29.52	10.83~56.94 ng/dL
肾上腺皮质功能			
血 Cor			5~25μg/dL
8:00AM		22.70	
16:00PM		17.3	

续表

		结果	参考值
0:00AM		13.7	
血 ACTH			0~46pg/mL
8:00AM		55.50	
16:00PM		37.1	
0:00AM		12.2	
24 h 尿 Cor		55	30~110μg/24 h

HbAlc,糖化血红蛋白;GA,糖化白蛋白;ICA,胰岛细胞抗体;GADA,谷氨酸脱羧酶抗体;IA-2Ab,酪氨酸磷酸酶抗体;ZnT8,锌转运体 -8 抗体;AMY,淀粉酶;LTPA,脂肪酶;T3,三碘甲状腺原氨酸;T4,甲状腺素;FT3,游离三碘甲状腺原氨酸;FT4,游离甲状腺素;TSH,促甲状腺素;TgAb,甲状腺球蛋白抗体;TPOAb,甲状腺过氧化物酶抗体;GH,生长激素;IG-1,胰岛素样生长因子 -1;FSH,促卵泡生成素;LH,促黄体生成素;PRL,催乳素;E2,雌二醇;P,孕酮;T,睾酮;Cor,皮质醇;ACTH,促肾上腺皮质激素

完善其他实验室及影像学检查:白细胞计数 3.27×10⁹/L,红细胞计数 3.28×10¹²/L,血红蛋白 103 g/L,血浆 D- 二聚体 1 216 ng/mL(FEU),白蛋白 31 g/L。免疫全项:抗核抗体阳性(胞浆型 1∶80)。24 h 尿蛋白:220.0 mg/24 h(30~150 mg/24 h),微量白蛋白:36.0 mg/24 h(0~30 mg/24 h)。眼底检查未见糖尿病视网膜病变。双下肢动脉超声示:双下肢动脉内中膜增厚伴多发附壁斑块(符合动脉粥样硬化改变);右侧胫前动脉管腔中度狭窄(50%~75%);右侧股总动脉、足背动脉、双侧腘动脉管腔轻度狭窄(<50%)。

【诊断与鉴别诊断】

PD-L1 抑制剂相关糖尿病:根据我国发布的免疫检查点抑制剂引起的内分泌系统免疫相关不良反应专家共识(2020),ICPis 的诊断标准:若患者使用 ICPis 前血糖正常,ICPis 治疗后满足以下三条之一时,可诊断为 ICPis 相关糖尿病:①典型糖尿病症状(高血糖导致的烦渴、多饮、多尿、体重减轻)或皮肤瘙痒、视力模糊等急性代谢紊乱的临床表现,并且随机血糖≥ 11.1 mmol/L;②空腹血糖(FPG)≥ 7.0mmol/L;③ 75 g 葡萄糖负荷后 2 h 血糖≥ 11.1 mmol/L。该患者使用 ICPis 前血糖正常,ICPis 治疗后静脉空腹血糖 16.7 mmol/L(≥ 7.0 mmol/L),75 g 葡萄糖负荷后 2 h 血糖 30.76 mmol/L(≥ 11.1 mmol/L),故诊断为 PD-L1 抑制剂相关糖尿病。

【鉴别诊断】

(1)2 型糖尿病:患者发病年龄大,症状较隐匿,静脉空腹血糖为 16.7 mol/L(>7.0mmol/L),75 g 葡萄糖负荷后 2 h 血糖 30.76 mmol/L(≥ 11.1 mmol/L),无糖尿病相关抗体,有 2 型糖尿病的特点。但患者起病急,C 肽水平低,早期依赖胰岛素等特点不符合 2 型糖尿病的特征。

(2)暴发性 1 型糖尿病:根据 2012 年日本糖尿病学会发布并修订的暴发性 1 型糖尿病诊断标准:①高血糖症状发作后约 7 d 内发生糖尿病酮症或酮症酸中毒;②初诊时血糖≥ 16 mmol/L,糖化血红蛋白 <8.7%;③空腹血清 C 肽水平 <0.3 ng/mL,餐后 2 h 血清 C 肽水平 <0.5 ng/mL,当同时满足以上三个条件时,即可诊断为 FT1DM。该患者急性起病,无糖尿病

相关抗体，C 肽水平低，有暴发性 1 型糖尿病的一些特点。但无糖尿病酮症或酮症酸中毒，糖化血红蛋白为 9.8%（>8.7%），故不考虑为暴发性 1 型糖尿病。

【治疗】

入院期间予胰岛素强化治疗，胰岛素用量为 32~42 IU/d，具体方案为：谷赖胰岛素 4~8 IU（三餐前），甘精胰岛素 16~18IU（睡前）。空腹血糖波动于 5.7~10.5 mmol/L，餐后 2 h 血糖波动于 4.6~23.3 mmol/L。

【治疗结果、随访及转归】

患者出院后仍需强化胰岛素降糖治疗，至 2021 年 5 月患者胰岛素用量在 20~30 IU/d，具体方案为：谷赖胰岛素 4~6 IU（三餐前），德谷胰岛素 10~14 IU（睡前）。空腹血糖波动在 7.0~10.0 mmol/L，餐后 2 h 血糖控制在 17.0~23.0 mmol/L。

【讨论】

ICPis 相关糖尿病罕见，多由 PD-1 抑制剂引起，PD-L1 抑制剂报道较少[2]。度伐利尤单抗是一种 PD-L1 抑制剂，治疗进展期非小细胞肺癌[5]、小细胞肺癌[6]、转移性尿路癌[7]取得了较好效果。在太平洋试验中，接受度伐利尤单抗治疗的 24.2% 的患者存在免疫相关不良事件（immune-related adverse events irAEs），最常见的内分泌疾病是甲状腺功能减退症（11.6%）和甲状腺功能亢进症（6.3%），只有 1 例患者为糖尿病（0.2%）[8]。目前文献中度伐利尤单抗相关糖尿病的报道只有 5 例（见表 8-40-3）。

本例患者在应用度伐利尤单抗累积剂量 10 000 mg 后出现空腹静脉血糖突然升高，无糖尿病酮症及糖尿病典型症状，HbAlc 水平中度升高，C 肽水平低下（见表 8-40-1），糖尿病相关抗体及自身抗体均为阴性，胰岛素强化治疗下血糖控制平稳，除外其它类型糖尿病后，根据最新发布的免疫检查点抑制剂引起的内分泌系统免疫相关不良反应专家共识（2020）[9]，该患者使用 ICPis 前血糖正常，ICPis 治疗后静脉空腹血糖 16.7 mmol/L（≥7.0 mmol/L），75 g 葡萄糖负荷后 2 h 血糖 30.76 mmol/L（≥11.1 mmol/L），故 PD-L1 抑制剂相关糖尿病诊断明确。该患者血糖、HbAlc 及 C 肽水平均与文献报道相符[10,11]，但无 DKA、糖尿病相关抗体阳性及脂肪酶增高，与既往病例不同（见表 8-40-4），可能与该患者定期监测血糖及时发现有关，也可能与人群易感性相关[3,10]。Marchand 等[12]综述了 6 例患者（其中 1 例应用度伐利尤单抗），只有 1 例患者（纳武利尤单抗）出现糖尿病相关抗体。虽然糖尿病相关抗体存在于 53% 的患者，但并不是诊断 ICPis 相关 DM 的绝对必要条件[10]。Ansari 等[13]发现在 PD-1/PD-L1 通路阻断的 NOD 小鼠中，胰岛素自身抗体水平与自身免疫性糖尿病的发生发展之间没有相关性。糖尿病相关抗体对于 ICPis 相关 DM 的诊断价值有待进一步研究。

ICPis 相关 DM 的表现从无症状的高血糖、"三多一少"典型 DM 症状到以严重的 DKA 起病都可发生。常具有以下几个重要特征：①突发高血糖症；②迅速进展的内源性胰岛素缺乏；③治疗不及时发生 DKA 的高风险[2]。ICPis 相关 DM 是一种独特的糖尿病亚型，具有 T1DM 的某些特征，如 DM 相关抗体阳性、C 肽水平低下、依赖胰岛素治疗等。但与经典 T1DM 仍有许多不同之处[3,10]，ICPis 相关 DM 发病中位年龄为 60 岁左右。出现糖尿病相关抗体概率要低，53%~56% 的 ICPis 相关 DM 至少有一种胰岛自身抗体呈阳性[10,11]，而

80%~95% 经典 T1DM 患者存在自身抗体。与经典 T1DM 相比, ICPis 相关 DM 发展为严重胰岛素缺乏的速度更快,经常表现为 DKA,血糖突然升高,但 HbAlc 轻中度升高,且胰岛功能通常不会改善。除了新发 DM, ICPis 也会使已有的 T2DM 病情恶化[14],呈现出暴发性糖尿病的某些临床特征。但暴发性糖尿病通常检测不到胰岛自身抗体, 98% 的暴发性糖尿病患者血清胰酶水平可升高,远高于 ICPis 相关 DM 患者。另外,流感样症状在暴发型糖尿病中常见而 ICPis 相关 DM 不常见[2]。研究发现在 ICPis 治疗患者胰腺体积在糖尿病起病前增大,随后缩小[12, 15]。52% 患者可有脂肪酶升高[10];因此应用 ICPis 时还需监测胰酶,争取早期发现胰腺病变,及时诊治。

度伐利尤单抗所致内分泌疾病发病率分别为:甲状腺功能障碍(甲状腺功能减退症 5.5%~9.6%;甲状腺功能亢进症 4.9%~5.7%),原发性肾上腺皮质功能减退症(0.5%~0.9%),糖尿病(0.1%),垂体炎(<0.1%)[4]。24% 的 ICPis 相关 DM 患者会合并甲状腺功能障碍[10]。Patel 等[16]、Lopes AR 等[8]、León Mengíbar[17] 等分别报道了 1 例度伐利尤单抗相关 DM 合并免疫相关甲状腺炎及甲状腺功能减退的患者。Marchand 等[12]、Way 等[18] 报道的度伐利尤单抗相关 DM 患者均未出现甲状腺功能障碍(表 8-40-3)。本例患者虽无甲状腺功能异常,但甲状腺过氧化物酶抗体为阳性,发生自身免疫性甲状腺炎风险高。后续会关注该患者甲状腺相关抗体和甲状腺功能变化。该患者肾上腺皮质功能正常,昼夜节律存在, 24 h 尿皮质醇正常,血钠正常水平,故不考虑存在原发性肾上腺皮质功能减退症。此外患者性激素全项、生长激素两项无异常,初步除外垂体受累。

根据国内外专家共识及指南[9, 19],针对此类患者主要应用强化胰岛素替代治疗。大部分患者应用胰岛素强化治疗后血糖可控制,继续 ICPis 治疗。与其它系统的 irAEs 相比, ICPis 介导的内分泌疾病通常不可逆。少数应用糖皮质激素治疗的糖尿病病例并未缓解[20, 21],因此并不推荐应用糖皮质激素治疗 ICPis 相关 DM。另外, TRINH 等[22] 报道了应用英夫利昔单抗(TNF-α 拮抗剂)恢复 ICPis 相关 DM 患者的胰岛 β 细胞功能,使患者免于终身胰岛素治疗。

因此,对应用 ICPis 药物的患者应注意入院宣教。若发现血糖升高时,需立即监测胰岛功能、DM 相关抗体、HbAlc、血 PH、尿或血浆酮体,及时诊断 ICPis 相关 DM,防治 DKA。在强化胰岛素方案下血糖控制稳定时,可考虑继续 ICPis 治疗。

表 8-40-3　Durvalumab 相关 DM 病例报道

文献来源	Marchand 等[12]	León Mengíbar 等[17]	Way 等[18]	Patel 等[16]	Lopes AR 等[8]	本例患者
肿瘤	肺腺癌	膀胱癌	鼻咽转移性鳞状细胞癌	肺腺癌	肺鳞状细胞癌	肺小细胞癌
年龄	69 岁	55 岁	84 岁	49 岁	75 岁	71 岁
性别	男	男	女	女	男	女
糖尿病发病时间	13 个月	21 天	4 个月	3 个月	47 天	8 个月
DKA 起病	是	是	是	是	是	否

续表

文献来源	Marchand 等 [12]	León Mengíbar 等 [17]	Way 等 [18]	Patel 等 [16]	Lopes AR 等 [8]	本例患者
HbAlc	7.40%	8.40%	9.10%	7.80%	7.50%	9.80%
C 肽	低下	低下	低下	低下	低下	低下
糖尿病相关抗体						
GADA	-	+	+	+	+	-
ICA	NA	NA	NA	-	-	-
IA-2	-	+	NA	NA	NA	-
IAA	NA	NA	NA	NA	NA	NA
ZnT8	-	NA	NA	-	NA	-
甲状腺功能	N	亚临床甲亢 2 周后甲减	N	入院甲功正常 4 周后甲减	入院甲功正常 2 月后甲减	入院甲功正常 目前甲功正常
甲状腺相关抗体						
TPOAb	-	+	NA	-	NA	+
TgAb	NA	+	NA	NA	NA	-
TRAb	NA	+	NA	NA	-	NA

DKA,糖尿病酮症酸中毒;HbAlc,糖化血红蛋白;GADA,谷氨酸脱羧酶抗体;ICA,胰岛细胞抗体;IA-2,酪氨酸磷酸酶抗体;IAA,胰岛素自身抗体;ZnT8,锌转运体 -8 抗体;TPOAb,甲状腺过氧化物酶抗体;TgAb,甲状腺球蛋白抗体;TRAb,促甲状腺素受体抗体;N,Normal;NA,Data not available.

表 8-40-4　ICPis 相关 DM 系统回顾分析表

文献来源	Jeroen 等 [10]	Katrien 等 [11]	Angeliki 等 [3]	Kotwal 等 [14]	Marchand 等 [12]
病例数	91 例	42 例	27 例	12 例	6 例
发病年龄(中位数)	60 岁	63 岁	66 岁	61 岁	67 岁
发病时间	几周到 1 年不等	1~52 周不等	1~228 周	4 个周期到 5 个月	2~13 个月不等
DKA	71%	71.40%	59%	67%	0%
胰酶增高	52% 脂肪酶升高	NA	32% 胰酶升高	57% 胰酶升高	33% 脂肪酶升高
糖尿病相关抗体	53%(47/88)	56% (22/39)	40%(10/25)	71% (5/7)	17% (1/6)
GADA	51% (43/85)	56% (22/39)	36% (9/25)	57% (4/7)	-
ICA	13% (3/23)	12.5% (2/16)	11% (2/19)	NA	-
IA-2	18% (10/55)	20% (4/20)	21% (5/24)	17% (1/6)	17% (1/6)
IAA	26% (9/35)	6.2% (1/16)	NA	33% (2/6)	-

续表

文献来源	Jeroen 等[10]	Katrien 等[11]	Angeliki 等[3]	Kotwal 等[14]	Marchand 等[12]
ZnT8	4%（1/24）	17%（1/6）	10%（2/20）	0%	-
HbA1c	5.4%~11.4%	6.4%~10.7%	6%~10.5%	8.6%~10.7%	7.3%~11.4%
C 肽	84% 低下	93% 低下	85% 低下	83% 低下	67% 低下
HLA 基因	65% 携带易感基因（DR4 为主）	67% 携带易感基因	76% HLA-DR4 ／ 59% HLA-A2	NA	均未携带 TIDM 高危基因
胰腺	50% 伴胰腺炎	NA	42% 伴胰腺炎	1 例（FDG）PET 示胰腺扩散摄取增加	胰腺体积减小，无胰腺炎表现
甲状腺功能异常	24%（21/91）	24%（10/42）	41%（11/27）	42%（5/12）	33%（2/6）

DKA，糖尿病酮症酸中毒；GADA，谷氨酸脱羧酶抗体；ICA，胰岛细胞抗体；IA-2，酪氨酸磷酸酶抗体；IAA，胰岛素自身抗体；ZnT8，锌转运体 -8 抗体；HbAlc，糖化血红蛋白；HLA，人类白细胞抗原；NA，Data not available.

【参考文献】

[1] HAANEN JBAG，CARBONNEL F，ROBERT C，et al.Management of toxicities from immunotherapy：ESMO Clinical Practice Guidelines for diagnosis，treatment and follow-up[J]. Ann Oncol，2017，28（suppl_4）：iv119-iv142.

[2] CHANG LS，BARROSO-SOUSA R，TOLANEY SM，et al.Endocrine Toxicity of Cancer Immunotherapy Targeting Immune Checkpoints[J].Endocr Rev，2019，40（1）：17-65.

[3] STAMATOULI AM，QUANDT Z，PERDIGOTO AL，et al.Collateral Damage：Insulin-Dependent Diabetes Induced With Checkpoint Inhibitors[J].Diabetes，2018，67（8）：1471-1480.

[4] CUKIER P，SANTINI FC，SCARANTI M，et al.Endocrine side effects of cancer immunotherapy[J].Endocr Relat Cancer，2017，24（12）：331-347.

[5] GARASSINO MC，CHO BC，KIM JH，et al.Durvalumab as third-line or later treatment for advanced non-small-cell lung cancer（ATLANTIC）：an open-label，single-arm，phase 2 study[J].Lancet Oncol，2018，19（4）：521-536.

[6] PAZ-ARES L，DVORKIN M，CHEN Y，et al.Durvalumab plus platinum-etoposide versus platinum-etoposide in first-line treatment of extensive-stage small-cell lung cancer（CASPIAN）：a randomised，controlled，open-label，phase 3 trial[J].Lancet，2019，394（10 212）：1929-1939.

[7] POWLES T，O'DONNELL PH，MASSARD C，et al.Efficacy and Safety of Durvalumab in Locally Advanced or Metastatic Urothelial Carcinoma：Updated Results From a Phase 1/2 Open-label Study[J].JAMA Oncol，2017，3（9）：e172411.

[8] LOPES AR, RUSSO A, LI AY, Et al.Development of autoimmune diabetes with severe diabetic ketoacidosis and immune-related thyroiditis secondary to durvalumab: a case report[J]. Transl Lung Cancer Res, 2020, 9(5): 2149-2156.

[9] 杨涛. 免疫检查点抑制剂引起的内分泌系统免疫相关不良反应专家共识(2020)[J]. 中华内分泌代谢杂志, 2021, 37(01): 1-16.

[10] DE FILETTE JMK, PEN JJ, DECOSTER L, et al.Immune checkpoint inhibitors and type 1 diabetes mellitus: a case report and systematic review.Eur J Endocrinol.201 9 Sep; 181(3): 363-374.

[11] CLOTMAN K, JANSSENS K, SPECENIER P, et al.Programmed Cell Death-1 Inhibitor-Induced Type 1 Diabetes Mellitus[J].J Clin Endocrinol Metab, 2018, 103(9): 3144-3154.

[12] MARCHAND L, THIVOLET A, DALLE S, et al.Diabetes mellitus induced by PD-1 and PD-L1 inhibitors: description of pancreatic endocrine and exocrine phenotype[J].Acta Diabetol, 2019, 56(4): 441-448.

[13] ANSARI MJ, SALAMA AD, CHITNIS T, et al.The programmed death-1(PD-1)pathway regulates autoimmune diabetes in nonobese diabetic(NOD)mice[J].J Exp Med, 2003, 198 (1): 63-69.

[14] KOTWAL A, HADDOX C, BLOCK M, et al.Immune checkpoint inhibitors: an emerging cause of insulin-dependent diabetes.BMJ Open Diabetes Res Care.201 9 Feb 13; 7(1): e000591.

[15] ISHIKAWA K, SHONO-SAITO T, YAMATE T, et al.A case of fulminant type 1 diabetes mellitus, with a precipitous decrease in pancreatic volume, induced by nivolumab for malignant melanoma: analysis of HLA and CTLA-4 polymorphisms[J].Eur J Dermatol, 2017, 27(2): 184-185.

[16] PATEL S, CHIN V, GREENFIELD JR.Durvalumab-induced diabetic ketoacidosis followed by hypothyroidism.Endocrinol Diabetes Metab Case Rep.201 9 Dec 12; 2019: 19-0098.

[17] MENGÍBAR JL, CAPEL I, BONFILL T, et al. Simultaneous onset of type 1 diabetes mellitus and silent thyroiditis under durvalumab treatment.Endocrinol Diabetes Metab Case Rep.201 9 Jul 15; 2019(1): 19-0045.

[18] WAY J, DRAKAKI A, DREXLER A, et al. Anti-PD-L1 therapy and the onset of diabetes mellitus with positive pancreatic autoantibodies.BMJ Case Rep.201 7 Oct 4; 2017: bcr2017220415.

[19] BRAHMER JR, LACCHETTI C, SCHNEIDER BJ, et al. Management of Immune-Related Adverse Events in Patients Treated With Immune Checkpoint Inhibitor Therapy: American Society of Clinical Oncology Clinical Practice Guideline[J].J Clin Oncol, 2018, 36(17): 1714-1768.

[20] ALEKSOVA J, LAU PK, SOLDATOS G, et al. Glucocorticoids did not reverse type 1 dia-

betes mellitus secondary to pembrolizumab in a patient with metastatic melanoma.BMJ Case Rep.201 6 Nov 23；2016：bcr2016217454.

[21] CHAE YK, CHIEC L, MOHINDRA N, et al. A case of pembrolizumab-induced type-1 diabetes mellitus and discussion of immune checkpoint inhibitor-induced type 1 diabetes[J]. Cancer Immunol Immunother，2017，66（1）：25-32.

[22] TRINH B, DONATH MY, LÄUBLI H. Successful Treatment of Immune Checkpoint Inhibitor-Induced Diabetes With Infliximab.Diabetes Care.201 9 Sep；42（9）：e153-e154.

天津医科大学总医院内分泌代谢科 李烁 朱崇贵 何庆

病例 41 肺原发肝样腺癌合并糖尿病一例

肺原发肝样腺癌（Primary hepatoid adenocarcinoma of the lung，PHAL）是一种罕见的肝外肿瘤，1985 年，Ishikura 等首次报道了胃原发肝样腺癌[1]，其中肺原发肝样腺癌约5%，全球报道量不足 50 例[2]。多见于男性，有长期吸烟史，发病年龄 35~82 岁，平均 53.9 岁，肝内无病灶，发病年龄低于肺癌的发病年龄，恶性度高，早期就可以发生远处转移，预后差，但如果能在发生远处转移前手术切除，生存期明显改善[3-4]。目前尚无肺原发肝样腺癌诱发糖尿病血糖难以控制的情况，且糖尿病的血糖随着肿瘤的切除逆转的报道。

【一般资料】

患者王 XX，男，42 岁。

1. 主诉 发现糖尿病 2 年，头晕 2 周。

2. 现病史 入院前 2 年于天津市代谢病医院测血糖升高并诊断为糖尿病（血糖具体不详），无多饮、多食、多尿、体重减轻等症状，未治疗，间断测随机血糖在 12mmol/L 左右。入院前 1 月因咳嗽、咳痰查胸 CT 示右肺占位，恶性可能性大。入院前半月余无明显诱因出现头晕，无视物模糊、视物旋转，无恶心、呕吐，测空腹血糖 26mmol/L，尿酮体 3+，诊断为"糖尿病酮症"，收我科。患者自发病以来，无多饮、多尿，体重减轻约 1 公斤，精神可，睡眠稍差。

3. 既往史 否高血压病、冠心病病史，否认肝炎、结核等传染病史，无输血史，否认食物药物过敏史，预防接种史随当地。

4. 个人史 否认外地久居史、无酗酒史；吸烟 10 年，每日 10 支。

5. 婚育史 已婚，育有 1 子。

6. 家族史 否认糖尿病、肿瘤等家族病史。

7. 体格检查 36.5 ℃，P 90 次 / 分，R 18 次 / 分，BP 127/75mmHg，Ht 177 cm，Wt 90 kg，BMI 28.7 kg/m²。发育正常，神志清楚，营养中等，步态正常，自动体位，表情自如，语言正常，查体合作。皮肤、黏膜无黄染、皮疹及出血点。全身浅表淋巴结未触及肿大。头颅端正无畸形，眼睑无水肿，口角无偏斜，口唇无发绀，视力听力未见异常。颈部无抵抗，气管居中，颈静脉无充盈。胸廓对称无畸形，双侧呼吸动度一致，叩诊清音，右上肺呼吸音低，未闻及干湿啰音。心前区无隆起，未及震颤，心界不大，心音有力，律齐，HR 90 次 / 分，各瓣膜听诊区未闻及病理性杂音。腹平坦，未见肠型及蠕动波，肠鸣音正常，4 次 / 分，未闻及气过水声，腹软，无压痛、反跳痛及肌紧张,肝脾未触及,肾区无叩痛,双下肢无水肿。双下肢皮温正常,足背动脉搏动正常。病理征未引出。

【化验及检查】

1. 血气分析:动脉血 pH7.31

2. 糖化血红蛋白 12.0%(3.9%~6%)

3. OGTT+INS+C 肽如下(表 8-41-1)

表 8-41-1　口服葡萄糖耐量及胰岛素、C 肽刺激试验

	0'	30'	60'	120'	180'
血糖(mmol/L)	8.83	15.95	20.41	20.72	15.77
胰岛素(μU/mL)	7.33	6.28	12.48	18.89	13.50
C 肽(ng/mL)	2.16	1.86	2.68	4.10	3.92

4. 血常规,凝血全项检查未见异常

5. C- 反应蛋白 82.85 mg/L(0~5 mg/L);血沉 64 mm/h(0~30 mm/h)。

6. 血脂: 低密度脂蛋白 4.14　mmol/L(1.77~3.49mmol/L);总胆固醇 5.56　mmol/L(0~5.2mmol/L);甘油三酯 1.15 mmol/L(0~2.26mmol/L)。

7. 肿瘤标志物:血清甲胎蛋白(AFP)2.52ng/mL(<9 ng/mL);神经元特异烯醇化酶,39.49 ng/mL(0~16.3ng/mL)。

8. 辅助检查

1)胸部强化 CT:纵隔内软组织肿块,考虑恶性并侵犯上腔静脉、右肺动脉分支,右肺上膈叶部分肺不张,右肺上叶尖段、右肺中叶多发结节,右肺门增大淋巴结,右肺上叶多发淡磨玻璃密度结节。

2)纤维支气管镜穿刺:标本送检初步考虑恶性肿瘤细胞(低分化)。

3)PET-CT:①右肺尖多发致密斑片影,PET 显像未见放射性浓聚,考虑肺癌伴炎症可能性大,临近腔静脉及右上肺门大血管及支气管不除外受累;②纵膈内气管入口旁、头臂干周围、腔静脉周围、右肺动脉旁、隆突前方及右下肺门多发肿块影,PET 显像可见异常放射性浓聚,考虑为淋巴结转移;③口咽双侧壁略增厚, PET 显像可见放射性浓聚,考虑为炎性病变;④颈血管间隙、颌下、颏下多发小结节,PET 显像未见异常放射性浓聚,考虑为淋巴结炎性反应增生,观察;⑤右肺尖多发致密斑片影, PET 显像未见异常放射性浓聚,考虑为炎性病变;⑥右肺上叶透过度减低,局部呈磨玻璃样影, PET 显像略见异常放射性浓聚,考虑为炎性病变;⑦双侧胸膜略增厚, PET 显像未见异常放射性浓聚,考虑为炎性病变;⑧胃充盈欠佳,胃壁增厚,PET 显像可见异常放射性浓聚,考虑为炎性病变;⑨全结肠及直肠充盈欠佳,PET 显像可见异常放射性浓聚,考虑为炎性病变;⑩ 上颌骨前方环形高密度影,其内见软组织影, PET 显像未见异常放射性浓聚,考虑为良性病变;⑪ 左侧髂骨及右侧股骨头多发硬化环影, PET 显像未见异常放射性浓聚,考虑为良性病变;余全身 PET 代谢显像及 CT 显像未见明显

恶性征象。

OGTT 提示胰岛 B 细胞尚分泌一定水平胰岛素,但高峰后移;糖化血红蛋白提示患者近 3 个月血糖处于非常高的水平;影像学及病理检查提示患者肺部低分化肿瘤诊断成立,无肺外转移,但因侵犯上腔静脉,手术难度大。

【诊断与鉴别诊断】

（1）2 型糖尿病:结合 2020 年 CDS 糖尿病的诊断标准,糖尿病诊断明确,结合目前该患者的胰岛功能及病史,诊断为 2 型糖尿病。

（2）肺部肿瘤:患者咳嗽 1 个月,结合胸部 CT、PET-CT 及纤维支气管镜结果,肺部恶性肿瘤诊断明确。

【治疗】

入院后经补液纠酮后予胰岛素泵控制血糖,并予对症治疗。患者入院时存在糖尿病酮症,糖化血红蛋白提示血糖水平高,葡萄糖耐量加胰岛素刺激试验提示胰岛细胞分泌胰岛素水平不佳,高峰后移,因此首先补液纠酮,同时予胰岛素控制血糖,患者血糖波动大,胰岛素泵有利于更细致的调整血糖。经胰岛素泵控制血糖后过渡为门冬胰岛素 9IU 早餐、午餐前皮下注射,门冬胰岛素 30 晚餐前 16IU 皮下注射,阿卡波糖 50 mg 三餐时嚼服,空腹血糖 6~8mmol/L,餐后 2 小时血糖 10~14mmol/L。因患者血糖波动较大,血糖很难控制接近正常。

胸部肿瘤治疗:血糖相对稳定后,转入胸外科行"右肺切除 + 系统淋巴结清扫 + 上腔静脉置换"术。术式:胸部正中切口部分心包、左右无名静脉、上腔静脉切除,左无名静脉 - 右心房、右无名静脉 - 心包内上腔静脉人造血管重建术,右侧全肺切除术,系统性淋巴结清扫术,纵隔引流术,胸腔引流术。

【随访】

术后病理诊断:右肺肿物 20 cm × 12 cm × 5.5 cm,切面灰红,灰黄质软,右肺癌,侵及胸膜,支气管断端和所有淋巴结未见转移。肺组织内见分化差的癌组织浸润,呈现巢管状和梁索状,癌细胞胞浆丰富嗜酸,结合免疫组化,提示肿瘤呈肝细胞分化,由于肺原发性肝样腺癌罕见,结合临床资料、影像资料除外肝细胞癌转移后,诊断为肺脏原发性癌。病理组织免疫组化结果:AE1+, AE3+, CK+,少量 CK7+, CK18+, AFP+, Hep 部分阳性, KI67 部分阳性, Vim-, TTF1-、NapsinA-, CgA-, S100-, CD10-。基因检测:PIK3C2G 基因碱基突变 c.[2167G>C],氨基酸突变 p.[E723Q],突变频率 25.17%。术后随访:术后 2 周患者逐渐停用所有控制血糖药物和胰岛素。术后 2 个月测糖化血红蛋白 5.7%,空腹血糖 6mmol/L,餐后 2 小时血糖 8mmol/L。术后 2 年不需要口服药维持血糖,术后 3 年开始单药二甲双胍控制血糖在正常范围内。患者可正常工作、生活。随访 5 年肿瘤没有复发。

【讨论】

本例患者糖尿病病史 2 年,既往无不适症状,术前血糖明显升高且波动大,较难控制至正常,上述情况于肺部肿瘤切除术后消失,在未用药且饮食正常情况下,患者血糖恢复至接近正常的范围,考虑该患者的血糖情况与该肿瘤应该是密切相关的。

本例患者肺部肿瘤病理报告示为 PHAL,其为一种罕见的肝外肿瘤。肝样腺癌的病理特征一般肿瘤巨大,最大直径可到 11 cm 左右,切面灰白或灰褐,灰红,界线清楚,可有包膜;镜下癌组织呈巢管状、乳头状及梁索状、筛孔状排列,癌细胞大,呈多边形,胞质丰富,嗜酸性或透明,可见 PAS 阳性小体,核大深染 [5]。免疫组化可检测到 CK8、CK18、AFP、Hep、TTF-1 表达阳性, CK14 表达阴性,这与一般肝癌的免疫组化表达相同;不同于一般的肝癌,该肿瘤还可以表达 CK5/6、CK7、CK19、CK20、HEA125 、MOC31、CEA 和 napsin A 。本例的免疫组化表达与报道基本一致 [6]。

目前关于肺原发肝样腺癌的诊断说法略有不同,过去曾认为如果原发肺癌伴有血清 AFP 升高,再结合病理表现就考虑 PHAL 诊断 [7]。然后随着世界范围内该肿瘤报道的增多,这个观点受到了质疑。结合文献报道,基本上满足以下几点就考虑诊断 PHAL[8-9]:①病理学上有典型的腺泡或者乳头状腺癌,有起源于肝细胞的成分且表达 AFP;②中老年男性,吸烟,肿瘤较大,血清 AFP 可有或无升高;③免疫组化 AFP、Hepatocyte、CK8 和 CK18 等表达阳性;④除外肝脏及肺以外其他肿瘤转移而来。本例符合该诊断共识。另外文献也有报道有些 PHAL 具有神经内分泌的分泌功能 [4],本例 PHAL 与以往的病例报道不同之处在于,该病例起病时伴有严重的糖代谢紊乱,术后糖代谢紊乱得到显著的改善。在进一步的病理组织基因检测中,发现 BRCA2、KEAP1、PIK3C2G 等基因的突变,其中 PIK3C2G 的基因突变可能会导致糖代谢的紊乱 [10]。本例肺原发的肝样腺癌是否因 PIK3C2G 的基因突变导致了严重的糖代谢紊乱,还需要进一步的研究证实。总之这是一例没有典型呼吸道症状,血清 AFP 阴性,伴有高血糖发病的罕见的肺原发肝样腺癌。

【参考文献】

[1]　ISHIKURA H, FUKASAWA Y, OGASAWARA K, et al. An AFP-producing gastric carcinoma with features of hepatic differentiation. A case report. Cancer 1985; 56: 840-848.

[2]　SU JS, CHEN YT, WANG RC, et al. Clinicopathological characteristics in the differential diagnosis of hepatoid adenocarcinoma: a literature review. World J Gastroenterol 2013; 19: 321-327.

[3]　ADIL AYUB, OMAR NUNEZ LOPEZ, ADAM BOOTH, et al. Pulmonary hepatoid adenocarcinoma. J Thorac Cardiovasc Surg. 2019,158(4):e139-e140.

[4]　SUN JN, ZHANG BL, LI LK, et al. Hepatoid adenocarcinoma of the lung without production of alpha-fetoprotein: A case report and review of the literature. Oncol Lett 2016; 12: 189-194.

[5]　KATE GROSSMAN, MARY BETH BEASLEY, SIDNEY S BRAMAN. Hepatoid adenocarcinoma of the lung: Review of a rare form of lung cancer. Respir Med. 2016,119:175-179.

[6]　ONDER TONYALI, ONUR GONULLU, MEHMET AKIF OZTURK, et al. Hepatoid adenocarcinoma of the lung and the review of the literature. 2020,26(6):1505-1510.

[7]　KEVIN KUAN , SAMER N KHADER , SIBA EL HUSSEIN. Hepatoid adenocarcinoma

of the lung. Diagn Cytopathol. 2019，47（8）：831-833.

[8] SHEN Z，LIU X，LU B，et al. Hepatiod adenocarcinoma of the stomach：A case report of a rare type of　gastic cancer. Oncol Lett. 2016，11（2）：1077-1080.

[9] MOTOOKA Y，YOSHIMOTO K，SEMBA T，et al. Pulmonary hepatoid adenocarcinoma：report of a casr. Surg Case Rep. 2016,2（1）：1.

[10] DAIMON M，SATO H，OIZUMI T，et al. Association of the PIK3C2G gene polymorphisms with type 2 DM in a Japanese population. Biochem Biophys Res Commun 2008；365：466-471.

天津市胸科医院内分泌科　苏文凌　杨洋

病例42　胰腺纤维钙化性糖尿病误诊2型糖尿病一例报道

胰腺纤维钙化性糖尿病（fibrocalculous pancreatic diabetes，FCPD）是一种继发于慢性胰石症、非酒精性慢性钙化性胰腺炎的特殊类型糖尿病，以胰腺内外分泌功能受损、胰管结石、胰腺钙化及血糖控制不佳为特点，由于多发生于热带发展中国家，且营养不良的年轻人易患，故又称为热带慢性胰腺炎、热带钙化性胰腺炎、青少年胰腺炎综合征。潜在的病因尚不明确，一般认为环境和遗传因素起重要作用。FCPD 发病率低，临床上出现其特征性"三联征"，即腹痛、脂肪泻和糖尿病。该病十分容易误诊为其他类型糖尿病，在临床工作中，我们遇到1例血糖控制欠佳、长期诊断为2型糖尿病的患者，通过影像学检查、仔细追溯病史等鉴别诊断，最终修正诊断为 FCPD。现介绍我们这例 FCPD 患者的诊断和治疗经验，为早期发现 FCPD 提供依据。

【一般资料】

患者，男性，60岁，天津籍。

1. 主诉　发现血糖升高30年，血糖控制欠佳1月入院。

2. 现病史　患者于入院前30年因"消瘦1年"就诊于我院，完善相关检查，发现空腹血糖升高，约10mmol/L，诊断为"2型糖尿病"，予以口服降糖药物治疗，效果欠佳，于入院前26年调整为胰岛素治疗，血糖控制仍欠佳，于入院前14年开始胰岛素泵强化降糖治疗，目前泵基础量为诺和锐24.7U/d，餐前各9U，全天总剂量51.7U；于入院前1月血糖波动较大，控制欠佳，门诊以"2型糖尿病"收治入院。患者自发病以来，精神、睡眠尚可，饮食欠佳，二便正常。

3. 既往史　有手术史，30岁时因"腹痛、阑尾炎"行阑尾切除手术。

4. 个人史　无吸烟、饮酒史，无冶游史。

5. 家族史　糖尿病家族史阳性。

6. 体格检查　BMI：22.4 kg/㎡，神清语利，查体合作，全身皮肤黏膜无黄染，口唇红润，颈软，双肺呼吸音粗，未闻及明显干湿性啰音，心律齐，心音尚可，各瓣膜听诊区未闻及杂音，腹平，无腹壁静脉曲张及胃肠蠕动波，腹软，上腹部轻压痛，无肌紧张及反跳痛，全腹未触及包块，肝脾肋下未触及，肝肾区无叩击痛，移动性浊音阴性，肠鸣音正常，双下肢无水肿，左侧足背动脉搏动减弱,四肢肌力、肌张力正常,双侧 Babinski 征阴性。

【化验及检查】

胰岛素、C 肽释放试验见表格,HbA1c7.5%;血脂: TG 1.06mmol/L,TC 3.53mmol/L,LDL 1.98mmol/L,空腹血糖 6.8 mmol/L,空腹胰岛素 1.13mIU/L, C 肽水平 0.305μg/L,血常规、肝肾功、血流变、凝血、甲功均正常。尿常规、晨尿生化正常, 24 h 尿 UMA 正常。眼底镜:重度非增殖性糖尿病视网膜病变;神经电生理:右侧胫后神经感觉神经传导速度远端减慢;腹部B 超:胰腺结石,胰体部可见一 1.1 cm 强回声团,后方伴声影。

表 8-42-1　OGTT、胰岛素、C 肽释放试验

	0分	30分	60分	120分
血糖(mmol/L)	7.96	16.20	25.08	23.7
胰岛素(mIU/L)	1.57	2.10	6.03	7.59
C 肽(ng/mL)	0.34	0.38	0.77	1.10

【诊断与鉴别诊断】

(一)FCPD 的诊断依据

根据病史及辅助检查,该患者糖尿病诊断明确。患者无超重、血脂紊乱等代谢异常,胰岛功能差,入院后血糖波动较大,但无酮症发生,且上腹部压痛,腹部 B 超提示胰腺结石,因此进一步仔细追问病史。患者于 24 岁时无明显诱因出现脐周及左上腹疼痛,伴间断腹泻,服用药物治疗后效果不佳(具体药物名称及剂量不详),腹痛进行性加重,就诊于当地医院考虑“阑尾炎”,于 30 岁时行阑尾切除术,术后腹痛未见缓解,多次行胃镜检查未见明显异常,31 岁发现血糖升高,口服药效果不佳。于 53 岁时腹痛进一步加重,完善腹部 CT 可见胰腺结石,腹部 B 超探及胰体部结石伴胰腺导管扩张,胰体轻度萎缩。结合患者青中年发病,以腹痛、腹泻为首发症状,病程中腹痛持续存在并间歇性加重,后期出现血糖增高,口服降糖药物效果不佳,早期即使用胰岛素治疗,腹部 CT 及 B 超提示胰腺结石、胰体萎缩,支持FCPD 诊断。

(二)其他类型糖尿病的鉴别诊断

(1)1 型糖尿病:年龄通常小于 30 岁;“三多一少”症状明显;常以酮症或酮症酸中毒起病;非肥胖体形;空腹或餐后的血清 C 肽浓度明显降低;出现胰岛自身免疫标记物,如谷氨酸脱羧酶抗体(GADA)、胰岛细胞抗体(ICA)、胰岛细胞抗原 2 抗体(IA‑2 A)等,此患者虽发病年龄较轻,但无酮症倾向,无胰岛素自身抗体,影像学发现胰腺结石和钙化,可协助鉴别。

(2)2 型糖尿病:是一种慢性代谢疾病,以胰岛素抵抗和胰岛分泌相对不足为主要特点,疾病早期胰岛素水平正常或增高,常合并高脂血症、肥胖,口服降糖药有效。此患者体形偏瘦,血脂偏低,胰岛功能减退,口服降糖药效果差,血糖波动大,不符合 2 型糖尿病特点。

【治疗】

胰岛素泵强化降糖,营养神经、改善微循环等治疗。

【治疗结果、随访】

患者血糖稳定后出院,遵循糖尿病饮食,院外胰岛素泵治疗,但空腹及餐后血糖波动较大,间断出现低血糖,仍间断伴有腹痛症状。经外科会诊,患者胰腺萎缩,目前暂无手术治疗指征。

【讨论】

糖尿病的分型是依据对糖尿病的病理生理、病因和临床表现的认识而建立的综合分型,目前国际上通用 WHO 糖尿病专家委员会提出的分型标准,即 1 型糖尿病、2 型糖尿病、其他特殊类型糖尿病和妊娠糖尿病,其中,特殊类型糖尿病中的第 3 种是由胰腺外分泌疾病如胰腺炎、创伤 / 胰腺切除术、胰腺肿瘤、胰腺囊性纤维化病,血色病、纤维钙化性胰腺病引起的继发性糖尿病,因此,此类糖尿病又称为 3 C 型糖尿病(T3cDM)。研究表明,继发于胰腺病变后的糖尿病, T3cDM 比 T1DM 更普遍,而此类型糖尿病在临床工作中多被归类为T2DM[1]。与 T2DM 患者相比, T3cDM 患者表现为更高的糖化血红蛋白,血糖波动幅度大,血糖控制十分困难,需要更早地使用胰岛素治疗,但发生糖尿病酮症酸中毒的风险不高 [2],然而,在使用外源性胰岛素治疗过程中易发生低血糖,同时,由于胰高血糖素分泌不足,致死性低血糖更加常见。另外,该类型患者由于胰腺外分泌功能不全,常存在蛋白质、脂质等营养物质吸收障碍,体内多种脂溶性维生素以及钙、磷、镁等矿物质缺乏。T3cDM 的主要诊断标准是:胰腺外分泌功能低下、影像学观察胰腺病变、缺乏 T1DM 的自身抗体 [3]。

FCPD 即属于 T3cDM,多发生于热带地区的发展中国家,印度南部是已知的 FCPD 流行率最高的地区,非热带地区病例报道数量较少。目前国内 FCPD 相关报道甚少,其发病机制较为复杂,研究表明,营养不良、木薯摄入、氧化应激、基因突变与 FCPD 的发生相关 [4, 5]。FCPD 具有典型的临床表现,即腹痛、脂肪泻和糖尿病。这三种症状不是同时发生的,每一种症状在疾病发展的不同阶段占主导地位。FCPD 的第一阶段常见于青少年时期,表现为腹痛反复发作,疼痛多位于上腹部,弯腰或俯卧位可缓解,但由于血、尿淀粉酶及血清脂肪酶水平处于正常水平,因此很难确诊为慢性胰腺炎。数年后,患者胰腺结石开始出现,腹部超声或 CT 扫描可以显示扩张的胰管和胰腺结石,此时不伴有糖尿病,后者多在腹痛发生后10~20 年开始出现。由于前 2 个阶段临床表现不具特征性,FCPD 患者确诊时往往已达第 3阶段,并伴有严重并发症。但仅有 10%~15% 的患者呈现上述典型的临床表现,多数患者临床异质性大,诊治存在一定的挑战。据报道, FCPD 患者口服葡萄糖耐量刺激的胰岛素分泌低下,同时,基础 C 肽水平以及餐后 1 小时 C 肽水平降低,但高于 T1DM 患者 [6],表明该类型患者的胰岛残留 β 细胞具有一定分泌功能。FCPD 患者的血甘油三酯水平、BMI、腰围以及体脂百分比均比 T2DM 患者低 [7],可能是由于胰腺外分泌功能缺如引起的营养不良所致。FCPD 因脂质吸收障碍,后者是机体酮体生成的原料,因此,患者不易发生酮症酸中毒[6, 8]。FCPD 患者的并发症主要分为非糖尿病并发症和糖尿病并发症,前者主要由于胰腺外分泌功能损伤引起的营养吸收不良所致,如夜盲症、凝血功能异常等;后者即糖尿病微血管病变和周围神经病变。因此,早期发现并予以对症支持治疗极为重要。FCPD 的主要诊断标准有:①多发生于热带地区;②符合 WHO 糖尿病的诊断标准;③存在慢性胰腺炎的表现如反复发作性腹痛、脂肪泻;④影像学如超声、CT、X 线片或经内镜逆行性胰胆管造影术(ERCP)等检查证实胰腺结石、纤维化或胰管扩张;⑤除外其他原因引起的胰腺炎,如酒精、胆道疾病等。其中影像学检查明确胰腺结石是该病的标志。本例患者青中年发病,否认胆石症病史,偶有饮酒,BMI 在正常范围内,以腹痛、腹泻为首发症状,病程中腹痛持续存在并间歇性加重,后期出现血糖增高,血糖及 HbA1c 符合糖尿病诊断标准,基础胰岛素和 C 肽水平降低,口服降糖药物效果不佳,早期即使用胰岛素治疗,腹部 CT 及 B 超提示胰腺结石、胰体萎缩,胰岛自身抗体阴性,结合患者病史及影像学表现,FCPD 诊断成立。

FCPD 临床表现与 T1DM 相似,主要鉴别点是 T1DM 患者极易发生糖尿病酮症酸中毒(DKA)以及胰岛素自身抗体阳性,如上所述,FCPD 是一种"抗酮症性糖尿病",但这并不是绝对的,另外,FCPD 患者的谷氨酸脱羧酶抗体阳性率可达 7%,因此,FCPD 与 T1DM 鉴别的焦点并非合并 DKA 或自身抗体阳性与否,而在于胰腺影像学改变情况[9]。虽然 FCPD 患者的临床表现、实验室及影像学检查与 2 型糖尿病患者存在差异,但其极易被误诊为 2 型糖尿病。鉴别诊断 FCPD 和 T2DM 极为重要,因为前者更早需要使用胰岛素治疗。研究显示,与 2 型糖尿病相比,FCPD 患者的发病年龄更小,体形偏瘦,血脂水平显著降低,但糖化血红蛋白水平更高,血糖控制更差[7]。但是,FCPD 患者发生糖尿病大血管病变的风险较 T2DM 患者低,主要与此类型患者血脂低有关。该例患者 30 年前被诊断为 T2DM,除了对 FCPD 认识不足以外,主要是临床医生未将其腹痛与糖尿病联系起来,且未完善腹部影像学检查,不能排除胰腺当时已有形态学变化和胰腺结石的可能,是导致误诊的重要原因。

FCPD 患者由于胰岛 β 细胞破坏严重,胰岛素分泌减少,因此,强化胰岛素降糖治疗是 FCPD 的首选治疗方案。本例患者初次诊断糖尿病后予以口服降糖药物治疗,但血糖控制欠佳。研究报道,对于具有良好胰岛 β 细胞储备的患者,通过口服降糖药物可以进行有效治疗,其中,二甲双胍还可以降低患者肿瘤风险[10]。对于合并胰腺结石引起胰管高压的患者,宜尽早行手术解除胰管梗阻,不仅可以减轻腹痛,还可以保护残留胰腺 β 细胞功能并促进细胞恢复,这可以预防糖尿病的发展。对于合并胰腺外分泌功能受损的患者,因予以酶替代治疗。除此之外,还应定期复查腹部 CT 并监测肿瘤标志物,警惕胰腺恶性肿瘤的发生。

对于慢性腹痛患者且血糖增高、血糖控制不佳者,应完善腹部 CT 或 B 超检查,明确是否为 FCPD 并及时予以治疗。总之,早期诊断、早期胰岛素强化治疗和良好的血糖控制对 FCPD 患者至关重要,临床医生对此类患者要提高警惕,避免误诊。

【参考文献】

[1]　WOODMANSEY C, et al., Incidence, Demographics, and Clinical Characteristics of Diabetes of the Exocrine Pancreas(Type 3c): A Retrospective Cohort Study. Diabetes Care, 2017. 40(11): p. 1486-1493.

[2]　HART P A, et al., Type 3c(pancreatogenic)diabetes mellitus secondary to chronic pancreatitis and   pancreatic cancer. Lancet Gastroenterol Hepatol, 2016. 1(3): p. 226-237.

[3] EWALD, BRETZEL N. AND R.G. Diabetes mellitus secondary to pancreatic diseases（Type 3c）--are we neglecting an important disease? Eur J Intern Med, 2013. 24（3）: p. 203-6.

[4] RAO R H. The role of undernutrition in the pathogenesis of diabetes mellitus. Diabetes care, 1984. 7（6）: p. 595-601.

[5] HASSAN Z, et al. SPINK1 is a susceptibility gene for fibrocalculous pancreatic diabetes in subjects from the Indian subcontinent. Am J Hum Genet, 2002. 71（4）: p. 964-8.

[6] ANNE B, et al. Prevalence of End-Organ Damage, Beta Cell Reserve, and Exocrine Pancreas Defect in Fibrocalculous Pancreatic Diabetes: An Eastern India Perspective. Indian J Endocrinol Metab, 2019. 23（4）: p. 438-445.

[7] BHAT J A, et al. The Clinical Spectrum of Fibrocalculous Pancreatic Diabetes in Kashmir Valley and Comparative Study of the Clinical Profile of Fibrocalculous Pancreatic Diabetes and Type 2 Diabetes Mellitus. Indian J Endocrinol Metab, 2019. 23（5）: p. 580-584.

[8] MOHAN V, et al. Fibrocalculous pancreatic diabetes. Long-term survival analysis. Diabetes Care, 1996. 19（11）: p. 1274-8.

[9] 陈炯镇, 李佳, 朱凯旋. 胰腺纤维钙化性糖尿病长期误诊为 1 型糖尿病 1 例报告并文献复习. 解放军医学院学报, 2020. 41（07）: 752-755.

[10] 赖鹏斌, 查小云, 魏长顺. 胰腺纤维钙化性糖尿病 16 例临床特点分析并文献复习. 福建医药杂志, 2020. 42（04）（2020）: 14-17.

天津医科大学朱宪彝纪念医院肾病内科　　杨艳辉　吴懿洁　单春艳

病例 43　1 例糖尿病酮症酸中毒合并急性胰腺炎患者的诊疗思考

糖尿病酮症酸中毒（diabetic ketoacidosis, DKA）是最常见的糖尿病急症,是由于胰岛素不足和升糖激素不适当升高引起的糖、脂肪和蛋白质代谢严重紊乱综合征,临床以高血糖、高血酮和代谢性酸中毒为主要特征[1]。急性胰腺炎（acute pancreatitis, AP）指因胰酶异常激活对胰腺自身及周围器官产生消化作用而引起的、以胰腺局部炎症反应为主要特征,甚至可导致器官功能障碍的急腹症[2]。DKA 患者中有相当一部分合并 AP,发生率在 10%~15%[3]。由于两者症状之间有重叠,容易令人忽视。我们报道 1 例 DKA 合并 AP 病例,旨在提高对本病的认识,减少误诊和漏诊。

【一般资料】

患者陈 XX,男,18 岁。

1. 主诉　间断多饮、多尿、消瘦 2 年,纳差、恶心、呕吐 4 天,嗜睡 1 天于 2021-4-1 凌晨 4 点入院。

2. 现病史　患者于 2020-1-13 因“多饮、多尿、消瘦 2 月余”住院治疗,诊断 2 型糖尿病,糖尿病酮症,给予地特胰岛素及门冬胰岛素强化降糖治疗,出院后逐渐停用胰岛素改为二甲双胍每日 2 g 口服控制血糖,血糖空腹在 6~7mmol/L。近 2 个月自行停用口服药物,饮食不节制,未监测血糖。2月来体重减轻约 5 kg。入院前 4 天,无明显下出现纳差、恶心、呕吐,进食量少,口渴,饮水约 3 L/ 天,伴恶心、呕吐,呕吐物为胃内容物,无腹痛腹泻,无发热,无咳嗽、咯痰,自觉头痛,无意识障碍,无肢体活动障碍,无言语障碍,未予特殊处理,入院前 1 天,患者喘息、呼吸急促、嗜睡,家人送来我院急诊,随机血糖 45.42 mmol/L、尿糖 3+、尿酮 2+,以 " 糖尿病酮症 " 收入院。

3. 既往史 支气管哮喘病史 10 余年,近 5 年未发作,未用药。否认高血压病、冠心病病史,否认肝炎、结核等传染病史,否认食物药物过敏史,预防接种史随当地。

4. 个人史 否认外地久居史、疫区接触史;无吸烟;无酗酒史。

5. 婚育史 未婚未育。

6. 家族史 父亲患 2 型糖尿病,母亲体健。否认其他家族遗传病史。

7. 体格检查 T:35.8 ℃,P:128 次 / 分,R:40 次 / 分,Bp:168/68mmHg。身高 1.83 m,体重 125 kg,BMI= 37.3 kg/m²,嗜睡,呼唤可睁眼,合作程度差,不语,全身皮肤干燥弹性差,颈部黑棘皮征。双侧瞳孔等大等圆对光反射存在。颈软无抵抗,甲状腺无肿大。两肺呼吸音粗,未闻及啰音。心音弱,心律齐。腹部膨隆,腹部查体不配合,移动性浊音阴性,肠鸣音弱。四肢肌力Ⅳ级,左上肢肌张力增高,疼痛刺激无反应,双侧病理征阴性。

【急诊检查】

(1)血气分析(2021-04-01):pH 6.94, PCO_2 9.8mmHg, PO_2 153mmHg, HCO_3^- 2mmol/L,BE -42.1mmol/L, LAC 2.9mmol/L。

(2)血常规(2021-04-01):WBC 22.06×10^9/L, NEUT 89%, Hb 181 g/L, PLT 430×10^9/L,CRP 1.47 mg/L。

(3)急诊生化(2021-04-01):Na 122.6mmol/L, K 4.51mmol/L, CL 87.5mmol/L, BUN 10.41mmol/L, CRE 221.7μmol/L, GLU 45.42mmol/L。

(4)心肌酶(2021-04-01):AST 29U/L, LDH 235U/L, HBDH 131U/L, CK 29U/L, CKMB 23U/L。

(5)凝血功能(2021-04-01):D-dimer 898.08ng/mL。

(6)尿常规(2021-04-01):尿糖 3+,酮体 3+,白细胞 -。

(7)心电图(2021-04-01):窦性心动过速 心率 131 次 / 分,未见 ST-T 改变。

(8)CT 检查(2021-04-01):胸 CT 示双肺纹理增重,双肺灌注不良。头 CT 未见异常。

【入院时诊断与鉴别诊断】

(一)病例特点

(1)青年男性,既往 2 型糖尿病病史,中断治疗 2 个月及饮食不节制,入院时恶心呕吐嗜睡,查体欠合作。

(2)化验示血糖 45.42 mmol/L,尿糖 3+,尿酮体 3+,血气 pH 6.94, HCO_3^- 2mmol/L , BE -42.1mmol/L。

(3)头 CT 未见异常,排除脑血管疾病。

（二）与其他糖尿病急性并发症的鉴别诊断

（1）该患者的血浆有效渗透压是 299.64 mOsm/L，高渗性高血糖状态的诊断标准是血浆有效渗透压 ≥ 320 mOsm/L，排除该诊断。

（2）该患者乳酸是 2.9 mmol/L，乳酸性酸中毒的诊断主要根据是血乳酸水平显着升高，在 5mmol/L 以上，当乳酸水平超过正常在 2~5mmol/L 时，多呈代偿性酸中毒，故排除乳酸性酸中毒的诊断。

（三）入院院诊断

①2 型糖尿病 糖尿病酮症酸中毒；②重度电解质紊乱，低钠血症低氯血症；③高血压病？④心律失常，窦性心动过速；⑤急性胃炎；⑥支气管炎；⑦支气管哮喘。

【入院时治疗】

（1）生命体征监护，下尿管保留导尿。

（2）补液：2 条静脉通路积极补液，一条静脉长期抗炎抑酸药物静点，另一条静脉补生理盐水。当患者血糖 ≤ 13.9 mmol/L 时，改为 5% 葡萄糖液加胰岛素继续静脉输液[4]。

（3）胰岛素治疗：小剂量胰岛素以 $0.1\ U \cdot kg^{-1} \cdot h^{-1}$ 速度持续静脉滴注，胰岛素静脉输注过程中每 1~2 小时监测血糖，血糖每小时下降 3.9~6.1mmol/L 为宜[4]。

（4）纠正电解质：每升生理盐水溶液中加氯化钾 1.5~3.0 g，监测电解质使血钾维持在 4~5 mmol/L[1]。

（5）纠正酸中毒：患者 pH 6.94，HCO_3^- 2mmol/L，给予 1.25% 碳酸氢钠 200mL 缓慢静点 2 小时，并于补碱结束后复查血气分析。防止补碱的过多过快造成脑脊液 pH 反常性酸中毒、组织缺氧加重、血钾下降、反跳性碱中毒等[1]。

（6）对症处理：抗感染，抑酸及营养神经等。

【病情变化】

2021-4-1 14：20 患者仍嗜睡能间断回答问题，体温升高 37.8 ℃，腹胀明显，完善如下检查：

（1）血常规（2021-04-01 17：00）：WBC 17.59×10⁹/L，NEUT 88.6%，Hb 155 g/L，PLT 283×10⁹/L，CRP 1.47 mg/L。

（2）尿淀粉酶（2021-04-01 21：40）：550.3U/L（42~321）。

（3）血淀粉酶（2021-04-01 22：58）：血淀粉酶 832.7U/L（35~135），脂肪酶 1322.5（1~60）U/L。

（4）上腹部 CT（2021-04-01 23：00）：考虑急性胰腺炎、脂肪肝、胃体部胃壁增厚。

根据急性胰腺炎的诊断标准[2]：①上腹部持续性疼痛。②血清淀粉酶和（或）脂肪酶浓度至少高于正常上限值 3 倍。③腹部影像学检查结果显示符合急性胰腺炎影像学改变。上述 3 项标准中符合 2 项即可诊断为急性胰腺炎。该患者符合②③ 2 项，急性胰腺炎诊断成立。同时，腹 CT 检查排除胆囊炎，胆石症，肠梗阻，消化道穿孔等急腹症。

补充诊断：2 型糖尿病，糖尿病酮症酸中毒；重度电解质紊乱，低钠血症低氯血症；心律失常，窦性心动过速；急性胃炎，支气管炎，支气管哮喘；急性胰腺炎。患者于 2021-4-1 23：30 转入 ICU 继续治疗。

【ICU 治疗】

1. 中心静脉置管,生命体征监护,每 2 小时监测指血血糖。

2. 继续 DKA 治疗措施:补液,胰岛素纠酮降糖,补钾纠正电解质紊乱。

3. 抑制胰腺分泌及胰酶活性:生长抑素类似物奥曲肽直接抑制胰腺外分泌;质子泵抑制剂奥美拉唑间接抑制胰腺分泌;蛋白酶抑制剂乌司他丁抑制与急性胰腺炎进展有关的胰酶活性。

4. 营养支持:入院后 72 h 内早期经口肠内营养有助于保护肠黏膜屏障,减少菌群失调。

5. 化验检查如下:

(1)血尿淀粉酶(2021-04-06):血淀粉酶: 57U/L(35~135U/L),脂肪酶 207.6 U/L(1~60U/L)。

(2)血常规(2021-04-07):WBC 7.7×10^9/L,NEU 66%,Hb 138 g/L,PLT 247×10^9/L,CRP 10.46 mg/L。

(3)血气分析(2021-04-07):pH 7.461,PO_2 84.5mmHg,PCO_2 34.5mmHg,BE 1.1mmol,HCO_3^- 24.6mmol/L,LAC 0.90mmol/L。

(4)血生化(2021-04-07):ALT 19 U/L,AST 22U/L,ALB 29.4 g/L,BUN 1.64mmol/L,CRE 42.3μmol/L,Na 138.3mmol/L,K 3.74mmol/L,CL102mmol/L,GLU 10.66mmol/L,TG 2.54mmol/L,TC 3.92 mmol/L。

(5)尿常规(2021-04-05):尿糖 1+,酮体 +/-。

(6)凝血功能(2021-04-06):D-dimer 2616.53 ng/mL,余均正常。

2021-4-7 8:30 患者无发热,神智清醒,未诉特殊不适,进食低脂流质,间断排黄色稀便,无腹痛,全天血糖波动在 6.5~12.4 mmol/L,转入普通病房。

【普通病房治疗】

(1)饮食:鼓励患者饮水,日饮水量在 2000mL 左右,少食多餐,保证热量供给,饮食中逐渐增加优质蛋白。

(2)控制血糖:胰岛素强化治疗,根据血糖调整用药。2021-4-22 日出院时甘精胰岛素 U100 50U 每晚一次皮下注射,赖脯胰岛素 10U,10U,6U 三餐前皮下注射,二甲双胍 0.5 g 每日三次 +0.5 g 每晚一次,吡格列酮 30 mg 每日一次,伏格列波糖 0.2 mg 每日三次,达格列净 10 mg 每日一次。

(3)其他:抗感染;纠正低蛋白血症;调节肠道菌群,改善胃肠功能;抗凝;纠正电解质紊乱。

(4)出院前复查化验检查:见表 8-43-1、8-43-2 及其他。

表 8-43-1 OGTT 及 C 肽释放试验

2021-04-19	0 min	30 min	60 min	120 min	180 min
Glu(mmol/L) (4.3~5.9)	6.23	6.76	8.89	10.31	9.25
CP(nmol/L) (0.37~1.47)	0.843	0.86	1.21	1.96	2.29

表 8-43-2 游离甲功

游离甲功	FT3(pmol/L)	FT4(pmol/L)	TSH(μIU/mL)
2021-4-13	5.51	15.63	4.54

（1）糖尿病三项（2021-04-12）:GADA 阴性,ICA 阴性,IAA 阴性。

（2）糖化血红蛋白（2021-04-13）: 9.9%。

（3）凝血功能（2021-04-16）: D-Dimer 884.75ng/mL,余（-）。

（4）血淀粉酶（2021-04-21）:淀粉酶 71.7U/L（35~135）脂肪酶 158.6U/L（1~60）。

【随访】

2021-8-12 复查:患者体重 120 kg, BMI 35.83 kg/m²。用药情况:甘精胰岛素 U100 38U 每晚一次皮下注射,二甲双胍 0.5 g 每日三次 +0.5 g 每晚一次,比格列酮 30 mg 每日一次, 吡伏格列波糖 0.3 mg 每日三次,达格列净 10 mg 每日一次。

随访检查:见表 8-43-3 及其他。

表 8-43-3　OGTT 及 C 肽释放试验

2021-08-13	0 min	30 min	60 min	120 min	180 min
Glu（mmol/L）（4.3~5.9）	4.2	9.42	9.6	7.49	5.92
CP（nmol/L）（0.37~1.47）	1.070	2.59	3.33	3.19	2.44

（1）糖尿病三项（2021-08-12）:GADA 阴性,ICA 阴性,IAA 阴性。

（2）糖化血红蛋白（2021-08-13）: 6.1%。

（3）凝血功能（2021-08-12）:均正常。

（4）血淀粉酶（2021-08-12）:淀粉酶 32.6U/L（35~135）脂肪酶 17.3U/L（1~60）

（5）尿常规（2021-08-12）:尿糖 -,酮体 -。

【讨论】

DKA 与 AP 的临床症状及相关检查结果有重叠的地方,如疲乏软弱、恶心、呕吐、腹痛等。淀粉酶:16%~25% 的 DKA 患者会出现淀粉酶的非特异性升高,其升高程度不超过正常上限 3 倍,可能由于胰腺血流循环障碍所致,一般在治疗后 2~3 天可恢复正常。因此,DKA 与 AP 两者合并容易被忽视,从而延误病情[5]。DKA 之于胰岛,AP 之于胰腺,作为器官的胰腺和作为组织的胰岛之间有着紧密的联系,DKA 易合并胰腺炎的机制较为复杂[6]:DKA 发生时,由于胰岛素缺乏,升血糖激素增加,脂肪分解加速,利用减慢,大量脂肪被动员形成游离脂肪酸,产生高脂血症,游离脂肪酸和卵磷脂在胰腺腺泡附近堆积对胰腺产生损伤。同时高脂血症导致血液黏稠度增加,胰腺局部微循环不良。高血糖、酸中毒等导致的血液高凝状态、血管内皮细胞损伤加重了胰腺的缺血缺氧,氧自由基增多,与其他炎性介质一起降低细胞膜的稳定性,使细胞内溶酶体释放,消化酶活化导致胰腺急性损伤,最终导致了胰腺炎的发生。另外也与 DKA 时，胆囊排空障碍、Oddis 括约肌功能障碍相关[7]。

余绮玲[8]等在《糖尿病酮症酸中毒合并急性胰腺炎 30 例临床分析》中提到广州市第一人民医院内分泌科观察到的 30 例糖尿病酮症酸中毒合并急性胰腺炎患者血淀粉酶均升高 3 倍以上，而 CT 提示胰腺异常仅占 66.7%。因此血淀粉酶升高而胰腺 CT 扫描结果正常不能排除急性胰腺炎的可能。30 例患者除 2 例为重症胰腺炎外，其余患者的病程较轻，经积极治疗血淀粉酶恢复正常约 2 周以内，愈后好。可见 DKA 并 AP 的转归取决于早期诊断和及时治疗。

本文患者以恶心、呕吐、神志不清入院，仅有腹胀没有明显的腹痛，我们很难意识到 AP，分析原因可能为 DKA 造成自主神经功能损伤对疼痛的敏感性下降，加之患者神志不清表达不准确所致。此类患者一旦漏诊，急性胰腺炎得不到及时救治将引发严重后果。所以，尽早发现和明确诊断，正确救治使患者获益。该患者在入院 12 小时左右才进行上述检查一定程度上影响了诊治进程，值得今后借鉴。为规避误诊及延误病情，对于 DKA 患者应在接诊时尽快安排腹部 CT 及血尿淀粉酶检查。当发现血淀粉酶等升高超过正常上限的 3 倍或低于 3 倍但仍怀疑并发胰腺炎时，应尽快安排上腹部 CT 平扫，以明确是否存在急性胰腺炎，减少漏诊，提高医疗质量。

【参考文献】

[1] 中华医学会糖尿病分会.中国 2 型糖尿病防治指南（2020 年版）[J].中华糖尿病杂志，2021，13（4）：315-409.

[2] 中华医学会外科学分会胰腺外科学组.中国急性胰腺炎诊治指南（2021）[J].中华外科杂志，2021，59（7）：578-587.

[3] NAIR S，YADAV D，PITCHUMONI CS. Association of diabetic ketoacidosis and acute pancreatitis：observations in 100 consecutive episodes of DKA[J]. Am J Gastroenterol，2000，95（10）：2795-2800.

[4] 葛俊波，徐永健，王辰.糖尿病酮症酸中毒[M].内科学（第九版）：745-747.

[5] 王旭东.重视糖尿病酮症酸中毒并发症[J].中国临床医生杂志，2017，45（1）：1-3.

[6] 王香华，刘丽娜，王旭东，等.高脂血症性重度急性胰腺炎合并糖尿病酮症酸中毒[J].中国临床医生，2015，43（1）：93-94.

[7] 王彩平，段顺元，刘玮.2 型糖尿病合并急性胰腺炎发病机制的研究进展[J].当代医药论丛，2017，15（22）：38-40.

[8] 余绮玲，陈定宇.糖尿病酮症酸中毒合并急性胰腺炎 30 例临床分析[J],中国实用内科杂志，2002，22（5）;319.

天津港口医院内一科　余静

病例 44　以糖尿病首诊的强直性肌营养不良 1 型母女二例

强直性肌营养不良 1 型（myotonic dystrophy type 1，DM1）为罕见的常染色体显性遗传性多系统疾病，是位于 19q13.3 的 DMPK 基因非编码区三核苷酸 CTG 重复大于 50 次所致。DM1 以进行性加重的肌无力、肌萎缩和肌强直为主要特点,亦累及内分泌系统、眼、心脏传导系统、中枢神经系统、消化系统、呼吸系统等。糖尿病和原发性性腺功能减退症是 DM1 患者典型的内分泌系统表现,肾上腺、甲状腺功能异常和钙代谢紊乱亦有报道。我们报道以糖尿病首诊的 DM1 母女 2 例,旨在提高对本病的认识,减少误诊和漏诊。

【一般资料】

1. 例 1(母亲)

患者女性,53 岁,以“发现血糖升高 11 年,间断胸闷、胸痛、心悸 3 年”于 2019 年 5 月入我院内分泌科。患者 11 年前出现体重减轻,于当地医院查随机血糖 14 mmol/L,未行胰岛功能检查,诊断为“糖尿病”。近 2 年用“二甲双胍胶囊 1 g 每日 1 次、瑞格列奈 2 mg 每日 3 次、甘精胰岛素 18~20 U 睡前皮下注射”降糖。

既往 27 年前行“剖宫产术”,有“产后出血”病史。约 25 年前患者出现双上肢乏力,20 年前出现双下肢乏力,症状逐渐加重且出现四肢肌萎缩,无明显肌强直,11 年前于某三甲医院诊断为“双下肢肌萎缩”。10 年前出现双眼视物模糊,行“右眼白内障人工晶体植入术”,左眼视物模糊逐渐加重。

父亲有糖尿病、下肢肌肉萎缩病史。兄弟姐妹 5 人,一兄有糖尿病、下肢肌肉萎缩、白内障,61 岁猝死,其女有下肢肌肉萎缩;另一兄不足 40 岁心源性猝死,其女有下肢肌肉萎缩;一姐有下肢肌肉萎缩,56 岁去世(死因不详),其女体健;另一姐及其女体健。

体温 36.2 ℃,脉搏 87 次 / 分,呼吸 18 次 / 分,血压 130/80 mmHg;发育正常;闭目无力,鼓腮无力;双手及双下肢肌肉萎缩;双上肢肌力Ⅲ级,双下肢近端肌力Ⅲ级,远端肌力Ⅱ级,无肌强直,双侧膝、跟腱反射正常,双侧 Babinski 征阴性。身高 155 cm,体重 55 kg,BMI 22.89 kg/m²,腰围 86 cm,臀围 94 cm,腰臀比 0.91。

2. 例 2(女儿)

患者女性,27 岁,以“确诊糖尿病 4 年,双眼视物模糊 2 月”于 2019 年 5 月入住我院内分泌科。患者 4 年前无明显诱因出现恶心、呕吐、意识丧失,于某三甲医院住院,行胰岛功能检查(具体不详)后诊断为“2 型糖尿病 酮症酸中毒”,出院后用“生物合成人胰岛素 16U 三餐前皮下注射”降糖,空腹血糖约 6~7 mmol/L。1 年前血糖较前升高,加用“甘精胰岛素”降糖,空腹血糖约 15~16 mmol/L,自行增加胰岛素剂量,入院前降糖方案为“生物合成人胰岛素 18~20U IH 三餐前皮下注射、甘精胰岛素 36U 睡前皮下注射”。

既往患者出生时有“羊水吸入综合征”病史,智力发育落后于常人(MMSE 评分 14 分,中度认知功能障碍)。自出生即有“左眼斜视”病史,逐渐加重,未系统诊治。出生时有“双足马蹄足”病史,行“右足矫形术”。“双下肢肌肉萎缩”病史约 10 年,逐渐加重,目前行走缓慢、步态异常。4 年前出现双眼视物模糊,行“双眼白内障人工晶体植入术”。

体温 36.3 ℃,脉搏 113 次 / 分,呼吸 18 次 / 分,血压 130/90 mmHg;发育正常;头发稀疏;颈部皮肤可见散在痤疮,毳毛增多;左眼睑下垂,左眼外斜;闭目无力,鼓腮无力;双下肢远端肌肉萎缩,双足下垂;双上肢肌力Ⅳ+级,双下肢近端肌力Ⅳ+级,远端肌力Ⅲ级,无肌强直,双侧膝、跟腱反射正常,双侧 Babinski 征阴性。身高 150 cm,体重 55 kg,BMI 24.44 kg/m²,

腰围 97 cm,臀围 92 cm,腰臀比 1.05。

【检查】

1. 例 1(母亲)

肌酸激酶、肌酸激酶同工酶、乳酸脱氢酶正常。肝功能:白蛋白 35.4 g/L、γ 谷氨酰转肽酶 176.3 U/L、谷丙转氨酶 41.5 U/L、谷草转氨酶 48.1 U/L,余正常。电解质:钾 6.06 mmol/L、磷 1.81 mmol/L,余正常。糖化血红蛋白 12.7%;糖化白蛋白 35.01%。ACTH、血尿皮质醇、醛固酮、肾素正常,甲状腺功能正常。胰岛功能见表 8-44-1。

表 8-44-1　例 1(母亲)胰岛功能

	0'	30'	60'	120'	180'
血糖(mmol/L)	11.79	16.19	22.86	29.61	33.02
胰岛素(mIU/L)	2.68	3.65	4.85	4.59	7.54
C 肽(μg/L)	1.03	1.07	1.23	1.40	1.85

心电图示窦性心律,Ⅰ度房室传导阻滞。超声心动图示主动脉硬化,左室下壁、后壁、前壁运动幅度减低,左室舒张功能减低,三尖瓣返流(轻度),LVEF64%。胸片未见异常。腹部超声未见异常。甲状腺超声示甲状腺左叶结节(TI-RADS 2 级)。肌电图示左侧胫前肌肌源性损害,可见肌强直放电,左侧三角肌肌电图安静可见失神经电位,可见肌强直放电,小力收缩肌电图大致正常,右侧胫前肌安静可见失神经电位。DMPK 基因 3' UTR 区的(CTG)n>50,未能确定(CTG)具体重复数目。

2. 例 2(女儿)

肌酸激酶、肌酸激酶同工酶、乳酸脱氢酶正常。肝功能:白蛋白 38.8 g/L、γ 谷氨酰转肽酶 101.2 U/L,余正常。电解质正常。糖化血红蛋白 8.6%;糖化白蛋白 23.98%。ACTH、血尿皮质醇正常,醛固酮 / 肾素正常,甲状腺功能正常,性激素正常。胰岛功能见表 8-44-2。

表 8-44-2　例 2(女儿)胰岛功能

	0'	30'	60'	120'	180'
血糖(mmol/L)	17.94	23.03	25.27	23.96	24.79
胰岛素(mIU/L)	9.15	15.35	13.17	13.10	13.80
C 肽(μg/L)	2.16	2.80	3.14	3.27	3.14

心电图示窦性心动过速。超声心动图示左室舒张功能减低。胸片未见异常。腹部超声示脂肪肝(轻 - 中度)。甲状腺超声示甲状腺右叶囊实性结节(TI-RADS 2 级),甲状腺左叶多发结节(级别较高的 TI-RADS 3 级)。妇科超声未见异常。肌电图示左胫前肌可见肌强直电位。遗传病全外显子组基因测序示携带 HCCS 基因一个杂合错义突变,其父为半合子携带者,母亲未检测到。DMPK 基因 3' UTR 区的(CTG)n>50,未能确定(CTG)具体重复

数目。

【诊断与治疗、随访】

两例患者糖尿病发病早、对外源性胰岛素抵抗,合并肌萎缩、早发白内障等多系统异常,且家族中有类似病史、呈常染色体显性遗传规律,并有遗传早现表现,考虑特殊类型糖尿病中的 DM1 型这一罕见疾病,因此行肌电图及 DMPK 基因检测,明确诊断为强直性肌营养不良 1 型、糖尿病。给予母亲生物合成人胰岛素 10u 每日 3 次皮下注射、甘精胰岛素 24u 睡前皮下注射、二甲双胍胶囊 0.5 g 每日 3 次、盐酸吡格列酮分散片 15 mg 每日 1 次控制血糖。因女儿服用二甲双胍片后出现腹泻,给予生物合成人胰岛素 早 4U- 午 4U- 晚 5U 餐前皮下注射、地特胰岛素 26U 睡前皮下注射、伏格列波糖 0.2 mg 每日 2 次(午、晚)控制血糖。3 个月后复查母亲糖化血红蛋白 10.8%,较入院时降低,女儿糖化血红蛋白 11.0%,较入院时升高。

【讨论】

强直性肌营养不良分为 DM1 和 DM2 两型,DM1 是位于 19q13.3 的 DMPK 基因非编码区三核苷酸 CTG 重复扩增所致,是成人最常见的肌营养不良疾病。DM1 患者 DMPK 基因转录生成的 CUG 重复片段与 RNA 剪接调节蛋白 MBNL1(muscleblind-like 1 protein)结合,导致数十至数百个基因剪接异常[1],从而表现为特征性的肌肉症状,亦累及内分泌系统、眼、心脏传导系统、中枢神经系统、消化系统、呼吸系统等多系统。内分泌系统异常的临床表现往往不明显,较为常见的有性腺功能减退症、维生素 D 缺乏导致的继发性甲状旁腺功能亢进症、甲状腺功能异常和糖尿病[2, 3],且发病率均随 DM1 病程进展而增高[4],其中糖尿病的发病率约为 3%~17%[4-7]。在我国的一项回顾性分析中 DM1 患者糖耐量异常或糖尿病的发病率约为 14.2%[8]。本例母女患者以糖尿病首诊,在我院内分泌科明确诊断为 DM1,初筛性腺功能、甲状腺功能、钙磷等未见明显异常。

1. DM1 合并糖代谢异常的机制 DM1 患者发生糖代谢异常的机制尚不明确,目前认为,胰岛素抵抗是主要的病理基础。DM1 患者骨骼肌对胰岛素的敏感性减少 70%[9],全身葡萄糖利用率减少 15%~25%[10]。胰岛素受体(insulin receptor, IR)前体 mRNA 选择性剪接异常是胰岛素抵抗的主要原因。IR 基因由 22 个外显子组成,其中外显子 11 选择性的剪接而产生两种异构体——缺少外显子 11 序列的胎儿型 IRA 和保留外显子 11 序列的成人型 IRB,其功能和组织特异性不同,IRA 对胰岛素亲和力较高但信号传导能力较低。DM1 患者突变的 DMPK 基因转录生成的 CUG 异常重复片段在细胞核内产生毒性作用,使 IR 前体 mRNA 选择性剪接异常,骨骼肌中异常的主要表达胎儿型 IRA[11],并且表达数量减少[12],从而导致胰岛素抵抗。DM1 患者的骨骼肌亦表现出胰岛素受体后的信号通路蛋白的基础磷酸化水平异常升高[13]。此外,DMPK 基因直接参与调节肌肉组织中胰岛素经 IR 和胰岛素样生长因子 1 受体(IGF-1 receptor, IGF-1R)向细胞内转运的过程,DMPK 表达减少可能是 DM1 患者胰岛素抵抗的另一原因[14]。我们的两例患者外源性胰岛素用量较大,提示存在明显的胰岛素抵抗,但其胰岛素分泌曲线低平,未见高胰岛素血症,考虑与病程长,平素血糖控制差,长期的高糖毒性导致胰岛素分泌受损有关。

2. DM1 的降糖治疗　目前对 DM1 尚无特效治疗方法,主要为对症支持治疗。胰岛素具有调节蛋白合成、自噬、泛素介导的蛋白降解和肌生成的功能,对调节肌肉量起重要的作用。改善 DM1 患者胰岛素抵抗不仅能控制血糖,防治心脑血管、神经等并发症,还可能对肌肉萎缩、无力等症状有一定的改善作用。

我们通过对 DM1 合并糖尿病病例文献进行总结分析,发现胰岛素增敏剂噻唑烷二酮类和二甲双胍对 DM1 患者血糖控制有效。与这一结果相符,Yamamoto 等对 8 位 DM1 合并糖尿病患者的研究发现,予吡格列酮 15 mg/ 天治疗 6~36 个月可以有效控制血糖并改善胰岛素抵抗[15]。此外,不合并糖尿病但有高胰岛素血症及反应性低血糖的 DM1 患者吡格列酮治疗亦有效[16]。

已有研究发现,二甲双胍可以增加体外培养于不添加胰岛素的培养基中的 DM 肌肉细胞对葡萄糖的摄取[10]。近年,除控制血糖、改善胰岛素抵抗的作用外,二甲双胍是否对 DM1 患者有其他的治疗作用成为新的研究方向。对携带 DM1 致病突变的人胚胎干细胞和来源于患者的原代肌母细胞的研究发现,二甲双胍对数个 DM1 相关的异常剪接基因有改善效果[17],分子机制涉及 AMPK 的活化及对 RBM3 这一 RNA 结合蛋白的调节作用。另外,DM1 小鼠的骨骼肌和 DM1 患者的肌母细胞的 AMPK 通路均被明显的抑制[18]。二甲双胍能够抑制呼吸链复合体 I,最终使 AMPK 活化,这一作用可能对于改善 DM1 患者的肌肉病变有一定的意义。最近的一项随机对照研究发现,大剂量的二甲双胍可改善 DM1 患者的行动能力[19]。但二甲双胍对于 DM1 患者的作用及其机制尚有待进一步研究。

对于 DM1 患者,早期发现胰岛素抵抗和糖耐量异常,尽早开始改善胰岛素抵抗、降糖治疗,对血糖控制及延缓糖尿病并发症的发生十分重要,且对于改善肌肉萎缩、无力等症状有一定意义。DM1 患者在空腹血糖 <4.4 mmol/L 时即有胰岛素抵抗,此时患者的胰岛素生成指数明显升高,并且随着患者空腹血糖的升高,胰岛素生成指数下降,空腹血糖达到 5.0~6.1 mmol/L 时,有 13.3% 的 DM1 患者口服葡萄糖耐量试验结果提示糖尿病[20]。因此,对于 DM1 患者,即使空腹血糖正常,也应该早期行 OGTT 检查以筛查是否合并糖耐量异常或糖尿病。

综上,对于合并肌肉症状、早发白内障等多系统表现的糖尿病患者,应当注意强直性肌营养不良这一罕见疾病筛查和正确诊治。同时,强直性肌营养不良患者应尽早完善口服葡萄糖耐量试验等内分泌相关化验筛查糖尿病等内分泌系统异常。胰岛素抵抗是 DM1 患者发生糖代谢异常的主要病理基础,有效的血糖控制及改善胰岛素抵抗的治疗应受到重视,噻唑烷二酮类和二甲双胍对血糖控制有效。

【参考文献】

[1] OSBORNE RJ, THORNTON CA. RNA-dominant diseases[J]. Hum Mol Genet, 2006, 15 Spec No 2:R162-9. DOI: 10.109 3/hmg/ddl181. PMID: 16 987 879

[2] ØRNGREEN MC, ARLIEN-SØBORG P, DUNO M, et al. Endocrine function in 97 patients with myotonic dystrophy type 1[J]. J Neurol, 2012, 259(5): 912-20. DOI: 10.100 7/s00415-011-6277-5. PMID: 22 349 862

[3] 龙秀英, 刘鸣. 强直性肌营养不良 97 例临床资料分析 [J]. 中国循证医学杂志, 2004, 4（3）:194-7. DOI: 10.396 9/j.issn.167 2-2531.200 4.03.010.

[4] DAHLQVIST JR, ØRNGREEN MC, WITTING N, et al. Endocrine function over time in patients with myotonic dystrophy type 1[J]. Eur J Neurol., 2015, 22（1）: 116-22. DOI: 10.111 1/ene.125 42.　PMID: 25 155 546

[5] VUJNIC M, PERIC S, POPOVIC S, et al. Metabolic syndrome in patients with myotonic dystrophy type 1[J]. Muscle Nerve., 2015, 52（2）: 273-7. DOI: 10.100 2/mus.245 40. PMID: 25 487 787

[6] KAMINSKY P, POUSSEL M, PRUNA L, et al. Organ dysfunction and muscular disability in myotonic dystrophy type 1[J]. Medicine（Baltimore）, 2011, 90（4）: 262-8. DOI: 10.109 7/MD.0b013e318226046b.　PMID: 21 694 643

[7] KHOSHBAKHT R, SOLTANZADEH A, ZAMANI B, et al. Correlation between distribution of muscle weakness, electrophysiological findings and CTG expansion in myotonic dystrophy[J]. J Clin Neurosci., 2014, 21（7）: 1123-6. DOI: 10.101 6/j.jocn.201 3.09.016. PMID: 24 417 793

[8] 李懋. 强直性肌营养不良 1 型的临床特点和 microRNA 的差异表达 [D]. 解放军总医院; 军医进修学院; 中国人民解放军总医院; 解放军医学院, 2016.

[9] MOXLEY RT, GRIGGS RC, GOLDBLATT D, et al. Decreased insulin sensitivity of forearm muscle in myotonic dystrophy[J]. J Clin Invest, 1978, 62（4）: 857-67. DOI: 10.117 2/ JCI109198.　PMID: 701 484

[10] MOXLEY RT, CORBETT AJ, MINAKER KL, et al. Whole body insulin resistance in myotonic dystrophy[J]. Ann Neurol, 1984, 15（2）: 157-62. DOI: 10.100 2/ana.410 150 208. PMID: 6 367 619

[11] SAVKUR RS, PHILIPS AV, COOPER TA. Aberrant regulation of insulin receptor alternative splicing is associated with insulin resistance in myotonic dystrophy[J]. Nat Genet, 2001, 29（1）:40-7. DOI: 10.103 8/ng704.　PMID: 11 528 389

[12] RENNA LV, BOSÈ F, BRIGONZI E, et al. Aberrant insulin receptor expression is associated with insulin resistance and skeletal muscle atrophy in myotonic dystrophies[J]. PLoS One, 2019, 14（3）:e0214254. DOI: 10.137 1/journal.pone.021 425 4.　PMID: 30 901 379

[13] RENNA LV, BOSÈ F, IACHETTINI S, et al. Receptor and post-receptor abnormalities contribute to insulin resistance in myotonic dystrophy type 1 and type 2 skeletal muscle[J]. PLoS One, 2017, 12（9）:e0184987. DOI: 10.137 1/journal.pone.018 498 7.　PMID: 28 915 272

[14] LLAGOSTERA E, CATALUCCI D, MARTI L, et al. Role of myotonic dystrophy protein kinase（DMPK）in glucose homeostasis and muscle insulin action[J]. PLoS One, 2007, 2（11）:e1134. DOI: 10.137 1/journal.pone.000 113 4.　PMID: 17 987 120

[15] YAMAMOTO T, OYA Y, ISOBE T, et al. Long-term treatment of diabetes mellitus in myotonic dystrophy with pioglitazone[J]. Rinsho Shinkeigaku, 2005, 45（4）: 287-92. PMID: 15 912 796

[16] YAMAMOTO T, OYA Y, FURUSAWA Y, et al. Successful treatment of recurrent hypo-glycemia by pioglitazone in a patient with myotonic dystrophy[J]. Rinsho Shinkeigaku, 2009,49（10）:641-5. DOI: 10.569 2/clinicalneurol.49.641.　PMID: 19 999 145

[17] LAUSTRIAT D, GIDE J, BARRAULT L, et al. In Vitro and In Vivo Modulation of Alter-native Splicing by the Biguanide Metformin[J]. Mol Ther Nucleic Acids, 2015, 4: e262. DOI: 10.103 8/mtna.201 5.35.　PMID: 26 528 939

[18] RAVEL-CHAPUIS A, AL-REWASHDY A, BÉLANGER G, et al. Pharmacological and physiological activation of AMPK improves the spliceopathy in DM1 mouse muscles[J]. Hum Mol Genet, 2018, 27（19）: 3361-76.　DOI: 10.109 3/hmg/ddy245.　PMID: 29 982 462

[19] BASSEZ G, AUDUREAU E, HOGREL JY, et al. Improved mobility with metformin in patients with myotonic dystrophy type 1: a randomized controlled trial[J]. Brain, 2018, 141（10）:2855-65. DOI: 10.109 3/brain/awy231.　PMID: 30 169 600

[20] MATSUMURA T, IWAHASHI H, FUNAHASHI T, et al. A cross-sectional study for glu-cose intolerance of myotonic dystrophy[J]. J Neurol Sci, 2009, 276（1-2）: 60-5. DOI: 10.101 6/j.jns.200 8.08.037.　PMID: 18 834 994

天津医科大学朱宪彝纪念医院内分泌科　申睿婷　陈莉明　张景云　张秋梅

第九章 电解质紊乱

病例 45 老年糖尿病女性合并 Gitelman 综合征一例

Gitelman 综合征最早在 1966 年被报道,最常见的遗传性肾小管疾病之一,患病率约为 1/40 000~1/4000,亚洲人群中可能更高[1]。常于婴幼儿及青少年或成年早期起病,老年人群中极其罕见。该病是 SLC12A3 基因突引起一系列水电解质紊乱。主要临床特点为肾性失钾导致的低钾血症、代谢性碱中毒,常伴有低血镁、低尿钙和肾素 - 血管紧张素 - 醛固酮系统活化,血压正常或偏低。我们报道 1 例老年糖尿病患者的 Gitelman 综合征,旨在提高对本病的认识,减少误诊和漏诊。

【一般资料】

患者李 XX,女,72 岁。

1. 主诉 乏力伴心悸 1 年、加重 2 月。

2. 现病史 患者入院前 1 年,因乏力、心悸,主要为心前区及后背不适,就诊于当地县医院,查电解质示血钾 2.2mmol/L(未见报告),随机血糖明显升高(具体不详),并行冠脉造影检查显示冠状动脉供血不足,无明显狭窄,诊断为冠心病、低钾血症(病因不详)、糖尿病。遂给予参松养心胶囊、尼可地尔、单硝酸异山梨酯、地尔硫卓护心治疗,氯化钾颗粒、静脉补钾治疗,拜唐苹、达格列净降糖治疗,经治疗患者病情好转出院。出院后患者长期服用扩冠降糖及氯化钾片治疗,心前区不适症状仍间断发作,多次在当地医院急诊查血钾 2.2~3.0mmol/L,给予静脉补钾后症状略缓解。2 月前患者再次出现,四肢乏力,心前区不适,无明显胸痛,伴有夜尿增多, 2~3 次 / 晚,无尿频、尿急、尿痛,无多饮、多食、多尿、体重减轻、偶感肢体麻木,无发热、咳嗽、咯痰,无恶心、呕吐,无腹痛、腹泻。再次查血钾 2.5mmol/L,加用螺内酯 40 mg 每日 2 次治疗,症状略缓解。为进一步诊治入我科。

3. 既往史 冠心病病史 1 年,服用参松养心胶囊、尼可地尔、单硝酸异山梨酯、地尔硫卓药物治疗;抑郁症病史 1 年余,目前长期口服盐酸舍曲林治疗。甲状腺瘤切除术后 20 年。否认高血压、外伤史、输血史、肝炎结核等传染病病史、否认食物及药物过敏史。

4. 个人史 生于河北省,久居河北省。无疫区、疫水接触史,无特殊化学品及放射线接触史。无禽类及宠物接触史。无吸烟史,无饮酒史,无冶游史。

5. 家族史 家族中无低钾血症等遗传病等病史。

6. 婚育与月经史 14 岁月经初潮,月经周期 30 天,经期 6 天。已绝经,在 50 岁绝经。适龄结婚,子女体健。

7. 体格检查 T: 36.4 ℃, P: 76 次 / 分, Bp: 117/80mmHg, HR: 76 次 / 分, H 158 cm,

BW55 kg，BMI 22.03 kg/m²；神清，双肺呼吸音清，未闻及干湿啰音，心率 76 次 / 分，心律齐，未闻及杂音，腹软，无压痛、反跳痛，肝脾于肋下未触及，双下肢无水肿，双足背动脉搏动减弱，皮温略低，末梢感觉减退。

【相关检查】

1. 实验室检查　见表 9-45-1，9-45-2，9-45-3，9-45-4。

表 9-45-1　血电解质

血电解质 （mmol/l）	K （3.5-5.3）	Na （137-147）	Cl （99-110）	Ca （2.1-2.9）	Mg （0.75-1.02）	CO2CP （22-30）
2021-3-26	4.1	128.3	90.3	2.61	0.6	24.8
2021-3-27	3.7	132.5	92.4			26.3
2021-3-28	3.9	130.9	92.9			25.8
2021-3-31	3.3	130.2	93.0	2.37	0.34	22.2
2021-4-1	3.2	132.1	95.0			24.2

表 9-45-2　尿电解质

尿电解质 （mmol/24h）	尿量	K	Na	Cl	Ca	P
2021-4-1	2.5L	77.0	157.25	209.75	1.35	10.925

表 9-45-3　血气分析

血气分析	PH	PCO2 （mmHg）	PO2 （mmHg）	HCO3 （mmol/l）	BE （mmol/l）	SaO2 （%）
2021-3-29	2.5L	77.0	157.25	209.75	1.35	10.925

表 9-45-4　高血压五项

高血压五项	PTF （ug/dl）	ACTH （pg/ml）	ALD （pg/ml）	AT II （pg/ml）	DRC （pg/ml）	ARR
2021-3-26	16.3	13.33	>1000	110.45	491.27	服螺内酯后停用
2021-3-29	16.15	17.28	396.92	92.64	138.7	2.86
2021-4-2	20.31	41.61	276.15	102.66	58.57	4.71

查血、尿、便常规和肝肾功能无明显异常。空腹血糖 6.42mmol/L，空腹胰岛素 8.28uIu/ml，空腹 C 肽 2.57ng/mL。糖化血红蛋白 5.8%。游离甲功未见异常。尿比重 1.023，尿渗透压 875 mOsm/L。

2. 影像学检查

（1）甲状腺超声：甲状腺左叶多发低回声及无回声结节（TI-RADS 3 级），甲状腺右叶已切除。

（2）腹部超声：胆囊泥沙样结石；胆囊息肉样变。

（3）下肢动脉超声：双下肢动脉内 - 中膜增厚声；右胫前动脉细？

（4）肾动脉彩超：双肾动脉未见狭窄。

（5）泌尿系超声：右肾高回声结构，提示错构瘤可能，右肾囊肿，膀胱黏膜略增厚欠光滑。

（6）妇科超声：子宫内膜回声不均匀；宫内节育器位置下移；子宫多发低回声病变（多发性子宫肌瘤？ ）；宫颈多发囊肿

（7）胸部 CT：主动脉及冠状动脉硬化；胆囊多发结石（图 9-45-1）。

（8）肾上腺 CT：左侧肾上腺增厚；考虑右肾小错构瘤；胆囊多发结石；动脉硬化（图 9-45-2）。

（9）眼底检查：双眼黄斑区视网膜结构大致可，左眼周边部稍隆起（图 9-45-3，9-45-4）。

（10）垂体 MRI：垂体信号欠均匀，请结合临床，必要时行垂体动态增强扫描（图 9-45-5）。

（11）心电图：显示多导联 T 波低平倒置。

（12）经高通量数据信息分析基因检测回报：显示在 Gitelman 综合征相关的 SLC12A3 基因上检出与受检者表型相关的 1 个致病变异，即 NM_000 339.2:c.506-1G>A 变异。

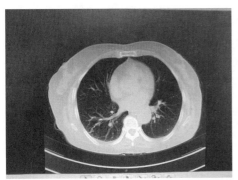

图 9-45-1　胸部 CT

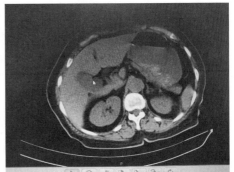

图 9-45-2　肾上腺 CT

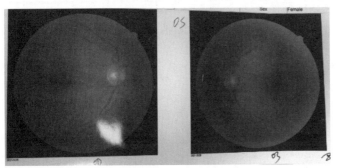

图 9-45-3　眼底检查

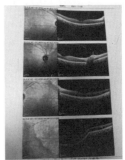

图 9-45-4　眼底检查

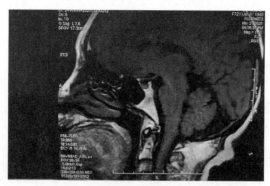

图 9-45-5　垂体 MRI

表 9-45-5　治疗后的电解质

血电解质 （mmol/L）	K （3.5-5.3）	Na （137-147）	Cl （99-110）	Ca （2.1-2.9）	Mg （0.75-1.02）	CO2CP （22-30）
2021-4-4	4.3	132.5	96.4			24.7
2021-4-6	4.4	129.4	92.8		0.61	23.4

【诊断与鉴别诊断】

1. 初步诊断　Gitelman 综合征；2 型糖尿病，糖尿病周围血管病变，糖尿病周围神经病变；冠状动脉粥样硬化性心脏病；高脂血症，慢性胃炎；胆囊结石（多发）；胆囊息肉样变；肾囊肿（右侧）；肾错构瘤（不除外）；宫颈囊肿（多发）；子宫肌瘤（不除外）；慢性肺部感染；甲状腺结节；甲状腺切除术后（右侧）；抑郁症。

2. 鉴别诊断　低钾血症的原因多种多样，一定要仔细了解患者情况，进行判断。日常摄入不足、肾外失钾、肾性失钾、钾向细胞内转移等都是引起低钾血症的原因，前两者比较容易判断，后两者才是难点与重点。

（1）转移性低血钾病因众多，包括：碱中毒；周期性麻痹；甲亢；毒物；钡；棉籽油；药物：β受体激动剂、麻黄碱、特布他林、氨茶碱中毒、咖啡因、葡萄糖 + 胰岛素治疗、大剂量钙拮抗剂；运动和应激；震颤性谵妄（与肾上腺素有关）；恶性贫血治疗恢复期；胰岛细胞瘤；反复输入冷存红细胞等。

（2）肾性失钾，尿排钾增多，会因二氧化碳结合力（血 pH）以及血压水平不同，有如下多种病因：

肾小管性酸中毒：即肾小管分泌 H^+ 和 / 或重吸收 HCO_3^- 障碍，尿酸化功能失常，发生慢性酸中毒及盐类调节失常，出现各种症状，临床表现为血压正常、低钾血症、二氧化碳结合力降低。其分为 I 型和 II 型。I 型除原发性病因，还有自身免疫性、肾脏疾病、肝硬化等其他因素影响，其主要缺陷为远曲小管及集合小管主动分泌 H^+ 能力下降，尿 pH 不能下降到最大限度，产生酸中毒，主要表现为慢性高氯性酸中毒、电解质紊乱、周期性麻痹及肌无力、骨病、肾结石。肾小管性酸中毒 II 型除原发性病因，还有异常蛋白血症、肾移植反应、自身免疫性疾病等其他因素影响,其主要缺陷是近曲小管重吸收 HCO_3^- 能力下降,丢失 HCO_3^- 过多,导致酸中毒,主要表现为慢性高氯性酸中毒、Fanconi 综合征、低血磷、低尿酸,而骨病、肾结石在 II 型患者中较为少见。治疗上 I 型患者可使用枸橼酸合剂(枸橼酸钠 100 g + 枸橼酸钾 100 g + 水 1000 mL): 20~30 mL 每日 3 次,以及补钙和维生素 D。II 型患者则需要通过碳酸氢钠片 8~12 g/ 天进行补碱,也需要补钙与维生素 D。

Bartter 综合征由于编码髓襻升支粗段的离子转运体,包括肾小管 Na^+-K^+-$2Cl^-$ 同向转运体,肾小管髓质外 K^+ 通道及肾小管 Cl^- 通道的基因突变引起的,有低血钾性碱中毒、肾性失钾等多个类型。Gitelman 综合征主要由编码远曲小管表达的 NCCT(噻嗪敏感性 Na^+-Cl^- 协同转运体)的基因 SLC12A3 突变引起,使得镁离子重吸收下降,因此除了补钾,还亟需补镁。

此外,低钾血症还可见于原发或继发性醛固酮增多症、Cushing 综合征、Liddle 综合征、表观盐皮质类固醇激素过多综合征、先天性肾上腺增生、11β- 羟化酶缺陷症等等。

【治疗】

入院后为检查停用螺内酯,继续口服及静脉补钾完善相关化验检查,但血钾仍无法维持在正常(表 9-45-1)。多次监测化验显示低血钾,低血镁,低血钠,低血氯,低尿钙、偏低血压、RAAS 活性增高。患者行基因检测并同时给予螺内酯 60 mg 每日 3 次,门冬氨酸钾镁 2 片 每日 3 次,氯化钾缓释片 0.5 g 每日 3 次治疗,(其他治疗包括:利格列汀 5 mg 每日 1 次;尼可地尔 5 mg 每日 3 次、瑞舒伐他汀钙 5 mg 睡前、单硝酸异山梨酯片 20 mg 每日 2 次、地尔硫卓缓释胶囊 90 mg 每日 1 次;雷贝拉唑 10 mg 每日 1 次)患者低钾低镁血症纠正(表 9-45-5),病情好转出院。

【治疗结果、随访及转归】

患者院外继续上述药物治疗,继续监测电解质及钙磷镁,均在正常范围,症状较前明显好转。

【讨论】

Gitelman 综合征是 SLC12A3 基因突变相关的一种常染色体隐性遗传病,基因突变造成肾远端小管的离子转运蛋白(氢氯噻嗪类利尿剂敏感的钠氯共转运体 NCC)先天功能缺陷,引起钠氯重吸收障碍,进而引起水电解质紊乱及一系列临床症状。主要临床特点为肾性失钾导致的低钾血症、代谢性碱中毒,常伴有低血镁、低尿钙和肾素 - 血管紧张素 - 醛固酮系统活化,血压正常或偏低。基因检测作为该类疾病诊断的金标准 [2-5]。

国内外均有报道 Gitelman 综合征确诊病例,但多见于儿童 [6]。由于本病常于婴幼儿因生长迟缓、抽搐而发现,以及青少年或成年早期起病,老年人群中极其罕见,很难确定一般人群中该病的真实患病率,目前没有观察到男性和女性发病率的显著差异。故临床中对于低血钾甚至伴有低血镁,代谢性碱中毒,肾素 - 血管紧张素 - 醛固酮系统活化,但血压不高的患者,我们务必注意鉴别诊断该类疾病。此外,对于确诊患者的长期治疗、监测和宣教极其重要。

通过本病例学习以提高临床医生对特殊原因引起的低钾低镁血症认识和诊治水平。由该病例得出如下启示：①临床中低钾血症是各科常遇到的疾病。其原因多种多样：日常摄入不足、肾外失钾、肾性失钾、钾向细胞内转移等都是引起低钾血症的原因。一定要仔细了解患者病史、用药等情况进行综合判断、鉴别诊断。②对于临床的化验检查结果，我们要仔细分析，明确其准确性、有无药物和其他疾病干扰等等。③我们要不断提高自己综合水平，扩大知识面，加强对于疑难及罕见病的认识，针对性利用好基因等特殊检测，减少对疾病的漏诊、误诊。

【参考文献】

[1] KNOERS N V, LEVTCHENKO E N. Gitelman syndrome[J]. Orphanet Journal of Rare Diseases, 2008, 3(1):1-6.

[2] WANG T, CHEN Y, YIN X, et al. Novel heterozygous mutation of SLC12A3 gene in Gitelman syndrome[J]. QJM: monthly journal of the Association of Physicians, 2021.

[3] JAE WOOK LEE, JEONGHWAN LEE, NAM JU HEO, et al. Mutations in SLC12A3 and CLCNKB and Their Correlation with Clinical Phenotype in Patients with Gitelman and Gitelman-like Syndrome[J]. Journal of Korean medical science, 2016 ,1: 47-54.

[4] YANMEI ZENG, PING LI, SHU FANG, et al. Genetic Analysis of SLC12A3 Gene in Chinese Patients with Gitelman Syndrome[J]. Medical science monitor: international medical journal of experimental and clinical research, 2019 ,25: 5942-5952.

[5] N ABULADZE, N YANAGAWA, I LEE, et al. Peripheral blood mononuclear cells express mutated NCCT mRNA in Gitelman's syndrome: evidence for abnormal thiazide-sensitive NaCl cotransport[J]. Journal of the American Society of Nephrology JASN, 1998 , 5: 819-26.

[6] 董倩，陈晓波，宋福英，等. 儿童 Gitelman 综合征临床分析 [J]. 中华妇幼临床医学杂志:电子版, 2020, 16(1):8.

天津医科大学第二医院　　陈雨（内分泌科）　门昆（检验科）　郭剑超（内分泌科）

病例 46　Gitelman 综合征病例报道并文献复习

Gitelman 综合征（ Gitelman syndrome, GS ）是一种罕见的遗传性肾小管疾病，其遗传方式为常染色体隐性遗传，该病由编码肾远曲小管噻嗪类利尿剂敏感的钠氯协同转运蛋白（ NCC ）基因 SLC12A3 发生突变所致 [1]。临床上主要表现为低钾血症、代谢性碱中毒、低镁血症、低钙尿症。本文报道 1 例 GS 患者，分析其临床特点和基因变异类型，旨在提高对本病的认识。

【一般资料】

患者，男，39 岁，主因"四肢乏力 2 天"入院。患者入院前 2 天前无明显诱因出现四肢乏力，以右上肢、左下肢为著，伴有出汗、恶心，无呕吐，无头晕、头痛，无晕厥、意识丧失，无明显肢体活动障碍，发病前有进食饮料，无多饮、多尿，无腹痛、腹泻，就诊于当地医院，化验血钾 2.62mmol/L，予补钾治疗后复查血钾 2.98mmol/L，为进一步明确低钾血症原因收入我科。

患者既往痛风病史 1 年,间断服用非布司他治疗;颈椎病病史 6 年,偶有双手麻木。无吸烟、饮酒史。已婚,育有 1 子 1 女。否认类似疾病家族史。入院查体:体温 36.5 ℃,血压 123/78mmHg,身高 170 cm,体重 80 kg,BMI 27.68 kg/m²,神清语利,发育正常,无满月脸、水牛背、多血质貌,甲状腺未见肿大,心肺腹查体无异常,双手无震颤,双下肢无水肿,四肢肌力、肌张力无异常。

【化验及检查】

实验室检测及辅助检查:血钾 2.83~3.37mmol/L,血钠 137.5~140.7mmol/L,血氯 94.0mmol/L,血钙 2.31mmol/L,血镁 0.72~0.76mmol/L,尿钾 85mmol/24 h(同步血钾 2.83mmol/L),尿钠 290mmol/24 h,尿钙 1.6mmol/24 h。血气分析:温度修正 pH 7.493,温度修正 PCO_2 37.4mmHg,温度修正 PO_2 90.0mmHg;实际碱剩余 5.4mmol/L,实际碳酸氢根 28.8mmol/L。醛固酮肾素立卧位:血浆醛固酮(卧位)10.30ng/dL(参考值:3.0~23.6ng/dL),血浆肾素(卧位)35.53μIU/mL(参考值:2.8~39.9μIU/mL),醛固酮/血浆肾素(卧位)0.29(参考值:<3.7),血浆醛固酮(立位)12.40ng/dL(参考值:3.0~35.3ng/dL),血浆肾素(立位)83.70μIU/mL(参考值:4.4~46.1μIU/mL),醛固酮/血浆肾素(立位)0.15(参考值:<3.7)。24 h 尿醛固酮正常。皮质醇节律及 24 h 尿皮质醇正常。性激素六项正常。抗核抗体(间接免疫荧光法)核仁型 1:100。风湿抗体、免疫全项未见异常。甲状腺功能正常。OGTT 试验:空腹葡萄糖 5.16mmol/L;葡萄糖餐后 2 小时 9.91mmol/L;胰岛素(空腹)78.22pmol/L;胰岛素(2 h)1273.00pmol/L。血、尿、便常规正常。生化指标:尿酸 451μmol/L,甘油三酯 4.95mmol/L。24 h 动态血压:平均血压 114/70mmHg,24 小时血压均未超过 140/90mmHg。肾上腺 CT 平扫未见异常。胸片未见异常。腹部超声:脂肪肝。

【诊断与鉴别诊断】

患者血钾最低 2.83mmol/L,提示低钾血症,平日正常进食,无呕吐、腹泻,不支持消化道摄入不足及排出过多所致低钾血症。甲功正常,不支持甲亢低钾周期性麻痹所致低钾血症。尿钾 85mmol/24 h,尿钾排泄增加,提示肾性失钾。患者否认应用利尿剂史。血气分析提示代谢性碱中毒,不支持肾小管酸中毒所致低钾血症。动态血压平均血压 114/70mmHg,24 h 无明显高血压,不支持高血压。双侧肾上腺 CT 平扫未见异常,醛固酮肾素立卧位比值在正常范围,不支持原发性醛固酮增多症所致低钾血症,皮质醇节律及 24 h 尿皮质醇未见明显异常,无满月脸、水牛背、多血质貌等,不支持皮质醇增多症所致低钾血症。住院期间化验血镁最低 0.72mmol/L,提示低镁血症,24 h 尿钙降低,提示低尿钙。患者有低钾血症、代谢性碱中毒、低镁血症、低尿钙,肾素水平升高,考虑为 Gitelman 综合征可能性大,基因检测发现 SLC12A3_ex16 c.196 4G>A 和 SLC12A3_ex26 c.296 3T>C 发生复合复杂突变,进一步证实 GS。

【治疗】

给予螺内酯 20 mg 每日 2 次、氯化钾缓释片 1 g 每日 3 次补钾,并嘱患者低脂低嘌呤饮食,控制饮食,适当运动,予非布司他 40 mg 每日 1 次降尿酸,非诺贝特 200 mg 每日 1 次降脂治疗。

【治疗结果、随访及转归】

出院时复查血钾 3.5mmol/L，出院后 1 月后因服用螺内酯出现乳腺增生减量至 10 mg 每日 2 次，钾水 20mL 每日 2 次，复查血钾波动在 3.55~3.83mmol/L，血镁 0.81mmol/L，未再出现肢体无力等不适。

【讨论】

GS 由 Gitelman 医师于 1966 年首次报道[2]，1996 年研究发现该病致病基因为 SLC12A3[3]。目前确诊的 SLC12A3 基因突变有 500 多种，其突变类型包括错义突变、剪切突变、无义突变、阅读框移位突变等，其中错义突变最为常见，并且复合复杂突变比纯合突变多见[4]。据统计，GS 的患病率约为（1~10）/ 4 万，亚洲人群患病率可能更高。

正常生理情况下，通道蛋白 NCC 位于肾脏远曲小管上皮细胞的管腔侧，参与肾小球滤过液中 5%~10% 的 Na^+ 和 Cl^- 的重吸收。当编码 NCC 的 SLC12A3 基因发生突变时，可出现 NCC 功能障碍，导致远曲肾小管 Na^+ 和 Cl^- 重吸收减少，进而肾脏重吸收水减少，血容量下降，可激活肾素血管紧张素醛固酮（RAAS）系统，肾素、醛固酮水平可升高。由于 Na^+ 重吸收减少，可促进 Na^+-K^+ 交换，引起尿钾排泄增多，进而导致低钾血症[5]。低镁血症可能因为在肾小管顶端膜上存在 Mg^{2+} 转运通道 TRPM6，在基底膜上通过 Mg^{2+}-Na^+ 交换增加，使尿镁排泄增加，从而出现低镁血症。研究发现，正常血镁 GS 患者的电解质紊乱程度、NCC 功能损害程度均较低血镁 GS 患者轻。在肾组织观察到远端小管镁离子转运蛋白 TRPM6 和 NCC 共表达，正常血镁患者 TRPM6 表达与正常人接近，而低镁血症患者 TRPM6 表达显著下降，从而为正常血镁亚型的确立提供了病理生理学基础[6, 7]。尿钙降低可能因为管腔侧 Na^+ 重吸收减少，而基底膜侧 Na^+/Ca^{2+} 交换增加，从而管腔侧 Ca^{2+} 重吸收增加，尿钙减少，出现低钙尿症[8]。

GS 常见临床症状为低血钾、低血镁在全身多系统的表现，常累及骨骼肌、肾脏、胃肠道、心血管和神经系统。常见症状可表现为嗜盐、疲乏、夜尿增多、肢体无力、心悸，也可出现多饮、四肢痉挛、手足搐搦、软骨钙化、眩晕、共济失调、关节疼等。

GS 与Ⅲ型 Bartter 综合征（Bartter syndrome, BS）鉴别较为困难。GS 和 BS 均属于遗传性失盐性肾小管疾病，临床上均可表现为低钾血症、代谢性碱中毒、血浆肾素醛固酮水平升高，而血压正常。但两者在发病年龄、临床表现、发病机制、生化改变、治疗和预后方面又都有区别。Ⅲ型 Bartter 综合征是位于染色体 1p36 的 CLCNKB 基因变异，该病多在婴儿期或儿童早期发病，如不及时治疗会出现生长迟缓、严重的低钾性碱中毒[9]。临床上 GS 区别于 BS 的主要特点是低镁血症、低尿钙。既往认为 GS 是 BS 的一种变异类型，但目前认为两者致病基因不同，应属于两种独立的疾病。可通过基因检测鉴别两种疾病。

目前 GS 主要是以电解质替代治疗为主，以达到缓解症状、提高生活质量、避免严重并发症为目标。鼓励患者多食用富含钾、镁的食物，同时可给予补钾、补镁和基于发病机制的药物治疗，包括保钾利尿剂、环氧化酶抑制剂、ACEI/ARB 类药物。GS 患者血钾和血镁治疗目标分别为 3.0mmol/L 和 0.6mmol/L 以上[7, 10]。本例患者给予口服氯化钾及螺内酯补钾后复查血钾能维持在正常值范围，因血镁降低不明显，未予补镁治疗，患者状态良好。

综上所述,当我们在临床工作中遇到低钾血症、尿钾排泄增加、碱中毒、血压不高、低尿钙、血镁降低或正常,应警惕 GS,应积极完善基因检测,同时对其家系进行基因测序,减少该病的漏诊、误诊。

【参考文献】

[1] MASTROIANNI N, BETTINELLI A, BIANCHETTI M, et al. Novel molecular variants ofthe Na-cl cotransporter gene are responsible for Gitelman syndrome. Am J Hum Genct, 1996,59:1019-1026.

[2] GITELMAN HJ, GRAHAM JB, WELT LG. A new familial disoder characterized by hypokalemia and hypomagnesemia [J]. Trans Assoc Am Phys,1966,79:221-235.

[3] SIMON DB, NELSON-WILLIAMS C, BIA MJ, et al. Gitelman's variant of Barter's syndrome, inherited hypokalaemic alkalosis, is caused by mutaions in the thiazide-sensitive Na-CL cotransporter[J]. Nat Genet,1996,12(1):24-30.

[4] TAGO N, KOKUBO Y, INAMOTO N, et al. A high prevalence of Gitelman's syndrome mutations in Japanese. Hyperten Res, 2004,27:327-331.

[5] 翟振伟,路文盛. Gitelman 综合征的研究进展 [J]. 中国临床新医学, 2021, 14(1): 96-100.

[6] JIANG L, CHEN C, YUAN T, et al. Clinical severity of gitelman syndrome determined by serum Magnesium[J].Am J Nephrol,2014,39(4):357-366.

[7] 中国研究型医院学会罕见病分会,中国罕见病联盟,北京罕见病诊疗与保障学会,等. Gitelman 综合征诊疗中国专家共识(2021 版)[J]. 协和医学杂志,2021,12(6):902-912.

[8] 朱智峰,闫朝丽. SLC12A3 基因突变致 Gitelman 综合征一家系报道并文献复习 [J]. 现代医药卫生,2021,37(5):889-892.

[9] HAN Y, LIN Y, SUN Q, et al. Mutation spectrum of Chinese patients with Bartter syndrome[J]. Oncotarget,2017,8(60):101 614-101 622.

[10] BLANCHARD A, BOCKENHAUER D, BOLIGNANO D, et al. Gitelman syndrome: consensus and guidance from a kidney disease: improving global outcomes(KDIGO)controversies conference[J]. Kidney Int,2017,91(1):24-33.

天津市第五中心医院内分泌科　李娟　王肃

病例 47　*SCNN1B* 基因新型错义突变所致 Liddle 综合征

Liddle 综合征是一种罕见的常染色体显性遗传病,其最早由 Liddle 等人于 1963 年首先报道[1]。典型临床表现为高血压、严重低钾血症、代谢性碱中毒和低肾素[2]。研究表明,Liddle 综合征的发病与肾脏远曲小管和集合管的上皮钠通道(epithelial sodium channel, ENaC)的结构改变有关[3]。ENaC 的主要结构由 α、β 和 γ 三个亚基组成,分别由 *SCNN1A*、*SCNN1B* 和 *SCNN1G* 基因编码合成[4]。本研究报道 1 例新发现的 *SCNN1B* 基因错义突变导致的 Liddle 综合征,通过阐述其临床特征,旨在提高对本病的认识。

【一般资料】

患者,男性,33 岁,因"发现双侧肾上腺肿物 10 年"入院。患者入院前 10 年查体发现双侧肾上腺肿物,平素无腰痛,无头晕、头痛,未予治疗,定期复查。后来我院门诊就诊,以"双侧肾上腺肿物"收治入我院泌尿外科,以行进一步诊治。既往高血压病史 13 年,最高血压 180/140mmHg,口服拜新同,血压控制在 150/120mmHg。脑梗死病史 10 年,平素口服阿司匹林治疗。家族中患者父亲患高血压。个人、婚育史无特殊。否认特殊接触史。入院查体:体温 36.5 ℃,脉搏 70 次 / 分,呼吸 18 次 / 分,血压 150/120mmHg。神志清楚,正常面容,查体合作。双侧肢体血压对称。心肺腹查体未见特殊。双下肢无水肿。

【化验及检查】

血常规未见明显异常,尿常规示尿蛋白 1+,肝功能、肾功能、凝血功能均未见明显异常,电解质: Na^+ 146mmol/L(136~145mmol/L), K^+ 2.0mmol/L(3.5~5.3mmol/L), CO_2CP 32mmol/L (21~31mmol/L);血气分析: pH 7.481(7.35~7.45), PO_2 75.2mmHg(83.0~108.0mmHg), PCO_2 38.9mmHg(35~45mmHg), K^+ 2.8mmol/L(3.50~5.10mmol/L), Na^+ 138.2mmol/L(136.0~145mmol/L), Ca^{2+} 1.056mmol/L(1.150~1.330mmol/L), Glu 9.8mmol/L(3.5~5.3mmol/L), Lac 1.8mmol/L (1.0~2.4mmol/L), BE 4.76mmol/L(-3~+3mmol/L)。超声心动图:二尖瓣、三尖瓣反流(轻度),左室舒张功能减低、收缩功能正常。肾上腺增强 CT:左侧肾上腺分歧部稍饱满,内侧肢结节样增粗;双肾多发囊肿。

24 小时尿电解质:尿 K 104.37mmol/24 h(25~100mmol/24 h),尿 Na 469mmol/24 h (130~260mmol/24 h),尿 Cl 484.05mmol/24 h(110~250mmol/24 h),尿 Ca 11.17mmol/24 h (2.5~7.5mmol/24 h);卧立位试验(卧位):血浆醛固酮 1.9ng/dL(3.0~23.6ng/dL),血浆肾素 <0.50μIU/mL(2.8~39.9μIU/mL)。血清皮质醇、促肾上腺皮质激素、尿皮质醇和 24 小时尿香草苦杏仁酸水平均未见明显异常。

分析后考虑诊断为 Liddle 综合征,对患者基因检测结果显示 SCN1B 第 618 位密码子发生错义突变(c.185 2 C>A; p.P618T)(图 9-47-1)。后对其父亲、母亲和堂兄的血液样本进行了基因检测,在其父亲和堂兄身上也发现了同样的突变(图 9-47-1)。

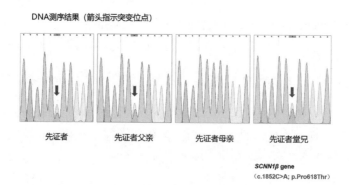

图 9-47-1 患者家系基因检测

【诊断与鉴别诊断】

(一)病例特点

患者青年男性,高血压病史 13 年,表现为低钾血症、碱血症、低肾素、低醛固酮血症,螺内酯治疗无效,基因检测示 SCNN1B 第 618 位密码子发生错义突变。

(二)鉴别诊断

(1)原发性醛固酮增多症:原发性醛固酮增多症是常见的继发性高血压原因。该病是由于肾上腺皮质本身异常,引起球状带自主分泌过多的醛固酮,导致水钠潴留、血容量增加、肾素血管紧张素醛固酮系统活性受抑制所导致的综合征。临床表现与 Liddle 综合征相似,主要为高血压、伴有或者不伴有低血钾、低肾素、高醛固酮血症。

(2)表征性盐皮质激素过多综合征:表征性盐皮质激素过多综合征是一种常染色体隐性遗传疾病,该病为 11-β 羟类固醇脱氢酶先天性缺乏,从而导致皮质醇不能在肾小管局部转变成为无活性的皮质素,继而引起患者血浆皮质醇水平升高。由于盐皮质激素受体在氨基酸序列上与糖皮质激素受体有很高的同源性,因此过多的皮质醇与盐皮质激素受体结合,产生盐皮质激素样作用。临床上患者青少年时期就有高血压、低血钾的表现。

(3)先天性肾上腺皮质增生症:先天性肾上腺皮质增生症是一组常染色体隐性遗传疾病,由于肾上腺皮质激素羟化酶的缺陷、皮质醇的合成部分或者完全受阻,因而导致 ACTH 分泌增加。ACTH 的增加又可引起肾上腺皮质增生并分泌过多的皮质醇前体物质,如 11-去氧皮质醇和肾上腺雄酮等。临床上可出现高血压、失盐(如食欲差、呕吐、嗜睡和体质量增加缓慢)或非失盐症状。

【治疗】

入院后给予螺内酯片(60 mg 口服日三次 5 天),氯化钾口服溶液(20mL 口服日三次)治疗,5 天后复测血钾 2.7 mmol/L(3.50~5.10mmol/L),调整螺内酯用量为 80 mg 日三次 口服 3 天,继续口服补钾治疗。

根据基因诊断结果,患者 Liddle 综合征诊断明确。予患者复方阿米洛利片(1 片口服日一次),硝苯地平控释片(30 mg 口服日一次)治疗。

【随访】

于出院后 3 月内分泌科门诊复测血压 120/80mmHg,复查电解质:Na^+ 139.2mmol/L(137~147mmol/L),K^+ 3.67mmol/L(3.5~5.3mmol/L),CO_2CP 27.4mmol/L(22~29mmol/L),继续应用复方阿米洛利片(1 片口服 日一次),硝苯地平控释片(30 mg 口服 一次)。

【专家点评】

本篇报道了 1 例新发现的 SCNN1B 错义突变导致的 Liddle 综合征,患者为青年男性,既往高血压病史 13 年,长期口服降压药物血压控制不佳,家族中高血压遗传病史,实验室检查示低钾血症及代谢性碱中毒,低血浆肾素活性及低醛固酮血症,应用螺内酯治疗无效,阿米洛利治疗有效,经基因检测证实 SCNN1B 第 618 位密码子发生错义突变(c.185 2 C>A;p.P618T),其父亲和堂兄身上也发现了同样的突变,Liddle 综合征诊断明确。

Liddle 综合征,即假性醛固酮增多症,是一种罕见的常染色体显性遗传病。1963 年,

Grant Liddle 对该疾病进行详尽描述,由此得名 [1]。大多数 Liddle 综合征患者通常表现为高血压、低钾血症和代谢性碱中毒 [2]。大多数患者在年轻时就诊,但有些患者直到成年后才被发现 [5]。

　　Liddle 综合征在普通高血压人群中的患病率尚不清楚,在最近的两项研究中,在排除最常见的继发性高血压后, Liddle 综合征的患病率分别为 1.52%(5/330)[6] 和 0.91%(7/766) [7]。Liddle 综合征中的遗传异常涉及 *SCNN1 A*、*SCNN1B* 和 *SCNN1G* 基因的功能获得性突变,这些基因分别编码 ENaC 的 α、β 和 γ 亚基。胞浆内 C- 末端富含脯氨酸酪氨酸的序列缺失或替换,使得这些亚基无法与细胞内泛素蛋白连接酶(neural precursor cell expressed, developmentally down-regulated 4, Nedd4)结合。正常情况下 Nedd4 可清除细胞表面 ENaC[2]。当 ENaC 清除失败,容量负荷增加,肾素分泌抑制导致醛固酮水平低下时,则无法减少 ENaC 数量,从而出现类似醛固酮增多症的表现。对编码 ENaC、*SCNN1 A*、*SCNN1B* 和 *SCNN1G* 三个亚基的基因进行基因检测,可协助明确诊断 [4,8]。

　　由于 Liddle 综合征系罕见原因的高血压,导致患者长时间被误诊漏诊,血压难以控制,未经控制的患者易早发心、脑、肾、眼底等靶器官损害。临床中对于高血压合并低血钾、类似原发性醛固酮增多症、肾素及醛固酮水平降低以及对螺内酯反应差的患者,需注意 Liddle 综合征的可能。最终需通过基因检测确诊。

　　Liddle 综合征的常规治疗包括限盐,口服阿米洛利或氨苯喋啶 [9]。这两种药物都是 ENaC 阻滞剂,大多数患者效果明显。阿米洛利或者是氨苯蝶啶并不能完全纠正患者醛固酮的分泌功能,只能部分恢复血浆醛固酮水平。在治疗期间需监测肌酐水平。改善患者预后的关键便是早期发现,对于高度怀疑的患者应进行基因筛查,而对于那些携带 Liddle 综合征基因但不伴有高血压或者低血钾症的患者,则需要进行长期的随访观察。

【参考文献】

[1]　Liddle G W, Bledsoe T, Coppage W S. A familial renal disorder simulating primary aldo-steronism but with negligible aldosterone secretion[J]. Trans. Assoc. Am. Phys, 1963, 76: 199-213.

[2]　TETTI M, MONTICONE S, BURRELLO J, et al. Liddle Syndrome: Review of the Literature and Description of a New Case[J]. Int J Mol Sci,2018;19(3).

[3]　BOTERO-VELEZ M, CURTIS JJ, WARNOCK DG. Liddle's Syndrome Revisited -- A Disorder of Sodium Reabsorption in the Distal Tubule[J]. New England Journal of Medi-cine, 1994;330(3):178-181.

[4]　CUI Y, TONG A, JIANG J, et al. Liddle syndrome: clinical and genetic profiles[J]. J Clin Hypertens(Greenwich), 2017;19(5):524-529.

[5]　FINDLING JW, RAFF H, HANSSON JH, et al. Liddle's syndrome: prospective genetic screening and suppressed aldosterone secretion in an extended kindred[J]. J Clin Endocrinol Metab, 1997;82(4):1071-1074.

[6]　WANG LP, YANG KQ, JIANG XJ, et al. Prevalence of Liddle Syndrome Among Young

Hypertension Patients of Undetermined Cause in a Chinese Population[J]. J Clin Hypertens（Greenwich），2015；17（11）：902-907.

[7] LIU K, QIN F, SUN X, et al. Analysis of the genes involved in Mendelian forms of low-renin hypertension in Chinese early-onset hypertensive patients[J]. J Hypertens, 2018；36（3）：502-509.

[8] ACHARD JM, HADCHOUEL J, FAURE S, et al. Inherited sodium avid states[J]. Adv Chronic Kidney Dis, 2006；13（2）：118-123.

[9] FURUHASHI M, KITAMURA K, ADACHI M, et al. Liddle's syndrome caused by a novel mutation in the proline-rich PY motif of the epithelial sodium channel beta-subunit[J]. J Clin Endocrinol Metab, 2005；90（1）：340-344.

天津医科大学总医院内分泌代谢科　李世炜　崔景秋

病例 48　低钾血症一例

低钾血症是指血清钾浓度 <3.5mmol/L，其中血清钾浓度在 3.0~3.5mmol/L 时为轻度低钾血症，2.5~3.0mmol/L 为中度低钾血症，< 2.5mmol/L 为重度低钾血症。低钾血症是临床中的常见病，原因复杂，本文报道 1 例因长期应用甘草药片造成的严重低钾血症、高血糖，旨在提高对本病的认识，避免应用甘草等造成低钾血症的药物，以防造成不可挽回的后果。

【一般资料】

患者王 XX，女性，74 岁。

1. 主诉　乏力、恶心 20 天入院于 2022 年 1 月 17 日。

2. 现病史　患者于入院前 20 天无明显诱因出现乏力，伴尿量增多，以夜尿为著，约 5-8 次 / 晚，不伴烦渴，未予以特殊处理，患者自觉乏力症状逐渐加重，伴纳差、恶心，不伴心悸、头晕、头痛、腹痛、腹泻等其他不适，未予特殊诊治。患者于入院前 10 天就诊于当地医院，查血钾 1.5mmol/L，血气分析示 pH7.58，予补钾、补液等对症支持治疗（具体不详），患者血钾仍低，患者于入院前 3 天就诊于我院急诊，查血气分析（2022-01-14）：pH7.536，K+2.68mmol/L，予补钾、补液等对症支持治疗（具体不详）。现患者为求进一步诊治收入我科。患者自本次发病以来，精神尚可，食欲正常，睡眠尚可，大便如常，小便如常，体重未见明显下降。

3. 既往史　自诉咳喘病史 30 余年，长期服用甘草片 4~6 片 / 天治疗。便秘病史 10 余年，约 1 周 1 次，高血压病史 5 年余，最高血压 220/120mmHg，服用厄贝沙坦氢氯噻嗪、苯磺酸氨氯地平片治疗，血压平素控制在 140~150/80~90mmHg。糖尿病病史 6 月余，服用格列齐特 80 mg 每日 2 次治疗，空腹血糖 6~8mmol/L，餐后血糖 11~15mmol/L。

4. 个人史　出生于天津，否认外地久居史，否认疫区、疫水接触史。否认吸烟及饮酒史。

5. 婚育史　适龄婚育，育有 1 子 2 女，爱人及子女均体健。

6. 家族史　母亲及哥哥均患高血压，否认糖尿病家族史。

7. 体格检查　体温 36.2 ℃，脉搏 59 次 / 分，呼吸 21 次 / 分，血压 200/100mmHg，体重 60.0 kg，身高 160 cm，BMI23.43 kg/m²，神清语利，查体合作。皮肤巩膜无黄染，未见皮疹及出血点,浅表淋巴结无肿大,颈软,无抵抗,甲状腺无肿大,双肺呼吸音粗,未及干湿性啰音,心音可,律齐,各瓣膜听诊区未及病理性杂音,腹部平坦,未见明显胃肠型及异常隆起,全腹软,腹部无压痛,无反跳痛,无肌紧张,肝脾肋下未及,无肝区叩痛,无肾区叩痛,Murphy's 征阴性,肠鸣音正常,移动性浊音(-)。双侧足背动脉搏动可触及,双侧巴氏征阴性。

【化验及检查】

入院前 10 天,当地医院。

血常规无异常,血钾 1.5mmol/L,血钠 136mmol/L,血镁 1mmol/L(0.7~1mmol/L),TNT 60.06ng/L(0~14ng/L),NT-Pr BNP 1293pg/mL(0~125pg/mL),CK 810U/L(40~200U/L),CK-MB 15U/L(0~25U/L),白蛋白 30.9 g/L,ALT 97U/L(7~40U/L),AST 115U/L(13~40U/L),总胆红素 21μmol/L(3.4~17.1μmol/L),血气分析:pH7.58,PO_2 83.7mmHg,PCO_2 50.9mmHg,HCO_3^- 47mmol/L(22~29mmol/L),BE 25.1mmol/L(±3mmol/L)。尿常规示酸碱度6.0。胸CT:双肺间质纹理增多,右肺上叶、左肺下叶点状钙化。

2022-1-14 我院急诊 血钾 4.4mmol/L(口服及静脉补钾约 10 g 治疗 1 天),血气分析:pH 7.536,HCO_3^- 33mmol/L,BE10.2mmol/L,未进一步补钾治疗。

2022-1-17 入院后。

血常规:红细胞计数 3.82×10^{12}/L,血红蛋白 113 g/L,白细胞 4.87×10^9/L。

尿常规:尿葡萄糖 +-,尿白蛋白 +-,尿白细胞酯酶 1+,尿比重 1.014,尿 pH5.5。

生化:血钾 3.3mmol/L,血钠 141mmol/L,二氧化碳结合力 33mmol/L。

2022-01-18 血钾 2.5mmol/L,24 h 尿钾计算结果 20.43mmol/24 h(未补钾),总蛋白 58 g/L,白蛋白 31 g/L,CK 39U/L,CK-MB 8U/L,ALT 22U/L,AST 17U/L,总胆红素 19.5μmol/L,肌酐 61μmol/L,免疫全项 + 风湿抗体:抗核抗体阳性(1∶80),抗组蛋白抗体弱阳性。甲功、生长激素、性激素全项及肿瘤标志物无异常。

2022-01-19 血钾 3.5mmol/L。高血压两项(卧位):醛固酮 1.2ng/dL(3~23.6ng/dL),肾素 <0.5μIU/mL(2.8~39.9μIU/mL);(立位)醛固酮 1.3ng/dL(3~35.3ng/dL),肾素 0.6μIU/mL(4.4~46.1μIU/mL),醛固酮 / 肾素比值 2.17(<3.7)。24 小时尿醛固酮(外送金域) 2.3nmol/24 h(<27.7nmol/24 h 原醛排除,>33.2nmol/24 h 原醛确诊)。

肾上腺皮质功能:2022-1-15 血皮质醇 25.3μg/dL(5~25μg/dL),ACTH 58.5pg/mL(0~46pg/mL),2022-1-18 血皮质醇 10.3μg/dL(5~25μg/dL),ACTH 37.8pg/mL(0~46pg/mL),24 小时尿皮质醇 35.98μg/24 h(30~110μg/24 h),2022-1-20 尿皮质醇 39.73μg/24 h(30~110μg/24 h)。过夜地塞米松抑制试验示:第一天 8 点血皮质醇 13.5μg/dL(5~25μg/dL),ACTH 51.7pg/mL(0~46pg/mL),第一天 16 点血皮质醇 10.8μg/dL(5~25μg/dL),ACTH 33.7pg/mL(0~46pg/mL),第二天 0 点血皮质醇 5.39μg/dL(5~25μg/dL),ACTH 25.7pg/mL(0~46pg/mL),第二天 8 点血皮质醇 1.57μg/dL(5~25μg/dL),ACTH 17pg/mL(0~46pg/mL)。

类固醇激素 11 项:17- 羟孕酮 <100pg/mL(<510pg/mL),雄烯二酮 223pg/mL(300~2000pg/mL),皮质醇 1.1×10^5pg/mL(0.4~2.2μg/mL),脱氢表雄酮 1413pg/mL(<5000pg/mL),孕酮 <112pg/mL(≤ 200pg/mL),总睾酮 249pg/mL(80~600pg/mL),11- 脱

氧皮质醇 132pg/mL（100~790pg/mL），皮质酮 2926pg/mL（530~15 600pg/mL），11-脱氧皮质酮 <80pg/mL（≤190pg/mL），可的松 12 230pg/mL（12 000~35 000pg/mL），硫酸脱氢表雄酮 0.34×10^6pg/mL（0.053~1.24pg/mL）。

血儿茶酚胺：多巴胺 <18pg/mL（<20pg/mL），去甲肾上腺素 139pg/mL（217~1109pg/mL），肾上腺素 <36pg/mL（<95pg/mL），3-甲氧酪胺 <18pg/mL（<18.4pg/mL），甲氧基去甲肾上腺素 51pg/mL（<145pg/mL），甲氧基肾上腺素 23pg/mL（<62pg/mL）。

胰岛细胞抗体阴性，谷氨酸脱羧酶抗体阴性，糖化血红蛋白 7.40%，糖化白蛋白 20.1%。

OGTT：空腹葡萄糖 4.66mmol/L，0.5 小时葡萄糖 11.15mmol/L，1 小时葡萄糖 16.88mmol/L，2 小时葡萄糖 17.65mmol/L，3 小时葡萄糖 12.01mmol/L，空腹胰岛素 4.80mU/L，0.5 小时胰岛素 16.90mU/L，1 小时胰岛素 25.20mU/L，2 小时胰岛 29.60mU/L，3 小时胰岛素 33.20mU/L，空腹 C 肽 1.92ng/mL，0.5 小时 C 肽 3.26ng/mL，1 小时 C 肽 5.75ng/mL，2 小时 C 肽 7.72ng/mL，3 小时 C 肽 10.20ng/mL。

基因检测（华大）：未检出与受检者临床表型相关的致病基因变异。

腹部 B 超：肝内中强回声区（局部脂肪浸润？），肝多发囊肿，胆囊壁欠光滑，稍厚；胆囊底部壁局限性增厚伴多发结晶（腺肌症？）；脾未见明显异常；胰腺头、体未见明显异常，胰尾显示不清；左肾囊肿；右肾未见明显异常。

心脏彩超：左房增大，二尖瓣、三尖瓣反流（轻度），左室舒张功能减低、收缩功能正常。

双侧颈动脉彩超：双侧颈总动脉、颈内动脉、颈外动脉、椎动脉近中段、锁骨下动脉起始端动脉内中膜增厚伴多发附壁斑块，左侧颈外动脉、椎动脉中段管腔轻度狭窄（<50%）。

双下肢动脉彩超：双侧下肢动脉内中膜增厚伴多发附壁斑块，双侧股浅动脉中远段、腘动脉、胫前动脉近端管腔轻度狭窄（<50%），其余动脉血流通畅。

肾上腺 CT 平扫：双侧肾上腺未见异常，请结合临床及实验室检查，肝内低密度影，请结合超声检查。

上腹部强化 CT：肝内多发小囊肿，胆囊壁稍厚，底部明显，考虑腺肌增生症，左肾小囊肿，胃窦部壁厚。

【诊断与鉴别诊断】

患者老年女性，高血压、严重低钾血症伴血糖升高，伴肌酶升高及心功能不全，伴高血压家族史，不伴糖尿病家族史，慢性起病，既往进食可，不伴腹泻，暂时不支持进食差或胃肠道丢失造成的低钾血症，结合入院后化验，甲功无异常，暂时不支持甲状腺疾病（甲亢）造成的低钾血症，血镁无异常，暂时不支持低镁血症造成的低钾血症。入院后患者（未补钾情况下）血钾小于 3.0mmol/L 时，尿钾大于 20mmol/24 h，考虑经肾失钾。患者多次完善血气分析示存在严重代谢性碱中毒，暂时不支持肾小管酸中毒；患者高血压多年，曾应用利尿剂药物降压治疗，但停用利尿剂药物 10 天后患者仍低钾血症，暂时不支持利尿剂造成的低钾血症；患者在应用厄贝沙坦氢氯噻嗪、苯磺酸氨氯地平片等升高肾素药物情况下，血肾素及醛固酮仍明显减低，暂时不支持 Batter/Gitelman 综合征、原发性及继发性醛固酮增多症造成的低钾血症，考虑假性醛固酮增多症；患者血尿皮质醇、ACTH 无异常，肾上腺影像学无异常，暂时不支持皮质醇增多症造成的低钾血症;结合既往长期应用甘草片病史首先考虑甘草造成的假性醛固酮增多症。但患者停用甘草已 2 周余,血钾仍低,Liddle 综合征、分泌皮质酮的肿瘤、CAH 及先天性类盐皮质激素增多症不除外,患者血皮质酮不高,类固醇激素无异常,肾上腺 CT 无异常暂时不支持分泌皮质酮的肿瘤及 CAH,Liddle 综合征及先天性类盐皮质激素增多症多见于儿童及青少年,与患者年龄不符,与患者及家属商议后完善基因检测进一步除外以上疾病,考虑甘草造成的假性醛固酮增多症(高血压、低血钾及血糖升高)。

【治疗】

患者重度低钾,既往曾长期应用甘草药片及利尿剂,于当地医院停用以上两种药物并同时给予积极补钾治疗(具体补钾量不详),患者血钾上升不理想,血钾波动在 1.5~2.9mmol/L 之间,于 2022-1-14 日就诊于我院急诊,给予补钾(约 10 g)1 天后复查血钾 4.4mmol/L,患者未进一步补钾治疗。2022-1-17 入院后血钾 3.3mmol/L,考虑到补钾药物可能影响尿钾化验,且目前患者血钾尚可,继续未予以补钾治疗,2022-1-18 复查血钾 2.5mmol/L,血钾仍然维持不住,予以口服补钾治疗(9 g/ 天),患者血钾逐渐升至 3.5mmol/L 左右,完善化验检查后初步考虑假性醛固酮增多症,甘草药片造成的低钾血症可能性最大,但患者停用甘草药物已 2 周仍存在低钾血症,Liddle 综合征及先天性类盐皮质激素增多症不除外,完善基因检测后等待结果过程中,与患者及家属商议后给与螺内酯 20 mg 每天 2 次诊断性治疗,患者血钾逐渐升至 4.4mmol/L,逐渐停用补钾药物,患者血钾仍维持在 4.1mmol/L 左右,从诊断性治疗过程暂时不支持 Liddle 综合征。随着患者血钾好转,患者血压亦明显好转,应用苯磺酸氨氯地平 5 mg 每天 1 次降压治疗后血压控制在 140/80mmHg 左右。

患者不伴糖尿病家族史,发现血糖升高半年余,入院前应用格列齐特 80 mg 每天 2 次降糖治疗,血糖控制不佳,多次于武清人民医院测空腹血糖 8~11mmol/L 之间,入院后给与达美康 60 mg 每天 1 次及拜唐苹 100 mg 每天 3 次降糖治疗后血糖控制可,随着患者血钾好转,患者血糖也明显好转,逐渐停用达美康,空腹血糖 4~6mmol/L 之间,餐后 2 小时血糖 6~8mmol/L 之间。

【随访与转归】

患者出院后继续应用螺内酯每天 40 mg 治疗,血钾仍维持在 4.4mmol/L 左右,螺内酯逐渐减量,自螺内酯治疗 20 天后完全停用,多次复查血钾均在 4.5mmol/L 左右。2022-2-16 复查(立位)高血压两项示:醛固酮 4.7ng/dL(3~35.3ng/dL),肾素 3.9μIU/mL(4.4~46.1μIU/mL),醛固酮 / 肾素比值 1.21(<3.7),血钾 4.4mmol/L,肾素及醛固酮均较前明显好转,继续应用苯磺酸氨氯地平 5 mg 每天 1 次降压治疗,血压控制在 140/80mmHg 左右。患者出院后血糖继续好转,逐渐停用拜唐苹,自诉空腹血糖 6mmol/L 左右,餐后 2 小时血糖 6~8mmol/L 之间。

【讨论】

假性醛固酮增多症(pseudoaldosteronism,PHA)是高血压、低血钾、代谢性碱中毒、血浆肾素和醛固酮减少或正常、尿醛固酮排泄减少为特征的疾病,临床表现与原发性醛固酮增多症类似,但醛固酮水平降低或正常。先天遗传性因素及后天获得性因素均可致病,先天性因素包括 Liddle 综合征、先天性肾上腺皮质增多症、分泌皮质酮的肿瘤、先天性类盐皮质激素增多症,后天性因素包括甘草及其衍生物、糖皮质激素及抗真菌药物。

Liddle 综合征(Liddle syndrome)是一种罕见的常染色体显性遗传病。1963 年由 Liddle 首次报道 [1],其临床表现主要为青少年发病的中重度高血压,实验室检查表现为低钾血症、代谢性碱中毒、低血浆肾素活性及低血浆醛固酮水平。Liddle 综合征的遗传基础为编码上皮钠通道(epithelial sodium channel, ENaC)的基因发生突变引起导致 ENaC 泛化受到抑制,不能正常降解,从而使 ENaC 的数量和活性增加,重吸收钠和水增加,过度分泌钾离子。此病对盐皮质激素拮抗剂安体舒通治疗无反应,对 ENaC 阻滞剂如阿米洛利或氨苯蝶啶敏感。

先天性肾上腺皮质增多症(congenital adrenal hyperplasia, CAH)[2] 为由于类固醇激素合成过程中某种酶(如 21- 羟化酶、11β- 羟化酶、3β- 羟类固醇脱氢酶及 17α- 羟化酶等)的先天性缺陷造成的常染色体隐性遗传病,其中 21- 羟化酶缺乏者最多见, 90% 以上的 CAH 患者为该酶缺乏所引起。其中 11β- 羟化酶及 17α- 羟化酶分泌缺陷可造成假性醛固酮增多症。11β- 羟化酶缺陷,可造成醛固酮合成受阻,同时造成去氧皮质酮及去氧皮质醇合成增多,去氧皮质酮有类盐皮质激素效果,造成水钠潴留,保钠排钾,血容量增加,肾素受抑制,醛固酮进行性减低。17α- 羟化酶分泌缺陷,可造成去氧皮质酮及皮质酮异常增加,造成水钠潴留,血容量增加,肾素被抑制,醛固酮减少或正常。

分泌皮质酮的肿瘤,此病例目前比较少见,文献报道约 20 例左右 [3],由于肾上腺肿物异常分泌皮质酮造成类盐皮质激素升高,出现高血压、低血钾、低肾素及醛固酮减少或正常。

先天性类盐皮质激素增多症(apparent mineralocorticoid excess, AME)[4],即 11B- 羟类固醇脱氢酶 -2(11β-HSD2)缺乏症,临床表现为代谢性碱中毒、盐敏感、低肾素、低醛固酮血症为主要特征的常染色体隐性遗传病。11β-HSD2 主要作用于盐皮质激素系统,将皮质醇转化为无活性的皮质酮。在人体内,皮质醇和醛固酮与盐皮质激素受体(MR)有相似的结合力,因此皮质醇除了与糖皮质激素受体(GR)结合,还能与盐皮质激素受体(MR)结合,产生醛固酮样作用;生理情况下,皮质醇的分泌量是醛固酮的 100~1000 倍,但是由于此酶的缺乏,大量皮质醇不能转化为皮质酮,致使高盐皮质激素状态,从而导致低血钾,高血钠,血容量增加,低肾素,低醛固酮水平。研究发现甘草及其衍生物、泊沙康唑及伊曲康唑可抑制 11β-HSD2,造成继发性 AME,其中以泊沙康唑为著 [5,6]。

甘草中含有甘草酸(GL),GL 经肠道细菌的作用转化为甘草次酸(GA),GA 吸收入血,但血液循环中的 GA 不能排泄于尿液,而是经肝脏中的葡萄糖醛酸转移酶代谢为 3- 单葡萄糖醛酸基甘草皂苷酸(3MGA),之后经多药耐药相关蛋白 2(MRP2)作用分泌入胆汁,最后经粪便排泄。3MGA 经肠道细菌的作用逆转成 GA 重新吸收入血,形成肠肝循环。长期服用大量甘草后,其中的 GA 和、GL 及 3MGA 会抑制 11β-HSD2,导致皮质醇大量堆积,进而导致水钠潴留、高血压、低钾血症、代谢性碱中毒,同时抑制血浆肾素活性,甘草及其衍生物可造成继发性类盐皮质激素增多症 [7]。同时研究总结发现,服药时间、剂量、低蛋白血症、高胆红素血症、性别、年龄、便秘及合并应用排钾利尿药物等影响甘草药代动力学,造成加重假性醛固酮增多症的因素 [8]。本例患者老年女性,甘草应用史 30 余年,长期便秘,胆红素升高及血白蛋白减低,同时应用噻嗪类利尿剂等因素,造成了患者严重的低钾血症,横纹肌溶解及肝损害。影响甘草所致的低钾具有可逆性,据报道:有的患者在停用复方甘草片第 2 天血钾水平即可以恢复至参考范围,但也有报道称甘草所致低钾血症可持续数周或更长的时间。本例患者停用甘草 2 周时仍低钾血症,约停用 1 月余未应用任何补钾药物情况下患者血钾恢复正常。

【参考文献】

[1] LIDDLE GW B T C W. A familial Ienal disorder simulating pnmary aldosteronism but wlth neghgible aldosterone secretmn[J].Trans Assoc Am Physlmans.1963,79 199-213.

[2] 史铁蘩等,协和内分泌和代谢学 [M]. 北京:科学出版社,1999:1147-1173.

[3] QUERALT ASLA,HELENA SARDÀ,ENRIQUE LERMA,et al. 11-Deoxycorticosterone Producing Adrenal Hyperplasia as a Very Unusual Cause of Endocrine Hypertension:Case Report and Systematic Review of the Literature. [J].Front Endocrinol(Lausanne),2022,13:846 865.

[4] 陈家伦等,临床内分泌学 [M]. 上海:上海科学技术出版社,2011:573-575.

[5] AMAR PANDIT,JOHANNES SCHLONDORFF,et al. Posaconazole-Induced Apparent Mineralocorticoid Excess[J].Kidney Int Rep,2020,5(12):2379-2382.

[6] HUAN-HUAN JI,XUE-WEN TANG,NI ZHANG,et al. Antifungal Therapy with Azoles Induced the Syndrome of Acquired Apparent Mineralocorticoid Excess:a Literature and Database Analysis[J].Antimicrob Agents Chemother,2022,66(1):e0166821.

[7] TOSHIAKI MAKINO,et al. Exploration for the real causative agents of licorice-induced pseudoaldosteronism[J].J Nat Med,2021,75(2):275-283.

[8] TETSUHIRO YOSHINO,SAORI SHIMADA,MASATO HOMMA,et al. Clinical Risk Factors of Licorice-Induced Pseudoaldosteronism Based on Glycyrrhizin-Metabolite Concentrations:A Narrative Review. [J].Front Nutr,2021,8:719197.

天津医科大学总医院内分泌代谢科　梁晓玲　任晓军

病例 49　复方甘草片导致低钾血症一例

复方甘草片为镇咳祛痰的非处方药,每片含甘草浸膏粉 112.5 mg、阿片粉或罂粟果提取物粉 4 mg、八角茴香油 2 mg、苯甲酸钠 2 mg[1]。该药说明书表述其不良反应仅为轻微的恶心、呕吐反应。因其副作用小,价格低廉,深受广大患者青睐,是居家常备药物之一。因此复方甘草片副作用的发生也逐渐增加,近年陆续出现复方甘草片致低钾血症的报告,低钾血症轻者乏力,重者影响呼吸、心脏危及生命。本文报道 1 例由复方甘草片引起的以心脏症状为主要表现的低钾血症,旨在提高大家对复方甘草片副作用的重视,避免其副作用的发生。

【一般资料】

患者 张 X,女,72 岁。

1. 主诉　心前区不适 10 天

2. 现病史　患者于入院前 10 天无诱因出现心前区不适,无胸闷、憋气,无胸痛、心悸,持续约 20 分钟可缓解,就诊于我院急诊,ECG 示:窦性心律,室性早搏,可见 U 波,血钾 1.76mmol/L,Na 145mmol/L,CO_2CP 47mmol/L,予补钾治疗(静脉氯化钾 6 g 联合口服补钾 6 g),40 h 后复查血钾 1.61mmol/L,心律失常无缓解遂由急诊收入我科。患者自发病以来无恶心呕吐,无腹泻,食欲可,体重无著变,近期无呕吐、剧烈运动、大量出汗、饮酒、使用利尿剂或泻药等。

3. 既往史　高血压病史 8 年,最高血压 200/120mmHg,口服寿比山降压治疗,自述血压波动在 130~140/70~80mmHg。发现低血钾病史 7 年,停用寿比山后好转,改用安内真控制血压在 130/80mmHg 左右。咳嗽病史 5 余年,为干咳,长期服用复方甘草片 15 片 / 日,未诊治。

4. 个人史　否认外地久居史;无吸烟;无酗酒史。

5. 婚育史　已婚,生育 1 女 1 子,子女体健。

6. 家族史　高血压家族史。

7. 体格检查　体温 36.4 ℃,脉搏 76 次 / 分,呼吸 18 次 / 分,血压:130/75mmHg(1 mmHg=0.133 kPa),消瘦,皮肤未见异常、甲状腺不大,手颤(-),突眼(-)双肺呼吸音清,未闻及干湿啰音,HR 76 次 / 分,偶闻早搏,心音有力,未闻及杂音,腹软,无压痛,双下肢轻度水肿,右下肢明显,膝腱反射减弱,四肢肌力正常。

【化验及检查】

(1)血尿便常规未见异常。

(2)肝肾功能、甲状腺功能未异常。

(3)电解质:血钾 1.98 mmol/L,24 小时尿钾 61.9mmol/24h。

(4)血气分析:代谢性碱中毒。

(5)血尿皮质醇,ACTH 未见异常。

(6)肾素血管紧张素醛固酮:肾素 2.60ng/(dL·h)[1.95~4.02ng/(dL·h)] 血醛固酮 6.60ng/dL(6.5~30ng/dL)、24 h 尿醛固酮 1.03μg/24 h(1~8μg/24 h)。

【诊断与鉴别诊断】[2]

(一)病例特点

(1)血清钾水平减低,但尿钾不低,说明该患者血中钾的丢失途径为尿液。

(2)患者有高血压病史,检测血中肾素血管紧张素醛固酮大致正常,基本除外原发性醛固酮增多症。

(3)患者有长期服用复方甘草片的历史,初步考虑低血钾与服用该药有关。

(二)低血钾的鉴别诊断

该患者低血钾合并碱中毒、高血压病史,目前已停用排钾利尿剂作为降压药,血压控制尚可,最为关键的是肾素血管紧张素醛固酮回报:肾素 2.60ng/(dL·h)[1.95~4.02ng/(dL·h)] 血醛固酮 6.60ng/dL(6.5~30ng/dL)24 h 尿醛固酮 1.03μg/24 h(1~8μg/24h),除外原发性醛固酮增多症。

患者临床上无皮质醇增多症的表现（向心性肥胖、满月脸、紫纹等），结合化验室检查（血尿皮质醇正常）除外皮质醇增多症。

该患者无尿路感染或梗阻等泌尿系疾病病史，可暂时除外肾小管病变的情况。

患者曾因低钾血症停用排钾利尿剂后缓解，但后因慢性咳嗽，长期服用复方甘草片，考虑该患者低钾血症与复方甘草片有关。

【治疗】

由于该患者的低钾血症考虑与使用复方甘草片有关，因此治疗上首先停用复方甘草片；其次继续补钾，口服补钾每天 6 g，静脉补钾每天 4.5 g，但连续 2 天监测血钾仍低 1.92mmol/L；最后在上述的治疗的基础上加用拮抗盐皮质激素作用的药物安体舒通 80 mg 每日 3 次，1 天后血钾 2.6mmol/L，2 天后 3.46mmol/L，3 天后 5.1mmol/L。停止补钾，并将安体舒通减为 60 mg 每日 3 次，2 天后停安体舒通，复查血钾 4.63mmol/L，好转出院。

【随访】

随后多次复查，血钾正常，也未再出现心律失常及心前区不适。

【讨论】

该患者高血压合并低血钾、碱中毒，且无使用利尿剂病史，无呕吐、腹泻病史，化验回报低钾血症合并碱中毒，且补钾效果不理想，符合原发性醛固酮表现。但高血压可被钙离子拮抗剂所控制，最为关键的是血中肾素血管紧张素醛固酮正常。

回顾病史，患者有长期服用大量复方甘草片病史。而甘草酸是甘草中含量最高的苷类化合物，也是甘草的主要甜味成分。天然甘草酸主要由顺式甘草酸（18β- 甘草酸）和少量反式甘草酸（18α- 甘草酸）组成，其在体内水解成苷元——甘草次酸，产生广泛的药理作用 [1,3]。

（1）抑制盐皮质激素代谢　甘草酸和甘草次酸的化学结构与皮质激素结构相似，能与其竞争肝脏 Δ4-5β- 甾体还原酶、3- 酮基甾体还原酶和 20- 酮基甾体还原酶，减少盐皮质激素失活代谢，加之它们的促皮质激素样作用可延长和提高内源性及外源性盐皮质激素的有效血浓度和作用时间，延长和提高内源性和外源性盐皮质激素作用。

（2）抑制盐皮质激素受体　甘草次酸与人单核细胞上盐皮质激素受体结合的亲和力是醛固酮的 1/3 000，甘草次酸在离体单核细胞中引起盐皮质激素直接介导的氧化应激蛋白表达和提高胞内钠浓度作用都可被盐皮质激素受体拮抗剂坎利酮阻断，说明甘草次酸也是直接作用于盐皮质激素受体的弱激动剂。

（3）产生假性醛固酮增多症　甘草酸和甘草次酸引起假性醛固酮增多症与抑制 11β-OHSD2 密切相关，一般是在大剂量持续使用后产生，常用剂量较少引起，且常在停药几周后恢复正常。是否引起假性醛固酮增多症与其代谢物 3- 单葡萄糖醛酸 - 甘草次酸（3MGA）含量有关，故存在个体差异。

（4）升高血压　甘草酸和甘草次酸的盐皮质激素样肾脏保钠排钾引起高血压，且其引起的血压升高呈线性量效关系。

因此长期大量服用复方甘草片可能造成假性醛固酮增多症。假性醛固酮增多症主要表现为乏力，心悸，腹胀，水肿，高血压，严重低钾血症。严重者可致心衰、诱发肝昏迷等。低肾素、低醛固酮,低血钾、高血压是本病特征。

治疗上首先需停用复方甘草片及短期补钾治疗,但此例患者单纯补钾疗效不佳,因此在补钾的基础上给予螺内酯治疗。螺内酯为保钾利尿剂,其结构与醛固酮相似,为醛固酮的竞争性抑制剂。作用于远曲小管和集合管,阻断 Na^+-K^+ 和 Na^+-H^+ 交换,使 Na^+、Cl^- 和水排泄增多,K^+、Mg^{2+} 和 H^+ 排泄减少。加用螺内酯可拮抗甘草片所致的保钠排钾作用。本例患者应用螺内酯后,血钾均有显著升高,维持螺内酯剂量不变,逐渐停用氯化钾后血钾恢复正常。

复方甘草片是一种常用的复方制剂,其中甘草浸膏粉为保护性镇咳祛痰剂;阿片粉有较强镇咳作用;樟脑及八角茴香油能刺激支气管黏膜,反射性地增加腺体分泌,稀释痰液,使痰易于咯出;苯甲酸钠为防腐剂。上述成份组成复方制剂,有镇咳祛痰的协同作用。临床应用广泛,为减少其不良反应,尤其是低钾血症的发生,使用时应注意以下几点:①依据说明书,严格控制剂量,尽可能使用最小剂量,杜绝超剂量使用,尤其是老年患者,特别注意低钾血症、高血压的出现。②尽量短期应用,若症状无缓解,应及时就医,以免长期服用造成低钾血症、高血压。应加强用药监护,该药虽为非处方药,但应加强对患者的用药指导,出现乏力等低钾血症的症状和高血压时,应检测血钾水平,若出现低钾血症应立即停药,并给予短期补钾治疗,必要时加用醛固酮受体拮抗剂安体舒通辅助治疗。

总之,临床医生应严格掌握适应证,筛选病人,谨慎合理制订用药方案,保证患者用药的安全、合理、有效。对于超剂量或长期服用复方甘草片,尤其是老年患者,应做好宣教,并应注意检测血钾。临床中遇高血压、低钾血症者应详细询问用药史,除外由复方甘草片造成的假性醛固酮增多症,以免贻误病情。

【参考文献】

[1]　苏文凌,杨洋,苗芳,赵佳. 复方甘草片致低钾血症 2 例 [J]. 中国医院药学杂志,2015,
　　　15:1439-1440.

[2]　付依林,郭田,宫颖,等.554 例内分泌科住院患者低钾血症的病因和临床特点的回顾性
　　　分析:来自单中心的研究 [J]. 山东大学学报(医学版),2021,59(10):39-46.

[3]　刘思彤,胡杨,金月波等. 甘草酸制剂诱导重度低钾血症案例报道及分析 [J]. 中国医药
　　　导刊,2021,23(10):759-763.

天津市胸科医院内分泌科　　苏文凌　　苗芳

病例50　Ⅳ型肾小管酸中毒一例

Ⅳ型肾小管性酸中毒(Type Ⅳ renal tubular acidosis,RTA),又称高血钾型肾小管性酸中毒,根据病因可以分为先天性和继发性。先天性较少见,多见于儿童,与遗传因素有关;继发性较多见,多见于成人,多为疾病继发引起。RTA 的主要致病因素为醛固酮缺乏、集合管对醛固酮作用耐受及电压依赖,其病理生理特点是远端肾单位"阳离子交换段"功能障碍,氢和钾的分泌率异常降低,临床以高血钾症、高血氯性酸中毒,尿铵排出减少、肾丢失盐及中度的肾小球滤过功能减退为主要特征。

【一般资料】

患者王 xx,男性,26 岁。

1. 主诉　体检发现血钾升高 21 月余。

2. 现病史　患者于入院前 21 个月于外院体检发现血钾 7.0mmol/L,但无四肢麻木、周身乏力、肌肉疼痛、呼吸困难、恶心呕吐、吞咽困难等不适症状。此后每 2~3 个月复查 1 次血钾,血钾维持在 6.0mmol/L 左右。入院前 8 个月再次查血钾为 6.2mmol/L,予氢氯噻嗪口服治疗,血钾可下降至 5.0mmol/L 左右,为明确诊断收住院。

3. 既往史　既往体健。

4. 个人史　无个人不良嗜好。3 年前曾有口服减肥药物史(具体成分不明)。

5. 婚育史　未婚,未育。

6. 家族史　母亲患有高钾血症。

7. 体格检查　T: 36.2 ℃,P: 70 次 / 分,R: 18 次 / 分,BP: 118/73mmHg,身高: 170 cm,体重: 76.5 kg,BMI: 26.47 kg/m²。查体无阳性体征。

【实验室检查】

血尿便常规、肝肾功能、血脂、凝血均无异常。多次查血钾在 4.5~6.6 mmol/L 之间,血氯在 97~111 mmol/L(正常值 96~106 mmol/L)之间。尿酸化功能可滴定酸(TA)9.2 mmol/L(正常值 9.57~150.00 mmol/L),铵离子(NH_4)23.1 mmol/L(正常值 25.84~200.00 mmol/L)。血气分析 pH 7.328, PCO_2 38.9 mmHg(正常值 21~31 mmHg), PO_2 88.20 mmHg, BE- 5.46 mmol/L, HCO_3^- 20.00 mmol/L。甲状腺功能、肾上腺皮质功能、性激素全项无异常,过夜地塞米松抑制试验可被抑制。血浆渗透压 326 mOsm/(kg·H_2O),尿液渗透压 454 mOsm/kgH_2O。高血压两项:卧位 ALD12.5 ng/mL(正常值 3.0~23.6 ng/mL), PRC2.3 μIU/mL(正常值 2.8~39.9 μIU/mL);立位 ALD17.0 ng/mL(正常值 3.0~35.3 ng/mL), PRC5.6 μIU/mL(正常值 4.4-46.1μIU/mL); ADRR 3.04(正常值 <3.70); 24 h 尿醛固酮: 17.3 nmol/L。免疫全项未见明显异常, OGTT 同时测尿糖均阴性, 24 h 尿氨基酸乙酸 170mmol/L(正常值 <51mmol/L),腺嘌呤 11mmol/L(正常值 <10mmol/L)。胸部 X 线两肺纹理增多,心脏超声三尖瓣轻度反流,腹部 B 超提示脂肪肝,垂体 MR 平扫未见异常,双侧肾上腺 CT 平扫未见确切异常。心电图示 T 波高尖。

【诊断与鉴别诊断】

根据病史及实验室检查,血 pH,尿酸化功能可滴定酸、铵离子均低于正常,患者存在代谢性酸中毒, AG 正常,持续性高钾血症,高氯血症,故考虑诊断 Ⅳ 型肾小管酸中毒。而患者肾功能无异常,尿 pH>5.5,血清醛固酮水平不低,在正常范围,考虑可能远端肾小管对醛固酮的反应减弱。

鉴别诊断应与维生素 D 相关性佝偻病 / 骨软化症、慢性代谢性酸中毒、慢性肾衰竭、肾上腺皮质功能减退症、Dent 病、醛固酮缺乏症、假性醛固酮缺乏症等鉴别。

【治疗】

继续给予患者氢氯噻嗪 50 mg 每日 2 次,2 个月后减为 25 mg 每日 1 次。

【结果及随访】

患者无不适,出院后 3 个月血钾维持在 4.0~5.5mmol/L 之间，PCO_2 在 22.9~33.4mmHg 之间。

【专家点评】

RTA 是因近端肾小管重吸收碳酸氢根离子或 / 和远端肾小管分泌氢离子功能障碍所导致的肾脏酸化功能障碍产生的一种临床综合征。临床主要表现为阴离子间隙性正常、高氯性代谢性酸中毒、电解质紊乱、代谢性骨病和泌尿系症状。RTA 涉及的多种疾病,原发性多为遗传缺陷所致,早期无肾小球功能障碍；继发性多见于肾脏和全身疾病。RTA 于 1935 年由 Lightwood 首次中报道,1951 年被正式命名为肾小管性酸中毒。随着医疗技术的发展和临床经验的积累,RTA 被发现并不罕见,但患者就诊在不同科室,因此临床对其缺乏广泛认知。

按病变部位和机制 RTA 可分为四种类型。Ⅰ 型 RTA,为远端肾小管泌 H^+ 障碍,临床表现为高氯性酸中毒,可有厌食、恶心、呕吐、脱水、心悸、气短、乏力等症状。血 pH 及 HCO_3^- 均降低,血钾降低或正常低值,尿液酸化功能障碍,尿 pH>5.5,尿 NH4$^+$ 降低；Ⅱ 型 RTA,为近端肾小管 HCO_3^- 重吸收障碍,临床表现为 AG 正常的高血氯性代谢性酸中毒,血钾降低或正常,尿液酸化功能基本正常,尿 pH<5.5;尿 NH4$^+$ 正常；Ⅲ 型 RTA,混合型,兼有 Ⅰ 型和 Ⅱ 型 RTA 的特点；Ⅳ 型 RTA,又称高血钾型肾小管酸中毒,为远端小管排泌 H^+、K^+ 的功能障碍,或有醛固酮缺乏或远端小管对醛固酮反应低下,导致肾小管酸中毒的同时血钾增高,其发病机理仍不明了。

醛固酮缺乏以及远端肾小管对醛固酮反应降低是Ⅳ型 RTA 发病的主要因素。醛固酮直接刺激远端小管的 α 细胞泌氢,还可作用于主细胞管腔侧的钠通道及基侧膜上的 Na -K -ATP 酶而促进 Na 重吸收,通过增加管腔侧的负电势而间接刺激 H 的排泄,另外通过影响钾的代谢,直接影响泌氢或间接通过醛固酮的作用,出现代谢性酸中毒。多种疾病可导致醛固酮缺乏、集合管对醛固酮作用耐受及电压依赖,从而引起Ⅳ型 RTA。引起低肾素、低醛固酮血症的疾病,如各种慢性肾小管疾病、间质性肾病、糖尿病肾病、高血压肾病或肾移植等,均可导致醛固酮缺乏并继发肾素分泌不足。先天性醛固酮合成缺陷如 Addison 病,也可有醛固酮分泌不足。伴有继发性高肾素血症和高醛固酮血症的疾病,如假性醛固酮缺乏症、失盐性肾炎及各种肾小管及肾间质疾病,可导致肾脏对醛固酮的反应性降低。氨苯蝶啶等药物、镰状细胞贫血可导致电压依赖性醛固酮缺乏。慢性肾小管、肾间质病变致远端肾小管细胞功能损害,排 H^+、K^+ 减少,产 NH4$^+$ 和排 NH4$^+$ 减少,发生高氯性酸中毒和高钾血症,同时近端肾小管对 HCO_3^- 重吸收障碍,尿中大量 HCO_3^- 丢失,进而加重酸中毒。醛固酮分泌不足或肾小管对醛固酮反应降低,远端肾小管排泌 H^+ 和 K^+ 障碍,以致 H^+ 和 K^+ 在体内潴留,HCO_3^- 丢失,发生酸中毒和高钾血症。

Ⅳ 型 RTA 一般多见于中老年患者以及轻中度肾功能不全的患者,酸中毒及高钾血症与肾功能不全程度不成比例。患者除有高氯性代谢性酸中毒外,主要临床特点为高钾血症,血钠降低。部分患者因血容量减少,可出现体位性低血压。

　　Ⅳ型 RTA 的治疗,要针对原发病治疗,另外可用碳酸氢钠纠正酸中毒,碳酸氢钠既纠酸又促进钾的转移,有助减轻高血钾。每天可补充碳酸氢钠 1.5~2mmol/kg,还可在补充碱性药物,同时加用葡萄糖和胰岛素,也可用葡萄糖酸钙或氯化钙稀释后静推以加快钾的排泄。在纠正高钾血症方面,可采用纠酸、低钾饮食,口服离子交换树脂如聚磺苯乙烯钠(聚苯乙烯磺酸钠),能吸附肠道中的钾而释放钠,口服 15~20 g,2~3 次 /d。应用排钾利尿剂,如氢氯噻嗪(双氢克尿噻)或呋塞米(速尿)等,严重时可透析,透析前应先用药物降钾,以防心跳骤停。补充盐皮质激素,不仅可纠正高氯性代谢性酸中毒,而且可以纠正高钾血症。常用药物为氟氢可的松。剂量为 0.2~0.5 mg/ 次,1 次 /d。

　　RTA 一般预后较好,部分患者可以自行缓解,碱性药物效果较好。漏诊误诊和治疗不合理可导致肾功能损害和严重并发症发生。慢性肾功能不全状况下,长期酸中毒会影响维生素 D 和 PTH 的代谢,加重肾性骨病。在积极治疗原发病和并发症同时,可给予钙剂和活性维生素 D。

【参考文献】

[1]　TSENG MH, HUANG JL, HUANG SM, *et al.* Clinical features, genetic background, and outcome in infants with urinary tract infection and type Ⅳ renal tubular acidosis[J]. Pediatr Res, 2020, 87(7): 1251-1255.

[2]　SCHAMBELAN M, SEBASTIAN A. Type Ⅳ renal tubular acidosis: pathogenetic role of aldosterone deficiency and hyperkalemia[J]. Nephrologie, 1985, 6(3): 135-137.

[3]　BATLLE D, ARRUDA J. Hyperkalemic Forms of Renal Tubular Acidosis: Clinical and Pathophysiological Aspects[J]. Adv Chronic Kidney Dis, 2018, 25(4): 321-333.

[4]　DREYLING KW, SCHOLLMEYER P. Pathogenesis, diagnosis and therapy of type Ⅳ renal tubular acidosis[J]. Dtsch Med Wochenschr, 1989, 114(35): 1330-1335.

[5]　汤福广, 李路丽, 李鼎. 4 型肾小管酸中毒 [J]. 中国医药论坛, 2005, 003(005): 72-73.

[6]　叶薇, 陈凯, 鲍晓荣. 糖尿病肾病合并Ⅳ型肾小管酸中毒一例 [J]. 临床内科杂志, 2011, 28(4): 1.

[7]　杨纯玉, 戴勇. Ⅳ型肾小管性酸中毒 3 例报告 [J]. 深圳医学信息, 1994(6): 6-7.

[8]　沈长福, 吴彼得. Ⅳ型肾小管性酸中毒 2 例报告 [J]. 中华肾脏病杂志, 1991, 7(2): 2.

天津医科大学总医院内分泌代谢科　汤绍芳　刘铭

病例 51　长期酗酒致维生素 B_1 缺乏性乳酸酸中毒一例报告

　　乳酸性酸中毒是由于各种原因导致组织缺氧,乳酸生成过多,或由于肝脏病变致使乳酸利用减少,清除障碍,血乳酸浓度明显升高引起。正常空腹静息时静脉血乳酸为 0.5~1.5mmol/L,当机体缺氧及肝肾功能受损时,血乳酸积聚达 2~4mmol/L 为高乳酸血症,乳酸 ≥ 5mmol/L, pH 值 ≤ 7.35(动脉血)时可确诊为乳酸性酸中毒 [1]。常见的乳酸酸中毒多是由于获得性疾病造成,寻找病因对于解除乳酸酸中毒尤为重要。长期酗酒者会导致维生素 B_1 缺乏,三羧酸循环受阻,糖酵解增加,乳酸增高,导致乳酸酸中毒的发生。乳酸酸中毒对机体损害极为严重,如不及时发现并治疗,可危及患者生命。与维生素 B_1 缺乏相关的乳酸酸中毒因为发病率相对较低,临床表现不典型,容易被误诊、漏诊和延误治疗。

【一般资料】

刘某,男性,27 岁。

1. **主诉**　乏力、纳差及体重增加 2 年,加重 3 月入院于 2017-8-8。

2. **现病史**　患者于入院前 2 年无明显诱因出现乏力、纳差、腹胀、厌油腻,无腹痛、腹泻、恶心、呕吐,伴有体重轻度增加,当时患者未予重视。3 月前患者因无力摔倒后腰部外伤就诊于天津医院,具体检查结果及诊断不祥。自诉服用激素 2 粒,每日两次治疗后,上述症状较前进一步加重,体重于两个月内增加 20 kg,同时伴有口腔黏膜出现白斑,手足皮肤干燥脱皮,轻微磕碰后易出现皮下瘀斑。患者遂于入院前 1 日就诊于我院急诊查肝功能提示肝酶及胆红素明显升高,动脉血气分析显示呼吸性碱中毒,乳酸升高明显,肝炎标志物未见明显异常,腹部 B 超提示中度脂肪肝,血钾 2.49mmol/L,经补钾治疗后,患者症状较前略好,复查血钾 2.42mmol/L。为求进一步诊治收入我科。患者自发病以来,精神、食欲差,睡眠差,大便尚可,体重增加 20 余 kg。

3. **既往史**　既往高血压病史 2 年,血压最高至 170/110mmHg,未正规诊治。否认糖尿病、冠心病、手术、外伤史。否认输血史及药物、食物过敏史。否认肝炎病史。

4. **个人史**　生于原籍,有 6 年吸烟史,20 支 / 天。4 年饮酒史,每天饮酒量折合乙醇量 250 g。

5. **婚育史**　未婚未育。

6. **家族史**　否认家族遗传病史。

7. **体格检查**　T36.1 ℃,P104 次 / 分,R14 次 / 分,BP150/100mmHg,H176 cm,Wt121 kg,BMI39.06 kg/m²,腰围 126 cm。发育正常,营养良好,超力体型,神志清晰,精神萎靡,查体合作,自主体位。睑结膜稍苍白,巩膜、皮肤轻度黄染。双肺呼吸音清,未闻及干湿性啰音。心音可, HR104 次 / 分,律齐,未闻及杂音。腹部膨隆,腹软无压痛,肝脾触诊不清。双下肢无水肿。中心性肥胖,满月脸面容,颈部脂肪垫增厚,发际线较低,无明显毳毛增多,后腰部有瘀斑,腹部及腋下、膝关节周围、足踝周围可见大片非宽大紫纹,以腰部、腹部及腋下为著。皮肤弹性减弱,手部和足部皮肤干燥脱皮,无蜘蛛痣。

【入院后诊治情况】

入院诊断:①低钾血症、库欣综合征? ②乳酸酸中毒;③肝功能不全、酒精性脂肪性肝炎? ④高血压病(2 级)原发性? 继发性? 入院后完善检查,发现血皮质醇升高,醛固酮 / 肾素比值未见异常,进一步检查皮质醇节律消失,过夜地塞米松抑制及小剂量地塞米松抑制试验试验阳性,但做大剂量地塞米松抑制试验阴性,再结合肾上腺 CT 和垂体核磁排除库欣综合征。结合患者有 4 年的大量饮酒病史,考虑患者为慢性酒精中毒所致的维生素 B_1 缺乏造成乳酸堆积,乳酸酸中毒、假性库欣综合征。给予维生素 B_1 及对症治疗好转,乳酸逐渐恢复正常。

【化验及辅助检查】

（1）入院后第 1~2 天：Na 124.8（mmol/L），K3.32（mmol/L），Cl80.3（mmol/L），乳酸 6.94（mmol/L）。Ca 2.06mmol/L，Mg 0.99mmol/L，P 0.21mmol/L 血 Rt：Hb 108 g/L，MCV 110fl。尿 Rt：GLU+/-，BIL3+，KET+。肝功能：ALB 33.3 g/L，ALT 65U/L，AST 80U/L，ALP 166U/L，γ-GT 1239U/L，总胆红素 86.1μmol/L，结合胆红素 83.4μmol/L。血脂：TG 6.93mmol/L，LDL-C 1.44mmol/L，TC 6.56mmol/L，HDL-C 0.16mmol/L。甲功：FT3 2.65pmol/L，FT4 19.35pmol/L，TSH 4.49mIU/L，TG-Ab、TPO-Ab（-）。叶酸：<1.0ng/mL，VitB12 373pg/mL，血清铁：33.7μmol/L，铁蛋白 787.6ng/mL，不饱和铁结合力：2.0μmol/L，总铁结合力：35.7μmol/L。性激素六项、PRL、P、LH、FSH（-）。免疫检查：C50 47.7U/mL，IgG 6.73 g/L。随机尿 K 7.07mmol/L 随机尿 Na 16.9mmol/L。查肾功能、ESR、糖化血红蛋白、病毒筛查：未见异常。

（2）入院后第 4 天：Na 131.9（mmol/L），K5.07（mmol/L），Cl89.1（mmol/L），乳酸 3.44（mmol/L）。尿 Rt：GLU-，BIL-，KET-。肝功能：ALB 35.4 g/L，ALT 52U/L，AST 84U/L，ALP 180U/L，γ-GT 1089U/L，总胆红素 77.9.μmol/L，结合胆红素 74.0μmol/L。高血压四项：未见异常。ACTH、COR、皮质醇节律消失。肝炎标志、肝病自身抗体阴性。腹部 B 超：中度脂肪肝。

（3）入院后第 11 天：肝功能：ALB 40.8 g/L，ALT 59U/L，AST 109U/L，ALP 84U/L，γ-GT 218U/L，总胆红素 28.7μmol/L，结合胆红素 24.5μmol/L。过夜地塞米松抑制试验（+）、小剂量地塞米松抑制试验（+）、大剂量地塞米松抑制试验（-）。胸部 + 上、下腹 CT：①双肺未见确切异常，②心脏略增大，肺动脉略增宽，③肝左叶增大，肝实质密度减低，④胆囊饱满，⑤右侧肾窦内点状高密度影，钙化？垂体核磁：①垂体饱满，请结合临床，②右侧大脑脚小软化灶。Na 141.2（mmol/L），K3.43（mmol/L），Cl102.9（mmol/L），乳酸 4.74（mmol/L）。

（4）入院后第 17 天：Na 143.7（mmol/L），K4.28（mmol/L），Cl101.1（mmol/L），乳酸 1.75（mmol/L）。

【诊断】

患者出院诊断：①维生素 B_1 缺乏性乳酸酸中毒；②酒精性脂肪性肝炎；③假性库欣综合征；④原发性高血压病（2 级）；⑤高脂血症；⑥巨幼红细胞性贫血；⑦低钾血症。

（1）维生素 B_1 缺乏性乳酸酸中毒：患者乳酸化验可以明确乳酸酸中毒的诊断。排除了缺氧性疾病，糖尿病、恶性肿瘤、严重感染等系统性疾病，药物及毒素病史，结合患者有 4 年大量饮酒史，考虑患者为长期酗酒造成维生素 B_1 缺乏，导致乳酸酸中毒，给予维生素 B_1 肌内注射治疗乳酸酸中毒缓解。

（2）酒精性脂肪性肝炎：有 4 年的大量饮酒史（>80 g/d），AST 为主的血清转氨酶升高，血清胆红素升高（>34.2μmol/L），GGT 增高 >2.0ULN（注：ULN 为正常值上限）。排除病毒性肝炎、自身免疫性肝炎、药物性肝炎以及寄生虫、心衰、肝豆状核变性、血色病等疾病。

（3）假性库欣综合征：抑郁症等精神疾病、酗酒、多囊卵巢综合征和肥胖可激活下丘脑 - 垂体 - 肾上腺（HPA）轴，这类人群常出现库欣综合征的特征（如体重增加）。尿游离皮质醇几乎总是在正常的 3 倍以内。过夜地塞米松试验、小剂量地塞米松抑制试验可表现为阳性结果,大剂量地塞米松抑制试验阴性。无垂体及肾上腺影像学改变。戒酒一周后生化指标好转,可与库欣综合征鉴别。

【治疗】

(1)纠正乳酸酸中毒,给予维生素 B_1 100 mg 每日一次肌肉注射。

(2)纠正营养不良性贫血,叶酸片 5 mg 每日三次口服,弥可保 0.5 mg 每日三次口服。

(3)保肝治疗:易善复 2 粒 每日三次,双环醇 50 mg 每日三次,熊去氧胆酸 0.25 每日三次。

(4)降压治疗,拜新同 30 mg 每日一次。

(5)纠正电解质紊乱,营养支持及对症治疗。

【治疗结果、随访及转归】

患者乳酸恢复正常、肝功能好转后出院。出院后患者未再饮酒,复查血钾及乳酸均正常,继续给予降压、降脂治疗。

【讨论】

维生素 B_1 缺乏症又称为脚气病,是因食物中维生素 B_1,即硫胺素摄入不足引起的全身性疾病,临床主要累及消化系统、神经系统和循环系统。导致维生素 B_1 缺乏的原因主要有以下几个方面:①摄入不足:食物中富含维生素 B_1 摄入不足,或者由于大量饮酒、长期静脉营养患者可致维生素 B_1 摄入不足;②需求量增加:生长发育旺盛期、妊娠哺乳期、强体力劳动与运动者、病理情况下如甲状腺毒症、慢性消耗性疾病时,维生素 B_1 需求量亦增加;③吸收障碍:慢性腹泻,肠结核,肠伤寒等疾病可致维生素 B_1 吸收障碍;酗酒,慢性营养不良及叶酸缺乏者亦可存在吸收障碍;④分解排泄增加:进食某些含硫胺素酶的食物,如生鱼片、牡蛎、虾、咖啡、茶以及其他食物,可氧化维生素,使体内硫胺素水平下降;此外,利尿剂、血液透析、腹膜透析或腹泻时也可致维生素 B_1 丧失。在酗酒者中,维生素 B_1 缺乏的原因可能是综合性的,包括长期酗酒者会引起肝肾功能障碍,使得维生素 B_1 代谢受阻,无法发挥其营养作用;酒精的体内代谢过程消耗维生素 B_1 过多,导致机体对维生素 B_1 的需求量增大;长期饮酒者的食量减少,致使维生素 B_1 摄入减少;长期饮酒可引起肠黏膜损伤,直接阻碍维生素 B_1 的吸收。因此,长期饮酒者如果不及时补充维生素 B_1,将会导致维生素 B_1 缺乏症。甚至有一些患者长期缺乏维生素 B_1,还会造成韦尼克脑病[2]。

维生素 B_1 在肠道吸收后,通过酶的磷酸化作用生成硫胺素焦磷酸盐(TPP),是丙酮酸氧化脱羧酶系的辅助因子,又是磷酸己糖氧化支路中转羟乙醛酶的辅酶。组织中,特别是代谢旺盛的脑和心肌组织中葡萄糖和丙酮酸代谢必须要有足够的维生素 B_1 参加,否则会由于 TPP 缺乏造成丙酮酸难以进入三羧酸循环进行有氧代谢。丙酮酸大量进入无氧代谢途径,ATP 的产生减少,同时产生大量乳酸,造成乳酸酸中毒。乳酸性酸中毒可分为先天性和获得性两大类。先天性乳酸性酸中毒由遗传酶的缺陷(如葡萄糖 -6- 磷酸酶、丙酮酸脱羧酶),造成乳酸、丙酮酸代谢障碍引起。而获得性乳酸性酸中毒根据病因主要分为 A 型和 B 型。A 型:由组织缺氧引起,见于各种休克、贫血、右心衰竭、窒息、低氧血症、CO 中毒等。B 型:非组织低氧所致,见于系统性疾病如糖尿病、恶性肿瘤、严重感染;药物及毒素引起的,如双胍类、果糖、可卡因、甲醇、乙醇、儿茶酚胺等;维生素 B_1 缺乏造成的乳酸酸中毒[3]。

患者假性库欣综合征、贫血、低钾血症也与长期饮酒、摄入减少、叶酸吸收障碍有关。维生素 B_1 缺乏性乳酸酸中毒发病率相对较低,临床表现不典型,容易造成误诊、漏诊,希望通过病例报告引起大家对这类疾病的重视。

【参考文献】

[1] 高伟波,朱继红. 乳酸性酸中毒与危重症 [J]. 疑难病杂志,2011,10(2):161.

[2] 中国医师协会神经内科分会脑与脊髓损害专业委员会. 慢性酒精中毒性脑病诊治中国专家共识 [J]. 中华神经医学杂志,2018.17(1)2-9.

[3] 胡宝吉,薄禄龙,邓小明等. 乳酸酸中毒的相关研究进展 [J]. 中国医药导报,2018,15(3):22-25.

天津市第三中心医院内分泌及血液科 王璐　闫娜娜　邱阜生

病例 52　肾素瘤一例

肾球旁细胞瘤(juxtaglomerular cell tumor, JGCT),又称肾素瘤(reninoma),是一种罕见且诊断极具挑战性的疾病。肾小球旁细胞器的病变导致肾素过量产生,引起继发性醛固酮增多症、进而导致血压升高和血钾降低。降压药物通常无效[1-3],多见于年轻女性(女:男比 1.9:1),20~30 岁发病率最高[4]。值得注意的是,有的病例 PRA 不增高,或肾素瘤行 CT 增强扫描时,没有延迟显像,导致医生不考虑肾素瘤。我们报道 1 例历经十年多次查 PRA 不高,改为查 DRC 后明显升高的病例,旨在提高对本病的认识,减少误诊和漏诊。

【一般资料】

患者,女性,27 岁。2007 年,因头痛发现血压升高,达到 180/110 mmHg,开始口服降压药物治疗(具体不详),血压可控制于 150/90mmHg 左右,最高 190/110mmHg。2009 年于当地医院住院治疗,查双侧肾动脉造影和双侧肾上腺 CT,自诉未见异常(具体不详)。2013 年,患者因手足麻木就诊于当地医院,发现血清钾下降(2.8 mmol/L),卧位、立位 PRA 正常或者下降,血浆醛固酮升高(表 9-52-1)。腹部超声及双侧肾上腺 CT 未见异常,故诊断可疑原发性醛固酮增多症,并接受螺内酯和依那普利的治疗,血压控制在 130~190/80~120 mmHg。2016 年因血压控制不佳就诊我院心内科。入院查卧位 PRA 正常,立位 PRA 降低,卧、立位血浆醛固酮均升高。肾上腺增强 CT 及肾动脉 CTA 均显示双侧肾上腺未见异常,均提示左肾下极结节,囊肿可能性大。给予硝苯地平、阿罗洛尔、厄贝沙坦氢氯噻嗪降压及氯化钾对症治疗,好转出院。2017 年,患者因"肾上腺正常"的醛固酮增多症及顽固性高血压就诊我院内分泌代谢科,以高血压原因待查收入院。入院查仰卧位血压 240/160 mmHg,直立位血压 220/140 mmHg。

【检查】

(1)患者分别于 2013 年、2016 年及 2017 年在当地医院及我院评估肾素 - 血管紧张素 - 醛固酮(Renin angiotensin aldosterone system, RAAS)系统,前两次均为放射免疫法测定血浆肾素活性,最后一次为自动化学发光法测定直接肾素浓度,三次查血钾均降低,化验结果见表 9-52-1。

表 9-52-1　患者肾素 - 血管紧张素 - 醛固酮系统及血钾实验结果

2013.12.24	肾素活性 [ng/(mL·h)]	血管紧张素 II(pg/mL)	醛固酮(ng/dL)	血钾(mmol/L)
卧位	0.6(0.05~0.79)	435(28.2~52.2)	29.7(6~17.4)	2.8(3.5~5.5)
立位	0.6(1.95~3.99)	>800(55.3~115)	39.4(6.5~30)	
2016.08.30	肾素活性 [ng/(mL·h)]	血管紧张素 II(pg/mL)	醛固酮(ng/dL)	血钾(mmol/L)
卧位	0.09(0.05~0.79)	440.2(28.2~52.2)	58.1(5~17.5)	2.4(3.5~5.5)
立位	0.62(1.95~4.02)	400.9(55.3~115)	31.0(6.5~30)	
2017.12.21	肾素浓度(μIU/mL)	血管紧张素 II(pg/mL)	醛固酮(ng/dL)	血钾(mmol/L)
卧位	241.1(2.8~39.9)	~	7.0(3.0~23.6)	2.6(3.5~5.5)
立位	>500(4.4~46.1)	~	27.4(3.0~35.3)	

(2)患者 2016 年查肾上腺强化 CT 及肾动脉 CTA 提示双侧肾上腺未见确切异常,左肾下极结节影,直径 14.7 mm,囊肿可能性大,请结合临床及超声(图 9-52-1 A)。2017 年复查肾上腺强化 CT,提示双侧肾上腺 CT 增强未见明显异常,左肾下极实性结节,直径 15 mm,考虑肿瘤性病变,结合病史,肾素瘤可能性大。(图 9-52-1B)。

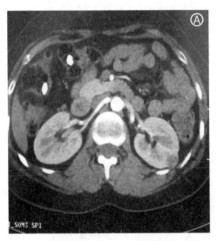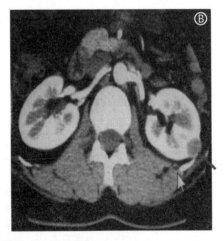

图 9-52-1　肾上腺强化 CT 检查结果

A:2016 年左肾下极结节影,直径 14.7 mm;B:2017 年左肾下极实性结节影,直径 15 mm,其内可见斑点状致密影,增强后呈轻度延迟强化

【诊断与鉴别诊断】

1. 诊断　左肾肾素瘤。本患者年轻女性,17 岁发病,血压明显升高,最高达 240/160mmHg,发现血钾降低 4 年,应用多种降压药物均效果欠佳。本次入院评估肾素血管紧张素醛固酮系统,发现肾素浓度明显升高,肾上腺强化 CT 提示双侧肾上腺未见明显异常,左肾下极结节影,其内可见斑点状致密影,增强后呈轻度延迟强化,肾素瘤可能性大。

2. 鉴别诊断

(1) 肾细胞癌:部分肾癌可引起血浆肾素水平升高,但升高水平明显低于肾素瘤,主要发生于中老年,无痛性血尿多为首发症状。多为富血供肿瘤,CT 增强检查时造影剂"快进快出",肾素瘤动脉期强化不明显,呈延迟显像。

(2) 肾动脉狭窄:肾动脉狭窄时肾素释放量增加,但活性不增高或略增高,血醛固酮升高和血钾降低不明显,腹部多可闻及血管杂音,肾血管造影可明确诊断。

(3) 原发性醛固酮增多症:表现为高血压伴有低钾血症高醛固酮血症,但肾素水平低于正常,其病变在肾上腺而非肾脏,影像检查有助于定位。

【治疗】

转入泌尿外科后,完善相关评估。于 2017 年 12 月 28 日全麻下行后腹腔镜下左肾部分切除术,手术过程顺利,完整切除肿瘤。

【治疗结果、随访及转归】

术后病理为(左)肾脏球旁细胞瘤,切面见囊实性肿物,大小 1.5 cm × 1.5 cm × 0.8 cm,切面灰白、暗红色(图 9-52-2)。免疫组化染色示 CD34 阳性,Vimentin 弱阳性,CD7、CD10、EMA 阴性;组织特染 PAS 阴性。肾组织各切缘未见肿瘤累及(图 9-52-3)。电镜下胞质中可见菱形分泌颗粒,即不成熟的前肾素颗粒,具有诊断价值。(图 9-52-4)。

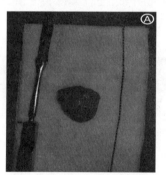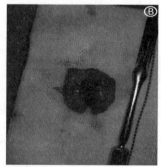

图 9-52-2　切除肿瘤照片

A:肿瘤大体病理照片；B:肿瘤剖面照片

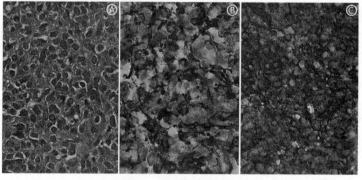

图 9-52-3　肿瘤镜下病理

A:肿瘤由均匀分布的圆形到多角形细胞组成,胞浆呈颗粒状,胞质 嗜酸性(HE × 40);
B:肿瘤细胞胞质呈 vimentin 阳性(SP × 40);C:肿瘤细胞胞质呈 CD34 阳性(SP × 40)

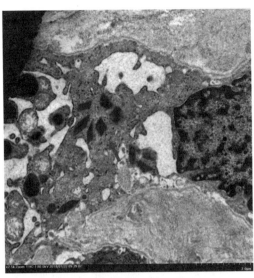

图 9-52-4 电镜病理:胞质中可见菱形分泌颗粒,即不成熟的前肾素颗粒

术后复查肾素、醛固酮正常,血钾恢复正常(表 9-52-2)。患者术后停用补钾药物,应用硝苯地平缓释片 30 mg/ 天,血压维持在 130~150/70~90mmHg,术后一年随访已停用降压药物,血压 120/80mmHg 左右,血钾正常。

表 9-52-2 患者术前术后化验结果

时间	肾素浓度(卧位)(μIU/mL)	醛固酮(卧位)(ng/dL)	血钾(mmol/L)
术前	241.1	7.0	3.9
术后 1 天	1.9	3.2	4.0
术后 1 周	16.4	16.5	4.9
术后 2 周	4.1	5.6	4.3

【讨论】

本例患者历经 10 年方才发现高血压的原因——肾素瘤。患者曾经于外院及我院检测过肾素血管紧张素醛固酮系统,均显示肾素活性正常或者低于正常,醛固酮正常或者高于正常,并伴有低钾血症,故怀疑原发性醛固酮增多症可能性大,而肾上腺强化 CT 均未发现肾上腺占位病变。同时查肾动脉 CTA 未发现肾动脉狭窄。肾上腺强化 CT 及肾动脉 CTA 均发现左侧肾脏结节且考虑为肾囊肿可能性大。直至最后一次于我院改为测定直接肾素浓度后,肾素瘤才得以确诊,可见肾素瘤的诊断对于临床医生及检验科及放射科医生来说都具有一定的挑战,肾素瘤的诊断需要多学科的合作。

1967 年,Robertson 等人首次报道了肾素瘤病例,为一位患有严重高血压的年轻男性,在双侧肾上腺切除术中发现了肾脏肿瘤,从而推断出了肾素瘤这个诊断[5]。近年来,全世界报道了约 200 例病例[6, 9]。肾素瘤的诊断依赖于血浆肾素的测定,测定肾素时,可测定其酶活性(血浆肾素活性,PRA)或含量(直接肾素浓度,DRC)。PRA 是在 pH 5.7 和 37° C 条件下,测定单位体积单位时间内受检测血浆血管紧张素原转变为血管紧张素 I(angiotensin I , Ang I)的量来间接反应血浆中的活性肾素的水平 [7](图 9-52-5)。正常值是 0.82 ± 0.49 ng/ml/h(卧位)和 2.37 ± 1.3 ng/mL/h(立位)。PRA 可通过放射免疫法测定,但 DRC 目前通常采用自动化学发光法测定 [8]。

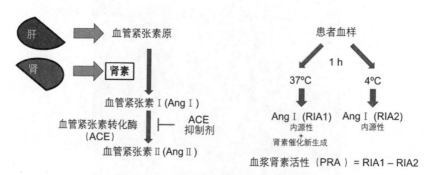

图 9-52-5　血浆肾素活性(PRA)的检测原理

高肾素分泌引起的高血压通常见于年轻患者,尤其是 20~40 岁,但确诊年龄从 6~69 岁 [6],患者通常伴有严重的高血压,低血钾及继发性醛固酮增多症 [6、10]。肾素瘤患者最常见的症状是头痛 [11]。其他症状包括多尿、多渴、夜尿和肌痛。

在本例病例最终病理确诊的情况下, PRA 和 DRC 均被测量,但是结果不一致,DRC 升高而 PRA 并不高。既往报道中有 43 例病例评估了 PRA,平均 PRA 为 33.3 ng/ (mL·h)[范围 2.8~150.9 ng/(mL·h)],其中有 40 例包括了规范的 PRA 测定范围,PRA 为正常上限(1.4~58)的 12 ± 11 倍 [6]。在本例病例的 10 年诊治过程中,正常或者偏低的肾素活性的机制如下:

首先,在检测肾素和醛固酮水平时应考虑常用降压药物的影响。本病例于 2007 年住院前接受氨氯地平、依那普利和美托洛尔治疗,2016 年住院前接受安体舒通和依那普利治疗。除美托洛尔外,所有这些药物均有刺激肾素分泌的作用,但其化验结果显示肾素活性不高。2017 年住院前,使用硝苯地平、厄贝沙坦氢氯噻嗪、阿罗洛尔治疗,其中硝苯地平和阿罗洛尔抑制肾素分泌,但化验显示肾素浓度增加。因为在肾素分泌肿瘤中,肾素瘤的肾素分泌能力超过 β 受体阻滞剂和硝苯地平对肾素水平的影响。当然,我们还注意到在低钾血症的情况下应用含有氢氯噻嗪的降压药物有加重低钾血症的风险,应该尽量避免。

其次,肾素检测方法不同。PRA 是通过测定血浆中 Ang I 的生成速率来确定的;即取两份血浆,一份与抗体直接反应测定对照管中 Ang I 含量,另一份在 37 ℃下孵育一定时间后与抗体反应检测测定管中 Ang I 含量。二者差值除以孵育时间,即单位时间内 Ang I 的产生速率,称为肾素活性。当时国内使用的试剂盒线性范围很窄(0.19~12 ng/mL)。在这个范围内测量的结果是可靠的,超过上下限的结果是不可靠的。在本例病例, 2016 年检测结果显示:肾素活性在 37° C 和 4° C 培养下测量的 Ang I 值(直立位: 15.78 和 15.16;仰卧位: 15.00 和 14.91),故得出直立位肾素活性为 0.62 ng/mL ／ h,低于正常值 [1.95~4.02ng/ (mL·h)];仰卧位肾素活性为 0.09ng/(mL·h),低于正常值 [0.05~0.79 ng/(mL·h)]。因此,当检测到的 Ang I 达到了可能报道的最大值,即试剂盒所显示的 12 ng/mL 便导致无法区分两种温度下的 Ang I 的浓度,两种温度之间的差异(肾素活性)很低。当看到化验 PRA 较低,醛固酮水平较高,容易诊断为原发性醛固酮增多症。因此,当样品浓度超过检测范围时,应增加样品剂量(低于检测下限)或稀释样品高于检测上限)重新检测。当然,在检测肾素活性过程中,其他注意事项还应包括将血液快速注入到含有酶抑制剂的抗凝管中,在冰水浴中冷却保存,快速离心,以及在采集血液后 15 分钟内分离和去除血浆等方面。我们还应该注意到 2013 年及 2016 年的化验结果均显示血管紧张素 II(angiotensin II, Ang II)明显升高,这和降低的肾素活性显然是矛盾的,但是并没有引起重视,可能是由于对于这个指标的意义缺乏足够的理解,或者临床中对于肾素和醛固酮的关注更多,对 Ang II 并没有注意到。

目前,DRC 通常采用自动化学发光法检测,利用单克隆抗体识别肾素分子的特定表位,直接检测 EDTA 血浆中活性肾素的水平。新的自动检测方法操作简单,40 分钟内即可得出结果,提高了精度,更容易标准化,而且可以同时检测在同一管血液样本中肾素和醛固酮的浓度,得到 ARR 筛查结果。因此,实验室开始使用直接肾素浓度作为肾素活性的替代品。

本病例的血浆醛固酮水平并不总是升高。大多数肾素瘤伴有高醛固酮血症和低钾血症 [10, 12, 13]。然而,既往一些病例报道醛固酮水平不升高 [6, 14]。醛固酮水平每天变化,并受到循环血容量、血钾水平、情绪压力和姿势的影响。本例病例为慢性低钾血症,可抑制醛固酮的分泌。醛固酮水平也有可能与肾素瘤的功能状态有关。在有血钾数据报告的 58 例肾瘤中,81% 的病例在出现时检测到低钾血症 [6]。因此,低钾血症不是诊断肾瘤的必要条件。在测定血清钾时,应排除保钾降压药的作用,因为可能会掩盖继发性醛固酮增多症对钾平衡的最初影响。

影像学方法的应用也是发现肾素瘤的重要线索之一。CT 是最可靠的肿瘤定位方法 [15, 16]。未增强扫描可能无法发现小的等密度病变或将其误诊为囊肿;因此,所有病例均应进行增强扫描。肾素瘤的典型表现为早期动脉期无明显强化,而静脉期延迟强化。增强程度较周围肾实质弱,这种特征与其他类型肾肿瘤不同 [17]。MRI 是另一种可靠的诊断方法 [6, 16]。该肿瘤在肾血管造影中表现为一个小的无血管区域,假阴性率高达 42.8%,但它可以排除肾动脉狭窄导致的肾血管性高血压 [10, 12, 13]。本例患者行肾 CT 动脉造影,未见狭窄。通过分侧肾静脉采血测定肾静脉肾素比值(renal vein renin ratio, RVRR)测定肾素活性有助于定位产生肾素的部位 [18, 19]。据报道,RVRR 为 1.2 时,敏感性为 85%,特异性为 75%,而 RVRR 为 1.5 时,特异性最大,敏感性有限 [6]。Mimran 指出,肿瘤直径越小,肾静脉肾素水平偏侧更明显 [20]。Wong 分析了 86 例采用不同成像方式的肾瘤的肿瘤大小,发现肿瘤直径在 0.2~9 cm 之间,平均直径为 3 cm[6]。本例病例未进行分侧肾静脉采血,因为定位比较明确。若进行分侧肾静脉采血明确定位的病例,应关注肿瘤大小对结果的影响。

高肾素性高血压还应注意与肾动脉狭窄进行鉴别诊断。肾动脉狭窄时血浆肾素可以升高,但通常升高幅度要低于肾素瘤,同时醛固酮升高和血钾降低都比较轻。肾动脉造影检查可以明确诊断。

肾素瘤的最终诊断依赖于病理诊断。肾素瘤大体病理可见肿瘤边界清楚，多数病例可见完整或部分纤维包膜[4, 21]。肿瘤切面呈黄色至灰褐色，常出血[4]。组织学上，肿瘤由多边形细胞组成，有时伴有核异型性，免疫组织化学肾素、波形蛋白（Vimentin）和 CD34 阳性。然而，肾素在肾母细胞瘤、肾细胞癌（RCC）或肾嗜酸细胞瘤的某些病例中可以观察到阳性[22]。从遗传学角度来说，目前关于肾素瘤分子遗传学的研究文献报道很少，有学者发现肾素瘤可以存在 9 号和 11 号染色体的丢失[23]。

肾素瘤手术切除是首选治疗方法。与开放手术相比，腹腔镜手术具有创伤小，出血少，操作精细，术后镇痛药物用量减少，患者恢复更快等优点。本例患者成功实施后腹腔镜下部分肾切除术，患者术后恢复良好。

综上，该病例确诊肾素瘤的诊断过程并不容易，因为实验室数据或影像学研究可能不支持或者误导了医生，使肿瘤难以被发现。所以，未能识别出这种肿瘤可能是肾素瘤发病率低的原因之一。

【参考文献】

[1] CHOI JH, PARK TH, KIM MH, et al. A Rare Cause of Secondary Hypertension in A Young Adult[J]. Korean Circ J. 2015;45(6):531-4.

[2] TORRICELLI FC, MARCHINI GS, COLOMBO JR, et al. Nephron-sparing surgery for treatment of reninoma：a rare renin secreting tumor causing secondary hypertension[J]. Int Braz J Urol. 2015;41(1):172-6.

[3] NUNES I, SANTOS T, TAVARES J, et al. Secondary hypertension due to a juxtaglomerular cell tumor[J]. J Am Soc Hypertens. 2018;12(9):637-40.

[4] MARTIN SA, MYNDERSE LA, LAGER DJ, et al. Juxtaglomerular cell tumor：a clinicopathologic study of four cases and review of the literature[J]. Am J Clin Pathol. 2001；116（ 6 ）：854-63.

[5] ROBERTSON PW, KLIDJIAN A, HARDING LK, et al. Hypertension due to a renin-secreting renal tumour[J]. Am J Med. 1967;43(6):963-76.

[6] WONG L, HSU TH, PERLROTH MG, et al. Reninoma：case report and literature review[J]. J Hypertens. 2008;26(2):368-73.

[7] HABER E, KOERNER T, PAGE LB, et al. Application of a radioimmunoassay for angiotensin I to the physiologic measurements of plasma renin activity in normal human subjects[J]. J Clin Endocrinol Metab. 1969;29(10):1349-55.

[8] FERRARI P, SHAW SG, NICOD J, et al. Active renin versus plasma renin activity to define aldosterone-to-renin ratio for primary aldosteronism[J]. J Hypertens. 2004；22（ 2 ）：377-81.

[9] KURODA N, GOTODA H, OHE C, et al. Review of juxtaglomerular cell tumor with focus on pathobiological aspect[J]. Diagn Pathol. 2011;6:80.

[10] HAAB F, DUCLOS JM, GUYENNE T, et al. Renin secreting tumors：diagnosis, conser-

vative surgical approach and long-term results[J]. J Urol. 1995;153(6):1781-4.

[11] GOTTARDO F, CESARI M, MORRA A, et al. A kidney tumor in an adolescent with severe hypertension and hypokalemia: an uncommon case--case report and review of the literature on reninoma[J]. Urol Int. 2010;85(1):121-4.

[12] FAUCON AL, BOURILLON C, GRATALOUP C, et al. Usefulness of Magnetic Resonance Imaging in the Diagnosis of Juxtaglomerular Cell Tumors: A Report of 10 Cases and Review of the Literature[J]. Am J Kidney Dis. 2019;73(4):566-71.

[13] SUGIMOTO M, INUI M, KAKEHI Y. A case of juxtaglomerular cell tumor(reninoma)of the kidney treated with laparoscopic partial nephrectomy[J]. Int J Urol. 2009;16(12):977.

[14] LIN SY, LIU WY, CHEN WC, et al. Secondary hypertension due to a renin-secreting juxtaglomerular cell tumor[J]. J Formos Med Assoc. 2010;109(3):237-40.

[15] CORVOL P, PINET F, PLOUIN PF, et al. Renin-secreting tumors[J]. Endocrinol Metab Clin North Am. 1994;23(2):255-70.

[16] MENDEZ GP, KLOCK C, NOSE V. Juxtaglomerular cell tumor of the kidney: case report and differential diagnosis with emphasis on pathologic and cytopathologic features. Int J Surg Pathol. 2011;19(1):93-8.

[17] BOLAND GW, BLAKE MA, HAHN PF, et al. Incidental adrenal lesions: principles, techniques, and algorithms for imaging characterization. Radiology. 2008;249(3):756-75.

[18] OSAWA S, HOSOKAWA Y, SODA T, et al. Juxtaglomerular cell tumor that was preoperatively diagnosed using selective renal venous sampling. Intern Med. 2013;52(17):1937-42.

[19] WOLLEY M, GORDON RD, STOWASSER M. Reninoma: the importance of renal vein renin ratios for lateralisation and diagnosis. Am J Nephrol. 2014;39(1):16-9.

[20] MIMRAN A. Renin-secreting tumours[M]. London, Blackwell Scientific Publications, 1994.

[21] FURUSATO M, HAYASHI H, KAWAGUCHI N, et al. Juxtaglomerular cell tumor. With special reference to the tubular component in regards to its histogenesis. Acta Pathol Jpn. 1983;33(3):609-18.

[22] TOMITA T, POISNER A, INAGAMI T. Immunohistochemical localization of renin in renal tumors. Am J Pathol. 1987;126(1):73-80.

[23] BRANDAL P, BUSUND LT, HEIM S. Chromosome abnormalities in juxtaglomerular cell tumors. Cancer. 2005;104(3):504-10.

天津医科大学总医院　吕莉　杨龙　郑宝忠　崔景秋　何庆　董作亮

李黎明　陈秋松　张玉洁　刘铭

病例 53　一例全胃切除术后长期应用质子泵抑制剂导致的低钾血症病例报道及文献复习

质子泵抑制剂(Proton pump inhibitors PPIs)作用于 H^+-K^+-ATP 酶,广泛用于治疗胃酸相关疾病,如胃食管反流病、消化性溃疡、幽门螺杆菌感染、非甾体抗炎药物性及 / 应激性溃疡等。但随着 PPIs 的长期大量使用,许多不良反应及并发症被报道,如急慢性肾脏疾病、艰难梭菌感染、骨折、骨质疏松、电解质紊乱、心血管疾病、痴呆、维生素 B_{12} 缺乏等[1-2]。在 PPIs 引起的电解质紊乱中低钾血症罕见。我们报道了 1 例患者因胃癌行全胃切除术后出现反流性食管炎,长期应用 PPIs 引起顽固性低钾血症,并在停用 PPIs 后血钾逐渐升高至正常水平。旨在提示临床医师应严格掌握 PPIs 的适应证,避免 PPIs 的过度使用。

【一般资料】

患者,男, 51 岁,因"发现血钾降低 3 月余"于 2020 年 3 月 23 日收入我院内分泌代谢科。患者于入院前 3 月因受凉后出现上腹部胀痛、反酸烧心,食欲下降,进食差,伴乏力,无腹泻、呕吐、头晕、头痛、胸闷、心悸等症状,无利尿剂、大量胰岛素、甘草等药物应用史,就诊于外院查电解质血钾 3.3mmol/L,予补钾、PPIs 抑酸及对症支持治疗,血钾未纠正。入院前 1 月就诊于衡水市人民医院,血钾 2.4mmol/L,血气分析示 pH 7.499 ↑(7.350~7.450), HCO_3^- 33.6mmol/L ↑(21.0~27.0mmol/L),BE 9.4 ↑(-3.0~3.0)肾上腺 CT 平扫:双侧肾上腺未见明确异常。颅脑 MR:考虑轻度空炮蝶鞍改变。予补钾、PPIs 抑酸及补液对症治疗后血钾维持在 2.3~3.5mmol/L,停止补钾后血钾降低。现患者为进一步明确低钾原因收入我院。患者本次发病以来,精神欠佳,睡眠尚可,食欲下降,大便正常,体重减少 10 kg 左右。

既往否认糖尿病、冠心病、高血压病史。否认肝炎、结核病史。4 年前因"胃癌"行全胃切除术,术后定期复查,未见复发。但时有反酸,间断予 PPIs(奥美拉唑、泮托拉唑)治疗。入院前 3 月因上腹部胀痛、反酸烧心就诊于外院行胃镜检查,考虑反流性食管炎,予 PPIs 抑酸治疗。否认外伤史。自述胃癌手术时曾输血。磺胺类药物过敏。否认家族遗传病史。

体格检查:体温 36.2 ℃,脉搏 74 次 / 分,呼吸 19 次 / 分,血压 125/85mmHg,体重指数(BMI)15.20 kg/m^2,体形消瘦,神志清醒,呼吸平稳,对答切题,口齿清晰,查体合作。全身皮肤粘膜无黄染,浅表淋巴结无肿大。颈软,无抵抗感,叩诊双肺呼吸音清,未闻及干湿啰音,未闻及哮鸣音。心界叩诊无扩大,心率 74 次 / 分,节律齐,无杂音。腹正中可见一纵行约 20 cm 的手术瘢痕,腹部平坦,无压痛、反跳痛,肝、脾肋下未触及。双侧肾区无叩痛。双下肢无浮肿。双侧足背动脉可触及。病理反射未引出。

【检查】

患者血常规、肝功能、肾功能、中性粒细胞明胶酶相关脂运载蛋白、尿微量白蛋白 / 肌酐等指标未见明显异常。电解质提示低钾血症,血镁处于临界低值,血氯正常。同步尿钾水平增高(血钾 <3.0mmol/L 时,尿钾水平 >20 mmol/24 h),提示存在肾性失钾。尿酸化功能指标提示碱性尿及泌氢、泌氨功能障碍。具体指标见下表 9-53-1。

表 9-53-1　实验室数据

项目		2020-3-24	参考值
血常规	WBC	4.22	$(3.50\sim9.50)\times10^9/L$
	Hb	129	130~175 g/L
	PLT	166	$(125\sim350)\times10^9/L$
肝功能	TP	55	62~85 g/L
	ALB	35	35~55 g/L
肾功能	Ur	2.5	1.7~8.3mmol/L
	Cr	40	44~115μmol/L
	UA	108	140~414μmol/L
血电解质	K	2.4	3.5~5.3mmol/L
	Mg	0.68	0.65~1.05mmol/L
	Na	139	136~145mmol/L
	Cl	96	96~108mmol/L
	Ca	2.17	2.15~2.55mmol/L
尿电解质	U-K	67.36	25.00~100.00mmol/24 h
	U-Mg	2.59	2.50~8.50 mmol/24 h
肾小管酸化功能	尿 pH	7.90	4.5~6.5
	尿 HCO_3^-	16.20	0.00~12.44mmol/L
	TA	0.00	9.57~150.00 mmol/L
	NH_4	14.20	24.84~200.00 mmol/L
中性粒细胞明胶酶相关脂运载蛋白	NGAL1	<10.00	0~45ng/mL
尿微量白蛋白 / 肌酐	ACR	13.80	0.00~30.00 mg/g

Ur 尿素；Cr 肌酐；UA 尿酸；U-K 尿钾；U-Mg 尿镁；TA 可滴定酸；NH_4 铵离子

血钾及补钾量见图 9-53-1，血钾与血镁变化曲线见图 9-53-2。

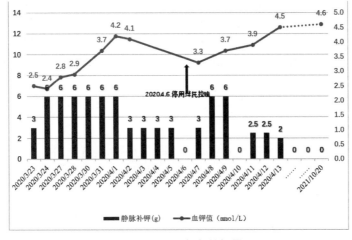

图 9-53-1　血钾与补钾量

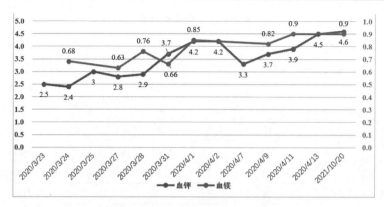

图 9-53-2　血钾与血镁变化曲线

患者存在肾性失钾，完善内分泌激素相关检查，甲状腺功能无明显异常，除外甲亢。肾上腺皮质功能提示血皮质醇轻度升高，24 h 尿皮质醇水平升高。高血压两项提示醛固酮、肾素降低，除外原发性醛固酮增多症。胃泌素水平正常，详见表 9-53-2。

表 9-53-2　内分泌激素检查

项目		2020-3	参考值
甲状腺功能			
	FT3	2.60	2.63-5.70pmol/L
	FT4	14.21	9.01-19.05 pmol/L
	TSH	1.012	0.35-4.94uIU/ml
肾上腺皮质功能			
	血 COR	31.00	5.00-25.00 ug/dl
	血 ACTH	24.50	0.00-46.00 pg/ml
	24 h 尿 COR	435.6	30.00-110.00ug/24 h
高血压两项			
	ALD	1.2	3.0-23.6 ng/dL
	PRC	<0.5	2.8-39.9 uIU/ml
胃泌素		50.31	28.1-106.5 pg/ml

COR 皮质醇；ACTH 促肾上腺皮质激素；ALD 醛固酮；PRC 肾素

因患者血皮质醇及 24 h 尿皮质醇升高，进一步完善昼夜节律，患者血皮质醇在正常范围，但昼夜节律紊乱，见表 9-53-3。

表 9-53-3　昼夜节律

肾上腺皮质功能	Cor	ACTH
8:00 AM	18.6	17.2
16:00 PM	13.8	8.18

续表

肾上腺皮质功能	Cor	ACTH
24：00 AM	18.4	12.4
参考值	5.00~25.00 μg/dL	0.00~46.00 pg/mL

COR 皮质醇；ACTH 促肾上腺皮质激素

影像学检查：全腹部 CT 增强：①符合"胃癌术后"改变；②所示肠管排列紊乱，左下腹系膜血管呈漩涡状排列，腹内脂肪含量少，肠管聚集，结构不清，部分肠管积气积液，肠壁增厚；③胆囊增厚，多发结石；④前列腺增大。胃镜结果示食管黏膜病变；吻合口炎；全胃切除术后。胃镜病理回报：黏膜淋巴细胞、浆细胞、嗜酸性粒细胞和嗜中性粒细胞浸润，局部糜烂，鳞状上皮增生。检材少量破碎黏膜，散在淋巴细胞、浆细胞和嗜酸性粒细胞浸润，部分腺体肠化伴轻度非典型增生。PET-CT 示①体部显像未见典型恶性肿瘤征象。②甲状腺双侧叶多发低密度小结节，代谢未见异常增高。③食管胸中下段代谢不均匀增高，考虑为食管炎性病变。④右肺中叶胸膜下区微小结节。⑤"胃癌切除术后"改变。

【诊断与鉴别诊断】

低钾血症的原因包括：钾摄入不足、钾丢失过多、钾向细胞内转移。患者一直静脉补钾治疗，故不考虑钾摄入不足引起的低钾血症。患者无应用大量胰岛素及糖水病史，无甲亢病史，化验甲状腺功能正常。既往无周围性软瘫等病史，故不考虑钾向细胞内转移的原因。患者无呕吐、腹泻等症状，不考虑胃肠道失钾。患者血钾 2.40mmol/L，同步尿钾水平达到 67.36 mmol/24 h（血钾 <3.0mmol/L 时，尿钾水平 >20 mmol/24 h），故考虑存在肾性失钾。该患者无利尿剂及甘草药物应用史，不考虑利尿剂及甘草类药物引起的低钾血症。该患者肾功能、中性粒细胞明胶酶相关脂运载蛋白及尿微量白蛋白 / 肌酐等指标正常，不存在肾功能异常。患者血氯正常，血气分析示血 pH 升高，存在碱血症，故不考虑肾小管酸中毒。患者无高血压，醛固酮、肾素水平降低，肾上腺 CT 未见异常，不考虑原发性醛固酮增多症。患者血皮质醇轻度增高，昼夜节律紊乱，但肾上腺 CT 及颅脑 MR 未见占位性病变，考虑患者皮质醇增高与患者精神紧张有关。结合患者全胃切除术后长期应用质子泵抑制剂的病史，除外其他低钾血症病因后诊断为质子泵抑制剂引起的低钾血症。

【治疗】

患者入院后予补钾（6 g/d）、质子泵抑制剂（泮托拉唑）抑酸及对症支持治疗。完善相关检查除外低钾血症的其他原因后，停用质子泵抑制剂（2020 年 4 月 6 日），并逐渐减少补钾量（由 6 g/d 逐渐减量至 2 g/d）。

【治疗结果、随访及转归】

患者停用 PPIs 后监测血钾，在减少静脉补钾量的情况下，血钾呈平稳上升趋势（由 3.3mmol/L 逐渐增长至 4.5mmol/L）。患者出院后未再应用 PPIs，未再补钾治疗，血钾水平维持在正常范围。于 2021 年 10 月 20 日就诊于我科复查，血钾 4.6 mmol/L，血镁 0.9 mmol/L，24 h 尿钾 23.98 mmol/24 h。

【讨论】

PPIs 是治疗反流性食管炎的一种有效药物,通过阻断胃壁细胞分泌管上质子泵(H^+-K^+-ATP 酶)的活性抑制胃酸分泌。对于全胃切除术后反流性食管炎是否需要抑酸目前尚存争议。Ayman O Nasr 等 [3] 大鼠模型发现全胃切除术后应用 PPIs 会增加十二指肠反流时 Barrett 食管和食管损伤的发生率。PPIs 仅抑制急性炎症变化,对于慢性炎症无改善。目前对于全胃切除术后出现反流性食管炎无明确应用 PPIs 的指南及共识,故对于全胃切除术后反流性食管炎应用 PPIs 抑酸治疗的合理性需进一步研究。

本例患者行全胃切除术后 4 年常有反酸,间断应用 PPIs 药物。近 3 月出现反酸烧心加重,完善胃镜检查考虑反流性食管炎,长期应用 PPIs 后出现顽固性低钾血症,排除胃肠道失钾、细胞转移失钾、肾脏疾病失钾、肾小管酸中毒、醛固酮增多症、库欣综合征、利尿剂、甘草药物等引起的低钾血症。停用 PPIs 后,减少静脉补钾量,血钾水平逐渐增高至正常水平且保持稳定,最后诊断为 PPIs 相关低钾血症。

患者入院后应用泮托拉唑抑酸,出现一次血镁低于正常值下限。我国 2020 年发布了质子泵抑制剂优化应用专家共识 [4],低镁血症是 PPIs 的一种罕见而严重的不良反应。PPIs 引起的低镁血症 [5]。自 2006 年第 1 例被报道后,后续不断有文献报道。其中艾司奥美拉唑低镁风险最低,泮托拉唑风险最高 [6]。PPIs 致低镁血症的机制尚无定论,目前认为镁在消化道的吸收可能与受体点位 M6/7 通道(TRPM6/7)有关 [7-8],其机制可能是 PPIs 降低消化道的 pH 值,影响 TRPM6/7 通道对镁的亲和力,导致低镁血症发生 [9]。而低镁血症可引起低钾血症,因为镁是激活钠钾泵酶所必需的物质,低镁血症使钠钾泵活性降低,钾离子内流减少,肾保钾功能减弱,尿排钾增多引起低钾血症。同时镁离子与肾脏外髓钾通道(ROMK)偶联,血清镁正常水平时 ROMK 抑制钾外流,表现为钾内向整流。当低镁血症时,通过影响 ROMK 使钾离子内向整流作用减弱,钾离子重吸收障碍,引起尿钾增多致低钾血症 [10]。此患者尿排钾水平相对偏高,猜测低钾血症与低镁血症有一定相关性(图9-53-2)。

PPIs 是否可引起低镁血症无关的低钾血症?有文献提出在极端碱中毒或 K^+ 回收系统受损的情况下,PPIs 可能导致与低镁血症无关的低钾血症 [11]。除了胃壁细胞,H^+-K^+-ATP 酶也存在于远端肾单位。一项研究通过在低钾饮食的兔外髓收集管(OMCD)中记录总二氧化碳通量(H^+ 分泌的测量方法)和 K^+ 通量,两者都对 H^+-K^+-ATP 酶特异性抑制剂奥美拉唑敏感而首次证实肾脏中存在 H-K-ATP 酶 [12]。H^+-K^+-ATP 酶包含两种亚型:HKα1(胃 H^+-K^+-ATP 酶)或 HKα2(非胃或结肠 H^+-K^+-ATP 酶)[13]。在动物实验中发现肾脏 HKα1 和 HKα2 都主要位于集合管 [14]。集合管包含主细胞和插层细胞,主细胞可表达 Na^+-K^+-ATP 酶分泌 K^+,插层细胞表达 H^+-K^+-ATP 酶,重新吸收 K^+,分泌 H^+[15]。在全胃切除术后,患者长期应用 PPIs,因胃中没有相应靶点 PPIs 可能作用于肾脏的 H^+-K^+-ATP 酶,抑制其活性,泌 H^+ 减少,尿液呈碱性,这与之前的病例报道一致 [11, 15]。同时尿钾回吸收减少,尿钾排泄增多,致低钾血症。

本例患者低钾血症时尿钾增多,推测可能由以下两个方面引起:① PPIs 引起低镁血症致低钾血症:低镁使肾小管上皮细胞的 Na-K-ATP 酶失活、镁偶联的 ROMK 通道功能障碍致钾重吸收障碍,肾脏排钾过多引起低钾血症。② PPIs 引起的与低镁血症无关的低钾血症:PPIs 直接抑制肾远端小管 H-K-ATP 酶致泌 H^+、重吸收 K^+ 减少,肾脏排钾过多致低钾血症。(机制见图 9-53-3)

此患者长期应用 PPIs 导致难纠正的低钾血症,猜测在全胃切除术后的特殊状态下,PPIs 可能直接作用于肾脏集合管的 H^+-K^+-ATP 酶,抑制其活性,使肾脏重吸收钾功能障碍,尿排钾过多,引起低钾血症。旨在提示临床医师应严格掌握 PPIs 的适应症,避免 PPIs 的过度使用(超适应证、超剂量、超疗程)。在应用 PPIs 过程中要注意定期监测电解质水平,对于原因不明的顽固性电解质紊乱,应警惕 PPIs 引起的副作用,及时停用 PPIs,避免出现严重不良事件。

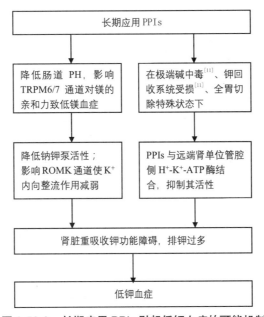

图 9-53-3 长期应用 PPIs 引起低钾血症的可能机制

TRPM6/7 受体点位 M6/7 通道;ROMK(the renal outer-medullary K^+ channel)肾脏外髓钾通道。

【参考文献】

[1] MALFERTHEINER P, KANDULSKI A, VENERITO M. Proton-pump inhibitors:understanding the complications and risks. Nat Rev Gastroenterol Hepatol. 2017;14(12):697-710.

[2] SCHOENFELD AJ, GRADY D. Adverse Effects Associated With Proton Pump Inhibitors. JAMA Intern Med. 2016;176(2):172-174.

[3] NASR AO, DILLON MF, CONLON S, et al. Acid suppression increases rates of Barrett's esophagus and esophageal injury in the presence of duodenal reflux[J]. Surgery, 2012, 151(3):382-390.

[4] 质子泵抑制剂优化应用专家共识 [J]. 中国医院药学杂志,2020,40(21):2195-2213.

[5] EPSTEIN M, MCGRATH S, LAW F. Proton-pump inhibitors and hypomagnesemic hypoparathyroidism[J]. N Engl J Med, 2006, 355(17):1834-1836.

[6] LUK CP, PARSONS R, LEE YP, et al. Proton pump inhibitor-associated hypomagnesemia: what do FDA data tell us? [J]. Ann Pharmacother, 2013, 47(6):773-780.

[7] RONDÓN LJ, GROENESTEGE WM, RAYSSIGUIER Y, et al. Relationship between low magnesium status and TRPM6 expression in the kidney and large intestine[J]. Am J Physiol Regul Integr Comp Physiol, 2008, 294(6):2001-2007.

[8] PARAVICINI TM, CHUBANOV V, GUDERMANN T. TRPM7: a unique channel involved in magnesium homeostasis[J]. Int J Biochem Cell Biol, 2012, 44(8):1381-1384.

[9] BAI JP, HAUSMAN E, LIONBERGER R, ZHANG X. Modeling and simulation of the effect of proton pump inhibitors on magnesium homeostasis[J]. 1. Oral absorption of magnesium. Mol Pharm. 2012;9(12):3495-3505.

[10] HUANG CL, KUO E. Mechanism of hypokalemia in magnesium deficiency[J]. J Am Soc Nephrol, 2007, 18(10):2649-2652.

[11] MAEDA Y, KOJIMA N, ARAKI Y, et al. Does a proton pump inhibitor cause hypokalemia? [J]. Intern Med, 2011, 50(9):1045-1050.

[12] WINGO CS. Active proton secretion and potassium absorption in the rabbit outer medullary collecting duct. Functional evidence for proton-potassium-activated adenosine triphosphatase[J]. J Clin Invest, 1989, 84(1):361-365.

[13] CROWSON MS, SHULL GE. Isolation and characterization of a cDNA encoding the putative distal colon H+, K(+)-ATPase. Similarity of deduced amino acid sequence to gastric H+, K(+)-ATPase and Na+, K(+)-ATPase and mRNA expression in distal colon, kidney, and uterus. J Biol Chem. 1992;267(19):13 740-13 748.

[14] GUMZ ML, LYNCH IJ, GREENLEE MM, et al. The renal H+-K+-ATPases: physiology, regulation, and structure[J]. Am J Physiol Renal Physiol, 2010, 298(1):12-21.

[15] TANG X, YANG X, LAI G, et al. Mechanism underlying hypokalemia induced by trimethyltin chloride: Inhibition of H+/K+-ATPase in renal intercalated cells[J]. Toxicology, 2010, 271(1-2):45-50.

天津医科大学总医院　李烁　崔瑾　王坤玲　王保平　王彬　郭智慧　何庆　王邦茂
刘铭

病例54　单侧肾动脉狭窄引发高血压低血钾一例

肾血管性高血压(renovascular hypertension)是继发性高血压的常见病因,主要是肾动脉狭窄或压迫所致。导致肾动脉狭窄的疾病有纤维肌性发育不良、大动脉炎和动脉粥样硬化等,其中以动脉粥样硬化最为多见,即动脉粥样硬化性肾动脉狭窄(atherosclerotic renal arterial stenosis，ARAS）。本例病例报告的是一例单侧肾动脉狭窄所致的高血压，低血钾，经过手术（左肾动脉造影球囊扩张成型术。）治疗后高血压低血钾有所纠正，完全停药。该患者除了年龄 68 岁，LDL-C 3.12mmol/L，无动脉粥样硬化性疾病的高危因素，无冠心病、脑梗死等病史，外周血管彩超提示未见异常，通常不考虑动脉粥样硬化性肾动脉狭窄，但进一步的检查明确了其导致肾动脉狭窄的原因还是动脉斑块，报告本病例旨在提高对本病的认识，减少误诊和漏诊，临床上可采用肾动脉超声检查筛查肾动脉狭窄的病例，待怀疑存在肾动脉狭窄后可应用多层螺旋 CT 血管成像（multidetector computed tomography angiography，MDCTA）检查，多层螺旋 CT 血管造影通过薄层扫描及三维重建，能很好地显示粥样硬化性肾动脉狭窄的部位、程度，为最终选择治疗方式起到帮助。

【一般资料】

患者王 XX，男，68 岁。

1. 主诉 发现血压升高 9 个月，血钾降低 2 个月于 2021-12-03 入院

2. 现病史 患者于入院前 9 个月，自测发现血压升高，最高 170/100mmHg，心率 60 次 / 分，无明显头晕头痛，无心悸胸闷、胸痛、恶心，无多汗、情绪急躁，无手颤、多食、消瘦及排便次数增多，不喜食冷饮，就诊于平山县医院，予替米沙坦、左旋氨氯地平治疗，后血压控制在 150/90mmHg，服药期间偶有心悸，自测心率最慢达 40 余次 / 分，于入院前 6 个月就诊于唐山医院，行 Holter 检查，发现"早搏"（具体情况不能提供），予中药治疗（具体药物不能提供），自行停用替米沙坦，继续口服左旋氨氯地平 2.5 mg 每日 1 次，血压控制在 140/90mmHg，心率控制在 50 次 / 分，于入院前 2~3 个月，因血压超过 150/90mmHg，开始自行改为口服左旋氨氯地平 5 mg 每日 1 次至今，血压偶尔可控制在 120/80mmHg，多数控制于 140/90mmHg，自觉心悸症状改善，于入院前 2 月因泡沫尿，夜尿 5-6 次就诊于河北医科大学第二医院门诊，检查血钾 2.44mmol/L，尿钾 88.17mmol/24 h，尿蛋白 2+，予口服氯化钾 3 g 每日 1 次，期间监测血压控制 140/90mmHg，无明显头晕头痛、心悸胸闷、胸痛、恶心，无明显发作性肌无力或瘫痪、肌痛、手足麻木感。入院前 50 天于平山县医院复查血钾：2.45 mmol/L，血压 140/90mmHg，后咨询我院肾内科，改为门冬氨酸钾 2 片 TID，碳酸氢钠片 2 片，每日 1 次，于入院前 40 天，再次复查血钾：2.6 mmol/L（具体报告不能提供），停用门冬氨酸钾，碳酸氢钠片，改回氯化钾缓释片补钾，入院前 2 天，就诊于我院门诊，查血钾 3.26mmol/L，尿酸 197 mol/L，24 h 尿钾 108.5mmol/24 h，肾上腺 CT：双侧肾上腺未见异常，请结合临床，肝 IV、V 囊肿。肾动脉彩超：双肾动脉未见明显异常，建议临床进一步检查。遂收入我科，患者自发病以来精神可，睡眠可，大便可，小便同前述，近期体重无明显变化。

3. 既往史 既往发现泡沫尿 2 年余，夜尿 5~6 次 2~3 年，否认糖尿病、冠心病、脑血管病史。否认青光眼、消化道溃疡病史。否认肝炎、结核等传染病史。否认手术、外伤及输血史。否认食物药物过敏史。

4. 个人史 生于原籍，久居当地，该患者否认疫区旅居史，轻体力工作，否认放射性物质、毒物接触史。否认烟酒史。

5. 婚育史 已婚，育有一子一女，均体健

6. 家族史　否认家族遗传病史。

7. 体格检查　体温 36.5 ℃,脉搏 72 次 / 分,呼吸 17 次 / 分,血压 140/90 mg,BMI:22.04kg/m²(身高 165 cm,体重 60 kg)。

发育良好,营养中等,神志消楚,体位自主,正常面容,表情安静,查体合作。皮肤黏膜颜色正常,皮肤弹性良,无水肿,浅表淋巴结未触及肿大。头颅正常,眼睑正常,巩膜无黄染。双耳无畸形,无分泌物,乳突无压痛,听力正常。鼻无畸形,无出血,鼻窦无压痛。牙齿无异常,牙龈未见异常,口唇颜色红润。伸舌方向居中。咽部黏膜未见异常,颈软,气管居中,甲状腺未及肿大,未触及震颤,未闻及血管杂音。胸廓外形对称,双肺呼吸动度一致,双肺呼吸音清晰。心前区无隆起,无震颤和心包摩擦感。心率 72 次 / 分,心律齐,未闻及杂音,未闻及心包摩擦音。腹部平坦,未见皮疹、色素、瘢痕、及腹壁静脉曲张,腹软,未触及包块,无肌紧张,无压痛,无反跳痛,肝脾脏未触及。肝区叩击痛阴性,无肾区叩击痛,移动性浊音阴性。未闻及血管杂音。脊柱四肢无畸形,足背动脉搏动正常,四肢肌力 V 级,生理性反射存在,病理神经反射阴性。

专科情况:

左侧上肢血压 140/90mmHg,右侧上肢血压 135/90mmHg,左侧下肢血压右侧下肢血压 140/90mmHg,腹部未闻及血管杂音。

【化验及检查】

1. 心电图　窦性心律,大致正常心电图。

2. 三大常规　见表 9-54-1、9-54-2、9-54-3。

表 9-54-1　血常规检查

血常规	WBC(×10⁹/L)	N(%)	LY(%)	RBC(×10¹²/L)	HB(g/L)	PLT(×10⁹/L)
2021-12-04	5.12	72.6	21.3	4.45	131	140
2021-12-15	9.58	90.4	5.3	3.73	121	164
2.21-12-16	6.44	85.1	9.3	3.23	104	153

表 9-54-2　尿常规检查

尿常规	比重	pH 值	酮体	尿糖	尿潜血	白细胞	尿蛋白
2021-10-02 外院	1.025	7.0	-	-	-	-	2+
2021-12-4	1.015	7.0	-	-	-	-	-

表 9-54-3　便常规检查

便常规	色	性状	白细胞	红细胞	虫卵	OB
2021-12-05	褐色	软便	-	-	-	-

3. 血生化　见表 9-54-4、9-54-5、9-54-6、9-54-7、9-54-8。

表 9-54-4　肝功能

肝功能	TP	ALB	GLO	ALT	AST	ALP	γ-GGT	TBIL
	（g/L）	（g/L）	（g/L）	（U/L）	（U/L）	（U/L）	（U/L）	（μmol/L）
2021-12-4	63.5	40.9	22.6	24.5	24.3	110.7	16.6	14.8
2021-12-16	56.2	34.6	21.6	23	21	92	12	19.0

表 9-54-5　肾功能血糖

肾功能血糖	BUN	CR	UA	GLU
	（mmol/L）	（μmol/L）	（μmol/L）	（mmol/L）
2021-12-4	7.11	65	214	4.72
2021-12-8	5.94	66	156	
2021-12-14	8.4	84	216	7.56
2021-12-15	8.4	72	182	7.92
2021-12-16	9.85	93	192	6.86

表 9-54-6　血脂

血脂血糖	TC	TG	LDL	HDL
	（mmol/L）	（mmol/L）	（mmol/L）	（mmol/L）
2021-12-4	6.15 ↑	0.85	4.15	1.64
2012-12-16	3.65	0.73	2.07	1.41

表 9-54-7　心肌酶

心肌酶	CK	CKMB	LDH	HBDH
	（U/L）	（U/L）	（U/L）	（U/L）
2021-12-4	100	8.4	215	155
2021-12-16	86	7.6	174	148

表 9-54-8　血电解质

血电解质	K （mmol/L）	Na （mmol/L）	Cl （mmol/L）	Ca （mmol/L）	P （mmol/L）	Mg （mmol/L）	CO$_2$CP （mmol/L）
2021-10-4 外	2.44 ↓	142.3	93.6		-	-	
2021-10-13 外	2.45 ↓	136.3	92.5	2.43	1.65 ↑	0.79	27
2021-12-1	3.26 ↓						
2021-12-3	2.8	131	105				
2021-12-4	2.94	141.0	98.6	2.28	1.10	0.95	
2021-12-5	3.19	138.9	98.4				

续表

血电解质	K （mmol/L）	Na （mmol/L）	Cl （mmol/L）	Ca （mmol/L）	P （mmol/L）	Mg （mmol/L）	CO₂CP （mmol/L）
2021-12-6	3.04	131.4	91.7				
2021-12-8	3.26	141.9	98.7				
2021-12-10	2.86	139.7	96.7				
2021-12-11	3.24	140.5	97.8				
2021-12-12	3.70						
2021-12-14	3.68	135.8	95.2				
2021-12-15	3.49	130.6	97.9				
2021-12-16	4.11	134.7	97.1	2.17	1.38	0.79	

表 9-54-9　血气分析

项目	pH	PCO_2	PO_2	HCO_3^- act	BE	SO_2	AnGap
		mmHg	mmHg	mmol/L	mmol/L	%	mmol/L
2021-12-3	7.455	39.9	74.1	27.7	3.9	94.1	-0.9

4. 24 小时尿液检查

表 9-54-10　24 小时尿电解质

时间	尿量	Na	K	Cl	Ca	P
	L	mmol/24 h （130~260）	mmol/24 h （25~100）	mmol/24 h （110~250）	mmol/24 h （2.5~7.5）	mmol/24 h （23~48）
2021-10-4 外	4.05		88.17			
2021-12-1	3.0		108.5			
2021-12-4	3.1	208.94	124..93	283.03	13.73	25.39

表 9-54-11　24 小时尿肌酐、尿蛋白、尿尿酸

24 h 尿	尿肌酐	微量白蛋白	尿酸	尿蛋白
3.1 L	7000~16 000μmol	<30 mg	1500~4400 μmol	<0.14 g
2021-12-4	9616.2	364.56 ↑	3357.3	0.28

5. 特殊检查

表 9-54-12　甲功五项

游离甲功	T3(nmol/L)	T4(nmol/L)	FT3(pmol/L)	FT4(pmol/L)	TSH(μIU/mL)
	（0.92~2.79）	（58.1~140.6）	（3.5~6.5）	（11.5~22.7）	（0.55~4.78）

续表

游离甲功	T3(nmol/L)	T4(nmol/L)	FT3(pmol/L)	FT4(pmol/L)	TSH(μIU/mL)
2021-12-4	2.25	1.3.41	5.46	14.33	3.921

表 9-54-13 （立位)高血压三项(肾素定量 /AII/ALD/ADRR 化学发光法)

项目	结果	单位	参考区间	
血管紧张素 II	106.57	pg/mL	立位	49.00~252.00
（ Ang II ）			卧位	25.00~129.00
醛固酮	199.82	pg/mL	立位	40.00~310.00
（ ALD ）			卧位	10.00~160.00
肾素浓度	65.43	pg/mL	立位	4.00~38.00
（ Renin ）			卧位	4.00~24.00
ADRR	3.05		<38.00	

表 9-54-14 肾上腺皮质功能

肾上腺皮质功能	ACTH（ pg/mL ） 上午 7.2~63.4	血 Cor(μg/dL) （上午 4.26~24.85）
2021-12-4	46.41	13.08

6. 其他检查

（1)凝血功能:正常。

（2)糖化血红蛋白 HbA1c: 5.40%。

（3)免疫全项:正常

（4)肿瘤标志物:正常。

7. 影像学检查(天津市人民医院)

心脏彩超:二尖瓣、三尖瓣少量返流,左室舒张功能减低,室间隔厚度 11 mm,左室后壁厚度 10 mm,LVEF:60%。

腹部彩超:肝左叶囊肿,胆、胰、脾未见异常。

泌尿系彩超:双肾、膀胱未见异常,前列腺体积增大伴钙化,膀胱残余尿 15mL。

动脉彩超:双侧颈动脉、椎动脉、双下肢动脉未见明显异常。

肾动脉彩超:双肾血流灌注良好,右肾动脉起始处内径约 4.8 mm,左肾动脉起始段显示不清。

肾上腺 CT:双侧肾上腺未见异常,请结合临床,肝 IV、V 囊肿。

肾上腺增强 CT:双侧肾上腺未见明确异常。

肾动脉 CTA:左肾动脉起始部混合斑块形成,管腔重度狭窄。

核医学 ECT 肾动态显像:左肾影略小,左侧肾小球滤过率降低,符合左肾缺血表现,右肾血流灌注及右肾功能未见异常。

【诊断与鉴别诊断】

（一）病例特点

（1）老年男性,高血压低血钾入院,起病缓慢。

（2）化验示低血钾、高尿钾、高肾素,肾动脉彩超提示左肾动脉起始段显示不清。肾动脉CTA:左肾动脉起始部混合斑块形成,管腔重度狭窄。肾动态显像:左肾影略小,左侧肾小球滤过率降低,符合左肾缺血表现,右肾血流灌注及右肾功能未见异常。

（二）高血压低血钾的鉴别诊断

存在高血压、低血钾时应测定24小时尿钾,如24小时尿钾>25mmol/L则需要测定肾素和醛固酮:

如果是高醛固酮、低肾素,则提示原发性醛固酮增多症,而如果是高醛固酮、高肾素则提示继发性醛固酮增多症可能性大。

继发性醛固酮增多症可见于肾动脉狭窄,主动脉狭窄,肾素瘤,睡眠呼吸暂停综合征,肾病综合征。而本例患者肾上腺增强CT:双侧肾上腺未见明确异常。患者无睡眠呼吸暂停的症状,无大量蛋白尿、低蛋白血症、重度水肿等症,故可除外睡眠呼吸暂停综合征和肾病综合征。该患者肾动脉CTA:左肾动脉起始部混合斑块形成,管腔重度狭窄。肾动态显像:左肾影略小,左侧肾小球滤过率降低,符合左肾缺血表现,右肾血流灌注及右肾功能未见异常。故肾动脉狭窄诊断成立

最终诊断:继发性高血压,左侧肾动脉狭窄,低钾血症

【治疗】

应用左旋氨氯地平片5mg每日一次血压控制可,波动于130~140/80~90mmHg,静脉补钾3~6g/日＋口服补钾氯化钾缓释片3g/日治疗,血钾仍很难维持在正常范围,待相关检查结束后加用螺内酯40mg,每日一次口服,血钾有所回升至正常,同时应用瑞舒伐他汀钙5mg每日一次口服,羟苯磺酸钙0.5每日三次口服,2021-12-14转入血管科,2021-12-15局麻下行左肾动脉造影球囊扩张成型术。穿刺左桡动脉,术中造影见左侧肾动脉起始部重度狭窄几近闭塞,拟超选左肾动脉,多次探查后因左肾动脉开口角度偏倚,不能进入,拟改导丝进入方向,穿刺右股动脉进入,造影见右侧股总动脉,髂外动脉迂曲明显,均不能探查进入狭窄的左肾动脉,遂穿刺左股总动脉,多用途导管沿导丝进入左肾动脉内,球囊扩张成型狭窄左肾动脉,再次造影见原重度狭窄的左肾动脉血流基本恢复通畅,术毕。

【随访】

术后当天下午患者血压明显下降,降至108/76mmHg,停用降压药,术后第二天血压99~101/65~66mmHg,停用氯化钾缓释片和螺内酯,术后第三天血压95~102/52~70mmHg,复查血钾4.2mmol/L,手术后3天加用了阿司匹林100mg每日一次口服、氯吡格雷75mg每日一次口服,抗血小板聚集,瑞舒伐他汀钙10mg每日一次口服稳定斑块,2021-12-18好转出院。

随访:术后随访四个多月血压均正常,维持在120/70mmHg左右,曾于当地医院复查血

钾正常。

【讨论】

随着社会老龄化趋势加剧,饮食和生活习惯不断改变,冠心病的发病率明显升高[1]。流行病学研究显示[2],肾动脉狭窄(renal artery stenosis)发病率在周围血管病变以及冠心病患者中占比较高。肾动脉狭窄是继发性高血压的常见原因之一。肾动脉狭窄引起肾脏的血流减少,可激活肾素-血管紧张素系统,导致血压升高。肾动脉狭窄的程度与高血压之间存在正相关。进行性的肾动脉狭窄可能导致肾脏缺血,引起肾实质破坏和肾功能降低等肾结构和功能的改变,最终导致肾功能衰竭[3],若治疗不及时会对患者生命健康带来严重威胁。由于该病临床表现并不具有特异性,因而诊断难度较大。本病例就是通过肾动脉彩超的检查发现左侧肾动脉狭窄,为最终的诊断指明了方向。本病例讨论的议题就是探讨彩色多普勒超声诊断和多层螺旋CT血管成像作为肾动脉狭窄筛查的临床价值。

肾动脉狭窄的常见原因有:①动脉粥样硬化。这类原因最常见。动脉粥样硬化性肾动脉狭窄(atherosclerotic renal arterial stenosis,ARAS)是指由于动脉粥样硬化引起的肾动脉管腔狭。随着继发性高血压筛检的推广和肾动脉造影的普及,这类患者逐渐增多,常见于老年男性患者,病变多位于肾动脉起始部,在动脉内膜内形成大小、长短不一的粥样斑块,偏心性多见,是全身性血管病变的局限表现。②纤维肌发育不良。除损害肾动脉外,髂动脉、肠系膜动脉和头臂动脉也有发生,常见于青年人,女性多于男性,动脉损害主要发生在中、远1/3端,常延及分支呈多发性和串珠样改变。③大动脉炎。主要侵犯主动脉及其大分支,造成血管狭窄或闭塞,少见扩张。多为青年女性,近90%的病例在30岁以下。大动脉炎侵犯肾动脉者约占60%以上,87%病变侵犯肾动脉起始部和近心端,肾动脉多向心性局限狭窄[4]。

对肾动脉狭窄患者早期诊断和治疗对改善患者预后和延缓疾病进展具有重要临床意义。肾动脉狭窄诊断方法较多,常用检查手段包括彩色多普勒超声、磁共振血管成像(magnetic resonance angiography,MRA)、CTA、肾动脉血管成像等方法[5]。尽管肾动脉造影作为临床诊断的金标准[6],但价格较高,且需选择造影剂,属于有创性检查。同时还有穿刺点血肿、胆固醇栓塞等术后并发症的风险,特别老年患者常合并各种基础性疾病,导致其检查风险增大。故在临床上不作为筛选和初步诊断的首选方法。CT与磁共振成像属于无创检查,但需要应用造影剂。而携带心脏起搏器或支架患者无法进行磁共振成像检查,因此临床应用也受到一定限制[7]。彩色多普勒超声具有操作简单、便捷、无创等特点,且临床检查费用不高,能够重复检查,具有较高准确性,目前被广泛应用于肾动脉狭窄检查中。研究显示[8],90%肾动脉狭窄都是动脉粥样硬化引起,而老年人血液黏度更高,血管壁内膜相对粗糙,肾动脉血管迂曲,其管腔内部会出现斑块而引发管腔狭窄,使得肾内动脉血流压力增加,血流阻力也明显增加,致使血流速度加快。肾动脉狭窄远端因血液灌注量不足会使血流压力降低,血流阻力减少,导致血流速度减慢。彩色多普勒超声可通过对患者肾脏储备功能、肾动脉阻力指数以及肾脏形态大小成像,系统判断其肾动脉狭窄状况。而肾动脉流速可参考腹主动脉流速加以推测,局部血液动力学指标的特异性与敏感性高也是诊断肾动脉狭窄的主要方法。随着肾动脉狭窄程度的增加,叶间动脉加速时间(AT)越来越长,叶间动脉峰值流速比值(RIR)、腹主动脉峰值流速比值(RAR)、肾动脉峰值流速(PSV)越来越高。临床对动脉粥样硬化性肾动脉狭窄进行诊断,将肾动脉病变和正常的分界点最佳阈值确定为:RAR $\geq$ 2,径向应变率(RSR)$\geq$ 5,PSV $\geq$ 150 cm/s[8]。但需要注意,彩色多普勒超声检查过程中也会受部分因素影响,主要包括肠道内部气体、体态肥胖与患者配合度不高等,增加了误诊与漏诊率。因此,检查期间要对肾动脉进行重点检查,在腹部正中使用超声探头加压处理,以排除肠道气体。在缩短肾动脉与探头距离的情况下即可使分辨率提高。为保证超声图像质量,可选择侧腰部冠状切、经背侧径路以及右前腹肋间横切等方式完成扫查。

肾动脉彩超提示存在肾动脉狭窄的可能,那么接下来就要进一步地了解狭窄的部位,性质、成因、大小等,为治疗提供帮助。多层螺旋CT血管成像(multidetector computed tomography angiography,MDCTA)及三维重建不但能较好地显示血管病变的形态,达到与数字减影DSA相媲美的诊断效能[9]。同时,也能对血管的狭窄程度进行量化分析。MDCTA较其它影像学检查而言的另一个巨大优势在于它不但能判断管腔狭窄,还能发现狭窄的原因。首先,动脉粥样硬化性肾动脉狭窄的狭窄部位无一例外的发生于肾动脉近段或开口处,这可能与肾动脉呈直角开口于腹主动脉,起始段的血流压力较高有关,而其狭窄的病因则为各种类型的粥样硬化斑块,以钙化斑块或含钙化的混合斑块为主[10]。动脉粥样硬化性肾动脉狭窄是全身大动脉粥样硬化的一部分,冠心病是有、无肾动脉狭窄的最重要预测因素,肾动脉狭窄程度与全身动脉粥样硬化程度基本一致。这可能是由于动脉粥样硬化是一种全身性疾病,且冠状动脉与肾动脉血管内径相似,冠状动脉狭窄和肾动脉狭窄常常并存,但临床上也不能因为患者没有冠心病排除了肾动脉狭窄的可能性,本例患者就是一个例外,入院后血管彩超未发现身体内常见的大血管动脉斑块的证据。当然还要继续随访观察。

本病例明确了肾动脉狭窄,转入血管科,局麻下行左肾动脉造影球囊扩张成型术。术后血压和血钾均恢复正常,好转出院。国内外的研究提示肾动脉支架置入术(PTRAS)是治疗肾动脉狭窄的有效方法[11],药物治疗对于肾动脉严重狭窄或闭塞患者无明显疗效,中长期随访预后不良[12]。但该患者左肾动脉开口角度偏倚,不能进入,多次尝试选择了左肾动脉造影球囊扩张成型术,应密切随访观察患者血压情况,如返院复查应复查肾素-血管紧张素-醛固酮系统。如病情反复,有条件的情况下还是应考虑行患侧肾动脉支架植入术。

然而动脉粥样硬化性肾动脉狭窄虽然行PTRAS后血压明显改善,但仍有部分患者需继续服用降压药物。动脉粥样硬化引起的缺血性肾病是缓慢发生的,即便血肌酐水平正常,也多存在肾小动脉硬化、肾小管萎缩及肾间质纤维化等不可逆的病理改变。肾动脉局部血运重建并不能改变肾小动脉广泛硬化。此外,导致肾动脉粥样硬化的因素,如糖尿病、吸烟本身可独立于肾动脉狭窄而造成肾小管损伤、肾实质及肾功能损害。多合并肾素及血管紧张素II水平升高,并且随着肾动脉狭窄的改善有明显降低。本病例在手术当日血压就明显下降,但遗憾的是患者在手术后未复测肾素-血管紧张素-醛固酮系统。

综上所述,彩色多普勒超声检查简单且无创,具有较高准确性,因而在早期冠心病患者肾动脉狭窄诊断中的应用价值显著。多层螺旋 CT 血管造影通过薄层扫描及三维重建,能很好地显示粥样硬化性肾动脉狭窄的部位、程度,是评价 ARAS 的最佳无创性检查手段之一,在老年人群特别是高血压患者,我们进行腹部或大血管 CT 扫描时,应同时关注肾动脉的情况,为早期诊断 ARAS 提供影像学依据,以期早期干预,改善预后。

【参考文献】

[1] 韩晶.彩色多普勒超声诊断冠心病患者肾动脉狭窄的效果 [J]. 中国继续医学教育,2020,12(25):106-109.

[2] 吕素芝,崔健嫦,李燕君.对冠心病慢性心力衰竭患者采取心脏彩色多普勒超声诊断的临床价值进行分析 [J]. 影像研究与医学应用,2021,5(3):111-112,118.

[3] 王迪,张文婷,郑思宁.心脏彩色多普勒超声在冠心病慢性心力衰竭诊断中的应用效果研究 [J]. 中国医疗器械信息,2021,27(12):128-129.

[4] 王效增,荆全民,韩雅玲,等.肾动脉狭窄的研究进展 [J]. 心血管康复医学杂志,2011,20(1):95-97.

[5] 动脉粥样硬化性肾动脉狭窄诊治中国专家建议(2010)写作组,中华医学会老年医学分会,《中华老年医学杂志》编辑委员会. 动脉粥样硬化性肾动脉狭窄诊治中国专家建议(2010)[J]. 中华老年医学杂志,2010.29:265-270.

[6] 马娜,王思宇,孙由静,等.超声造影评价疑诊肾动脉狭窄患者副肾动脉的价值. 中华医学杂志,2019,99(11):838-840.

[7] 张馨丹,李英梅,岳庆雄,等.超声造影联合动态血流成像对肾动脉狭窄诊断价值.中国超声医学杂志,2019,35(12):1099-1102.

[8] 任俊红.超声造影在肾动脉狭窄诊断中的检查思路和规范化应用.中华医学杂志,2020,100(17):1281-1283.

[9] 袁学文.动脉粥样硬化性肾动脉狭窄与高血压相关性的 MDCTA 研究.医学影像杂志,2012,22(8):1344-1347.

[10] 孙世光,张国辉.肾血管性高血压的诊断方法 [J]. 河北医药,2009,31:2133-2135.

[11] 曾一梅,许建忠,陈歆,等.分侧肾小球滤过率评估动脉粥样硬化性单侧肾动脉狭窄经皮肾动脉支架植入术效果分析.介入放射性杂志,2021,30(10):1003-1005.

[12] DAVIES MG, SAAD WE, BISMUTH J, et al. Impact of metabolic syndrome on the outcomes of percutaneous renal angioplasty and stenting[J].J Vasc Surg, 2010, 51(4): 926-932.

天津市人民医院　宋轶萱

病例 55　轻度高血压伴正常肾素活性和轻度高肾素浓度

肾素瘤由肾小球入球小动脉血管平滑肌细胞分化而成 [1],最早在 1967 年由 Robertson 报道 [2],至今国内外共陆续报道 170 多例。肾素瘤可发生在任何年龄,但主要是发生在

30~40 的年轻女性[3, 4]。绝大部分病历报道肿瘤为良性,但也有文献报道该病伴随着转移性病变[1,5,6]。肾素瘤典型的临床表现是由于过多肾素而引起高血压、高醛固酮血症、低钾血症和代谢性碱中毒[7]。本文报道一例发生年轻女性的特殊肾素瘤,特点为临床表现不典型,血浆肾素浓度高(PRC)而肾素活性(PRA)正常。

【一般资料】

患者女性, 25 岁,入院前两年发现临界性高血压, 140/90 mmHg,未服用任何降压药物的基础上,血压逐渐升高,最高 150/100 mmHg。 2 周前患者就诊于当地医院,化验检查提示卧位和立位的血浆肾素活性(放免法,北京北方生物技术研究所有限公司,准确度:相对偏差在 ±10.0% 范围内)和血将醛固酮水平(PAC)均在正常范围之内(表 9-55-1),此项检查时患者处于月经周期的卵泡期。患者被给予氨氯地平 2.5 mg,每日一次,治疗,血压控制良好。患者无肾脏肿瘤和高血压的家族史。由于氨氯地平可引起肾素和醛固酮浓度的升高,为了化验的准确性,入院后改为地尔硫卓 90 mg,每日一次,控制血压。体格检查:右上臂卧位血压 133/96 mmHg ,左上臂卧位血压 137/97 mmHg,脉搏 72 次 / 分,身高 164 cm,体重 52 kg, BMI 19.3 kg/m²。无满月脸、多血质外貌、锁骨上窝脂肪垫、紫纹、多毛、甲状腺肿、体位性低血压和腹部杂音。

表 9-55-1 卧 - 立位 PRC, PRA 和 PAC

	体位	PRC (μIU/mL)	正常值 (μIU/mL)	PRA (ng/mL·h)	正常值 (ng/mL·h)	PAC (pg/dL)	正常值 (pg/dL)
1	卧位			1.12	0.13-1.74	58.8	30-180
	立位			1.45	1.45-5.0	80.19	50-313
2	卧位	219.2	2.8-39.9			22.5	3.0-23.6
	立位	437.2	4.4-46.1			32.3	3.0-35.3

PRC: plasma renin concentration;PRA, plasma renin activity;PAC, plasma aldosterone concentration.

【检查】

生化检查提示肝、肾功能正常,无低血钾(钾 3.8 mmol/L)、肾性失钾(24 h 尿钾 38.9mmol)或代谢性碱中毒(二氧化碳结合力 28 mmol/L)。PRC(化学发光免疫分析法, DiaSorin Ltd,精确度:相对偏差 ±15.0%)和 PAC 首次在患者月经周期的黄体期被评估, PRC 无论在卧位还是立位均升高,卧位 248.3 μIU/mL(正常范围, 2.8~39.9 μIU/mL),立位 >500 μIU/mL(正常范围, 4.4~46.1 μIU/mL);卧位 PAC 在正常范围之内(15.2 pg/dL,正常范围, 3.0~23.6 pg/dL)而立位 PAC 升高(90.8 pg/dL,正常范围, 3.0~35.3 pg/dL)。在患者月经周期的卵泡期, PRC 和 PAC 用相同的方法再次评估得到了和之前一致的结果(卧立位 PRC 均升高:卧位 219.2 μIU/mL,立位 437.2 μIU/mL;卧位 PAC(22.5 pg/dL)正常而立位(32.3 pg/dL)升高(表 9-55-1)。血儿茶酚胺代谢产物,生长激素,甲状腺激素,性激素,促肾上腺皮质激素(ACTH),皮质醇和泌乳素均在正常范围之内(表 9-55-2)。

表 9-55-2　体内各项激素水平

	值	正常值
ACTH	12.4	0-46 pg/ml
Serum cortisol	12.9	5-25 μg/dl
VMA	2.6	<72umol/24 h
FSH	2.7	2.5-10.2IU/L
LH	3.8	1.9-12.5IU/L
E2	174	19-144 pg/ml
T	33.5	14-76 ng/dl
PRL	23.3	2.8-29.2 ng/ml
FT3	5.57	3.5-5.5 ng/dl
FT4	15.51	11.5-23.5 ng/dl
TSH	1.44	0.3-5.0 uIU/ml

ACTH: adrenocortical hormone; VMA: 24-hurinary vanillylmandelicacid; FSH: follicle-stimulating hormone; LH: luteinizing hormone; E2: oestradiol; PRL: prolactin; T: testosterone; FT3: free triiodothyronine; FT4: free thyroxin; TSH: thyroid stimulating hormone.

　　腹部增强 CT 提示左肾后唇皮质内有一个实性的,边界清楚的,低密度的肿块(15 mm × 13 mm),中度增强;此肿块动脉期无明显强化,而在静脉期和延迟期呈进行性强化(图 9-55-1 A)。肾动脉,腹主动脉和双侧肾上腺正常。MRI 平扫和增强均证实了此肾皮质肿块的存在。(^{18}F-FDG)PET-CT 显示此肿块对 FDG 轻度摄取(图 9-55-1B)。

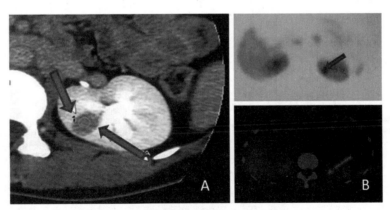

图 9-55-1　腹部增强 CT 和 ^{18}F-FDG PET-CT

1 A:CT 结果:CT 示左肾后唇部实性,边界清楚,低密度,皮质肿物(15 mm x13 mm),呈中度强化。动脉期无明显增强,但在静脉期和延迟期呈延迟强化。1B:(^{18}F-FDG)PET-CT 结果:肿物对 FDG 轻度摄取

【诊断与鉴别诊断】

　　患者在高血压的同时伴有 PRC 的升高,血儿茶酚胺代谢产物、肾功能正常,强化 CT 提示无肾动脉和腹主动脉的缩窄,考虑有可能为肾素瘤,但需要和其他的肾实质病变如肾乳头状癌、透明细胞癌、血管平滑、肌脂肪瘤等相鉴别。此肿物影像学特点为边界清楚、类圆形、

直径较小的肾皮质肿块,造影剂呈延迟强化的特点,故能排除上述的肾实质占位性病变。但典型肾素瘤表现为高血压(通常表现为中重度高血压)、肾性失钾、低血钾、代谢性碱中毒、高 RPC 或 PRA、继发性醛固酮增多症,而此患者的血压仅轻度升高;无肾性失钾、低血钾、代谢性碱中毒, PRC 升高而 PRA 正常, PAC 仅在立位升高,均不支持典型肾素瘤的诊断。为了进一步明确诊断,行分侧肾静脉取血,测定肾静脉肾素比值(RVRR)为 1.4,提示左侧肾为优势侧(表 9-55-3)。对于肾素瘤 RVRR 的值的界定,学者们观点不一致,有文献报道, RVRR 在 1.2~8.0 之间,可考虑肾素瘤的诊断(图 9-55-3)。

表 9-55-3　SRVS 和 RVRR 的值

	PRC (μIU/mL)	正常值 (μIU/mL)	PAC (pg/dL)	正常值 (pg/dL)
左肾静脉	258.1	2.8~39.9	17	3.0~23.6
右肾静脉	183.2		17.4	
下腔静脉近心端 下腔静脉远心端	212.1 183.6		24.3 19.6	
左／右 RVRR	1.4			

SRVS: selective renal vein sampling; RVRR, renal vein renin ratio.

【治疗】

行后腹膜入路的腹腔镜下保留肾单位的肿瘤剜除术,术中发现肿瘤, 1.5 cm × 1 cm × 1 cm,界限清楚,黄褐色(图 9-55-2 A)。HE 染色显示肿瘤由紧密排列的多边形细胞组成,胞浆嗜酸性(图 9-55-2b)。免疫组织化学染色显示 CD34(图 9-55-2c)、Vimentin(图 9-55-2 d)、肾素(图 9-55-2e)和 Syn(图 9-55-2f)阳性, ki-67 指数约为 5%。CK7, CD10, 34βE12, EMA, HMB45, SMA, CgA 和 SSTR2 染色阴性。

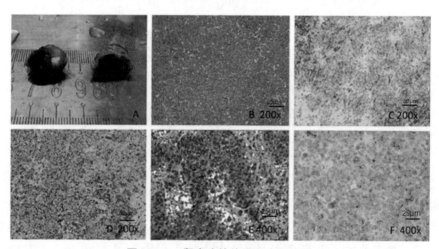

图 9-55-2　肾素瘤的外观和病理结果

2 A 肾素瘤大体图:直径 1 cm,黄褐色肿物;2B 病理结果:肿瘤由紧密排列的多边形细胞组成,胞浆嗜酸性(HE 染色 200 ×)。免疫组化染色示 CD34(2 C 200 ×), vimentin(2D 200 ×), 肾素(2E 400 ×)和 Syn(2 F 400 ×)阳性

【治疗结果、随访及转归】

术后第一天,在停用降压药的情况下,患者的血压恢复正常(130/70 mmHg),PRC 亦降至正常范围之内(9.8 μIU/mL)。术后 1 年随访,患者血压和 PRC 均在正常范围之内。

【讨论】

肾素瘤是一种罕见的肾脏肿瘤,较常见于年轻女性,肿瘤产生过量的肾素,导致继发性醛固酮增多症,进而引致高血压和低钾血症[7]。在这个案中,一位体重正常、没有高血压家族史的年轻女性,具有高血压和高肾素血症,无肾动脉、腹主动脉狭窄,没有药物干扰 PRC,提示肾素瘤的诊断。最终诊断为肾素瘤是由肿瘤细胞中肾素、CD34 和波形蛋白的阳性免疫染色所证实的,这与以前的报道一致[8]。

有趣的是,这个患者 PRC 升高,但 PRA 在正常范围。至今,约 170 例肾素瘤报道,这些患者或 PRA 升高[3, 8-10]或 PRC 升高[11, 12]。PRA 反映肾素系统的生物活性,通过内源性血管紧张素原生成血管紧张素 I(AngI)来测量,然后通过放射免疫分析来测量生成的 AngI。该分析可能受到血管紧张素原浓度和影响肾素 - 肾素 - 底物相互作用的因素的影响,并且在测量低浓度肾素时显示出次优灵敏度,故可能不一定反映活性肾素的真实浓度[13]。PRC 可以通过化学发光免疫分析法进行测量,它避免了许多放射免疫分析法相关的关键问题,例如培养时间长、产生放射性废物、需要同时分析多个样本以最大限度地降低成本以及雇佣专门的实验室工作人员。然而,在免疫分析中,肾素原和肾素之间可能发生交叉反应,前者的循环浓度明显高于肾素[14]。在本病历中,PRA 和 PRC 都是被测量的。然而,结果并不一致;PRC 升高,而 PRA 升高在该患者中不存在,这表明 PRC 和随后的 SRVS(如果 PRC 阳性)应纳入继发性高血压的鉴别诊断中。

醛固酮作为一种盐皮质激素,可促进肾小管潴钠、排钾,过量醛固酮可导致高血压、肾性失钾和低钾血症[13, 14]。大多数报告的肾素瘤病例伴有醛固酮增多症和低钾血症[9, 13-15]。然而,醛固酮增多症和低钾血症之间可能存在不一致。据报道,PAC 在正常范围内的患者可能会出现低钾血症[10]。除了促进肾上腺球状带醛固酮的分泌,进而导致高血压和低钾血症外,肾素的下游激素和 RAAS 的另一个重要成员血管紧张素 II(AT II)也可导致血压升高和低钾血症。这可能解释了为什么一些患者即使没有醛固酮增多症,也会出现低钾血症。在本病例中,没有低钾血症,也没有继发性醛固酮增多症,高血压很容易控制。虽然没有测量 AT II,但 PRA 正常的 PAC 升高表明 AT II 升高可能在该患者的临床表现中起作用。

Libório AB 等在 2005 年报道了一例特殊的肾素瘤,该患者既无高血压也无低钾血症,这表明某些肾素瘤可能产生非活性肾素,可能与无症状或非典型肾素瘤有关[16]。由于高血压和低钾血症是醛固酮和 AT II 的共同作用,患者的临床表现取决于 RAAS 包括醛固酮和AT II 的激活程度。事实上,肾素瘤临床表现多样,从正常血钾、正常血压到血钾正常的高血压,再到严重的顽固性高血压伴严重低钾血症[13, 14, 16]。因此,根据临床表现,肾素瘤可分为三种类型:典型型、非典型型和无功能型[17]。

肾素瘤作为一种肾肿瘤,尤其是无功能和非典型肾素瘤,需要与其他肾肿瘤,如肾乳头状癌和肾透明细胞癌进行鉴别。MRI 和超声波扫描只能帮助定位肿瘤[9, 18],但它们在确定肿瘤类型方面的作用有限 [9, 19]。目前，SRVS 被逐渐用于肾素瘤的诊断，RVRR 似乎是一种可靠的确定患侧肾的诊断工具。据报道，RVRR 为 1.2 时，敏感性为 85%，特异性为 75%，而 RVRR 为 1.5 时，特异性最大，但敏感性有限 [3]。在本病例中，RVRR 为 1.4，具有诊断意义。除 RVRR 外，增强 CT 可能有助于鉴别诊断。肾素瘤的典型表现为早期动脉期无明显强化，伴有静脉期和延迟期的延迟强化，但强化程度弱于周围肾实质，这点与其他类型的肾肿瘤不同 [17]。肾素瘤诊断的拟议诊断流程图如图 9-55-3 所示。对于具有继发性高血压特征的患者，即发病年龄较轻（30 岁以下）、突发性高血压、难以控制的难治性高血压、恶性高血压、低钾血症，或伴有肾肿物提示肾素瘤的患者，即肿瘤发生在青春期或成年早期的女性，直径（2~3 厘米）小，孤立性包膜下肿块，与肾实质相比低密度或等密度，CT 扫描延迟增强，或 MRI 对比剂注射后 T1 低信号、T2 低信号 [20-22]。为了最大限度地提高检测肾素瘤的敏感性，对肾素的评估，PRC 优于 PRA。如果肾素水平低或正常，肾素瘤就不太可能发生；但是，如果初始评估为 PRA，则应评估 PRC 以进行验证。如果检测到高肾素，应进行影像学检查，以检查肾动脉狭窄、主动脉缩窄和肾脏病变。如果发现具有肾素瘤特征的肾脏病变，且排除肾动脉狭窄，则根据典型的临床特征高度怀疑肾素瘤。如果没有典型的临床特征，可以进行选择性肾静脉取样以进一步明确诊断。偏侧化指数 >1.2 表示肾素瘤。

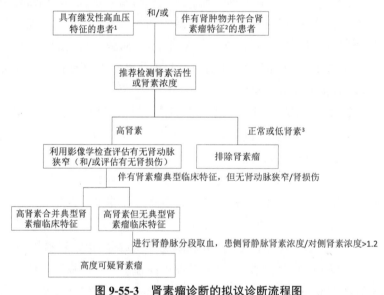

图 9-55-3　肾素瘤诊断的拟议诊断流程图

[1] 对于具有继发性高血压特征的患者，即发病年龄较轻（30 岁以下）、突发性高血压、难以控制的难治性高血压、恶性高血压、低钾血症，或 [2] 伴有肾肿物提示肾素瘤的患者，即肿瘤发生在青春期或成年早期的女性，直径（2~3 厘米）小，孤立性包膜下肿块，与肾实质相比低密度或等密度，CT 扫描延迟增强，或 MRI 对比剂注射后 T1 低信号、T2 低信号 [20-22]。
[3] 如果 PRA 正常，则应评估 PRC 水平。PRC, plasma renin concentration; PRA, plasma renin activity; SRVS, selective renal vein sampling.

肾素瘤起源于肾小球入球小动脉壁中的平滑肌细胞，这些小动脉是肾小球旁器的一部分。在本病例中，除了 CD34 和波形蛋白的免疫染色阳性外，还发现 Syn 的免疫染色阳性，这与之前的报道一致 [4, 10]。免疫组化染色显示肿瘤细胞表达上皮、间充质和神经内分泌标志物,具有多向分化的特点。尽管一些病例报告肿瘤细胞的 Syn 免疫染色呈阳性,这与我们目前的病例一致,但迄今为止没有报告表明肾素瘤可以表达 SSTR2 和 CgA。

这项研究有几个局限性。首先,没有测量 AT Ⅱ 的水平。因此,没有直接证据支持 ATII 对该患者的影响。第二,由于我们医院缺乏肾素原检测,因此没有测量血浆肾素原水平。因此,没有直接证据表明该患者的血浆非活性肾素原水平升高。

本文报告了一例特殊的肾素瘤病例,表现为轻度高血压,无醛固酮增多症和低钾血症,PRA 正常,PRC 升高,SRVS 中证实为偏侧化。本病例强调 PRC 和随后的 SRVS,如果 PRC 阳性,应纳入继发性高血压的鉴别诊断,尤其是在肾肿块提示肾素瘤的病例中。肾素瘤的临床特征可能取决于 RAAS 的激活程度。PRC 而不是 PRA 可能是非典型肾素瘤更敏感的标志物。

【参考文献】

[1]　ONDER S, BAYDAR DE. A case of juxtaglomerular cell tumor with novel histologic features[J]. Int J Surg Pathol 2011;19:65-70.

[2]　ROBERTSON P KA, HARDING L WG. Hypertension due to a Renin-Secreting Renal Tumour. 1967;43:963-976.

[3]　WONG L, HSU TH, PERLROTH MG, et al. Reninoma: case report and literature review. J Hypertens 2008;26:368-73.

[4]　YANG H, WANG Z, JI J. Juxtaglomerular cell tumor: A case report. Oncol Lett 2016; 11: 1418-20.

[5]　DUAN X, BRUNEVAL P, HAMMADEH R, et al. Metastatic juxtaglomerular cell tumor in a 52-year-old man. Am J Surg Pathol 2004;28:1098-102.

[6]　CUCCHIARI D, BERTUZZI A, COLOMBO P, et al. Juxtaglomerular cell tumor: multicentric synchronous disease associated with paraneoplastic syndrome. J Clin Oncol 2013; 31:e240-2.

[7]　TRNKA P, ORELLANA L, WALSH M, et al. Reninoma: an uncommon cause of Renin-mediated hypertension. Front Pediatr 2014;2:89.

[8]　KURODA N, GOTODA H, OHE C, et al. Review of juxtaglomerular cell tumor with focus on pathobiological aspect. Diagn Pathol 2011;6:80.

[9]　FAUCON AL, BOURILLON C, GRATALOUP C, et al. Usefulness of Magnetic Resonance Imaging in the Diagnosis of Juxtaglomerular Cell Tumors: A Report of 10 Cases and Review of the Literature. Am J Kidney Dis 2019;73:566-71.

[10]　HAGIYA A, ZHOU M, HUNG A, et al. Juxtaglomerular Cell Tumor With Atypical Pathological Features: Report of a Case and Review of Literature. Int J Surg Pathol 2020; 28: 87-91.

[11]　NIMA N, MARISSA M, FICHTENBAUM ERIC J, et al. A Young Female With Refractory Hypertension. Urology 2020;135.

[12] NUNES I, SANTOS T, TAVARES J, et al. Secondary hypertension due to a juxtaglomerular cell tumor. J Am Soc Hypertens 2018;12:637-40.

[13] HARTMAN D, SAGNELLA GA, CHESTERS CA, et al. Direct renin assay and plasma renin activity assay compared. Clin Chem 2004;50:2159-61.

[14] BURRELLO J, MONTICONE S, BUFFOLO F, et al. Diagnostic accuracy of aldosterone and renin measurement by chemiluminescent immunoassay and radioimmunoassay in primary aldosteronism. J Hypertens 2016;34:920-7.

[15] HAAB F, DUCLOS JM, GUYENNE T, et al. Renin Secreting Tumors: Diagnosis, Conservative Surgical Approach and Long-Term Results. J Urol 1995;153.

[16] LIBÓRIO AB, MARQUES FDE O, TESTAGROSSA L, et al. Malignant hypertension with intestinal ischemia secondary to juxtaglomerular cell tumor. Am J Kidney Dis 2005; 46:957-61.

[17] DEXIN D, HANZHONG L, WEIGANG Y, et al. Juxtaglomerular cell tumor of the kidney--a new classification scheme. Urol Oncol 2010;28.

[18] GO M, CHINA N, KEIICHI M, et al. A Case of Juxtaglomerular Cell Tumor, or Reninoma, of the Kidney Treated by Retroperitoneoscopy-Assisted Nephron-Sparing Partial Nephrectomy Through a Small Pararectal Incision. J Laparoendosc Adv Surg Tech A 2016;26.

[19] ENDOH Y, MOTOYAMA T, HAYAMI S, et al. Juxtaglomerular cell tumor of the kidney: report of a non-functioning variant. Pathol Int 1997;47:393-6.

[20] BOLAND GILES W L, BLAKE MICHAEL A, HAHN PETER F, et al. Incidental adrenal lesions: principles, techniques, and algorithms for imaging characterization. Radiology 2008;249.

[21] DUNNICK NR, HARTMAN DS, FORD KK, et al. The radiology of juxtaglomerular tumors. Radiology 1983;147:321-6.

[22] KATABATHINA VS, VIKRAM R, NAGAR AM, et al. Mesenchymal neoplasms of the kidney in adults: imaging spectrum with radiologic-pathologic correlation. Radiographics 2010;30:1525-40.

天津医科大学总医院　王保平　丁莉　范雨鑫　付殿生　汤坤龙　倪春生　赵新　边波

董作亮　何庆　刘铭

病例 56　氟西汀致低钠血症一例

低钠血症是临床常见的电解质紊乱,严重低钠血症可危及生命[1]。抗利尿激素分泌不当综合征(Syndrome of inappropriate antidiuretic hormone secretion, SIADH)被认为是引起低钠血症常见的原因,可在恶性肿瘤、神经系统疾病、某些药物和肺部疾病等情况下发生。抗精神类药物治疗通常与药物诱导的 SIADH 有关[2-4]。我们报道 1 例因服用氟西汀导致低钠血症的病例,旨在提高对此类情况的认识,帮助抗抑郁药的合理应用以及对低钠血症的鉴别诊断。

【一般资料】

患者韩某某,男性,52 岁。

1. 主诉　主因间断乏力半年,加重 2 周于 2018 年 9 月 7 日住院。

2. 现病史　患者入院前半年无明显诱因出现四肢乏力懒动,精神不振,夜间睡眠差、多梦,无多饮多尿,无多汗,无心悸,无头晕,无食欲减退,无恶心、腹胀、呕吐、腹泻,无肌肉酸痛,症状间断出现,于当地医院完善常规生化检查等未见异常。1 个月前就诊于当地医院,考虑为“焦虑抑郁症”,开始服用“氟西汀胶囊 20 mg 每日 1 次”,2 周前乏力症状加重,自觉精神疲乏,肢体软弱无力,日常生活和工作勉强坚持。再次就诊于当地医院,随机化验静脉血显示“钠 111 mmol/L,钾 4.01 mmol/L,血糖 6.3 mmol/L”,建议住院治疗,患者未同意,为进一步诊治来我院门诊就诊,以“低钠血症”收入我科。患者自发病以来,食欲较差,睡眠差,二便正常,体重减轻约 7 kg。

3. 既往史　既往史:“慢性萎缩性胃炎”史 3 年,未予药物治疗。否认高血压、冠心病、糖尿病病史,否认肝炎、结核等传染病史。否认外伤手术史。否认药物过敏史。

4. 个人史　无疫区居住史,吸烟史 40 年, 20 支 / 日,已戒烟 3 年,否认酗酒,否认化学性、放射物及毒物接触史。家族史无特殊。入院体格检查,T: 36.4 ℃,P: 74 次 / 分,R: 18 次 / 分,BP 120/88mmHg,神志清,精神差,回答问题正确,无皮肤色素沉着,无颈静脉怒张,皮肤弹性可,面部无痤疮。双侧甲状腺无肿大。双肺呼吸音清,未闻及干湿啰音。心界叩诊不大,心率 74 次 / 分,心律齐,腹平软,腹部无紫纹,无腹壁静脉曲张,无腹部压痛,反跳痛,肝脾肋下未及。双下肢无水肿,四肢肌张力正常,肌力 V 级。生理反射存在,病理反射未引出。

【化验及检查】

患者入院后记录 24 小时入量 2040mL,出量 2200mL。复查血钠 120.2mmol/L(参考值 137~147 mmol/L),氯 80.9 mmol/L(参考值 99~110 mmol/L),钾 4.1mmol/L(参考值 3.5~5.5 mmol/L),血尿素氮 3.1mmol/L(参考值 3.1~8.8 mmol/L),肌酐 52μmol/L(参考值 41~81 μmol/L),血糖 5.8mmol/L,血尿酸 132mmol/L(参考值 155~357 mmol/L)。糖化血红蛋白 6%。血胆固醇 3.54mmol/L, LDL-C 2.29 mmol/L, HDL-C 0.82 mmol/L,甘油三酯 3.54 mmol/L。血常规红细胞压积 37.5%,余未见异常。尿常规 pH6.5 、比重 1.01,余指标未见异常。便常规未见异常。血气分析 pH7.41,余指标未见异常。肝功能、甲状腺功能未见异常,防癌七项未见异常。尿渗透压 483mOsm/kg。24 小时尿钠 454mmol,尿钾 80mmol。卧位血肾素 - 血管紧张素 - 醛固酮正常。

胸片正侧位示双肺纹理增重。腹部 B 超未见异常。头颅 CT、垂体 MRI 未见异常。

【诊断与鉴别诊断】

(1)无明显呕吐、腹泻病史,无大量出汗,饮食正常,可排除胃肠道、皮肤失钠及摄入不足所致低钠血症。

(2)血甘油三酯仅轻度增高,无高蛋白血症,可排除高血脂、高球蛋白血症使血浆中钠离子浓度因过量脂质或蛋白质占据的血浆体积相对比例较大而降低出现的假性低钠血症。

（3）血糖正常，可排除因高血糖导致细胞内液像细胞外转移而出现的稀释性低钠血症。

（4）肾上腺功能及垂体激素正常，可排除垂体前叶功能低下及肾上腺皮质功能低下等疾病引起的低钠血症。

（5）无颅脑外伤史，头 CT 和垂体 MRI 未见异常，可排除因脑损伤出现的脑耗盐综合征所致低钠血症。

（6）患者入院后检查 BUN、肌酐、尿酸偏低，血钾正常，血钠、氯低于正常，计算血渗透压 257.5mOsm/kg，血渗透压明显低于正常；尿比重正常，尿钠增高，尿渗透压高于血渗透压。体格检查可见血压正常，无高容量或低血容量表现，呈稀释性低钠血症，初步考虑为 SIADH 所致低钠血症。

（7）患者肿瘤标志物阴性，影像学检查未发现占位病变，先不考虑肿瘤引起的异位分泌所致 SIADH。

（8）患者住院前 2 周由于"焦虑抑郁症"，服用"氟西汀胶囊 20 mg 每日 1 次"，氟西汀最早于 1987 年 12 月获批在美国上市，后逐渐有报道其使用与低钠血症可能相关。至此，分析判断患者低钠血症可能为服用氟西汀导致 SIADH 所致。后续通过诊断性治疗验证病因诊断是否正确。

【治疗】

入院后经心理科专业医生评估其精神疾病状态，停氟西汀，改为米氮平抗抑郁治疗[5]，同时静脉补充 3% 浓盐，口服盐胶囊 2 粒，每日 2 次，每天饮食中补充氯化钠约 8~12 g，同时患者限制水分摄入，每天入量 800~1000 mL。5 d 后血钠恢复至 134 mmol/L，停用补钠治疗，逐步取消饮水限制，监测血钠均正常。

【随访】

出院后随访 1 年余血钠正常。

【讨论】

低钠血症是常见的电解质紊乱，自身多种疾病都可导致其发生、发展。此外，还观察到越来越多与药物应用有关的低钠血症[6]。严重的低钠和低渗透压与严重并发症的发生率和死亡率相关。

SIADH 是指内源性 ADH 分泌异常增多或其活性超常，从而导致水潴留、尿排钠增多以及稀释性低钠血症等临床表现的一组综合征，是导致低钠血症常见的原因。常见的诊断特征为：①细胞外液的有效渗透压浓度降低，同时必须排除假性低钠血症或高血糖。②在一定的血浆低渗透压水平下不适当的尿渗透压。③血容量正常。④正常钠水摄入时尿钠排泄增加。⑤缺乏其他导致在正常血容量下低渗透压的潜在原因，如甲状腺功能减退、肾上腺皮质功能减退等。SIADH 主要病因为：①肿瘤：恶性肿瘤中以小细胞肺癌为最常见。其他肿瘤如间皮瘤、胸腺瘤、十二指肠癌、胰腺癌、前列腺癌等，这些肿瘤可异位分泌 ADH 增多。②中枢神经系统疾病：炎症、肿瘤、出血、手术等疾病，可刺激下丘脑分泌 ADH 增多。③药物相关的 SIADH 逐年增加：尼古丁、吩噻嗪、三环类、前列腺素合成抑制剂、催产素、摇头丸等刺激 ADH 释放，或增加 ADH 活性。垂体后叶素、去氨加压素（DDAVP）直接作用在肾小管上皮细胞上的肾加压素 V2 受体；ACEI 类药物、卡马西平、氯磺丙脲、奥美拉唑、选择性血清素再摄取抑制剂（SSRI）等刺激 ADH 释放。④肺部疾病如感染（结核、肺炎）、机械或通气原因（急性呼吸衰竭、正压通气等）异位产生 ADH 或 ADH 样肽生成增多。⑤其他原因。

对于低钠血症，如何快速识别 SIADH 呢？结合此患者病历特点，归纳如下：首先要询问病史，是否有恶心、呕吐、腹泻等症状，有没有应用利尿剂、抗精神病药物等病史，是否存在补钠后仍难以纠治的低钠血症；其次，查体时须注意有无脱水或容量增多的表现。对于不明原因的低钠血症患者如果没有容量丢失的表现（如呕吐、腹泻和应用利尿剂等病史，皮肤弹性下降、心率增快、直立性低血压等症状和体征，红细胞压积升高、血尿素氮和肌酐升高等检查异常），也没有容量增高的表现（如颈静脉充盈、水肿、胸腹水等），甲状腺功能和肾上腺皮质功能检查正常，低钠血症的同时，血尿素氮、肌酐、尿酸正常或降低，就要高度考虑 SIADH 的可能。如果患者被高度怀疑 SIADH，那么恶性肿瘤、神经系统疾病、某些药物和肺部疾病这 4 类引起 SIADH 的常见病因，均须一一排除。

本例患者住院前 2 周由于"焦虑抑郁症"，服用"氟西汀胶囊 20 mg /d"，后自觉精神疲乏，肢体软弱症状进行性加重而就诊。考虑患者低钠血症为氟西汀所致 SIADH 有关。氟西汀是一种选择性 5-羟色胺再摄取抑制剂（补充全称，SSRIs），具有抗抑郁、抗焦虑作用。氟西汀可抑制 5-羟色胺神经递质的再摄取，而 5-羟色胺可能刺激血清素受体使抗利尿激素分泌增加导致低钠血症[7-8]。SSRIs 和其他抗抑郁药由于其不断增加的使用率而越来越多的被发现导致低钠血症的发生[9]。有研究显示，3 种常用的 SSRIs（西酞普兰、艾司西酞普兰和氟西汀）与低钠血症风险显著增加，而帕罗西汀、舍曲林、米氮平以及三环类抗抑郁药与低钠血症风险显著增加无关[7]。据此研究，停氟西汀改为米氮平以及补钠治疗后五天，患者血钠恢复正常。

近年来，由于抗抑郁药物、抗精神病药、抗焦虑药、情绪稳定剂及助眠剂的应用越来越多，与之相关的 SIADH 报道也呈暴发性增长。2019 年一项为期 10 年的前瞻性研究，发现抗抑郁药是药物诱导 SIADH 的第二大常见原因，仅次于氢氯噻嗪[10]。2014 年进行了一项逐个抗抑郁药物的文献综述，在对 100 多例病例报告和 21 例对照或回顾性研究中，发现 SSRIs 相关的低钠血症发生率始终高于三环类抗抑郁药[9]。除了病例报道，药物不良反应监测数据也显示低钠血症与抗精神病药物的使用有关[11-12]。在 FDA 不良事件报告系统，报告了 335 例与抗焦虑药苯二氮卓类药物相关的 SIADH，其中 24 例与苯二氮卓单药治疗相关[13]。在实际临床治疗过程中，由于病情需要，患者往往会联合多种类型精神类药物治疗，这往往加重低钠血症的发生风险，难以区分具体为某一药物所致 SIADH。同时，精神疾病患者本身的烦渴症状，以及一些药物（比如抗精神类药物导致口干的抗胆碱能副作用）常使鉴别诊断复杂性增加[14]。有报道，应用此类药物，低钠血症的发生在用药初期比例较高[5]。因此在高危人群中（老年人、有脑损伤或中风的人、有 SIADH 病史的人）使用抗抑郁药、抗精神药物时注意药物诱发 SIADH 的一级预防，应充分考虑、评估可能的低钠血症风险。开始用药过程中应注意密切监测血钠，必要时将药物剂量调整到能控制病情的最小剂量。

　　抗抑郁药导致 SIADH 并非少见,只是临床医生对此认识不足。由于 SIADH 表现无特异性,易造成漏诊和误诊,治疗不及时或治疗过于积极均可引发严重后果,因此值得临床医生高度关注。此病历诊治较为成功的关键在于询问病史中了解到患者抗抑郁药物治疗史,以及对此类药物可能导致的 SIADH 有所警觉,从而找到诱发低钠血症的"真凶",让谜底水落石出,再次反映了病史询问在临床诊断中无可替代的重要价值。

【参考文献】

[1] ADROGUE HJ, MADIAS NE. Hyponatremia. N Engl J Med[J].200 0; 342（21）: 1581-1589.

[2] DE PICKER L, VAN DEN EEDE F, DUMONT G, et al. Antidepressants and the risk of hypo-natremia: a class-by-class review of literature. [J] Psycho somatics. 2014;55(6):536-547.

[3] LETH-MOLLER KB, HANSEN AH, TORSTENSSON M, et al. Antidepressants and the risk of hyponatremia: a Danish register-based population study.[J] BMJOpen. 2016; 6（5）: e011200.

[4] COUPLAND C, DHIMAN P, MORRISS R, et al. Antidepressant use and risk of adverse outcomes in older people: population based cohort study.[J] BMJ.201 1;343:d4551.

[5] SHERMINEH FARMAND, JONATAN D LINDH, JAN CALISSENDORFF, et al. Differ-ences in Associations of Antidepressants and Hospitalization Due to Hyponatremia[J]. Am J Med. 2018 Jan;131（1）:56-63.

[6] LIAMIS G, MILIONIS H, ELISAF M. A review of drug-induced hyponatremia. Am J Kid-ney Dis[J]. 2008;52（1）:144-153.

[7] BROWNFIELD MS, GREATHOUSE J, LORENS SA, et al. Neuropharmacologi cal char-acterization of serotoninergic stimulation of vasopressin secretion in conscious rats.[J] Neu-roendocrinology. 1988;47（4）:277-283.

[8] SHERMINEH FARMAND, JONATAN D LINDH, JAN CALISSENDORFF, et al. Differ-ences in Associations of Antidepressants and Hospitalization Due to Hyponatremia[J]. Am J Med. 2018 Jan;131（1）:56-63.

[9] L. DE PICKER, F. VAN DEN EEDE, G. DUMONT, G. MOORKENS, B.G.C. SABBE. Antidepressants and the risk of hyponatremia: a class-by-class review of literature, Psycho-somatics[J]. 55（2014）536-547.

[10] E. RAMÍREZ, A. RODRÍGUEZ, J. QUEIRUGA, I. GARCÍA, et al. Severe hyponatremia is often drug induced: 10-year results of a prospective pharmacovigilance program, Clin. Pharmacol[J]. 106（2019）1362-1379.

[11] S.N. ALI, L.A. BAZZANO. Hyponatremia in association with second-generation antipsy-chotics: a systematic review of case reports, Ochsner J[J]. 18（2018）230-235.

[12] C.K. MANNESSE, E.P. VAN PUIJENBROEK, P.A.F. JANSEN, R.J. VAN MARUM, P. C. SOUVEREIN, T.C.G. EGBERTS. Hyponatraemia as an adverse drug reaction of anti-

psychotic drugs：a case-control study in VigiBase，Drug Saf[J]. 33（2010）569-578.

[13] FDA Adverse Event Reporting System（FAERS）Public Dashboard. https：//fis. fda.gov/ sense/app/d10be6bb-494e-4cd2-82e4-0 135 608ddc13/sheet/7a47a261-d58b-4203-a8aa- 6d3021737452/state/analysis（accessed March 3，2020）.

[14] B.P. ILLOWSKY，D.G. KIRCH. Polydipsia and hyponatremia in psychiatric patients，Am. J. Psychiatry[J]. 145（1988）675-683.

中国人民武装警察部队特色医学中心内分泌与血液科　姥勇　王素莉　李敬华

病例57　重症肺炎所致抗利尿激素分泌失调综合征一例

抗利尿激素分泌失调综合征（syndrome of inappropriate antidiuretic hormone secretion，SIADH）是多种原因引起内源性的抗利尿激素（ADH）分泌异常增多，血浆 ADH 浓度相对于体液渗透压呈不适当增高，从而导致尿排钠增多、水潴留以及稀释性低钠血症，出现相关临床表现的一组综合征。引起 SIADH 常见的原因包括恶性肿瘤，肺部感染性疾病，或颅脑外伤、心脏手术、肾上腺皮质或垂体前叶功能减退等，以及药物等。本文报道 1 例重症肺炎所致 SIADH，以提高临床对该病的认识。

【一般资料】

患者张 X，男性，60 岁。

1. 主诉　发现低钠血症 5 个月。

2. 现病史　5 个月前因重症肺炎就诊时发现低钠血症，具体数值不详，先后在 ICU 给予抗感染等治疗后肺炎缓解出院。入院前 2 月患者无明显诱因出现乏力、倦怠、嗜睡，未就诊。入院前 1 月患者因腹泻、发热，就诊查血钠为 110mmol/L，氯 83.2mmol/L，头 CT 示鞍上池下疝。先后给予抗感染，口服食盐胶囊 4 粒每日 3 次及静脉补钠 6 g 每日 1 次、静滴氢化可的松 200 mg 每日 1 次等治疗，患者症状好转，血钠最高恢复至 123mmol/L，停用食盐胶囊，但低钠血症原因一直未明，为进一步诊治收入院。

3. 既往史及家族史　既往体健，否认家族遗传性病史。

4. 体格检查及辅助检查　体温 36.5 ℃，脉搏 84 次 / 分，呼吸 17 次 / 分，血压 125/86mmHg。神清，双肺呼吸音清，未闻及干湿啰音及哮鸣音，心律齐，杂音未闻及。血尿便常规无异常，肝肾功能、血脂、凝血功能、免疫全项、甲状腺功能、性激素全项、肾上腺皮质功能等均无异常。血钠 120 mmol/L，24 h 尿钠 189.41 mmol/L，血渗透压 235mmol/L，尿渗透压 401 mOsm/（kg·H_2O）。神经元特异性烯醇化酶（neuron-specific enolase，NSE）21.31 ng/mL ↑（参考值 0~17.0 ng/mL）。血气分析 pH 7.478。结核 T-SPOT 阴性。胸部增强 CT 右肺上叶索条影，两肺气肿，两肺微、小结节影，两肺间质纹理增多，纵隔内多发小淋巴结影，双侧胸膜增厚。垂体 CT 鞍底稍下陷，鞍内可见脑脊液样低密度影，考虑鞍上池下疝。全腹部 CT 增强检查肝右叶可见低密度小结节，边缘欠锐利，未见明显强化，考虑脂肪肝，肝囊肿。双肾小点状低密度影，未见确切强化，考虑双肾小囊肿。

【诊断与鉴别诊断】

根据患者的病史、症状、体征、实验室检查和影像学检查结果,患者血钠 120 mmol/L,低于 130mmol/L,24 h 尿钠 189.41 mmol/L,高于 30mmol/L,尿渗透压 235mmol/L,低于 275mOsm/（kg·H_2O）,尿渗透压 401 mOsm/（kg·H_2O）,高于 100mOsm/（kg·H_2O）,无低血容量临床表现（无血 BUN、Cr、尿酸下降）,可除外甲状腺功能减退、肾上腺皮质功能减低、使用利尿剂等原因,故诊断考虑为 SIADH。患者既往有重症肺炎病史,肺部仍存留有炎症表现痕迹,其 SIADH 原因为 5 个月前的重症肺炎所致。

鉴别诊断主要与肾性失钠所致低钠血症、胃肠道消化液丢失、顽固性心衰、晚期肝硬化伴腹水或肾病综合征、精神性烦渴、脑性盐耗综合征等相鉴别。肾性失钠所致低钠血症是因肾小管重吸收钠减少,尿钠排泄增多而致的低钠血症,原因包括肾上腺皮质功能减退症、失盐性肾病、醛固酮减少症、Fanconi 综合征、应用利尿剂等,常有原发疾病及失水表现,血尿素氮常升高,而 SIADH 患者血容量常正常或增高;腹泻、呕吐及消化道瘘或胃肠减压等所致消化液丢失的低钠血症,常有原发病及失水表现;顽固性心衰、晚期肝硬化伴腹水或肾病综合征常伴血容量增高,明显水肿和腹水;精神性烦渴尿渗透压和尿比重明显降低;脑性盐耗综合征主要表现为低钠血症、尿钠增高和低血容量,且对钠和血容量的补充有效,而限水治疗无效。

【治疗】

因患者已无呼吸系统炎症的症状和体征,故未给予抗炎治疗。针对低钠血症,首先是限制水的摄入,给予患者托伐普坦 15 mg 每日 1 次,并根据血钠调整剂量。用药期间患者间断出现食欲下降、血钠降低,减少托伐普坦剂量后症状缓解、血钠正常。

【随访】

服用托伐普坦约 2 月后停药,患者血钠恢复正常。随访 2 年,血钠一直维持正常,肺部无明显症状及阳性体征,考虑低钠与肺部感染有关。

【讨论】

1957 年 Schwartz 首先报道 SIADH,描述因 ADH（即 AVP）或类似抗利尿激素样物质未按血浆渗透压调节而分泌异常增多,使水的排泄障碍,临床以低钠血症为突出表现,体内水潴留、尿钠排出增加,产生稀释性低钠血症等一系列临床综合征。

SIADH 常见病因包括严重颅脑损伤、颈髓损伤、严重颅内感染以及脑血管病急性期（10%~14%）,以及恶性肿瘤、肺部肿瘤、炎症、药物等。肺的燕麦细胞癌是最常见的引起 SIADH 的恶性肿瘤,有研究显示约 80% 的 SIADH 是由肺燕麦细胞癌引起。其他肿瘤如胰腺癌、胸腺瘤、前列腺癌、淋巴瘤等也可引起 SIADH。肿瘤引起的 SIADH,一般在低钠血症出现时原发肿瘤已有明显的表现,也有少数肿瘤以 SIADH 为首发表现。肿瘤引起的 SI-ADH,其原因是肿瘤组织产生过多的 ADH 释放入血,或产生某些介质刺激垂体 ADH 的分泌,或通过某种机制降低中枢 ADH 释放的渗透调定点。卒中、创伤、感染、躁狂症等神经 - 精神疾患都引起的 SIADH,可能是下丘脑功能受到影响导致 ADH 的分泌失调。一些药物如化疗药物、三环类抗抑郁药和单胺氧化酶抑制剂等通过促进 ADH 的分泌也可引起 SI-

ADH。肺部疾病引起 SIADH 的机制尚不完全清楚,推测在炎症时肺组织可产生 ADH 或 ADH 样物质。重症肺炎可导致通换气障碍,造成呼吸衰竭(特别是有明显的低氧血症和高碳酸血症),ADH 或 ADH 样物质的产生增多,可导致 SIADH 的发生。

在病理生理学上,由于 AVP 不受正常调节机制控制过多的释放,使得肾远曲小管与集合管对水的重吸收增加,尿液不能稀释,水排出体外减少,在体内潴留,细胞外液容量扩张,血钠浓度与渗透压下降,细胞内液的低渗状态使细胞发生肿胀,当脑细胞功能受到影响时,可出现神经系统症状。因为当细胞外液容量的扩张可抑制近曲小管对钠的重吸收,使尿钠排出增加,水潴留不会过多,故 SIADH 一般不出现水肿。容量扩张可导致心钠肽释放增加,且抑制近曲小管对钠的重吸收,抑制醛固酮的分泌,使尿钠排出进一步增多,加重低钠血症与血液低渗透压。但 AVP 的持续分泌,可使尿渗透压仍高于血浆渗透压。

根据 ADH 分泌的特点可将 SIADH 分为 4 型:Ⅰ型,也称为 A 型,约占 37%,ADH 的分泌不规则,表现为自主性分泌,不受血渗透压的调节,多由呼吸系统疾病引起;Ⅱ型,也称为 B 型,约占 33%,ADH 的分泌受血渗透压的调节,但渗透压感受器异常,调定点下移,ADH 不适当释放,多由支气管肺癌和结核性脑膜炎引起;Ⅲ型,也称为 C 型,约占 16%,血渗透压对 ADH 的分泌受的调节作用部分受损,多由中枢神经系统疾病引起;Ⅳ型,也称 D 型,约占 14%,肾脏对 ADH 的敏感性升高引起。

SIADH 的临床表现包括低钠血症和引起 SIADH 的原发病两方面的表现。血清钠浓度底于 135mmol/L 称为低钠血症。患者低钠血症为稀释性低钠血症,常有中度体液容量扩张,体重可增加 5%~10%,但因尿钠排出较多,患者一般没有水肿。患者的临床表现与血钠浓度密切相关,轻症者可无症状。当血清钠浓度低于 120mmol/L 时,可出现厌食、恶心、呕吐、无力、肌肉痉挛、嗜睡。脑细胞水肿可产生相应的神经系统症状,严重者可有精神异常、惊厥、昏睡乃至昏迷,如未及时处理,可导致死亡。低钠血症形成的速度也与临床表现有关,急性低钠血症即使程度不重,也易于产生症状。而慢性低钠血症则不易产生症状。SIADH 的原发病表现如肿瘤、肺部疾病、脑部疾病及使用药物的相应表现。

对 SIADH 的诊断包括:①血清钠降低(常低于 130mmol/L);②尿钠增高常超过 30mmol/L;③血浆渗透压降低(常小于 270mOsm/L);④尿渗透压大于血浆渗透压;⑤有关原发病或用药史;⑥血浆 AVP 增高;⑦无水肿,肾功能、肾上腺皮质功能正常;⑧具有引起 SIADH 原发病。鉴别诊断包括:①肾失钠所致的低钠血症;②胃肠消化液丧失;③甲状腺功能减退症;④顽固性心力衰竭、晚期肝硬化伴腹水或肾病综合征;⑤精神性烦渴;⑥脑性盐耗综合征(cerebral salt wasting syndrome,CSWS);⑦尿崩症。

SIADH 的治疗包括原发病的治疗和低钠血症的处理。恶性肿瘤所致者应及早手术、放疗或化疗。药物引起者应立即停此药。脑部疾病所致者,应尽可能去除病因。肺感染者及时抗炎,缓解感染。低钠血症要限制摄入水量,一般限制饮水量在 0.8~1.0 L/24 h。药物治疗上常用的有地美环素(demeclocycline,去甲金霉素),可拮抗 AVP 对肾小管上皮细胞受体中腺苷酸环化酶的作用,抑制 AVP 对肾小管回吸收水的作用,同时抑制异位 AVP 分泌,常用剂量为 600~1200 mg/d,每日 3 次,口服,因其肾毒性可诱发氮质血症与二重感染,故肝、肾功能不全者禁用。另外可使用利尿剂,如呋塞米(furosemide,速尿),40~80 mg/d,口服,同时给予 NaCl,3 g/d,补充钠的丢失。苯妥英钠可抑制下丘脑分泌 AVP,对某些患者有效,但作用短暂。

托伐普坦是新型特异性 AVP 拮抗剂,结构为苯氮杂卓类衍生物。与呋塞米的作用部位不同,托伐普坦与 V2 受体的亲和力是与 V1a 受体亲和力的 29 倍以上,是天然 AVP 的 1.8 倍。托伐普坦与集合管上的 V2 受体结合,并阻断其活性,使 AQP2 从内膜上脱落,降低其表达,阻止了 V2 受体介导的肾脏水重吸收,还能抑制 cAMP 生成和积聚,增加游离水的排泄,减少水潴留,降低容量负荷,不影响电解质。托伐普坦经 CYP3A4/5 代谢,为 P- 糖蛋白(P-gp)底物,可竞争性阻止地高辛在肾近曲小管的分泌排泄。药物吸收不受食物影响,血浆蛋白结合率 99%,生物利用度约为 40%,表观分布容积 3 L/kg,口服后,清除率约为 4mL/(min·kg),消除相半衰期约为 12 h。托伐普坦可用于治疗由充血性心衰、肝硬化以及 SIADH 导致的低钠血症。与其他抗心衰药物相比,其耐受性好,治疗期间不必限制水的摄入,不良反应轻,具有良好的应用前景。

【参考文献】

[1] MENTRASTI G, SCORTICHINI L, TORNIAI M, et al. Syndrome of Inappropriate Antidiuretic Hormone Secretion(SIADH): Optimal Management[J]. Ther Clin Risk Manag, 2020, 24(16):663-672.

[2] MARTIN J, BURNIER M, LU H. Approach to the syndrome of inappropriate antidiuretic hormone secretion(SIADH)[J]. Rev Med Suisse, 2018, 21(628):2116-2120.

[3] SOMAILI M, ABU-AISHAH H, HAIDAR W, et al. Kidney Transplant Recipient with Syndrome of Inappropriate Antidiuretic Hormone Secretion(SIADH) Secondary to COVID-19 Pneumonia: A Case Report[J]. Transplant Proc, 2022, 11: S0041-1345(22)00 265-2.

[4] 牛艳红. 肺炎致抗利尿激素过多症候群 1 例报告 [J]. 第一军医大学学报, 1995, 000(001):61.

[5] 胡克恒, 刘雁君, 张国军, 等. 重症肺炎并抗利尿激素分泌失调综合征 8 例临床分析 [J]. 中华内分泌代谢杂志, 1991, 7(1): 56.

[6] 张洲森, 许瞻, 杨小钢. 肺炎并发抗利尿激素分泌异常综合征的危险因素分析 [J]. 浙江实用医学, 2013(2):3.

[7] 佚名. 新型冠状病毒肺炎合并抗利尿激素异常分泌综合征 [J]. 中华危重病急救医学, 2020, 32(7):1.

[8] JONES DP. Syndrome of Inappropriate Secretion of Antidiuretic Hormone and Hyponatremia. Pediatr Rev[J]. 2018, 39(1):27-35.

[9] VERBALIS JG, GREENBERG A, BURST V, et al. Diagnosing and Treating the Syndrome of Inappropriate Antidiuretic Hormone Secretion[J]. Am J Med, 2016, 129(5):537.e9-537.e23.

[10] BONNY O, MARTIN PY, STUCKER F. Clinical use of tolvaptan: a 2021 review[J]. Rev Med Suisse. 2021, 17(727):399-404.

[11] KIM S, JO CH, KIM GH. The Role of Vasopressin V2 Receptor in Drug-Induced Hyponatremia[J]. Front Physiol, 2021,10(12):797 039.

天津医科大学总医院内分泌代谢科　汤绍芳

第十章　性分化障碍

病例58　5α还原酶2型缺乏症一例

5α还原酶2型缺陷症（5α-reductase type 2 deficiency，SRD5A2）是一种少见的46，XY性别发育异常的一种家族性常染色体隐性遗传病，是由于5α还原酶2型（SRD5A2）基因突变，导致酶活性出现不同程度的缺陷，使睾酮不能充分转化为双氢睾酮（dihydrotestosterone，DHT）。患者染色体和性腺性别为男性，有男性内生殖器，外生殖器可表现为女性，青春期出现男性化，实验室化验特点表现为睾酮与双氢睾酮比值异常升高，基因检测有助于确诊。我们报道1例部分5α还原酶2型缺陷症，旨在提高对本病的认识，减少误诊和漏诊。

【一般资料】

1. 主诉　患者社会性别男性，18岁

2. 现病史　患者17年前行尿道下裂（阴茎型）矫形手术，16年前再次行手术矫形，8年前因睾丸位于阴囊上部，行"睾丸牵引术"，具体不详。8年前因生殖器短小，皮下注射HCG治疗（剂量和疗程不详），效果欠佳。近年来，身高每年增加约5 cm，无鬓角后移，喉结较小，患者阴茎发育迟缓，阴毛稀疏，阴囊发育尚可，睾丸前列腺未行特殊检查，阴茎静息状态下约1.5 cm，勃起状态下大约5~6 cm，偶有晨勃，偶有遗精。2周前前往当地医院，查性激素全项促卵泡生成素11.16mIU/mL，促黄体生成素6.7mIU/mL，催乳素17.56ng/mL，雌二醇47pg/mL，睾酮6.17ng/mL。现患者为求进一步诊疗，前往我院，患者自发病以来，饮食睡眠尚可，大小便未见明显异常，体重无著变。

3. 既往史　既往体健，否认慢性病病史。

4. 个人史　足月剖宫产儿，出生时身长、体重正常，无窒息史。幼年时其身高、智力发育与同龄人无异。其母亲孕期无毒物、放射线接触史，无口服药物史。

5. 家族史　父母非近亲结婚，均体健。母亲妊娠期间有感冒病史，曾口服保胎药物（具体不详），父亲长期接触化学物质。家族中否认类似患者。祖父，父亲腋毛均缺如。

6. 查体　入院后查体：身高170 cm，指尖距164 cm，上部量92 cm，坐高136 cm，BMI：27.8 kg/m²。无腋毛。外生殖器：阴茎短小，阴毛稀少，Tanner分期G4P3期。

【化验及检查】

性激素：FSH 6.09IU/L，LH 4.18IU/L，催乳素23.15ng/mL，雌二醇29.89pg/mL，孕酮0.45ng/mL，睾酮910.9ng/dL，游离睾酮41.77ng/dL，双氢睾酮149.57pg/mL；脱氢表雄酮2.95ng/mL，17-羟孕酮2.89ng/mL；肾上腺皮质功能：促肾上腺皮质激素43.5pg/mL，血皮质醇23.60 μg/dL；尿皮质醇31.6 μg/24 h；甲状腺功能：游离三碘甲状腺原氨酸3.97pmol/L，游离四碘甲状腺原氨酸15.31pmol/L，促甲状腺激素3.61μIU/mL。

表 10-58-1 戈那瑞林(gonadorelin,GnRH)刺激实验

	0 min	30 min	60 min	90 min	120 min
FSH(IU/L)	6.09	14.01	11.73	12.78	12.56
LH(IU/L)	3.97	37.25	27.23	23.42	19.55

表 10-58-2 HCG 激发实验

基础状态			HCG 刺激后		
T	DHT	T/DHT	T	DHT	T/DHT
912	23.16	39.37	>1009.4	41.22	>22.4

骨龄(左手 + 左腕):正常范围;盆腔超声:提示未探及子宫及卵巢;前列腺,精囊,B 超:膀胱:充盈可,容量约 200mL;前列腺:经腹部大小:1.8 cm × 1.4 cm × 1.4 cm(1.7cm³),回声:形态规则,包膜光滑,回声均匀;精囊:双侧精囊体积缩小,发育不良;阴囊 B 超:右侧睾丸大小:4.3 cm × 2.4 cm × 2.0 cm(10.2cm³);左侧睾丸大小:4.3 cm × 2.2 cm × 1.6 cm(7.7cm³),双侧睾丸形态大小正常,实质回声,血流信号未见明显异常。精索:双侧精索静脉未见明显异常;精液检测:精液稀薄,精子量少,活动度差;垂体 MR:垂体形态正常,上缘隆起,高度 7 mm,右侧筛窦黏膜囊肿;基因检测:患儿携带 SRD5A2 致病基因位点 c. 680 G>A p.(Arg 227 Gln)以及 c. 548-1 G>A p?(新发致病突变)杂合突变。

【诊断与鉴别诊断】

5α 还原酶 2 型缺乏症最主要的特征即:由于酶活性的异常,青春期时患者的睾酮无法充分转化成 DHT,导致 DHT 无法随着睾酮的水平成比例的升高,从而导致依赖 DHT 的靶器官(阴茎、阴囊、尿道和前列腺)无法正常发育和成熟。该患者以尿道下裂、阴茎短小为主要临床表现,腋毛缺失,阴毛稀少,化验提示血浆睾酮明显升高,而 HCG 激发试验后 DHT 无成比例的升高,睾酮与 DHT 比值明显升高,基因检测发现 SRD5A2 基因突变,结合患者病史查体和辅助检查,可诊断为 5α 还原酶 2 型缺陷症。

SRD5A2 活性减低可见于多种疾病状态,如甲状腺功能减退、库欣综合征、完全性睾丸女性化、神经厌食症以及急性间发性血卟啉病也有可能继发 SRD5A2 活性降低,但根据这些疾病的临床特点不难鉴别。

本病应与其他原因引起的男性假两性畸形疾病相鉴别:

主要鉴别诊断如下:

(1)雄激素不敏感综合征:雄激素不敏感综合征(complete androgen insensitivity syndrome,CS)是一种罕见的先天性性发育异常疾病,由于雄激素受体基因突变,靶细胞对雄激素完全无反应,导致的 46,XY 性别发育异常(disorders/differences of sex development,DSD)。该疾病 FSH 大多正常或增高,但 LH 升高明显。注射 GnRH 后 LH 有过度反应,LH 和睾酮明显升高是雄激素受体基因突变导致 46,XY 性别发育异常的诊断依据之一。该患者 GnRH 后 LH 并没有过度反应,不支持该诊断。

（2）17β-羟基类固醇脱氢酶缺陷症：由于 17β-羟基类固醇脱氢酶，雄烯二酮转为睾酮障碍导致 46，XY 性别发育异常的一种家族性常染色体隐性遗传病。患者出生时外生殖器两性畸形，青春期可出现男性化，但体毛不稀少，乳房可发育，血浆中雄烯二酮水平明显升高，而睾酮水平降低，雄烯二酮与睾酮比值明显升高。本患者体毛稀少，睾酮 / 双氢睾酮比值明显升高，不支持 17β-羟基类固醇脱氢酶缺陷症。

【治疗】

该患者已行尿道下裂成形术，目前予 DHT 凝胶继续治疗。

【讨论】

本文报导 1 例 5α 还原酶 2 型缺乏症，旨在提高对本病的认识，减少误诊和漏诊。

中国儿童尿道下裂常见的病因之一即为 SRD5A2 突变，所以，尿道下裂患儿在性别决定和外科手术矫治前，应行 SRD5A2 等基因的筛查，充分评估病因，以获得更有效的防治。

SRD5A2 的诊断依据有：①染色体核型为 46，XY；②出生时外阴可呈两性畸形，如出现阴蒂肥大似阴茎，会阴阴囊型或阴囊型尿道下裂，盲端阴道，在腹股沟管或阴囊阴唇褶内可扪睾丸，但无子宫和输卵管；前列腺缺如、萎缩或发育不良，出生后可能被当作女孩抚养；③青春期可出现变声、外生殖器呈阴茎样，可有性冲动和勃起，但较正常男性差，前列腺小；阴唇阴囊皮肤出现褶皱和色素沉着，能射精，但体毛如阴毛、腋毛和胡须缺如或稀少；④精液容量以及精子活动率可正常，睾丸组织学检查显示间质细胞增生，故精子发生受损，精子数量减少；⑤ HCG 激发试验后血浆睾酮 / 双氢睾酮比值显著升高，一般 > 35；⑥最终诊断依靠基因检测进行确诊。

众所周知，SRD5A2 基因突变可以影响酶的活性，但酶活性丧失的程度与基因型之间的关系，临床表型与基因型之间的关系尚未明确[1]。在临床工作中，5α 还原酶 2 型缺乏症的临床表现与雄激素不敏感综合征相似，有时单纯凭临床表现、基础性激素水平很难鉴别。但如果基础睾酮 / 双氢睾酮比值、HCG 激发后睾酮 / 双氢睾酮比值明显增高则有助于 5α 还原酶 2 型缺乏症的诊断[2]。但有时睾酮 / 双氢睾酮比值正常也不能完全除外 5α 还原酶 2 型缺乏症，因为如果酶活性没有完全丧失或者由于 5α 还原酶 1 异构体的部分代偿作用，在 HCG 激发情况下也可以使双氢睾酮合成增加，故最终诊断更依靠于基因检测。

本患者的 SRD5A2 基因为 c.680 G>A 位点突变，以及 c.548-1 G>A 新发位点突变。c.680 G > A 突变为中国人群中的一个热点突变，该突变可以使 227 氨基酸位点的精氨酸被谷氨酰胺替代。当酶的活性为正常的 0.4% 时，可以表现为模糊的外生殖器或女性外生殖器表型；当酶的活性为正常酶活性 3%~15% 时，表现为男性外生殖器表型。在一个体外研究中发现，该位点突变可以使酶活性下降至 3.2%，却仍保存有部分酶的活性[3]，本患者临床表现为小阴茎以及阴茎型尿道下裂。

5α 还原酶 2 型缺乏症的患者性别取向大多为男性。在婴儿期即明确诊断的患者，可以在阴茎表面及其根部的皮肤上涂抹 2.5 % DHT 凝胶，剂量为 0.2~0.3 mg /（kg·d），该剂量可以有效地促进阴茎生长却不促进骨骼加速成熟[4]，但仍需要定期监测血浆的睾酮浓度，若达到青春中期水平则说明药物剂量适量。使用 DHT 凝胶时候也应注意药物的不良反应，定期监测骨龄、血脂和血细胞比容,并根据结果调整药物剂量。在阴茎长度达到 3 cm 后可行整形手术,尿道下裂修补术和阴茎下弯矫直术,纠正排尿;若睾丸位于腹股沟管内,可行睾丸固定术;而作为女孩抚养的患者,则应行外生殖器整形,同时切除睾丸、附睾和输精管,在达到青春期年龄时给予雌孕激素替代治疗,促进外阴的女性化,必要时可实施阴道成形术。

本例患儿外阴呈男性生殖器表现,仍以男孩抚养。但阴茎短小,睾丸位于阴囊内,并合并阴茎型尿道下裂,HCG 刺激试验示睾酮 / 双氢睾酮比值显著升高,行基因检测提示 SR-D5A2 致病基因,最终明确诊断为 5α 还原酶 2 型缺乏症,后予 2% DHT 凝胶涂抹于生殖器皮肤上,阴茎较前有所增长。

【参考文献】

[1] BERTELLONI S, BALDINOTTI F, RUSSO G, et al. 5α-Reductase-2 Deficiency: Clinical Findings, Endocrine Pitfalls, and Genetic Features in a Large Italian Cohort [J]. Sex Dev, 2016, 10(1): 28-36.

[2] IMPERATO-MCGINLEY J, GAUTIER T, PICHARDO M, et al. The diagnosis of 5 alpha-reductase deficiency in infancy [J]. J Clin Endocrinol Metab, 1986, 63(6): 1313-8.

[3] MAKRIDAKIS N M, DI SALLE E, REICHARDT J K. Biochemical and pharmacogenetic dissection of human steroid 5 alpha-reductase type II [J]. Pharmacogenetics, 2000, 10(5): 407-13.

[4] VUPPUTURI M, KANDEPU M, DEVIREDDY H R. 5 α-reductase type 2 deficiency: response to dihydrotestosterone gel [J]. Indian J Pediatr, 2014, 81(8): 821-3.

天津医科大学总医院内分泌代谢科　范雨鑫　王保平　丁莉　何庆　刘铭

病例 59　Klinefelter 综合征伴糖尿病酮症酸中毒一例

Klinefelter 综合征(Klinefelter symdrome)是一种以性腺发育异常、性功能减退为主要表现的性染色体异常疾病,是 1942 年 Klinefelter 等描述以 FSH 分泌增加为特征的男性性腺机能减退综合征,命名为 Klinefelter 综合征。本病是一种由于 X 染色体数目异常增多所导致的先天性疾病,是男性不育的常见原因,病理上以睾丸曲细精管进行性玻璃样变、临床上以无精症为主要特点,男性表现为高促性腺激素和性功能减退。Klinefelter 综合征易并发肥胖、糖尿病、血脂异常、脂肪肝等代谢综合征,有研究提示约 8% 的 Klinefelter 综合征患者可合并糖尿病。现报道 1 例 Klinefelter 综合征合并 2 型糖尿病及酮症酸中毒,以提高临床对本病的认识。

【一般资料】

患者李 XX,男性,36 岁。

1. 主诉　发现血糖升高 9 年,血糖波动伴乏力 9 天。

2. 现病史　患者 9 年前无明显诱因出现昏迷,就诊于外院,诊断为"2 型糖尿病,糖尿病酮症酸中毒",给予补液、降糖等治疗后好转。入院前 9 天,患者无明显诱因出现乏力,检测随机血糖 21mmol/L,糖化血红蛋白 11.4%,尿常规示酮体 3+,葡萄糖 3+,为求进一步诊治收住院。

3. 既往史　高血压病史 1 年,血压最高达 158/104mmHg。

4. 个人史　无个人不良嗜好。

5. 婚育史　29 岁结婚,因勃起功能障碍,无法正常性生活,未育,婚后 1 年离异。

6. 家族史　父患糖尿病,60 岁死于"心梗",母亲体健。

7. 体格检查　血压 140/95mmHg,身高 176 cm,体重 79 kg,上部量 89 cm,下部量 97 cm,指尖距 175.5 cm。急性病容,呼气有烂苹果味。智力正常,体形肥胖,呈宦官样,无胡须,喉结不明显,无嗅觉缺失,心肺腹无异常,生殖系统双侧乳房发育(Tanner Ⅳ期),腋毛阴毛稀疏,阴茎短小,长度约 3 cm,睾丸体积约 2 cm×3 cm,质地偏硬,肌张力正常,双下肢可见散在胫前色素沉着,神经反射正常。随机血糖 15.6mmol/L,心电图 Ⅱ、Ⅲ、AVF 导联可见病理性 Q 波,尿常规酮体 3+、葡萄糖 3+,糖化血红蛋白 11.4%,血气分析 pH 7.31,BE-8mmol/L。血糖平稳后行 OGTT 和胰岛素释放试验,提示为 2 型糖尿病。内分泌检查:FSH 19.69 mIU/mL ↑,LH 22.53 mIU/mL ↑,T 0.8nmol/L ↓。总胆固醇 5.91mmol/L ↑,甘油三酯 3.06mmol/L ↑。染色体检测核型为 47,XXY。

【诊断与鉴别诊断】

患者以血糖升高和性欲减退就诊,查体有胡须、阴毛、腋毛稀少,无嗅觉缺失,有男性乳房发育,阴茎小,双侧睾丸体积小,存在不育症,性腺五项示高促性腺激素性性腺功能减退,FSH 19.69 mIU/mL ↑,LH 22.53 mIU/mL ↑,T 0.8nmol/L ↓,为高促性腺激素性性腺功能减退,提示病变部位位于睾丸;染色体核型为 47,XXY。既往有糖尿病病史 9 年,尿糖、尿酮体阳性,存在酸中毒,葡萄糖耐量试验示 2 型糖尿病,同时合并肥胖、脂肪肝、高血压。因此可考虑诊断:① 2 型糖尿病,糖尿病酮症酸中毒;② Klinefelter 综合征;③高血压 2 级(很高危);④高脂血症;⑤脂肪肝。

鉴别诊断 2 型糖尿病应与 1 型糖尿病及特殊类型糖尿病相鉴别;Klinefelter 综合征应与 Kallmann 综合征、特发性低促性腺激素性性腺功能减退症、Turner 综合征、CHARGE 综合征相鉴别。

【治疗】

针对糖尿病酮症酸中毒,积极予以补液、补钾、胰岛素泵降糖、消酮治疗,经治疗后患者血糖逐渐降低,24 h 后尿酮体消失,酮症酸中毒纠正后嘱其控制饮食、适度运动,血糖稳定改为基础胰岛素加餐时胰岛素注射治疗。同时给予患者降压、降脂治疗。因患者已成年且离异,无生育需求,对性功能低下未予特殊处理。

【随访】

经治疗后患者血糖逐渐降低,24 h 尿酮体转阴,血压 120/80mmHg。3 个月后复查,患者体力较前明显好转,复查血糖空腹 5.4mmol/L,餐后 2 h 7.8mmol/L,HbA₁C 6.9%。复查 FSH 17.54 mIU/mL ↑,LH 21.42 mIU/mL ↑,T 0.8nmol/L ↓,较前无明显变化。

【讨论】

Klinefelter 综合征又称先天性睾丸发育不全,为男性 X 染色体异常增多,致第二性征发育不全、不育、伴或不伴或智力、精神障碍，是男性原发性睾丸功能减退最常见的疾病，也是引起男性不育最常见的遗传性疾病。其发病率在男性中为 0.1%~0.2%，在智力低下的患儿约为 1%，在男子不育症中约 3.1%。Klinefelter 综合征染色体的核型基本特征是至少有 2 个及 2 个以上 X 染色体和 1 个 Y 染色体，其中以 47，XXY 最多见，约占 80%；其他核型还包括 48,XXXY、48,XXYY、49,XXXXY 等，以及 46,XY/47,XXY 嵌合型、以及合并存在 X 染色体结构异常，约占 20%。X 染色体越多，其临床症状越明显。导致染色体异常的主要原因与父母生育时的高龄和遗传因素有关。

生殖能力低下及心理障碍是 Klinefelter 综合征对患者生活影响最大的两个方面，分别占 27% 及 31%。主要临床特征为类无睾症体型、睾丸小、第二性征发育不全、不育、男性乳房发育等。在青春期前，患者的睾丸体积可能较正常略小；青春期中后期，表现睾丸为小而质韧，双侧睾丸的平均体积为 4mL，长径约在 2 cm 以下，约 1/3 患者存在睾丸下降不良。青春期启动的时间可正常或延迟，大部分患者可出现乳房发育、阴茎小，可有隐睾、尿道下裂。皮肤细嫩、皮下脂肪发达、喉结不明显、身材修长，尤以下肢增长明显。胡须、腋毛及阴毛稀疏。成年后约 70% 病人出现性欲和性能力下降，睾酮水平不高，雌二醇水平正常或升高，睾酮 / 雌二醇降低，FSH 和 LH 升高。除 46XY/47XXY 嵌合体外，患者一般不能生育。

多数 Klinefelter 综合征患者的智力正常，心理障碍包括抑郁、焦虑、情绪不稳定以及社交困难等。约 1/4 患者可有轻度智力低下。X 染色体越多，智力低下的发生率及其程度越严重，核型为 XXY 的患者 IQ 多大于 50。部分患者可有精神异常，以感情淡漠、主动性缺乏和思维贫乏为特征，表现为害羞、性格孤僻、沉默寡言、不善交往。部分患者有神经质倾向甚至精神分裂症状。Klinefelter 综合征在认知方面存在一些特征性表现：智力水平处于平均及以下，与适应、规划及反应抑制等相关的执行能力较差，患者的早期语言发展迟滞、音标及语法学习困难，拼写及阅读能力低下等。与一般人群相比，因抑郁、焦虑、精神分裂、自闭症、多动症、注意力涣散等精神障碍入院治疗的几率是一般人群的 6.5 倍。代谢性疾病在 Klinefelter 综合征的发生率也较高，如胰岛素抵抗、空腹胰岛素水平升高、血糖升高、LDL 升高、HDL 下降等。Klinefelter 综合征合并糖尿病的发病年龄更轻（一般 <30 岁），且 BMI 水平一般不高，但常伴有高 TG 血症、脂肪肝、急性胰腺炎等其他糖尿病风险。生殖力低下的患者 2 型糖尿病的发病率更高，2 型糖尿病患者的生育能力也更差。患者常存在胰岛素抵抗，单纯使用胰岛素血糖常不易控制。部分合并 2 型糖尿病患者也可以酮症酸中毒起病。

Klinefelter 综合征的诊断依据为：①睾丸小，阴茎小，第二性征发育不全，无精子或少精子，血清睾酮降低或为正常低值；②促性腺激素 LH、FSH 增高；③ GnRH 兴奋试验 LH 和 FSH 呈过强反应，HCG 兴奋试验血清睾酮的反应降低；④染色体核型为 47, XXY 或其他变异型。其中诊断的关键环节是染色体的核型分析。鉴别诊断应与以下疾病相鉴别：① Kallmann 综合征，又称为低促性腺激素性腺功能减退综合征，是由下丘脑释放激素缺乏引起的下丘脑释放激素缺乏症，伴有性功能减退及嗅觉功能的丧失或减弱，是一种具有临床及遗传异质性的疾病，可呈家族性或散发性，主要有 X 连锁隐性遗传，常染色体显性遗传，常染色体隐性遗传三种遗传方式。②特发性低促性腺激素性性腺功能减退症，嗅觉正常且临床上无明确原因的性腺功能减退症,不易与 Kallmann 综合征区分,但有不同的遗传背景和发病机理。③体质性青春期发育延迟,身材矮小,同时有性腺功能减退。是由 GnRH 脉冲发放器活动延迟,导致青春期启动较晚。④ CHARGE 综合征,包括眼缺损(coloboma)、心脏畸形(heart anomalies)、后鼻孔闭锁(choanal atresia)、生长和 / 或发育迟缓(retardation of growth and/or development)、外生殖器畸形(genital anomalies)及耳畸形(ear anomalies)。常同时存在着嗅觉发育不全和性腺功能减退症。⑤男性 Turner 综合征,无明显家族史,主要表现为原发性性腺发育不全,睾丸小、阴茎小、常有隐睾,睾丸中曲细精管发育不良,间质细胞常增生。患者身材矮小,有颈蹼、眼距增宽、眼睑下垂、面容呆板、盾胸、乳头间距增大、肘外翻、指甲过凸等畸形,故称男性或假性 Turner 综合征。患者还常伴肺动脉瓣狭窄、智力常低下等。染色体核型分析常有畸变,多为嵌合型,如 45,XO/46,XY、45,XO/47,XXY、45,XO/46,XY/47,XXY 等。

对 Klinefelter 综合征的治疗主要是睾酮的补充治疗和不育的辅助生殖治疗。阴茎小的患者在婴儿期可注射十一酸睾酮(TU)或庚酸睾酮(TE)25 mg,每月 1 次,共 3~4 次,以刺激阴茎生长。青春期不发育或第二性征发育不良,可补充 TU 或 TE 50~100 mg,每 2 周 1 次,肌肉注射,并根据血清睾酮及 LH 和 FSH 水平调整剂量。也可皮下植入睾酮,每次 800 mg,维持 6 个月,连续 3 年。对不育症的治疗是临床治疗的重点和难点。随着辅助生殖技术的发展,联合应用睾丸取精术(TESE)与单精子卵细胞内注射(ICSI),可辅助患者成功生育,但取精受到不同核型、取精时机、术前用药及手术方式等多种因素影响,成功率仍然较低。睾丸取精的理想年龄段是 16~30 岁,不建议对青少年患者行 TESE 和睾丸组织的冷冻保存。年龄过小,有可能破坏精原细胞。

针对血糖的控制,多数 Klinefelter 综合征患者起病时需用胰岛素强化降糖,血糖稳定后换用改善胰岛素抵抗的口服药物。此外,应重视对患者的心理治疗,加强对患者的语言交流、技能培训、行为养成方面的培养,有严重心理障碍的患者可辅以精神病学、行为学的治疗。

【参考文献】

[1] BONOMI M, ROCHIRA V, PASQUALI D, et al. Klinefelter ItaliaN Group(KING). Klinefelter syndrome(KS): genetics, clinical phenotype and hypogonadism[J]. J Endocrinol Invest, 2017, 40(2): 123-134.

[2] LIZARAZO AH, MCLOUGHLIN M, VOGIATZI MG. Endocrine aspects of Klinefelter syndrome[J]. Curr Opin Endocrinol Diabetes Obes, 2019, 26(1): 60-65.

[3] GIAGULLI VA, CAMPONE B, CASTELLANA M, et al. Neuropsychiatric Aspects in Men with Klinefelter Syndrome[J]. Endocr Metab Immune Disord Drug Targets, 2019, 19(2): 109-115.

[4] SAMANGO-SPROUSE C, SONG SQ, LIN AE, et al. Klinefelter Syndrome and Turner Syndrome[J]. Pediatr Rev, 2021, 42(5): 272-274.

[5] YANG XW, WANG J, NAI Z, et al. Klinefelter syndrome: Advances in research[J].

Zhonghua Nan Ke Xue, 2021, 27(3): 269-273.

[6] FAINBERG J, HAYDEN RP, SCHLEGEL PN. Fertility management of Klinefelter syndrome[J]. Expert Rev Endocrinol Metab, 2019, 14(6): 369-380.

[7] O'CONNOR MJ, SNYDER EA, HAYES FJ. Klinefelter Syndrome and Diabetes[J]. Curr Diab Rep, 2019, 19(9): 71.

[8] PLOTTON I, BROSSE A, CUZIN B, et al. Klinefelter syndrome and TESE-ICSI[J]. Ann Endocrinol(Paris), 2014, 75(2): 118-25.

[9] SENO Y, IWASAKI Y, AIZAWA-ABE M, et al. Facilitating screening of Klinefelter syndrome among patients with diabetes[J]. J Diabetes Investig, 2020, 11(2): 506-507.

[10] NIESCHLAG E, FERLIN A, GRAVHOLT CH, et al. The Klinefelter syndrome: current management and research challenges[J]. Andrology, 2016, 4(3): 545-549.

武警天津市总队医院内分泌科 李红涛 姚旻 王鹏

病例 60 完全型雄激素不敏感综合征一例

雄激素不敏感综合征(complete Androgen Insensitivity Syndrome, CS)是一种罕见的先天性性发育异常疾病,由于雄激素受体基因突变,靶细胞对雄激素完全无反应,导致的 46,XY 性别发育异常(disorders/differences of sex development, DSD)。我们报道 1 例完全型雄激素不敏感综合征,旨在提高对本病的认识,减少误诊和漏诊。

【一般资料】

患者社会性别女性,16 岁

1. 主诉 乳房发育、无月经来潮 3 年。

2. 现病史 患者入院前 3 年出现乳房发育,无月经来潮、乳头突出、乳头增大、溢乳,无身高加速生长、头晕头痛、嗅觉异常、听觉异常、视野缺损,无阴毛及腋毛生长、毳毛增多、毛发脱落、淤斑、紫纹、皮肤颜色加深,无纳差、恶心、呕吐、多食、烦渴、多尿,无声音低沉。1 月前就诊外院,查体示幼稚外阴,可探及阴道约 5 cm;查睾酮 916.0 ng/dL;查妇科超声:考虑"子宫畸形 先天性无子宫? 始基子宫待除";外周血染色体核型分析结果: 46, XY。就诊我院,为进一步诊治收入病房。起病以来,食欲、精神、睡眠可,二便正常,近 6 月体重无明显变化。

3. 既往史 1 岁左右"腹股沟疝"病史,自愈。否认慢性病病史。

4. 个人史 足月剖宫产儿,出生体重约 3.2 kg。幼年其身高、智力发育与同龄人无异常。其母亲孕期无毒物、放射线接触史,无口服药物史。

5. 家族史 父母非近亲结婚,均体健。无闭经、不孕家族史。

6. 体格检查 身高 167 cm,指间距 159 cm,上部量 84 cm,下部量 83 cm,体重 56 kg,BMI 20.08 kg/m²,血压 105/70mmHg,无阴毛及腋毛生长,第二性征发育 Tanner 分期 B3P1,乳头无明显突出,乳晕色浅,幼稚外阴。

【化验及检查】

性激素：FSH 8.86IU/L，LH 36.23IU/L，催乳素 30.27ng/mL，雌二醇 35pg/mL，孕酮 0.16ng/mL，睾酮 964.3ng/dL，游离睾酮 42.7ng/dL，双氢睾酮 1095.96pg/mL；雄烯二酮 1569 pg/mL，脱氢表雄酮 7038pg/mL，抗苗勒氏管激素 >25ng/mL，性激素结合球蛋白 31.49nmol/L，17-羟孕酮 698pg/mL；肾上腺皮质功能：ACTH 28.80pg/mL，血皮质醇 16.40μg/dL，尿皮质醇 66.3μg/24 h；甲状腺功能：FT3 3.77pmol/L，FT4 13.84pmol/L，TSH 0.895μIU/mL。骨龄（左手 + 左腕）：正常范围；妇科 B 超：子宫缺如；泌尿系 B 超：腹股沟区未见肿物样回声，盆腔双侧髂血管前方低回声团块，考虑盆腔隐睾；盆腔核磁：子宫及双附件未见显示，无前列腺、精囊腺结构，右侧髂外血管旁、降结肠末端外后方长 T2 结节，符合隐睾（图 10-60-1）。Y 染色体微缺失检验：未见缺失。基因检测：AR 基因 NM_000 044.3：c937_939delAAGinsGA（p.Lys313Glufs*8）杂合突变（疑似致病）。

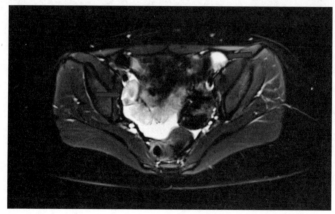

图 10-60-1　盆腔核磁

箭头：隐睾

【诊断与鉴别诊断】

患者以原发闭经为主要临床表现，青春期无变声、喉结等男性化表现，青少年，社会 / 外生殖器性别女性，染色体性别男性，男性、女性内生殖器均缺失，乳腺发育，但乳头发育差，乳晕色浅，幼稚型外阴，阴道深约 5 cm，化验提示睾酮、双氢睾酮升高（均为男性水平），LH 升高，ACTH、血皮质醇、17-OP 等正常，盆腔核磁、泌尿系超声提示盆腔肿物，隐睾可能性大，基因检测提示雄激素受体可疑致病突变，结合患者病史查体和辅助检查，考虑诊断为完全型雄激素不敏感综合征。

主要鉴别诊断如下：

（1）5α-还原酶缺陷症：是由于 5α 还原酶缺陷，睾酮不能转变为双氢睾酮导致 46，XY 性别发育异常的一种家族性常染色体隐性遗传病。临床表现为 46，XY 性别发育异常，染色体和性腺性别为男性，有男性内生殖器，外生殖器表现为女性，可有阴蒂肥大，青春期出现男性化，实验室检查表现为睾酮 / 双氢睾酮比值升高，基因检测有助于确诊。本患者无男性内生殖器，无青春期男性化表现，无乳房发育，睾酮 / 双氢睾酮比值正常，5α-还原酶基因测序未见异常,不支持 5α- 还原酶缺陷症。

（2）17β- 羟基类固醇脱氢酶缺陷症:由于 17β- 羟基类固醇脱氢酶,雄烯二酮转为睾酮障碍导致 46,XY 性别发育异常的一种家族性常染色体隐性遗传病。临床表现为 46,XY 性别发育异常,染色体和性腺性别为男性、外生殖器为女性、模糊的外生殖器、或小阴茎、尿道下裂,青春期出现男性化表现,可有乳房发育,实验室检查提示睾酮/雄烯二酮比值降低,基因检测有助于诊断。本患者无青春期男性化表现,睾酮/双氢睾酮比值正常,17β- 羟基类固醇脱氢酶基因测序未见异常,不支持 17β- 羟基类固醇脱氢酶缺陷症。

【治疗】

拟拟择期行双侧隐睾切除术,术后雌激素替代。

【讨论】

本文报导 1 例完全型雄激素不敏感综合征,旨在提高对本病的认识,减少误诊和漏诊。

原发性闭经的定义为年龄超过 14 岁,第二性征未发育;或年龄超过 16 岁,第二性征已发育,月经还未来潮。本例患者 17 岁,有乳房发育,但无月经来潮,符合原发性闭经。闭经按生殖轴病变和功能失调的部位又可分为下丘脑性闭经、垂体性闭经、卵巢性闭经、子宫性闭经、下生殖道发育异常性闭经。原发性闭经患者病史应注意出生体重和发育情况,有无子宫手术史,应检查患者智力、身高、体重、第二性征、乳房发育、发育畸形、皮肤色泽、毛发分布、甲状腺肿大、溢乳、嗅觉有无缺失,妇科检查及超声评估患者内、外生殖器发育情况,必要时行孕激素试验、检查宫颈黏液,根据情况应考虑监测基础体温,进行性激素、甲状腺激素测定、催乳素、类固醇激素及代谢产物测定、染色体核型检查,必要时行宫腔镜检查和基因诊断 [1]。本例患者呈幼稚外阴,无阴毛发育,性激素检查提示睾酮呈正常男性水平,B 超提示无子宫发育,无前列腺、精囊腺,染色体核型检查提示 46,XY;符合 46,XY 性别发育异常诊断。

性别发育异常是遗传、环境因素导致染色体性别、性腺性别和解剖性别不一致的一组疾病。原始性腺分化需要 WT1、NR5A1 等多个转录因子时空特异性正常表达,决定卵巢/睾丸形成。性激素合成涉及 17β- 羟基类固醇脱氢酶等多种酶正常活性。正常女性胚胎发育过程中缺乏抗苗勒氏管激素和睾酮、双氢睾酮,女性内外生殖器正常发育。男性胚胎在睾丸分泌的抗苗勒氏管激素,苗勒氏管退化,在睾酮作用下,附睾、输精管、精囊等内生殖器发育,在双氢睾酮作用下,前列腺、阴囊、阴茎、龟头发育。性染色体数目异常、性激素合成酶缺陷或受体不敏感、外源雄激素过多等多种因素,均可导致性别发育异常。对于染色体为 46,XY,外生殖器为女性患者,考虑 46,XY 性别发育异常,需测定基础性激素,必要时完善 hCG 激发试验,如睾酮、双氢睾酮升高或正常（男性水平）,考虑雄激素不敏感,应进一步完善雄激素受体基因检测,如睾酮升高、双氢睾酮降低,考虑 5α- 还原酶缺陷症,应行 SRD5A2 基因检测,如睾酮、双氢睾酮、抗苗勒氏管激素均降低,考虑性腺发育不良、高危退化,需完善 WT1、SF1 等相关基因检测,如睾酮、双氢睾酮降低,抗苗勒氏管激素正常,考虑雄激素合成不足,应进一步完善 LH 受体、3β-HSD 等相关基因检测 [2,3]。本患者睾酮、双氢睾酮均升高,考虑雄激素受体不敏感,雄激素受体可疑致病突变亦符合上述诊断。

【参考文献】

[1] 中华医学会妇产科学分会.闭经诊断与治疗指南（试行）[J].中华妇产科杂志.2011,46（9）:712-716.

[2] 中华医学会小儿外科学分会泌尿外科学组.性别发育异常中国专家诊疗共识 [J].中华小儿外科杂志,2019,40（4）:289-297.

[3] 中华医学会儿科学分会内分泌遗传代谢学组.性发育异常的儿科内分泌诊断与治疗共识 [J].中华儿科杂志,2019,57（6）:9.

天津医科大学总医院内分泌代谢科　丁莉　刘通　何庆　刘铭

病例 61　以女性不孕症为主要表现的 P450 氧化还原酶缺陷症一例

P450 氧化还原酶缺陷症（P450 oxidoreductase deficiency, PORD）作为女性不孕的一种原因较少受到关注。PORD 是 P450 氧化还原酶（POR）基因突变引起的常染色体隐性遗传疾病，P450 氧化还原酶基因变异导致包括 CYP17A1、CYP21A2 和 CYP19A1 在内的多种 P450 酶活性受到不同程度影响，因此临床表现各异。PORD 的典型表现为生殖器异常、性腺和肾上腺类固醇激素合成障碍，伴或不伴有骨骼畸形 [1-3]。随着对 PORD 表型的不断认识，PORD 的表型谱已扩展到包括闭经、不孕、青春期延迟和性类固醇激素水平异常 [3-7]。由于此类 PORD 患者以不孕为主要原因就诊，常不具有 PORD 的典型特征，因此识别较困难。本文描述一例以不孕为主要表现经基因检测明确的 PORD 病例，并对相关文献进行回顾，加深对非典型 PORD 的认识并提示临床医生在不孕症患者中考虑 PORD 的可能性。

【一般资料】

患者,女性,45 岁,因"月经不规则 30 余年"于 2021 年 6 月 3 日于天津医科大学总医院内分泌代谢科住院。患者 11 岁开始青春期发育, 13 岁月经初潮,但月经不规则,每次月经持续 7~15 天,间隔时间 2~30 天不等,出血量不规律,无明显痛经。因婚后未孕于我院妇产科门诊行妇科检查子宫附件均无明显异常。2 年前化验提示血孕酮值偏高,口服泼尼松 10 mg 每天 1 次后孕酮正常。既往儿童时期身高较同龄人稍矮,运动能力稍差,智力发育正常（学习成绩中等偏上）。父母非近亲结婚,否认家族遗传病史。

体格检查:血压 104/64mmHg,身高 160 cm,体重 56 kg, BMI 21.875 kg/m²。无多毛、痤疮、皮肤色素沉着、骨骼畸形等。阴毛 Tanner 发育分期 P5,乳腺 Tanner 发育分期 Ⅴ 期。腋毛正常。

【检查】

实验室检查及辅助检查:血尿便常规、肝肾功能、电解质、游离甲功未见异常。肾上腺皮质功能、性激素全项及类固醇六项（详见表 10-61-1 ）:孕酮 1.69ng/mL（0.00~0.30ng/mL）,雌二醇 29pg/mL（21~251pg/mL）,促卵泡生成素 9.04IU/L（3.03~8.08IU/L）,睾酮 <12.98ng/dL（10.83~56.94ng/dL）,17- 羟孕酮 2543pg/mL（<800pg/mL）,脱氢表雄酮 878pg/mL（<8000pg/mL）,雄烯二酮 160pg/mL（300~2000pg/mL）。ACTH 兴奋试验结果见表 10-61-2。双侧肾上腺 CT:双侧肾上腺平扫未见确切异常。妇科超声:子宫及右附件区未见明显异常,左卵巢呈囊

性,内可见多个分隔。垂体 MR 平扫示垂体右侧信号欠均匀。进一步基因分析全外显子测序结果:细胞色素 P450 氧化还原酶(POR)基因(NM_000 941.2): c.744 C>G(p.Tyr248*)/c.160 9G>A(p.Gly537Ser)。

表 10-61-1　实验室检查结果

检查项目	结果
ACTH(pg/mL)	24.40(0~46)
血皮质醇(μg/dL)	14.3(5~25)
24 h 尿皮质醇(μg/24 h)	28.35(30~110)
FSH(IU/L)	9.04 （ 3.03~8.08 ）
LH(IU/L)	4.75 （ 1.8~11.78 ）
E2(pg/mL)	29(21~251)
PRL(ng/mL)	23.38(5.18~26.63)
孕酮(ng/mL)	1.69(0.00~0.30)
睾酮(ng/dl)	<12.98(10.83~56.94)
17-OHP(pg/mL)	2543(<800)
雄烯二酮(pg/mL)	160(300~2000)
DHEA(pg/mL)	878(<8000)
血钾(mmol/L)	3.7
血钠(mmol/L)	140
FT3(pmol/L)	4.36(2.43~6.01)
FT4(pmol/L)	12.14 （ 9.01~19.05 ）
TSH(μIU/mL)	1.214(0.350~4.940)
醛固酮(卧位)	7.2(3.0~23.6)
肾素(卧位)	1.5(2.8~39.9)
染色体	46,XX

注:ACTH,促肾上腺皮质激素;FSH,促卵泡生成素;LH,促黄体生成素;E2,雌二醇;PRL,催乳素;17-OHP,17-α羟孕酮;DHEA,脱氢表雄酮;FT3,游离三碘甲状腺原氨酸;FT4,游离甲状腺素;TSH,超敏促甲状腺激素

表 10-61-2　ACTH 兴奋试验结果

	ACTH pg/mL	孕酮 ng/mL	17- 羟孕酮 pg/mL	皮质醇 pg/mL	总睾酮 pg/mL	雄烯二酮 pg/mL	脱氢表雄酮 pg/mL
参考范围	0~46	0.00~0.30	<800	(0.4-2.2)×10⁵	80.0~600.0	300-2000	<8000
兴奋前	17.70	0.49	1301	0.9×10⁵	<70	177	1035
30 分钟	>1250	12.26	17 804	1.6×10⁵	<70	233	2231
60 分钟	>1250	10.97	18 462	1.9×10⁵	71	235	2433

注:ACTH:促肾上腺皮质激素;试验方法:注射用促皮质素25IU 静推,静推前及静推后30分钟及60分钟分别采血行相关检查

【诊断与鉴别诊断】

患者中年女性，以月经不规律和不孕就诊，查体未见皮质醇、雄激素增多等表现，外生殖器未见异常，性激素检测示孕酮及 17- 羟孕酮水平升高，睾酮、雌二醇偏低，FSH 升高，雄烯二酮、脱氢表雄酮水平均未见升高。甲状腺功能及泌乳素水平未见异常。ACTH 兴奋试验结果示 17- 羟孕酮、孕酮明显升高，皮质醇、总睾酮、雄烯二酮均未见明显升高。外显子基因检测，结果示细胞色素 P450 氧化还原酶（POR）基因的复合杂合突变，最终诊断为 P450 氧化还原酶缺陷症。鉴别诊断：①主要与先天性肾上腺皮质增生症各型相鉴别，包括与 21- 羟化酶缺陷症、11-β 羟化酶缺陷症等鉴别。因患者孕酮升高，考虑不除外 CAH，此患者检查结果示 17- 羟孕酮水平升高，但 ACTH 兴奋试验结果等与先天性肾上腺皮质增生症相关类型不符；②多囊卵巢综合征：常常表现为育龄期女性不孕，同时伴有肥胖、多毛等典型临床表现。本患者无性激素水平异常，影像学无"多囊卵巢"表现，故可排除。通过基因检测此患者诊断为 P450 氧化还原酶缺陷症，不孕症与该基因变异有关。

【治疗】

与妇产科、生殖助孕科等联合会诊后，给予患者泼尼松 7.5 mg 每天一次口服治疗，同时监测血孕酮水平，并辅助促排卵等治疗，建议患者生殖助孕门诊行体外受精 + 冷冻胚胎移植治疗。

【治疗结果、随访及转归】

患者 1 个月后门诊复查血孕酮水平可至正常，目前于我院生殖科助孕治疗。

【讨论】

P450 氧化还原酶缺陷症（P450 oxidoreductase deficiency，PORD）是 POR 基因突变引起的常染色体隐性遗传疾病，由 Flück 于 2004 年首次报道[1]。P450 氧化还原酶（P450 oxidoreductase，POR）是细胞色素 P450 酶的电子供体[2]，参与类固醇合成的 17- 羟化酶 /17，20- 裂解酶（CYP17A1）、21- 羟化酶（CYP21A2）、芳香化酶（CYP19A1）等 P450 酶发挥作用时均需接受 POR 提供的电子。P450 氧化还原酶基因变异将影响酶的活性从而影响肾上腺和性腺类固醇激素的生物合成，导致不同程度的临床表现。PORD 患者通常通过骨骼畸形或生殖器异常来识别[8]，新生儿生殖器模糊和骨骼畸形提示 PORD 的诊断。部分 PORD 患者同时缺乏骨骼畸形和生殖器异常，仅表现为激素水平异常，Papadakis 分析 5 例成年期经基因检测确诊为 PORD 的女性病例，主要表现为闭经或不孕，无明显的生殖器异常或 / 和骨骼畸形，化验示血清雌二醇和睾酮水平降低以及孕酮或 17- 羟孕酮升高，患者均有卵巢囊肿或卵巢囊肿史[3]。本例 PORD 女性患者，无骨骼畸形和生殖器异常，仅表现为不孕和孕酮升高，与文献描述相似。原发性闭经 / 月经稀发或不孕症可能是表型较轻的 PORD 患者主要的临床表现。

PORD 女性患者不孕的原因包括：①低雌激素水平、排卵前缺乏 LH 高峰以及雄激素缺乏导致卵泡成熟障碍和无排卵[3]。② PORD 患者的高孕激素水平可能通过改变 GnRH 的脉冲性和干扰子宫内膜的发育而阻碍排卵和着床[9]。故在不孕患者中应考虑到 PORD 的可能性。下列情况提示 PORD 的可能性：①卵巢囊肿：女性患者发生卵巢囊肿的风险增加并可表现为大卵巢囊肿并有扭转倾向,这可能与卵巢类固醇激素合成受损、促性腺激素水平升高有关[10]。与卵母细胞成熟有关的 CYP51 A 活性受损也可能是其影响因素[11]。② PORD 女性青春期性发育受到干扰,表现为性特征发育迟缓、月经稀发、闭经等[5]。③ PORD 女性患者可以存在生殖器异常如阴唇融合[10]、阴道闭锁[7]等,可以存在类似 Antley-Bixler 综合征样的骨骼改变如颅缝早闭[10]或一些非特征性的轻微骨骼畸形[3]。④妊娠期间母体男性化[10]。⑤雄激素正常的不孕症患者[12]。⑥控制性卵巢刺激期间,PORD 患者雌激素合成障碍更加明显。表现为与卵母细胞正常数量和高孕酮水平不一致的低 E2 反应[3, 7]。

PORD 的实验室检查: PORD 患者均存在 CYP17A1 和 CYP21A2 联合缺陷,与突变类型无关[10],通过 ACTH 兴奋试验、尿液类固醇代谢产物分析[13, 14]进行详细的激素评估有助于 PORD 的诊断[10],确诊需行基因检测。该患者全外显子测序显示其存在 POR 基因(NM_000 941.2)的复合杂合突变 c.744 C>G(p.Tyr248*,Y248X)和 c.160 9G>A(p.Gly537Ser)。c.744 C>G 依据 ACMG/AMP 指南被认定为致病突变,c.160 9G>A 被认定为意义未明突变。这两个突变分别遗传自先证者父母,见表 10-61-3。c.744 C>G 曾在 3 位 POR 基因突变导致的 ABS 综合征患者中被报道[15, 16],3 位患者均为 c.137 0G>A(p.R457H)和 c.744 C>G(p.Y248X)的复合杂合突变。c.160 9G>A(p.Gly537Ser)经文献检索未见相关报道。

表 10-61-3　基因结果

POR 突变位点		外显子	父亲	母亲
核苷酸改变	氨基酸改变			
c.744 C>G	p.Tyr248*	8	杂合	无此突变
c.160 9G>A	p.Gly537Ser	13	无此突变	杂合

升高的孕酮水平也存在于其他类型的 CAH 如 21- 羟化酶缺陷症、17-α 羟化酶缺陷症中。21- 羟化酶缺陷症患者也可表现为月经不规律和不孕,但其高雄激素水平与 PORD 不符。17-α 羟化酶缺陷症患者表现为高血压、低钾血症、月经不规律和第二性征发育不良[9],部分 17-α 羟化酶缺陷症患者可能不存在低血钾和高血压[17],需与 PORD 鉴别。多囊卵巢综合征患者的临床表现包括排卵障碍、闭经或月经稀发、不孕、和卵巢多囊性改变,由于相似的临床表现 PORD 容易误诊为多囊卵巢综合征(PCOS),但 PORD 患者雄激素水平一般不高。PORD 患者低 E2 水平和相对增加的 FSH 水平可能会错误地引起原发性卵巢功能不全的怀疑,特别是当 AMH 水平较低时[7]。这是可能是由于 PORD 患者雄激素缺乏,而雄激素被认为通过生长卵泡间接参与 AMH 的产生,而不是由于原始卵泡损耗[18]。

性类固醇激素合成障碍可能会影响卵子发育和排卵,但不影响卵子质量[7]。体外受精 - 冷冻胚胎移植(IVF+ET)是目前治疗 PORD 女性患者不孕的方法[19],目前已有 PORD 女性患者生育的报道[3, 7, 19]。伴有卵泡期孕酮升高的患者冷冻胚胎移植前需制定个体化的糖皮质激素的剂量抑制孕酮到正常范围[19]。PORD 的诊疗需要联合内分泌、生殖内分泌、产科、遗传学家等多学科制订个体化治疗方案。

【结论】

本文报道了一例罕见病所致不孕,目前报道的 PORD 在成年女性以不孕为临床表现,提示在不能解释的不孕的女性患者中应考虑到 PORD 的可能性,特别是高孕酮或 17- 羟孕酮水平的患者。不典型 PORD 患者可以不具有生殖器异常和骨骼畸形,包括孕酮、17- 羟孕酮等在内的详细的激素评估和 ACTH 兴奋试验是识别 PORD 的关键,确诊需行基因检测。需要进一步的研究来明确 PORD 所致不孕的患病率和长期预后。

【参考文献】

[1] FLUCK CE, TAJIMA T, PANDEY AV, et al. Mutant P450 oxidoreductase causes disordered steroidogenesis with and without Antley-Bixler syndrome[J]. Nat Genet, 2004, 36 (3):228-230.

[2] MILLER WL. P450 oxidoreductase deficiency: a new disorder of steroidogenesis with multiple clinical manifestations[J]. Trends Endocrinol Metab, 2004, 15(7):311-315.

[3] PAPADAKIS GE, DUMONT A, BOULIGAND J, et al. Non-classic cytochrome P450 oxidoreductase deficiency strongly linked with menstrual cycle disorders and female infertility as primary manifestations[J]. Hum Reprod, 2020, 35(4):939-949.

[4] SAHAKITRUNGRUANG T, HUANG N, TEE MK, et al. Clinical, genetic, and enzymatic characterization of P450 oxidoreductase deficiency in four patients[J]. J Clin Endocrinol Metab, 2009, 94(12):4992-5000.

[5] IDKOWIAK J, O'RIORDAN S, REISCH N, et al. Pubertal presentation in seven patients with congenital adrenal hyperplasia due to P450 oxidoreductase deficiency[J]. J Clin Endocrinol Metab, 2011, 96(3):E453-462.

[6] BAI Y, LI J, WANG X. Cytochrome P450 oxidoreductase deficiency caused by R457H mutation in POR gene in Chinese: case report and literature review[J]. J Ovarian Res, 2017, 10(1):16.

[7] SONG T, WANG B, CHEN H, et al. In vitro fertilization-frozen embryo transfer in a patient with cytochrome P450 oxidoreductase deficiency: a case report[J]. Gynecol Endocrinol, 2018, 34(5):385-388.

[8] FUKAMI M, NISHIMURA G, HOMMA K, et al. Cytochrome P450 oxidoreductase deficiency: identification and characterization of biallelic mutations and genotype-phenotype correlations in 35 Japanese patients[J]. J Clin Endocrinol Metab, 2009, 94(5):1723-1731.

[9] MARSH CA, AUCHUS RJ. Fertility in patients with genetic deficiencies of cytochrome P450c17(CYP17A1): combined 17-hydroxylase/17, 20-lyase deficiency and isolated 17, 20-lyase deficiency[J]. Fertil Steril, 2014, 101(2):317-322.

[10] FUKAMI M, OGATA T. Cytochrome P450 oxidoreductase deficiency: rare congenital disorder leading to skeletal malformations and steroidogenic defects[J]. Pediatr Int, 2014, 56

（6）：805-808.

[11] GRONDAHL C，HANSEN TH，MARKY-NIELSEN K，et al. Human oocyte maturation in vitro is stimulated by meiosis-activating sterol[J]. Hum Reprod，2000，15 Suppl 5：3-10.

[12] GOMES LG，BACHEGA T，MENDONCA BB. Classic congenital adrenal hyperplasia and its impact on reproduction[J]. Fertil Steril，2019，111（1）：7-12.

[13] KRONE N，REISCH N，IDKOWIAK J，et al. Genotype-phenotype analysis in congenital adrenal hyperplasia due to P450 oxidoreductase deficiency[J]. J Clin Endocrinol Metab，2012，97（2）：E257-267.

[14] KRONE N，HUGHES BA，LAVERY GG，et al. Gas chromatography/mass spectrometry（GC/MS）remains a pre-eminent discovery tool in clinical steroid investigations even in the era of fast liquid chromatography tandem mass spectrometry（LC/MS/MS）[J]. J Steroid Biochem Mol Biol，2010，121（3-5）：496-504.

[15] LIU Y，WANG L，YANG YK，et al. Prenatal diagnosis of fetal skeletal dysplasia using targeted next- generation sequencing：an analysis of 30 cases[J]. Diagn Pathol，2019，14（1）：76.

[16] FAN L，REN X，SONG Y，et al. Novel phenotypes and genotypes in Antley-Bixler syndrome caused by cytochrome P450 oxidoreductase deficiency：based on the first cohort of Chinese children[J]. Orphanet J Rare Dis，2019，14（1）：299.

[17] TIAN Q，ZHANG Y，LU Z. Partial 17alpha-hydroxylase/17，20-lyase deficiency-clinical report of five Chinese 46，XX cases[J]. Gynecol Endocrinol，2008，24（7）：362-367.

[18] DEWAILLY D，ROBIN G，PEIGNE M，et al. Interactions between androgens，FSH，anti-Mullerian hormone and estradiol during folliculogenesis in the human normal and polycystic ovary[J]. Hum Reprod Update，2016，22（6）：709-724.

[19] PAN P，ZHENG L，CHEN X，et al. Successful live birth in a Chinese woman with P450 oxidoreductase deficiency through frozen-thawed embryo transfer：a case report with review of the literature[J]. J Ovarian Res，2021，14（1）：22.

天津医科大学总医院内分泌代谢科　朱崇贵　高畅　何庆　刘铭

第十一章　其他内分泌代谢性疾病

病例62　迟发性倾倒综合征导致的严重低血糖及其治疗一例

倾倒综合征是由于患者失去幽门或胃的正常生理功能,胃内容物迅速从食道进入十二指肠或空肠所引起的一系列全身或胃肠道症状的综合征[1-2]。本文报道以反复严重低血糖为首发的晚期倾倒综合征一例,并对予以阿卡波糖治疗后随访18个月的的临床资料进行分析,结合近年来国内外发表的关于晚期倾倒综合征的文献对倾倒综合征的诊断、治疗等进行探讨。

【一般资料】

患者男性,66岁,主因"四肢无力伴间断意识模糊3天"于2016年09月30日入院。入院前3天,患者午后活动时出现四肢无力、头晕、大汗伴意识模糊,无焦虑、躁动、心悸、手足颤抖、恶心、呕吐等症。急诊于附近医院,查静脉血糖1.7mmol/L,予以50%葡萄糖液静脉输注后意识好转,维持5%~10%葡萄糖液静脉输注。此过程中无明显诱因再次发生4次低血糖。患者自诉血糖波动大,可在1小时内从13.9mmol/L降至3.2mmol/L,且发作频率逐渐增加,遂就诊于我院,以"低血糖原因待查"收住我科。既往患者两次"脑梗死"病史18年,目前左侧肢体活动稍障碍;左侧股骨骨折术后13年余;贲门癌病史8年,于8年前行近端胃癌根治+幽门成形+腹腔化疗术(毕Ⅱ式),术后病理示腺管癌Ⅲ级,侵及浆膜,淋巴结转移2/18。饮酒史20年,约半两每天,余无特殊。入院查体: T 36.7 ℃,P 54次/分,R 18次/分,BP 120/70 mmHg,H 170 cm,W 55 kg,BMI 19.03 kg/㎡。体形偏瘦,心肺(-)。腹软,腹部正中可见一长约20 cm瘢痕,余无特殊。入院诊断:①低血糖原因待查,胰岛素瘤? 胰岛素自身免疫综合征? 肝源性低血糖? 迟发倾倒综合征? ②贲门癌术后③陈旧性脑梗死。实验室检查:血、尿、便常规及肝、肾功能、血脂无明显异常,血 Na$^+$ 137mmol/L(135~150mmol/L),血 K$^+$ 4.48mmol/L(3.5~5.3mmol/L),尿电解质正常,血、尿淀粉酶、血脂肪酶正常。血 D-二聚体737ng/ml(0~500ng/mL)。糖化血红蛋白6.3%(4%~6%)。计划行延时OGTT检查,因患者出现低血糖仅完成120分钟检测,结果如表11-62-1。

表11-62-1　患者入院后常规OGTT结果

时间	0 min	30 min	60 min	120 min
血糖(mmol/L)	5.60	14.45	12.10	1.34
胰岛素(mU/L)	19.72	>300	>300	65.66
C肽(ng/mL)	2.82	15.19	28.81	10.62

免疫风湿全项:IgE 303IU/mL(<165IU/mL)、ANA 1:100胞浆颗粒型(<1:80)、抗

SSA 抗体弱阳性、抗 Ro52 抗体阳性,自免肝抗体、IgG4 无异常,ICA、IAA、GAD 均阴性。肾上腺皮质功能示血 ACTH 57.8pg/mL(0~46pg/mL)、血 Cor 21.8 μg/dL(5~25 μg/dL)、24 h 尿 Cor 76.76 μg(30~110 μg)。生长激素 0.47ng/mL(0.06~5ng/mL)。FSH 31.96IU/L(0.95~11.95IU/L),LH 15.73IU/L(0.57~12.07IU/L),雌二醇 59.19 pg/mL(11~44pg/mL),睾酮 430.12pg/mL(142.39~923.14pg/mL),甲状腺功能正常。血 RAAs 和尿 VMA 正常。胸部 X 线示两肺纹理增多、陈旧性病变。上腹部增强 CT 示:肝右叶前下段钙化灶;胆囊增大,肝门区胆管扩张,主胰管扩张,胰头区为著;左上腹部分小肠扩张,部分结肠积气、扩张;右侧肾上腺内侧肢低密度结节,考虑囊肿。胃镜示:胃息肉;贲门术后残胃;胰管扩张;胰腺萎缩?上消化道碘水造影:食管下段局部黏膜增粗、紊乱,部分胃组织位于膈上;胃容积小,形态不规则;慢性胃炎;胃排空较快;上腹区肠管排列紊乱,部分肠管扩张。依据上述检查结果,可排除胰岛素瘤、胰岛素自身免疫综合征、肝源性低血糖以及升糖激素不足导致的低血糖,结合患者病史,考虑为胃肠道手术后倾倒综合征引起的低血糖,予以阿卡波糖 50 mg 日三次随餐服用。治疗后,患者症状好转,未再出现低血糖。服用阿卡波糖 5 天后复查,OGTT,且口服葡萄糖的之前嚼服阿卡波糖 50 mg,结果如表 11-62-2。

表 11-62-2 患者服用阿卡波糖延时 OGTT 结果

时间	0 min	30 min	60 min	120 min	180 min	240 min	300 min
血糖(mmol/L)	3.85	4.75	7.02	8.28	6.31	4.88	4.13
胰岛素(mU/L)	5.71	18.69	42.08	51.43	24.99	11.58	5.23
C 肽(ng/mL)	0.89	1.77	3.38	5.97	5.10	2.83	1.69

出院后继续予以阿卡波糖 50 mg 日三次,随餐服用。随访 18 个月,未再出现过乏力、心悸等低血糖反应。自行监测指血糖,空腹血糖控制约 4mmol/L,餐后 2 小时血糖约 5~6mmol/L。

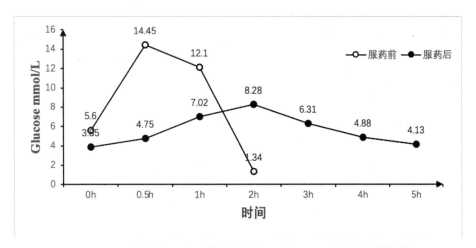

图 11-62-1 患者服用阿卡波糖治疗前后延时 OGTT 试验血糖变化曲线

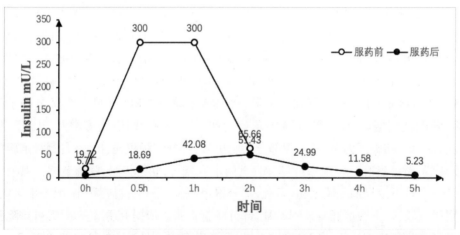

图 11-62-2   患者服用阿卡波糖治疗前后延时 OGTT 试验血清胰岛素变化曲线

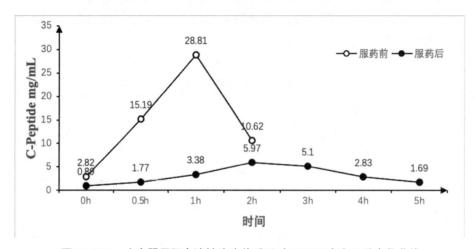

图 11-62-3   患者服用阿卡波糖治疗前后延时 OGTT 试验 C 肽变化曲线

【讨论】

倾倒综合征是由于患者失去幽门或胃的正常生理功能,胃内容物迅速从食道进入十二指肠或空肠所引起的一系列全身或胃肠道症状的综合征 [1-2]。一般认为,倾倒综合征多见于胃术后患者,且胃切除范围越大,发病率越高,尤以 Bill—roth II(毕 II 式)胃切除术多见。根据进食后出现症状的时间分为早期倾倒综合征及晚期倾倒综合征。早期倾倒综合征多发生在进食后 1 小时内,出现腹部及全身症状如心悸、乏力、出冷汗、面色苍白等血容量不足的相应表现并伴有恶心、呕吐、腹部绞痛、腹泻等;可能与高渗性胃内容物快速进入肠道导致肠道内分泌细胞大量分泌血管活性物质有关。晚期倾倒综合征多发生在进食后 1~3 小时出现反应性低血糖的症状,主要表现为头晕、面色苍白、出冷汗、乏力,脉搏细小;可能与食物进入肠道后刺激胰岛素大量分泌,继而导致反应性低血糖,故又称为低血糖综合征 [1]。

目前对于倾倒综合征的诊断没有统一标准,仔细掌握病史和全面的症状评估对其诊断具有重要意义,包括症状问卷、血糖监测、口服葡萄糖激发试验和胃排空研究等 [2-3]。早期倾倒综合诊断时要与低血压、消化道疾病相鉴别;晚期倾倒综合征的诊断要与其他可引起低血糖的疾病相鉴别,如胰岛素瘤、自身免疫性低血糖、早期非胰岛素依赖型糖尿病引起的低血糖、反应性低血糖等相鉴别。

本例患者起病前 8 年有明确的胃部手术史,起病时表现为头晕、大汗、四肢无力及意识模糊,查静脉血糖显著降低,为 1.7mmol/L,静脉输注葡糖糖后患者上述症状明显缓解,符合 whipple 三联征,故低血糖症诊断明确。完善临床检查后,可排除升糖激素分泌不足所致低血糖。患者无外源性胰岛素和含巯基药物应用史,结合胰岛功能检测和抗体检测,排除胰岛素自身免疫综合征。完善上腹部 CT 检查以及 OGTT 检查,除外胰岛素瘤。该患者第一次 OGTT 检查时显示了高糖溶液后的高胰岛素血症和服糖后 2 小时的反应性低血糖,提示患者存在胃肠吸收葡萄糖过快,刺激胰岛素大量分泌,并最终导致更为严重的低血糖。同时,上消化道碘水造影证明了患者存在胃排空较快情况,进一步支持迟发性倾倒综合征的诊断。

近年来,随着肥胖症的全球流行,接受手术治疗的肥胖患者增多,胃部减容手术也成为导致倾倒综合征的一大原因。在最近一次关于全球减肥手术的全球概览中,据报告 2013 年全世界实施的减肥手术总数为 468 609 例。最高数目(n=154 276)来自美国 / 加拿大地区。世界上最常用的手术是 Roux-en-Y 胃旁路术(RYGB),占 45%;其次是袖状胃切除术(SG),占 37%;以及可调节的胃束带术(AGB),占 10%。这项调查显示,过去 10 年来,全世界实施的减肥手术的总数不断增加 [4]。餐后高胰岛素低血糖成为 Roux-en-Y 胃旁路术(RYGB)的一种日益公认的并发症 [5]。

对于晚期倾倒综合征的治疗主要包括饮食、生活方式调节,药物治疗,手术治疗。饮食调节主要是少食多餐,少或不吃甜食,进食以消化较慢的淀粉、吸收较慢的脂肪、蛋白质为宜。如生活方式调节不能改善患者症状,则需联合药物治疗。常用的药物有 α- 葡萄糖苷酶抑制剂,如阿卡波糖,其可与小肠黏膜上皮细胞刷状缘的 α- 糖苷酶竞争性的结合,减少或延缓肠道对葡萄糖吸收而降低餐后血糖峰值,以减轻高血糖刺激的胰岛素过度分泌,从而避免餐后晚期低血糖发生,以达到有效的治疗 [6]。第二代 α- 葡萄糖苷酶抑制剂米格列醇,其在控制晚期倾倒综合征方面也有一定的作用 [7]。有文献报道应用阿卡波糖和伏格列波糖治疗未成功的患有晚期倾倒综合征的一名妇女,每天两次使用米格列醇后血糖得到很好的控制 [8],但其与阿卡波糖的疗效评价还需进一步研究。相关报道长效生长抑素类似物奥曲肽亦可用于治疗晚期倾倒综合征。奥曲肽是脑肠肽生长抑素的合成类似物,通过延迟转运、抑制谷蛋白的释放等多种作用在倾倒综合征中发挥作用。但由于其需经皮下给药、副作用明显、价格昂贵而较少使用 [9-11]。亦有报道 GLP-1 类似物利拉鲁肽用于治疗晚期倾倒综合征 [12]。再次手术治疗会增加患者痛苦且疗效不确切,仅用于饮食及药物控制不佳者,手术方式包括吻合口缩小术、迷走神经切断术或胃切除术后功能性间置空肠代胃术 [13]。有文献报道了对于 14 例 Roux-en-Y 胃旁路术后晚期倾倒综合征患者行腔镜下胃肠扩张造口术,具有创伤小及术后恢复快的优点 [14]。

本例患者在入院早期纠正低血糖时曾给予高糖溶液口服,该治疗方案虽能短时间提升静脉血糖水平,但会诱发大量胰岛素释放入血,可加重后续的低血糖症。明确诊断后,给予饮食调节,嘱患者少量多餐,避免高糖食物,同时给予阿卡波糖 50 mg 日三次随餐服用。阿卡波糖可延缓葡萄糖的吸收,避免大量葡萄糖在肠道内的快速吸收,减少了餐后一过性高血糖,由此降低了进食后的高血糖对胰岛 β 细胞的刺激,降低了餐后的高胰岛素血症水平,从而避免了再次出现低血糖。后在口服阿卡波糖 50 mg 时复查延时 OGTT 及胰岛素、C 肽释放试验,发现血糖波动于 3.85~8.28mmol/L 之间,未出现血糖过高或过低的情况。胰岛素分泌峰值为 51.43mU/L,C 肽峰值为 5.97ng/mL,均显著低于未服用阿卡波糖时。治疗后,患者症状明显缓解,未再出现低血糖。随访 18 个月,患者症状和血糖水平均得到了明显改善。目前仍继续使用阿卡波糖 50 mg 日三次,规律监测血糖水平。

【参考文献】

[1] VAN BEEK A P, EMOUS M, LAVILLE M, et al. Dumping syndrome after esophageal, gastric or bariatric surgery：pathophysiology, diagnosis, and management[J]. Obesity Reviews An Official Journal of the International Association for the Study of Obesity, 2017, 18(1)：68.

[2] KATARIA R, LINN S, MALIK Z, et al. Post-Fundoplication Dumping Syndrome：A Frequent "Rare" Complication[J]. Acg Case Reports Journal, 2018, 5：e1.

[3] MINE S, SANO T, TSUTSUMI K, et al. Large-scale investigation into dumping syndrome after gastrectomy for gastric cancer.[J]. J Am Coll Surg, 2010, 211(5)：628-636.

[4] ANGRISANI L, SANTONICOLA A, IOVINO P, et al. Bariatric Surgery Worldwide 2013[J]. Obesity Surgery, 2015, 25(10)：1822-1832.

[5] MALIK S, MITCHELL J E, STEFFEN K, et al. Recognition and management of hyperinsulinemic hypoglycemia after bariatric surgery.[J]. Obesity Research & Clinical Practice, 2015, 10(1)：1-14.

[6] 刘志峰,李春梅,李敏, 等.α- 糖苷酶抑制剂阿卡波糖的临床药理作用 [J]. 中国药理学通报, 2004,（9）: 965-968. DOI：10.332 1/j.issn：1001-1978.200 4.09.002.

[7] HIROSE S, IWAHASHI Y, SEO A, et al. Concurrent Therapy with a Low-carbohydrate Diet and Miglitol Remarkably Improved the Postprandial Blood Glucose and Insulin Levels in a Patient with Reactive Hypoglycemia due to Late Dumping Syndrome[J]. Internal Medicine, 2016, 55(9)：1137.

[8] FUJITA Y, TAMADA D, KOZAWA J, et al. Successful treatment of reactive hypoglycemia secondary to late dumping syndrome using miglitol[J]. Internal Medicine, 2012, 51 （18）：2581.

[9] DIDDEN P, PENNING C, MASCLEE A A. Octreotide therapy in dumping syndrome：Analysis of long-term results[J]. Alimentary Pharmacology & Therapeutics, 2010, 24（9）：1367-1375.

[10] PENNING C, VECHT J, MASCLEE A A. Efficacy of depot long-acting release octreotide therapy in severe dumping syndrome[J]. Alimentary Pharmacology & Therapeutics, 2010,

22（10）：963-969.

[11] MOHAMMADI A, SULAIMAN R A, GROSSMAN A B. Pasireotide and octreotide in the treatment of severe late dumping syndrome[J]. Clin Case Rep, 2017, 5（10）：1608-1611.

[12] CHIAPPETTA S, STIER C. A case report：Liraglutide as a novel treatment option in late dumping syndrome[J]. Medicine, 2017, 96（12）：e6348.

[13] 陈伟, 赵国海. 胃切除术后倾倒综合征发病机制和治疗的探索 [J]. 中外医学研究, 2016, 14（28）：159-160.

[14] STIER C, CHIAPPETTA S. Endoluminal Revision（OverStitch（TM）, Apollo Endosurgery）of the Dilated Gastroenterostomy in Patients with Late Dumping Syndrome After Proximal Roux-en-Y Gastric Bypass[J]. Obesity Surgery, 2016, 26（8）：1978-1984.

天津医科大学总医院内分泌代谢科 陈昉 崔瑾 黄雨蒙 何庆 刘铭

病例 63 肝豆状核变性伴高雄激素血症及低钾血症一例

肝豆状核变性, 又称威尔逊病（Wilson's disease , WD）, 是一种罕见的遗传性铜代谢障碍性疾病, 通常以肝脏铜累积为最常见的表现, 也可影响其他器官。已被发现的内分泌系统症状有：青春期生长障碍、甲状腺功能减退、甲状旁腺功能减退、代谢性骨病、月经异常和不孕 [1-3]。然而, WD 相关的内分泌症状鲜少有病例被报道。我们报道 1 例诊断为 WD 的青年女性患者, 同时伴有高雄激素血症和低钾血症, 旨在提高对本病的认识, 减少误诊和漏诊。

【一般资料】

患者女, 20 岁, 入院前 1 年余出现月经不规则、经量较前减少, 未就诊。一年前就诊于大港医院, 予八珍益母胶囊、优思明治疗 3 月。服药期间月经规律, 停药后再次出现月经不规则、经量减少。4 月前无明显诱因出现乏力, 皮温低, 无疼痛, 后出现四肢、面部水肿, 无明显恶心呕吐、腹痛腹胀, 于当地医院检查发现"贫血", 故就诊于我院血液科。入院时查电解质无异常, 予促红素纠正贫血, 叶酸、维生素 B$_{12}$ 补充造血原料。治疗期间出现乏力加重, 化验示血钾 2.8mmol/L。予补钾治疗, 予思美泰、优思弗保肝, 予白蛋白、复方氨基酸胶囊纠正低蛋白血症, 喹诺酮药物抗感染, 治疗后出院。出院后口服思美泰、易善复保肝治疗, 间断复查血常规、肝功能。2 月前自觉毳毛增多, 伴情绪不佳就诊于湘雅医院, 诊断为中度抑郁, 嘱用阿戈美拉汀治疗, 三天后自行停药。于半月前, 复查结果提示"肝功能异常"。

【检查】

考虑到患者无饮酒史及近期使用肝毒性药物史, 因此为区分肝功能异常的原因, 完善了相关化验检查。乙肝表面抗原、抗体、丙肝抗体均为阴性。血清 IgG、IgA 轻度升高, 补体 C3、补体 C4 轻度降低, 铜蓝蛋白 6.37 mg/dL, 较正常值（16~45 mg/dL）下降明显。血清铜（正常值 11~24mmol/L）7.2mmol/L, 24 h 尿铜含量（正常值 15~60 μg/24 h）1378.5 μg/24 h。眼科裂隙灯检查可见 kayser-flesicher 环（角膜周围存在一条黄绿色色素带）。头颅 MRI 示双侧豆状核信号对称性稍显高。初步考虑为肝豆状核变性, 加用青霉胺治疗, 同时行全外显子测序以明确诊断。为排除其他原因引起的抑郁、闭经和乏力, 转入我科, 检查患者基础激素水平。患者甲功未见异常；垂体功能未见异常；性激素全项示睾酮 207.96ng/dL，较正常值（10.83~56.94ng/dL）明显升高；抗缪勒氏管激素 >25.0 ng/dL（正常值 1~6.98ng/dL）。为进一步区分高雄激素血症的病因，完善类固醇激素检查，结果如表 -11-63-1 所示。全外显子测序结果回报示 ATP7B 基因两个突变：c.297 5 C>T 致病性杂合的变异；c2333G>T 致病性杂合的变异。

表 11-63- 1 类固醇激素检查结果

项目名称	结果	单位	参考区间
孕酮（P）	226	pg/mL	卵泡期 ≤2700 黄体期 3000~31 400 绝经后 ≤200
17- 羟孕酮（17-OH P）	574	pg/mL	卵泡期：<800 黄体期：<2850 绝经后：<510
总睾酮（TT）	1609	pg/mL	80.0~600.0
雄烯二酮（AE）	3056	pg/mL	300~2000
皮质醇（COR）	0.8×10^5	pg/mL	8 a.m. $(0.4~2.2) \times 10^5$ 4 p.m. $(0.3~1.7) \times 10^5$
脱氢表雄酮（DHEA）	4787	pg/mL	<13 000
硫酸脱氢表雄酮（DHEAS）	3 341 720	pg/mL	$(0.83~3.77) \times 10^6$
11- 脱氧皮质醇（11-DOC）	278	pg/mL	100~790
脱氧皮质酮（DOC）	5	pg/mL	滤泡期 ≤180 排卵期 ≤230 黄体期 ≤190
皮质酮（CORT）	3476	pg/mL	530~15 600
可的松（Cortisone）	17 165	pg/mL	12 000~35 000（a.m.） 6000~28 000（p.m.）

【诊断与鉴别诊断】

回顾患者病程，实验室检查提示血清铜蓝蛋白低，24 h 尿铜含量升高，病程中存在尿蛋白阳性、尿钙升高；影像学检查提示肝豆状核变性；眼科检查示角膜色素环；结合基因检测回报结果，考虑 WD 诊断成立。

【治疗】

采取的治疗方案以药物治疗为主，予多烯磷脂酰胆碱胶囊 456 mg，每日 3 次、复方氨基酸胶囊 2 粒，每日 3 次，保肝治疗；青霉胺 0.25 mg，每日 4 次，降低铜毒性；达英 1 片，每日 1 次，对症治疗高雄激素血症。

【治疗结果、随访及转归】

分别于患者出院半月、半年后随访。患者诉病情较前好转，未诉乏力症状。自出院后 1 月起，月经规律、经量仍不多、无痛经。

【讨论】

WD 最早由 Kinnear Wilson 于 1912 年报道,它是一种以铜的过度积累为特征的常染色体隐性单基因遗传病。据世界卫生组织调查发现,WD 在全球范围内的患病率在 1/10 000 到 1/30 000 之间,但是在中国范围内,WD 的患病率相对更高 [4]。尤其是在 1950 年代后对 WD 的研究较前大大增多,被报道的病例数量开始飙升,报告病例数已逐渐超过西方国家

肝豆状核变性在不同患者间的临床表现多样,究其缘由,最根本的病因在于 ATP7B 基因突变,ATP7B 基因编码一种特殊的转运蛋白,它具有 ATP 酶活性。该转运蛋白的主要生理作用是将铜与血清中的铜蓝蛋白相结合,铜蓝蛋白是主要的铜转运蛋白,携带 90% 的血清循环铜,结合了铜的铜蓝蛋白通过血液被运送至胆囊,并以胆汁为中间途径到达粪便完成最终的清除。因此,当机体发生了 ATP7B 基因突变,从而影响 ATP7B 转运体时,铜与铜蓝蛋白的正常结合过程难以为继,胆道铜排泄过程被阻断,大量游离铜不能正常通过粪便排出体外,这些被滞留在体内的铜在血液中蓄积,并由尿液排出。难以被正常排出体外的铜,在机体各个组织中蓄积并引起相应的症状表现。WD 作为一种遗传疾病,铜的累积自出生的那一刻就已然开始,但是症状的出现一般较晚,通常会在 20~40 岁之间开始表现出相应的临床表现,临床上常见受累的器官组织除肝脏外,还有中枢神经系统、眼、血液系统等。除此之外,肝豆状核变性患者还可能经常存在一些内分泌疾病,尽管目前国内外相关报道非常罕见,但肝豆状核变性带来的内分泌系统疾患给患者生活造成的不便仍是临床医生不可忽视的。

WD 的内分泌表现也是多种多样的,常见的包括生长发育障碍、青春期发育障碍、甲状腺功能减退、甲状旁腺功能减退、代谢性骨病等。WD 的内分泌系统受累的表现存在显著的多样性且在不同患者之间也存在较大的异质性,然而,目前国内外学者中关于这些内分泌表现的研究都非常少见。

本例女性肝豆状核变性患者的内分泌症状以高雄激素血症和低钾血症为主,表现为无诱因的乏力和闭经。目前已有研究发现,在 WD 患者中女性的生育能力会出现显著的异常,几乎所有未经治疗的 WD 病例中,原发性或继发性闭经或月经稀少的性功能障碍表现都有报道 [5-7]。我们试图分析该患者显著升高的雄激素的具体来源,首先通过垂体六项的测定排除了垂体激素过度分泌可能带来的影响,证明了患者下丘脑 - 垂体 - 性腺轴的完整性;后续甲状腺、肾上腺皮质和生长激素功能的测定正常也似乎排除了它们在高雄激素血症的病理过程中的意义;皮质醇和硫酸脱氢表雄酮(DHEAS)的正常表明肾上腺皮质功能正常,排除了肾上腺皮质来源的雄激素干扰。雄激素通常分为睾酮(T)、双氢睾酮(DHT)、脱氢表雄酮(DHEA)、硫酸脱氢表雄酮(DHEAS)、雄烯二酮(AE)五种,其中生物活性最强的是 DHT,T 次之,DHEA 和 DHEAS 的生物活性最弱,几乎可以忽略。既往研究表明,在绝经前女性体内,AE 有 50% 来自肾上腺,40% 来自卵巢,10% 来自外周组织;而 50% 的 T 来自外周组织,25% 来自肾上腺,25% 来自卵巢;DHT 则全部由 T 在外周组织转化而成 [8]。如前所述,结合患者游离睾酮(FT)和双氢睾酮(DHT)均在正常值范围内,雄烯二酮(AE)升高的结果回报,将其高雄激素的来源锁定在了卵巢分泌的 AE。

曾有文章报道了 4 例伴有闭经或月经稀发的 WD 青年女性患者的内分秘谱 [9],在 4 例

患者中,均表现为雌二醇(E2)水平较低,而总睾酮(T)和 AE 水平升高。这样的内分秘谱表明卵巢功能异常是导致 WD 患者出现月经和排卵障碍的原因。正常女性体内 FSH 和低浓度的雌激素在正常排卵周期的卵泡早期会进一步结合 FSH 受体、卵巢激活芳香化酶活性,以卵巢内的 AE 和 T 作为底物,在卵巢芳香化酶的催化下产生雌酮和 E2。在女性体内,这一步反应是将雄激素转化为雌激素的一大重要步骤,其中的关键酶芳香化酶的数量和活性对其至关重要 [10, 11]。未能被及时清理排出的铜在 WD 患者体内蓄积,产生铜毒性,目前我们认为卵巢芳香化酶发生铜中毒是这类患者病理过程中的关键点,卵巢芳香化酶活性因此受到抑制,进而导致卵泡闭锁、雌激素分泌降低、底物 AE 和 T 在患者体内蓄积,从而导致高雄激素血症,带来月经紊乱、排卵功能障碍、多毛、痤疮等一系列临床表现。

本病例患者病程中出现低钾血症,这类患者报道的机制尚不明确,有 1 例文献报道患有 WD 的 11 岁女童在曾在病程过程中出现继发于严重的顽疾性低钾血症的呼吸窘迫。除此之外,目前国内外还有许多其他 WD 合并低钾血症病例报告 [12] 提示 WD 患者由于铜直接沉积在腺体导致甲状旁腺功能低下、肾小管酸中毒。在本病例中,患者钙磷代谢和甲状旁腺功能未出现显著异常,低钾机制不清,该患者的发病特点在于她以血液系统异常起病,在血液科接受血液治疗期间出现低钾血症,在探究其原因时,考虑为患者补充造血原料纠正贫血过程中,血细胞快速生成导致低钾血症可能。

WD 患者的诊疗过程中,早期且终身的治疗是最关键的,即使是无症状患者,也需要坚持终身治疗。目前临床上治疗 WD 有以下几种常用的药物:青霉胺(D-PCA)、曲恩汀和锌盐。WD 患者一旦开始治疗,除了坚持长期用药之外,还应该按时监测疗效和用药后的副作用,并积极随访患者依从性。目前临床上 WD 治疗中的共识认为在最初的 4~6 周内,应当每两周评估一次尿铜排泄情况、血清铜和血清铜蓝蛋白,在接下来的 6~12 个月内应当每 2~3 个月评估一次尿铜排泄情况、血清铜和血清铜蓝蛋白;同时,也应按时检测血象变化和肝功能来评估 WD 治疗的副作用 [13-15]。若 WD 患者未能得到及时且长期的有效治疗,其预后情况极不乐观,甚至可能是致命的 [16],但对于及时发现并规律治疗的患者而言,良好的预后通常还是占大多数的。WD 患者的内分泌系统的预后研究较少,临床上普遍以原发病治疗为主,对于内分泌系统的辅助治疗目前尚且缺乏相关的指南支持。

WD 患者的内分泌表现及其相关治疗这一领域的研究是薄弱的,但是确有其进一步研究的必要。因此,为了弥补这一领域尚存的的空白,医疗机构在接收诊治此类患者时应当详细调查其内分秘谱,捕捉到与 WD 相关的各种内分泌疾病,以补充现有文献。这不仅能极大地帮助到患有内分泌失调地 WD 患者,进一步提高这些患者的生活质量,而且对于临床医生而言,在制定指导方针、适当的筛查和管理此类患者方面都大有裨益。

【参考文献】

[1] KAPOOR N, SHETTY S, THOMAS N, PAUL TV. Wilson's disease: An endocrine reve-lation[J]. Indian J Endocrinol Metab. 2014; 18(6): 855-7. doi: 10.410 3/2230-8210.141 383.

[2] KRYSIAK R, HANDZLIK-ORLIK G, OKOPIEN B. Endocrine symptoms as the initial

manifestation of Wilson's disease[J]. Yale J Biol Med. 2012;85(2):249-54.

[3]　LEE SY, KIM IH, YOO SH, KIM DG. A Case of Colonic Adenocarcinoma in a Patient with Wilson's Disease. Gut Liver. 2013;7(4):500-3. doi:10.500 9/gnl.201 3.7.4.500.

[4]　LIU J, LUAN J, ZHOU X, CUI Y, HAN J. Epidemiology, diagnosis, and treatment of Wilson's disease[J]. Intractable Rare Dis Res. 2017;6(4):249-55.

[5]　BIHL JH. The effect of pregnancy on hepatolenticular degeneration (Wilson's disease)[J]. Am J Obstet Gynecol. 1959;78:1182-8. doi:10.101 6/0002-9378(59)90 572-1.

[6]　SHERWIN AL, BECK IT, MC KR. The course of Wilson's disease (hepatolenticular degeneration) during pregnancy and after delivery[J]. Can Med Assoc J. 1960;83(4):160-3.

[7]　TOAFF R, TOAFF ME, PEYSER MR, STREIFLER M. Hepatolenticular degeneration (Wilson's disease) and pregnancy. A review and report of a case[J]. Obstet Gynecol Surv. 1977;32(8):497-507. doi:10.109 7/00 006 254-197 708 000-00 001.

[8]　NEVES AR, MONTOYA-BOTERO P, POLYZOS NP. Androgens and diminished ovarian reserve：the long road from basic science to clinical implementation. A comprehensive and systematic review with meta-analysis[J]. Am J Obstet Gynecol. 2022. doi: 10.101 6/j. ajog.202 2.03.051.

[9]　KAUSHANSKY A, FRYDMAN M, KAUFMAN H, HOMBURG R. Endocrine studies of the ovulatory disturbances in Wilson's disease (hepatolenticular degeneration)[J]. Fertil Steril. 1987;47(2):270-3. doi:10.101 6/s0015-0282(16)50 004-1.

[10]　MCNATTY KP, SMITH DM, MAKRIS A, OSATHANONDH R, RYAN KJ. The microenvironment of the human antral follicle：interrelationships among the steroid levels in antral fluid, the population of granulosa cells, and the status of the oocyte in vivo and in vitro[J]. J Clin Endocrinol Metab. 1979;49(6):851-60. doi:10.121 0/jcem-49-6-851.

[11]　ROSS GT, LIPSETT MB. Hormonal correlates of normal and abnormal follicle growth after puberty in humans and other primates[J]. Clin Endocrinol Metab. 1978; 7(3): 561-75. doi:10.101 6/s0300-595x(78)80 009-7.

[12]　GHOSH L, SHAH M, PATE S, MANNARI J, SHARMA K. Wilson's disease presenting with hypokalemia, hypoparathyroidism and renal failure[J]. J Assoc Physicians India. 2012;60:57-9.

[13]　Schilsky ML. Wilson Disease：Dioegnesis, Treatment, and follow-up. Clin liver Dis 2017; 21：755767. DOI：10.10161jc1d.2017.06.011.

[14]　ROBERTS EA, SCHILSKY ML. American Association for study of liver disease (AASLD). Diagnosis and treatment of Wilson disease：An update. Hepatology. 2008; 47(6): 2089-111.

[15]　KATHAWALA M, HIRSCHFIELD GM. Insights into the management of Wilson's disease[J]. Therap Adv Gastroenterol. 2017;10(11):889-905. doi:10.117 7/1 756 283x17731520.

[16] OFLIVER E. EASL Clinical Practice Guidelines：Wilson's disease. Journal of Hepatology[J]. 2012；56(3)：671-85.

天津医科大学总医院内分泌代谢科　吴可炀　何庆　丁莉

病例64　肾性尿崩症一例

肾性尿崩症(nephrogenic diabetes insipidus，NDI)分为先天性和获得性两类。先天性尿崩症(congenital nephrogenic diabetes insipidus，CNDI)约占 10%，是由于肾脏对垂体后叶分泌的精氨酸加压素(arginine vasopressin，AVP)失去反应导致尿液浓缩功能障碍，临床表现为多尿、烦渴、多饮、低比重尿。CNDI 是一组遗传异质性单基因病，由 AVPR2 或 AQP2 基因突变引起，也可以是遗传病的继发改变，如 Bartter 综合征等[1]，约 90% 的患者为 X 连锁隐性遗传，10% 的患者为常染色体显性或隐性遗传。获得性 NDI 更为常见，可由药物、电解质紊乱和肾脏梗阻性疾病等引起[2]。本文报道 1 例肾性尿崩症患者的诊治过程，结合相关文献复习，旨在提高临床医生对 CNDI 的认识。

【一般资料】

患者张 X，女性，28 岁，主因"口渴、多尿 20 余年"入院。自入院前 20 余年，患者有记忆以来无明显诱因出现口渴、多饮，每日饮水量约 6~10 L，喜冷饮，有皮肤干燥，多尿，每日尿量约 6000~8000mL，伴夜尿次数增多，4 次左右，偶有尿床，不伴头晕、头痛、烦躁、心慌、乏力、恶心、呕吐、复视、视力下降、视物模糊、嗅觉减退等，患者因烦渴、多尿，影响正常生活，不愿外出，为明确诊治就诊于我科。患者自发病以来，精神、饮食可，睡眠欠佳，大便正常，身高、体重发育正常。既往否认糖尿病、自身免疫性疾病病史。否认肝炎、结核传染病史。预防接种史按规定。无手术史。无外伤史。否认输血史。否认食物药物过敏史。否认吸烟、饮酒史。未婚，未育，月经规则，经量中等，无痛经。家族中否认类似患者。否认家族遗传性病史。

【检查】

入院查体：体温 36.5 ℃，脉搏 92 次 / 分，呼吸 18 次 / 分，血压 125/80mmHg，体质指数 40.2 kg/m²，神志清醒，口齿清晰。全身皮肤黏膜干燥，心肺腹无异常。双侧足背动脉搏动可触及。生理反射存在，病理反射阴性。

实验室检查：尿常规示尿比重 1.004 ↓。尿渗透压 107mOsm /(kg·H_2O)↓。血渗透压 308mOsm/(kg·H_2O)↑。血钠 150mmol/L ↑，血氯 113mmol/L ↑。免疫球蛋白 G 1710 mg/dL，免疫球蛋白 E 417 IU/mL，抗核抗体 1：80(核颗粒型、均质型)，C- 反应蛋白 1.12 mg/dL，类风湿因子 23.70 IU/mL，血沉 32 mm/h。IgG4、ANCA 未见异常。血常规、便常规、肝肾功、血脂、甲功三项未见异常，性激素全项示睾酮轻度升高，血皮质醇、促肾上腺皮质激素未见异常，24 小时尿皮质醇轻度升高，1 mg 地塞米松过夜抑制试验可被抑制。生长两项未见异常。肿瘤标志物无异常；尿 NAG 酶，NGAL1 未见异常。禁水试验示患者持续排出低渗尿、低比重尿，血钠和血渗透压升高，尿渗透压＜血渗透压，患者烦渴，体重下降 3.33%，终止禁饮试验（ 表 11-64-1 ）。肌注垂体后叶素 5iu 后，尿渗透压＜血渗透压，尿比重＜1.010，尿量未减少,垂体加压素无反应(表11-64-2)。

影像学检查:垂体半剂量增强MR示垂体稍饱满,强化欠均匀。腹部B超示脂肪肝,双肾未见明显异常。肾上腺CT平扫未见确切异常。

全外显子基因组测序:经患者知情同意,取患者外周抗凝血4 mL,外送至深圳华大医学检验室行全外显子组检测,针对受检者主诉,对OMIM数据库收录的明确致病关系基因进行分析,芯片捕获,经高通量数据信息分析,未检出与先证者表型相关的1M以上致病染色体CNV变异和5M以上的LOH变异。

表11-64-1 患者烦渴,体重下降3.33%,终止禁饮试验,禁饮后患者持续排出低渗尿、低比重尿,血钠和血渗透压升高,尿渗透压<血渗透压

禁水时间	血压mmHg	心率次/分	体重kg	尿量mL	尿比重	尿渗透压mOsm/(kg·H₂0)	血渗透压mOsm/(kg·H₂0)	血钠mmol/L
0小时	123/79	71	105	-	1.003	119	296	139
5小时	118/83	71	103	900	1.004	105	-	-
6小时	116/82	76	102	300	1.002	79	-	-
7小时	117/76	59	101.5	300	1.003	71	-	-
8小时	129/84	83	101.5	200	1.003	77	-	-
9小时	134/84	77	101.5	100	1.003	88	314	150

表11-64-2 禁水9小时后肌注垂体后叶素5iu,禁饮后尿渗<血渗,加压素后尿渗<血渗,尿比重<1.010,尿量未减少

时间	血压mmHg	心率次/分	体重kg	尿量mL	尿比重	尿渗透压mOsm/(kg·H₂0)	血渗透压mOsm/(kg·H₂0)	血钠mmol/L
1小时	133/79	62	101	400	1.004	108	314	150
2小时	133/75	68	100.5	500	1.004	87	312	153

【诊断与鉴别诊断】

患者自20余年前有记忆起即有烦渴、多饮、多尿症状,禁水试验示患者持续排出低渗尿、低比重尿,血钠和血渗透压升高,尿渗透压<血渗透压,垂体加压素无反应,故诊断肾性尿崩症,考虑CNDI可能性大。全外显子基因测序虽未检出与先证者表型相关的1M以上致病染色体基因拷贝数(CNV)变异和5M以上的杂合性缺失(LOH)变异,但可能存在未知的基因突变有待于发现。

【治疗】

入院后记录出入量相当,10 L/d左右。给予低盐饮食,复方盐酸阿米洛利片27.5 mg日一次(每片含盐酸阿米洛利2.5 mg,氢氯噻嗪25 mg)口服。

【治疗结果、随访及转归】

出院 1 周后随访,患者饮水量约 2~3 L/d,尿量与饮水量相当,白天约每 2~3 h 排尿 1 次,夜间无排尿,无烦渴症状。随访至今维持上述状况,无电解质紊乱。

【讨论】

尿崩症患病率为 1：25 000[3],包括 CDI 和 NDI 两大类, NDI 少见, 仅占 10%。NDI 又根据病因不同,分为先天性和获得性两大类,其中 CNDI 仅占 NDI 的 10%,临床上以严重的多尿为主要特征,主要发病机制是精氨酸加压素(AVP)受体或其受体后信号转导途径缺陷所致肾脏对 AVP 不敏感,血浆 AVP 水平正常或升高,但是尿液浓缩功能障碍[4]。正常情况下,当血浆渗透压增加时,下丘脑渗透压感受器受到刺激,触发 AVP 的释放, AVP 通过与 AVP 受体结合激活环磷酸腺苷(cAMP)信号通路及下游级联反应,从而激活蛋白激酶(PKA), PKA 促使 AQP2 磷酸化,并促使磷酸化后的水通道蛋白质 2(AQP2)从集合管主细胞的胞内囊泡转移到根尖膜,促使形成钠渗透梯度,增加集合管主细胞对水的通透性,因此, AVPR2 基因或者 AQP2 基因的突变可导致 CNDI。90%CNDI 是由 AVPR2 基因突变引起的,为 X 连锁隐性遗传;仅 10%CNDI 是由 AQP2 基因突变引起的,为常染色体隐性或常染色体显性遗传[5]。本文全外显子基因测序虽未检出与先证者表型相关的 1M 以上致病染色体基因拷贝数(CNV)变异和 5M 以上的杂合性缺失(LOH)变异,但可能存在未知的基因突变有待于发现。

NDI 的治疗强调个体化的综合治疗,传统治疗手段是生活方式管理和传统药物相结合的综合治疗方案,包括合理的低盐饮食、合理饮水、定时排尿和传统药物治疗,旨在缓解症状,保证正常生长发育,预防并发症,减少药物不良反应。传统治疗药物包括氢氯噻嗪、非选择性前列腺素合成酶抑制剂吲哚美辛和钠离子通道阻断剂阿米洛利等。常规推荐氢氯噻嗪联合阿米洛利治疗,可使患者尿量降至原来的 50%,避免低血钾等电解质紊乱的风险,耐受性较好,可作为 NDI 患者一线治疗[6]。但药物使用一段时间后临床效果会下降,因此建议间断使用。在本例患者随访 14 月,患者服用复方盐酸阿米洛利片 27.5 mg 日一次(每片含盐酸阿米洛利 2.5 mg,氢氯噻嗪 25 mg)口服,尿量显著减少至服药前的 30% 左右。起始药物治疗后应注意避免大量饮水造成水中毒的发生。定期评估多饮尿症状、血电解质、血尿渗透压、泌尿系超声及生长发育等情况,对于指导生活习惯和临床用药具有重要意义。

AQP2 基因突变可影响 AQP2 的正确合成、加工或质膜定位,导致 AQP2 出现失活、错折叠、异常转运等而致病。化学伴侣、热休克蛋白可辅助蛋白质折叠、加工与转运,可诱导 AQP2 突变体进行正确折叠;降钙素、促胰液素受体激动剂、选择性前列腺素受体激动剂和钙调神经磷酸酶激活剂可以通过不同途径促进水通道蛋白的磷酸,,提高 AQP2 活性。上述所有化学成分都没有体内研究的结果,因此目前仍缺乏可以临床应用的有效药物。

基因治疗可能是彻底治愈先天性 NDI 的潜在手段, CRISPR-Cas9 基因编辑系统强大的基因编辑能力使遗传性疾病的治愈成为可能,目前 NDI 领域尚无相关报道,针对遗传性 NDI 的基因治疗将有可能成为研究热点。

NDI 的遗传及分子机制还需进一步研究。除了 V2R 和 AQP2 基因突变,不能排除存在其它基因突变的可能性。随着基因诊断及治疗研究的不断进展,给 NDI 的诊治带来新的希望,争取做到早检测、早诊断和早期规范治疗和随访,改善患者的生活质量。

【参考文献】

[1] BOCKENHAUER D, BICHET DG. Inherited secondary nephrogenic diabetes insipidus: concentrating on humans[J]. Am J Physiol Renal Physiol, 2013, 304(8):1037-1042.

[2] WESCHE D, DEEN PM, KNOERS NV. Congenital nephrogenic diabetes insipidus: the current state of affairs[J]. Pediatr Nephrol, 2012, 27(12):2183-2204.

[3] 顾锋,金自孟,张殿喜,等.中枢性尿崩症 408 例的病因及临床特点分析 [J].中华医学杂志,2001,81(19):1166-1171.

[4] FUJIWARA TMBICHET DG. Molecular biology of hereditary diabetes insipidus.J Am Soc Nephrol,2005,16:2836-2846.

[5] 孙梦欣,冷雪霏,张丽娟等.AQP2 基因突变致先天性肾性尿崩症 1 例并文献复习 [J]. 精准医学杂志,2020,2096-529X(2020)03-0270-04.

[6] BOUSSEMART T, NSOTA J, MARTIN—COIGNARD D , et al. Nephrogenic diabetes insipidus:treat with caution.Pediatr Nephrol,2009,24:1761-1763.

天津医科大学总医院内分泌代谢科　刘丽丽　崔景秋

病例 65　胸椎管内痛风石一例

痛风是由于血尿酸超过其在血液或组织液中的饱和度,在关节局部形成尿酸钠晶体并沉积,诱发局部炎症反应和组织破坏而介导损伤的代谢性疾病 [1]。痛风常累及外周关节,如指间关节、踝关节、腕关节等。脊柱内痛风发生率较低,临床上比较罕见,其临床表现多种多样,影像学无特异性,因此临床诊疗中缺乏有效的标准 [2]。我们报道 1 例以腰背痛为主要表现的胸椎椎管内痛风,旨在提高对本病的认识,减少误诊和漏诊。

【一般资料】

患者林 ××,男性,59 岁

1. 主诉　腰背痛 1 月余,加重伴双下肢乏力、行走不稳 1 周。

2. 现病史　患者于 1 月余前无明显诱因出现腰背部疼痛,活动后加重,卧床休息后可稍缓解,起始未在意。1 周前上述症状加重,伴双下肢无力、行走不稳,就诊于天津中医药大学第一附属医院,完善胸椎 CT 示胸 8 椎体异常信号影、胸 8 椎体椎管占位性病变伴相应水平椎管狭窄。后患者为进一步治疗就诊于天津市天津医院,以"胸椎管内占位"收入院。病程中无发热、大小便可,饮食睡眠一般,体重无明显改变。

3. 既往史　高尿酸血症病史 20 余年,尿酸最高 600μmol/L,前 15 年平均每年发作痛风 2 次左右,间断单药口服"苯溴马隆、别嘌醇缓释胶囊"治疗,自诉血尿酸控制在 400~500μmol/L。近 5 年控制饮食未发作痛风;高血压病史 10 年,口服硝苯地平缓释片 30 mg 每日 1 次,血压控制在 130~140/80~90mmHg;心律失常、心脏起搏器植入病史 5 年。否认手术史。否认食物及药物过敏史。

4. 个人史及家族史　长期居住此地,否认性病、传染性疾病及冶游史。否认吸烟、饮酒史,否认家族史。

5. 专科查体　多指间关节和跖趾关节痛风石,胸椎生理曲度正常,T8 棘突水平压痛及叩击痛。髂腰肌肌力左 4 级、右 4 级,股四头肌肌力左 5 级、右 4 级,其余双下肢各关键肌肌力正常,双下肢肌张力增高;脐水平以下痛温觉、深感觉以及鞍区感觉减退;双侧 Basinski 征阳性,双侧膝反射亢进,跟腱反射存在,双侧髌阵挛阳性,双侧踝阵挛阳性,大小便正常。

【化验及检查】

1. 肾功能及尿 pH 检查　入院后肾功能示血肌酐 94.7μmol/L(参考值 57~111μmol/L);血尿酸和尿 pH 值见见表 11-65-1;24 h 尿尿酸 4777.5μmol/L、尿量 3.5 L。

表 11-65-1　住院期间血尿酸及尿 pH 值

	入院	术后第一天	术后第三天
尿酸(208~428μmol/L)	620	404	—
尿 pH 值	5.5	—	5.5

2. 其他化验检查　C- 反应蛋白、血脂、血糖、肝功能正常。

3. 辅助检查

(1)腹部 B 超:泌尿系超声未见异常。

(2)右足正斜位 X 线片:右足踇趾趾间关节、趾跗关节、跗间关节面多发骨质破坏(图 11-65-1)。

(3)术前胸腰椎 CT:术前胸腰椎 CT:胸 8/9 水平椎管内团块状极高密度影(广基底与硬膜相连),约 12 mm×10.1 mm×15.5 mm,病灶位于硬膜囊下、椎管腹侧继发椎管重度狭窄,考虑脊膜瘤伴钙化,建议结合 MRI 检查;胸 7-9 椎间盘钙化(图 11-65-2)。

(4)术后胸腰椎 CT:术后胸腰椎 CT:胸 8/9 水平椎管内团块状极高密度影(广基底与硬膜相连),胸 8/9 椎板减压,胸 7-10 后路金属内固定后(图 11-65-3)。

(5)术后病理报告:纤维脂肪组织中可见粉染及灰褐色无定型物质及针状结晶,结晶周围组织细胞及异物巨细胞反应性增生,少量淋巴细胞浸润,偏光显微镜示细针状双折光性结晶,符合痛风石病理表现(图 11-65-4)。

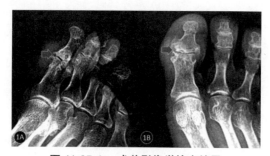

图 11-65-1　术前影像学检查结果

1A 右足斜位,1B 右足正位 右足踇趾趾间关节、趾跗关节、跗间关节面多发骨质破坏

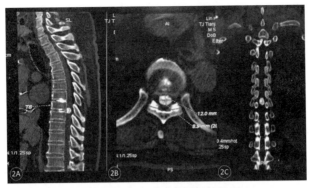

图 11-65-2　术前影像学检查结果

2 A 矢状面 CT 片示胸 7/8 、胸 8/9 椎间隙密度增高,胸 8/9 水平椎管内团块状极高密度影,继发相应水平椎管重度狭窄

2B 横断面 CT 片示胸 8/9 水平椎管内团块状极高密度占位性病变

2 C 冠状面 CT 片示 T 胸 8/9 水平椎管内团块状极高密度影

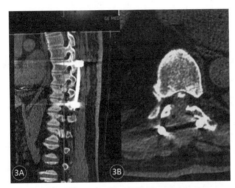

图 11-65-3　术后影像学检查结果

3 A 矢状面胸 8/9 水平椎管内团块状极高密度影(广基底与硬膜相连),胸 8/9 椎板减压,胸 7-10 后路金属内固定后

3B 横断面 CT 可见金属内固定影,椎管减压充分,部分病灶残留

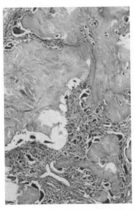

图 11-65-4　病理学检查结果

病灶石蜡切片 HE 染色,光学显微镜下观察可见粉染及灰褐色无定型物质及针状结晶,结晶周围组织细胞及异物巨细胞反应性增生,淋巴细胞浸润(放大倍数 ×40)

【诊断与鉴别诊断】

（一）病例特点

（1）中年男性，腰背痛 1 月余，加重伴双下肢乏力、行走不稳 1 周，既往高尿酸血症病史 20 余年。

（2）胸椎 CT 检查提示胸 8/9 水平椎管内团块状极高密度影，经病理证实为胸椎内痛风石。

（二）鉴别诊断

需与椎体骨髓炎、脊柱结核、椎间盘炎、硬膜外脓肿、脊柱转移肿瘤、强直性脊柱炎、CPPD（二水焦磷酸钙盐沉积导致的关节病）和脊柱退行性疾病鉴别 [3、4]。

（三）出院诊断

椎管内占位：痛风石；痛风；心律失常，心脏起搏器植入术后；高血压病。

【治疗】

1. 低嘌呤低盐饮食；

2. 外科治疗：胸椎管内肿物切除椎板减压椎弓根钉固定术 改善椎管压迫症状；

3. 内科治疗：非布司他 40 mg 每日一次降尿酸；碳酸氢钠片 0.5 g 每日三次碱化尿液；秋水仙碱 0.5 mg 每日一次预防痛风发作；

3. 硝苯地平缓释片 30 mg 每日一次降压治疗。

【治疗效果、随访及转归】

患者术后腰背痛症状明显减轻。术后 3 个月回院复查：依然卧床，自诉控制饮食，未规律口服非布司他、碳酸氢钠片和秋水仙碱；查体：右下肢髂腰肌、股四头肌肌力 3 级、胫骨前肌肌力 4 级，右下肢深、浅感觉正常；左下肢髂腰肌、股四头肌、胫骨前肌肌力 5 级，左下肢深感觉存在，浅感觉减退；复查尿酸示 378μmol/L。

术后 16 个月电话随访：卧床，不能站立活动，因行动不便，一直未再复查。自诉于家中低嘌呤饮食，未遵医嘱规律口服非布司他和碳酸氢钠片。

【讨论】

多项研究报道，痛风发病率在多个国家、地区都呈上升趋势，可能与人口老龄化、肥胖人群增长及饮食结构变化有关 [5]。脊椎痛风的文献报道较少，目前文献多为个案报告，尚无关于其发病率的流行病学数据。有学者回顾性分析了 142 例脊柱痛风患者的病例资料，患者发病年龄在 16~92 岁，平均年龄 58.1 岁，男性多于女性，分别为 106 例（74.6%）、36 例（25.4%），患者大多有高尿酸血症或痛风病史，57 例有明确痛风病史 [4]。另有学者 [5] 报道 131 例脊柱痛风患者中仅有 30 例（23.1%）无高尿酸血症及痛风病史。也有学者对 45 例 3 年内未接受充分治疗的痛风患者，其中 87% 为黑种人，行脊柱 CT 检查，发现 17 例存在脊柱痛风石，脊柱痛风的发病率高达 37.8%[6]。

目前，痛风累及脊柱的病因尚不明确。Bonaldi 等 [7] 指出脊柱退行性病变可能是其中的一个主要诱因。老年人腰椎退行性变发病率较高，这可能是脊柱痛风在腰骶椎多发的重要原因。谭小云等 [8] 认为，脊柱痛风的发病与脊椎承受压力大且活动度大致使易受损伤以及脊柱本身的退行性变导致局部血液供应障碍有关。此外,俞娟等[9]认为痛风累及腰椎除以上原因外还与局部血液偏酸性有关。Chang等[10]指出由于关节液具有较低的pH值,导致尿酸盐结晶容易最先沉积于关节突关节。

脊柱痛风的临床表现差异也很大,多数患者无典型的痛风性关节炎的症状和体征。多个报道证实其最常见的症状是炎症性腰背痛,其次是神经功能损伤,患者可能会出现神经根症状、脊髓受压或腰椎管狭窄症状[5],常见影像学表现有骨侵蚀(41.5%)、占位性病变(23.9%)和退行性病变(14.1%)[4]。

目前,MRI和CT等影像学检查手段在脊柱痛风石的诊断中特异性较低,且易与其他脊椎炎症、脓肿、占位性病变等混淆,所以组织病理学检测仍然是诊断脊柱痛风石的金标准。双能CT(DECT)是应用于痛风诊断领域的一项新型检查方法,采用双球管扫描,尿酸盐结晶存在不同能量的衰减,因此能够对痛风结节中尿酸盐成分进行特异性分析,鉴别尿酸盐沉积与非尿酸盐沉积,并且能运用伪彩色标记清晰显示痛风结节[11-12]。一项荟萃分析表明,DECT的敏感性(95%可信区间[CI])和特异性分别为0.87(0.79~0.93)和0.84(0.75~0.90)[13],不仅提高了临床医生对脊柱痛风的认识,更能避免侵入性诊断方法的实施。目前DECT尚未广泛开展,且无法检测密度比较低的弥漫性尿酸盐沉积,多数研究也仅用于四肢关节痛风的诊断,在脊椎痛风中的应用较少[14]。

系统治疗是脊柱痛风的关键。目前为止,仍没有关于脊柱痛风的治疗指南,但是一般痛风的治疗指南可以借鉴。Draganescu等[15]认为脊柱痛风不论是前期保守治疗还是后期手术治疗,口服降尿酸药物必不可少。但当患者表现出脊柱不稳或脊柱神经损伤时,手术治疗则被推荐,手术包括开放性的病灶清除、减压或结合融合术。随着近些年脊柱微创技术的发展,内镜技术也被运用于治疗椎管内的脊柱痛风石,其优点在于出血少、疼痛小、并发症少。

本文这例胸椎管内痛风石患者,入院根据CT表现考虑脊膜瘤可能性大,建议进一步MRI检查,但患者5年前因心律失常于外院植入无法耐受磁场的心脏起搏器(DDBC3D4,Medtronic,美国),因此未行MRI检查,且同时CT和MRI对痛风石诊断无特异性,这也为术前诊断增加了难度。鉴于患者椎管狭窄严重,必须手术治疗,最终根据病理组织学诊断痛风石,再结合患者既往痛风发作史,多关节受累,且>2次/年,查体:双手双足多处痛风石可见,实验室检查血尿酸>600μmol/L,影像学有骨侵蚀表现,根据2015年ACR/EULAR痛风分类标准,综合评分>8分,因此椎管内痛风石诊断明确。

根据中国高尿酸血症与痛风诊疗指南(2019)[1],难治性痛风定义:具备以下三条中至少一条:①单用或联用常规降尿酸药物足量、足疗程,血尿酸仍≥360μmol/L;②接受规范化治疗,痛风仍≥2次/年;③存在多发性和(或)进展性痛风石。针对本文案例,符合难治性痛风石诊断(存在多发性和(或)进展性痛风石);且24h尿尿酸水平明显增高,故给予非布司他40mg每日一次抑制尿酸生成,患者两次晨尿pH值5.5,给予碳酸氢钠碱化尿液,使晨尿pH值维持在6.2~6.9,以降低尿酸性肾结石的发生风险和利于尿酸性肾结石的溶解。同时给予秋水仙碱0.5mg每日一次预防痛风发作,维持3~6个月。患者椎管内痛风石并未完全切除,且多指间关节和跖趾关节痛风石,合并高血压,血尿酸控制目标应严格<300μmol/L。

因术后未恢复行走,来院复查困难,建议购买简易尿 pH 值检测仪和尿酸自测仪,家中监测血尿酸和尿 pH 值,达到理想的控制目标。

患者术后 3 个月回院复查:肌力尚可,但不能站立活动。随访至 16 个月依然卧床,不能站立活动。Wesley 学者[16]报道了一例腰椎痛风石表现为双下肢无力和麻木伴马尾综合征患者,术后下肢仍残余无力症状,需借助支架行走。Ding.Y 等学者报道了一例以双下肢无力和麻木为主要症状的胸椎痛风石患者,术后患者运动功能无明显改善[17]。上述两例报告均未提及术后随访时间,也未分析预后不良原因。针对本文患者术后转归不良原因如下:①痛风石压迫时间太久,可能已出现不可逆的脊髓变性坏死;②患者术后双下肢本体感觉下降或缺失,但未及时进行系统的康复训练,导致患者控制肢体的运动能力下降。有研究报道显示,通过随访轻症脊柱痛风患者的 MRI 表现,仅通过药物治疗可获得椎管内痛风石的治愈[15, 18]。因此面对脊柱痛风,我们应该牢记,内科治疗依然是治疗的主体,因为手术不能治愈,只能减轻痛风石的压迫症状。

综上所述,临床上对于以腰背痛为主诉、伴或不伴有神经功能损伤的患者,如存在痛风或高尿酸血症病史,应考虑到脊柱痛风的可能,及时完善 CT、MRI、有条件的完善 DECT 检查明确诊断,同时积极降尿酸治疗。

【参考文献】

[1] 中华医学会内分泌学分会.中国高尿酸血症与痛风诊疗指南(2019)[J].中华内分泌代谢杂志,2020,36(1):1-13.

[2] DING Y, WANG W, Jiang W, et al. Tpphaceous gout causing thoracic spinal cord compression:case report and review of the literature[J]. Neurochirurgie,2018,64(3):171-176.

[3] DEHLIN M, JACOBSSON L, RODDY E. Global epidemiology of gout: prevalence, incidence,treat-ments and risk factors[J].Nat Rev Rheumatol,2020,16(7):380-390.

[4] ZHANG T, YANG F, LI J, et al. Gout of the axial joint-A patient level systemic review[J]. Semin Arthritis Rheum,2019,48(4):649-657.

[5] TOPROVER M, KRASNOKUTSK YS, PILLINGER MH. Gout in the spine: imaging, diagnosis and outcomes[J].Curr Rheumatol Rep,2015,17(12):70.

[6] KONATALAPALLI RM, LUMEZANU E, JELINEK JS, et al. Correlates of axial gout: a cross-sectional study[J]. J Rheumatol,2012,39(7):1445-1449.

[7] BONALDI VM, DUONG H, STARR MR, et al. Tophaceous gout of the lumbar spine mimicking an epidural abscess: MR features[J].AJNRAm J Neuroradiol, 1996, 17(10): 1949-1952.

[8] 谭小云,蒲涛,刘计鲁,等.痛风性腰椎管狭窄症的诊治体会 [J]. 临床骨科杂志,2016,19(5):552-554.

[9] 俞娟,李芹,林俊等.腰椎关节突痛风石一例并文献复习 [J]. 海南医学,2013,24(5):759-760.

[10] CHANG IC. Surgical versus pharmacologic treatment of intraspinal gout[J]. Clin Orthop

Relat Res,2005,(433):106-110.

[11] NICOLAOU S, YONGHING CJ, GALEA-SOLER S, et al. Dual-energy CT as a potential new diagnostic tool in the management of gout in the acute setting[J].AJR Am Roentgenol, 2012,194(4):1072-1078.

[12] GRASER A, JOHNSON TR, BADER M, et al. Dual energy CT characterization of urinary calculi:Initial in vitro and clinical experience[J].Invest Radiol,2008,43(2):112-119.

[13] OGDIE A, TAYLOR WJ, WEATHERALL M, et al. Imaging modalities for the classification of gout: systematic literature review and meta-analysis[J]. Ann Rheum Dis, 2015; 74(10):1868-1874.

[14] DALBETH N, HOUSE ME, AATI O, et al. Urate crystal deposition in asymptomatic hyperuricaemia and symptomatic gout: a dual energy CT study[J].Ann Rheum Dis, 2015, 74(5):908-911.

[15] DRAGANESCU M, LEVENTHAL LJ. Spinal gout: case report and review of the literature[J]. J ClinRheumatol,2004,10(2):74-79.

[16] WESLEY N, CHEUK HS, CHONG HW, et al. Unusual Presentation of Spinal Gout: 2 Cases Report and Literature Review[J].Journal of Orthopaedic Case Reports, 2017, 7(6):50-54.

[17] DING Y, WANG W, JIANG W, et al. Tophaceous gout causing thoracic spinal cord compression: Case report and review of the literature[J].Neurochirurgie,2018,64(3):171-176.

[18] DHOTE R, ROUX FX, BACHMEYER C, et al. Extradural spinal topha-ceous gout: Evolution with medical treatment[J]. Clin Exp Rheumatol,1997,15(4):421-423.

天津市医院内分泌科 史平安 吕元军;天津市天津医院骨与软组织肿瘤科 闫兵山

病例66 神经源性膀胱致肾性尿崩症一例

肾性尿崩症(Nephrogenic Diabetes Insipidus, NDI)是一种肾小管对水重吸收功能障碍的疾病,特点是肾脏对精氨酸加压素(AVP)作用的抵抗而导致浓缩尿液的能力下降,表现为多尿、烦渴及持续性低张尿。病因可为遗传性和继发性,遗传性为伴性遗传性肾小管疾病,继发性者可发生于各种慢性肾脏病、多发性骨髓瘤、肾淀粉样变及药物损害等。我们报道1例神经源性膀胱所致的肾性尿崩症,旨在提高对本病的认识,减少误诊和漏诊。

【一般资料】

患者社会性别女性,48岁,于2022年5月8日入院,因"发现血糖升高10余年,口干、多饮、多尿5年,加重伴纳差、恶心、乏力20余天"就诊。

1.现病史 患者10余年前行宫颈癌手术住院时检查发现血糖升高(具体不详),无明显口干、多饮、多尿症状,开始口服二甲双胍降糖治疗,自诉血糖控制尚可,1年后自行停药,未监测血糖。5年前患者无明显诱因开始出现口干、多饮、多尿症状,未予以重视及诊治,平素尿量未测。20余天前无明显诱因上述症状加重伴纳差、恶心、乏力症状,尿色清淡,日夜尿量相仿,每日尿量大于 5L,最高达 10L。无呕吐、头痛、视力减退、视野缺损。于山东淄博市中心医院就诊,急查血钾 3.45mmol/L、血钠 160.0mmol/L,血钙 2.09mmol/L,尿比重 <=1.005,糖化血红蛋白 14.2%,指尖血糖 >33.3mmol/L,诊断为糖尿病性高渗性状态,予以降糖、补液、纠正高渗状态、补钾、纠正电解质紊乱后血糖好转、电解质恢复正常,予以皮下胰岛素强化降糖治疗(诺和锐 6U-6U-5U 分别于早、中、晚餐前皮下注射,德谷胰岛素 23U 睡前皮下注射)。住院期间进一步完善过夜地塞米松抑制试验示皮质醇分泌被抑制,禁水 - 加压试验禁水后尿比重无明显变化,持续小于 1.005,给予垂体后叶素 5U 皮下注射后患者尿比重升至 1.009。予以诊断"尿崩症",给予弥凝 0.1mg 一天两次口服,渐加量到 0.2mg 一天两次口服,患者诉尿量治疗初有明显减少,尿色为清亮黄色尿,最少 3700ml/d,但近日尿量较治疗初有增加,口服弥凝治疗基础上尿量仍约 5000-6000ml/d。为求明确诊治,遂来我院、门诊以"2 型糖尿病,尿崩症?"收入我科。患者自本次发病以来,精神欠佳,食欲减退,睡眠欠佳,大便如常,尿频、尿多,体重下降约 10kg(20 余天内)。

2. 既往史　10 余年前诊断宫颈癌,子宫及附件全切术;2022 年 4 月山东淄博市住院检查示尿潴留,拔尿管后不能自主排尿,予留置导尿管。

3. 个人史　否认吸烟、饮酒史。

4. 婚育史　适龄结婚,育 1 子。

5. 家族史　父母非近亲结婚,均体健。无特殊疾病家族史。

6. 查体　身高 162cm,体温 36.4℃　脉搏 78 次 / 分　呼吸 16 次 / 分　血压 114/72mmHg。身高 162cm,体重 67kg,BMI 25.5kg/cm²。带尿管,尿管通畅,尿液淡黄色清量。余无阳性体征。

【检查】

入院检查性激素为绝经后改变;血常规:白细胞计数 8.83*10^9/L,红细胞计数 3.83*10^12/L,嗜碱性粒细胞绝对值 0.07*10^9/L ↑;尿常规:尿比重 1.002 ↓,尿白细胞酯酶 1+ ↑;癌胚抗原(化学发光法)11.14ng/mL ↑;大便常规及潜血:潜血试验(化学法)阳性(1+)↑;血气分析:PH 7.427,PO2 85.30mmHg,PCO235.4mmHg,CHCO3- 22.80mmol/L,BE -1.090 mmol/L ,Na+ 131.7mmol/L ↓,Ca++ 1.138 mmol/L ↓,Glu 8.4 mmol/L ↑;生化检验报告:葡萄糖 6.5mmol/L ↑,总蛋白 59g/L ↓,白蛋白(溴甲酚绿法)31g/L ↓,肌酐(酶法)39umol/L ↓,血钾 4.4mmol/L、血钠 142mmol/L、血氯 109mmol/L ↑、血钙 2.24mmol/L,血磷 1.24mmol/L;糖化血红蛋白 10.60% ↑;血渗透压 289mOsm/kgH20,尿渗透压 248mOsm/kgH20 ↓;24 小时尿量 5650ml,尿蛋白计算结果 791.0mg/24h ↑,微量白蛋白计算结果 45.2mg/24h ↑,尿微量白蛋白肌酐比 148.2mg/g ↑;尿钠计算结果 137.86mmol/24,尿钙计算结果 0.90mmol/24h ↓,尿钾计算结果 105.15mmol/24h ↑,24 小时尿皮质醇 57.63ug/24h;(尿)中性粒细胞明胶酶相关脂质运载蛋白 118.70ng/ml ↑;(血)中性粒细胞明胶酶相关脂质运载蛋白 214.4ng/ml ↑;肾上腺皮质功能:促肾上腺皮质激素 34.40pg/ml,皮质醇 29.60ug/dL ↑;性激素:促卵泡生成素 21.88IU/L,促黄体生成素 11.46IU/L,催乳素 7.68ng/ml,雌二醇 19.00pg/ml,孕酮 <0.10ng/ml,睾酮 17.6ng/dl;免疫检验报告:免疫球蛋白 G4

0.01g/L↓;免疫功能:C3 126.0mg/dL,C4 51.9mg/dL↑,CRP 1.09 mg/dL↑、ANA 阴性、IgG IgA IgM 均在正常范围;甲功三项、胰岛素样生长因子、生长激素、甲状旁腺素、免疫固定电泳在正常范围。

垂体 MR 增强检查:未见明显异常。

拔除尿管后泌尿系彩超:双肾积水,双侧输尿管上段扩张,残余尿量 683.6ml。

重新留置导尿后复查泌尿系彩超:双肾轻度积水,考虑生理性;膀胱梗阻性改变;膀胱留置导尿管。

肾图:双肾功能相对受损,GFR 轻度低于正常水平。

脊柱椎体 MRI:腰 5/骶 1 水平骨质不规整并椎管内异常信号,考虑:1. 椎管内硬膜外脂肪堆积征可能性大,局部不除外栓系,情结合临床必要时随诊复查;2. 腰 4/5 椎间盘后突出;3. 腰椎退行性脊椎病 胸 11/12- 腰 5/骶 1 椎间盘变性,腰 3/4- 腰 5/骶 1 椎间盘膨出;4. 骶 1-2 椎体水平骶管囊肿。

全外显子测序:CHD1L 基因有 1 个杂合突变。c.2270dupA(p.R758Afs*4)。

禁水加压试验:夜间 21 点开始禁水至 7 点 10 分,肌注垂体后叶素 5u。

时间	体重（Kg）	血压（mmHg）	心率（次/分）	尿量（ml）	尿比重	尿渗透压（mOSM/L）	血渗透压（mOSM/L）	血钠（mmol/L）
21:00	70	116/80	80	230	1.003	111	296	136
00:00	68	113/79	87	220	1.001	107		
03:00	67	122/89	92	600	1.001	185		
05:00	67	120/87	90	400	1.001	161		
06:00	67	119/88	90	200	1.002	228		
07:20	67	123/85	89	100	1.003	293	294	144
垂体后叶素 5U 肌注								
08:20	67	126/88	87	100	1.005	320	299	144
09:20	67	126/87	93	70	1.003	274	296	143

【诊断与鉴别诊断】

患者中年女性,因"发现血糖升高 10 余年,口干、多饮、多尿 5 年,加重伴纳差、恶心、乏力 20 余天"入院,慢性起病急性加重。患者以口干、多饮、多尿为主要临床表现,尿色清淡、日夜尿量相仿。病情加重时每天尿量在 5L-10L,口服弥凝 0.2mg 一天两次,效果欠佳。禁水加压试验前停用弥凝超过 72 小时,禁水后患者后尿渗透压有所上升,但未到平台期,当时有高血糖的影响,且患者无法继续耐受禁水实验,遂予以停止并肌注垂体后叶素 5U,建议患者待血糖控制良好后复查禁水加压实验。尿比重基础值为 1.003,禁水 10 小时后仍为 1.003,血钠有明显上升,但尿渗透压上升未超过血渗透压值,注射垂体后叶素加压后尿比重和尿渗透压无明显变化,诊断考虑为部分性肾性尿崩症。请骨科、泌尿外科、神经外科多学科联合会诊,患者查体下肢深浅反射无异常,病理反射未引出,无明显会阴部神经感觉异常,不考虑腰椎病变所致神经损伤的神经源性膀胱,分析原因考虑糖尿病明显多尿后长期尿潴留、输尿管扩张及肾积水致神经源性膀胱导致肾性尿崩症。

主要鉴别诊断如下:

1. 中枢性尿崩症　是由于下丘脑 - 神经垂体系统对于渗透压刺激的反应时,精氨酸加压素(AVP)的激素分泌不足和合成不足造成的。通常是一种获得性疾病,多数由神经垂体的损害引起,而遗传形式不太常见。患者既往查尿渗透压有降低, 1.000-1.009 左右,应用弥凝治疗无效,考虑此症可能性不大。停用弥凝后,完善禁饮加压试验明确鉴别诊断;完善垂体影像排除占位性或炎性病变。

2. 精神性多饮　原发性多饮的特征示过量摄入液体导致多尿,但 AVP 分泌完整,并有适当的抗利尿肾脏反应。患者不存在焦虑状态,可坚持严格禁水 10 小时,不可除外中枢性及肾性尿崩症,不考虑诊断此症。

3.Wolfram 综合征　为常染色体隐性遗传病,也可散发。大多数是由 WFS1 基因突变所致,患者为突变纯合子和复合突变杂合子,前者多有近亲结婚。临床表现常以 1 型糖尿病为首发疾病,逐渐出现或合并眼部症状、耳聋和尿崩症。尿崩症为中枢性,发生率约 30%。患者为肾性尿崩症,胰岛功能尚可,诊断为 2 型糖尿病,血糖在规范治疗下波动小。基因检测未见 WFS1 基因突变,不支持该疾病诊断。

【治疗】

1.控制血糖

2.拟长期留置导尿,注意清洁、定期消毒及跟换尿管和尿袋,待膀胱功能部分恢复逐渐尝试拔除尿管,膀胱功能恢复若不佳必要时造瘘手术治疗

3.予以营养神经等对症支持治疗

【随访】

1.1 个月后随访:患者尿量较前明显减少,留置导尿管状态,复查尿比重 1.010、尿蛋白阴性,血钠 142mmol/L,血氯 108mmol/L,血钾 4.90mmol/L。

2.2 个月后随访:患者尿量 1-2L/d,留置导尿管状态,复查尿比重 1.017、尿蛋白 ±,总蛋白 67.7g/L、白蛋白 41.3g/L,血肌酐 49.4umol/L、尿素氮 5.56mmol/L、血钠 140.9mmol/L、血氯 108.2mmol/L、血钾 4.16mmol/L,糖化血红蛋白 6.3%,癌胚抗原 3.04ng/ml,尿白蛋白 / 尿肌酐 33.1mg/mmol。复查彩超示:膀胱壁增厚,膀胱小梁形成,膀胱内尿量约 86ml,双侧乳腺未见明显占位。2 个半月后复查彩超示:双肾、输尿管、膀胱未见明显异常,膀胱内未见明显残余尿。予以拔除尿管,患者能自主排尿。

3.3 个月后随访:患者能自主排尿,尿量 1-2L/d,无明显口干等不适。复查尿比重尿比重 1.018、尿蛋白阴性,血电解质均正常范围,复查彩超示:双肾、输尿管、膀胱未见明显异常,膀胱内未见明显残余尿。

【讨论】

本文报导 1 例神经源性膀胱致肾性尿崩症,旨在提高对本病的认识,减少误诊和漏诊。尿崩症是指肾脏肾小管重吸收水的功能障碍而造成尿液排出过多,临床上主要表现为

排出大量低渗透压尿和烦渴、多饮。根据病变部位不同可分为:①由于抗利尿激素(antidi-uretic hormone,ADH)分泌和释放不足导致的中枢性尿崩症。②肾小管对 ADH 不起反应的肾性尿崩症。③因妊娠期 ADH 降解酶含直或活性增加导致的一过性妊娠期尿崩症。④因精神因素导致的原发性烦渴(精神性多饮)。本例报道的是神经源性膀胱导致的肾性尿崩症。该肾性尿崩症是慢性双侧输尿管不完全梗阻伴肾积水的一种特殊并发症。这种情况于 1954 年由 Roussak 和 Oleesky 首次报告。随后儿童和成人中也不断有其他病例的报道。梗阻的原因包括前列腺癌、前列腺肿大、后尿道瓣膜、特发性腹膜后纤维化、反射性神经源性膀胱和直肠癌转移等。

本例患者在 10 年前确诊为糖尿病,但是患者依从性差,口服二甲双胍降糖治疗一年后自行停药,血糖未监测,未继续降糖治疗,长期的高血糖状态会引起渗透性利尿导致尿量增加。5 年前患者自觉口干多饮多尿症状出现,此时仍未引起重视,未监测血糖、未就医。长期的显著的尿量增加会加重膀胱负担,长期的高血糖状态也会逐渐损伤外周神经包括支配膀胱括约肌等的交感神经和副交感神经等。此次急性发病是在 20 天前开始,患者尿量显著增加,最高达 10000ml,尿色清淡,尿比重尿比重 <=1.005,糖化 14.2%,手指血糖 >33.3mmol/L。很明显,严重糖尿病性高渗性高血糖状态和肾性尿崩症的存在导致了尿量在原有基础上进一步增加引起疾病的急性发作。在未纠正严重高血糖状态下当地医院给与完善禁水加压实验,禁水 - 加压试验进水后尿比重无明显变化,持续小于 1.005,给予垂体后叶素 5U 皮下注射后患者尿比重升至 1.009。予以诊断"尿崩症",给予弥凝 0.1mg 一天两次口服,渐加量到 0.2mg 一天两次口服,患者诉尿量治疗初有明显减少,尿色为清亮黄色尿,最少 3700ml/d,但来我院就诊前几日尿量较治疗初有增加,口服弥凝治疗基础上尿量仍约 5000-6000ml/d。分析原因导致尿量减少的作用是在使用胰岛素后血糖的明显的降低减少了渗透性利尿的影响,但患者仍存在肾性尿崩症,所以尿量一直未恢复到 3000ml/ 天以内。继续完善检查垂体轴继续未见明显异常,垂体影像学检查未见明显异常。拔除尿管后彩超提示大量膀胱残余尿、输尿管扩张、肾积水。再次留置导尿,不夹闭尿管,患者彩超示双肾轻度积水,考虑生理性;膀胱梗阻性改变;膀胱留置导尿管。提示尿潴留和肾积水明显改善。全腹 CT 示膀胱充盈欠佳、壁弥漫性增厚。提示膀胱长期尿潴留、过度充盈后引起结构性改变,但患者无明显排尿不畅等症状,考虑患者长期尿潴留且适应了尿潴留的状态。治疗予以积极控制血糖,留置导尿为主,同时营养神经等治疗。出院后 10 天复查血钾 4.9mmol/L,血钠 142 mmol/L,尿比重 1.010。尿比重明显好转,治疗有效。嘱继续胰岛素强化降糖治疗,留置导尿,口服营养神经药物。1 个月后复查尿比重、尿渗透压、血渗透压等。

不同原因引起的长期尿路梗阻,导致肾小管功能受损引起肾性尿崩症的病例报道不多。以下为检索的几例病例报道分别为右侧卵巢肿物 [2]、输尿管癌 [3]、前列腺癌 [4、6]、Castle-man 病 [5] 导致肾积水引起肾性尿崩症。

	A case of nephrogenic diabetes insipidus caused by partial bilateral ureteral obstruction due to advanced stage ovarian carcinoma（2009）	Nephrogenic diabetes insipidus due to hydronephrosis in a patient with a solitary kidney（2003）	Nephrogenic diabetes insipidus induced by ureter obstruction due to benign prostatic hyperplasia（2020）	Partial nephrogenic diabetes insipidus Associated with Castleman's disease（2019）	A case of nephrogenic diabetes insipidus caused by obstructive uropathy due to prostate cancer（2000）
性别	女性	男性	男性	男性	男性
年龄（岁）	20	68	60	78	77
血肌酐（mmol/L）	88.4	61.88（1月前）141.44	166	123.76	194.48
血钠（mEq/L）	158	148	152.8	149	138
尿量（L）	3.4-7	3.5-4.5	>3L,每15分钟排尿一次	5-6L	>4L
尿比重	1.002	\	1.000	<1.005	<1.005
泌尿系彩超	双侧输尿管扩张和肾积水	左输尿管部分梗阻和中度肾积水,右肾缺如（肾结核切除）	前列腺增生和肾积水	腹膜后纤维化,组织压迫双侧输尿管,双侧肾积水	残余尿750ml,输尿管扩张,肾积水
原发疾病	右卵巢肿物20cm	输尿管癌/腹股沟淋巴结转移	前列腺癌	Castleman病	前列腺癌
去氨基加压素	无效	无效	无效	部分缓解（尿渗透压力升高45%）	无效
噻嗪类利尿剂	5mg,有效	\	25mg,有效	25mg,有效	50mg,有效
手术	\	肾造瘘引流	经尿道前列腺电切术	血液科专科治疗	经尿道前列腺切除术+囊下睾丸切除术
随访	术后2周,尿量<2L	术后1个月,尿量<2L	给药后好转,术前停药,术后12月余均无多尿多饮	未停氢氯噻嗪,好转	术后14天停氢氯噻嗪,尿量1.5L/d,尿渗445

【参考文献】

[1] Roussak NJ, Oleesky S. Water-losing nephritis；syndrome simulating diabetes insipid dus. Q J Med 1954；23：147–64.

[2] Tayfun Gungor, Mahmut Kuntay Kokanalý, et al. Nephrogenic diabetes insipidus due to hydronephrosis in a patient with a solitary kidney.Arch Gynecol Obstet（2009）280：679–681

[3] Katsunobu Yoshioka, asahito Imanishi, et al. Nephrogenic diabetes insipidus induced by ureter obstruction due to benign prostatic hyperplasia Medicine（2020）99：37

[4] Kim, et al. Partial nephrogenic diabetes insipidus associated with Castleman's disease. BMC Nephrology（2019）20：168

[5] Eun-Gyoung Hong, et al. A Case of Nephrogenic Diabetes Insipidus Caused by Obstructive Uropathy Due to Prostate Cancer. Yonsei Medical Journal（2000）Vol.41, No.1, pp.150-154

天津医科大学总医院内分泌代谢科　李伟　丁莉　何庆　刘铭

病例67　胰岛素自身免疫综合征一例

胰岛素自身免疫综合征（insulin autoimmune syndrome，IAS）又称自身免疫性低血糖综合征,是一种临床上罕见的导致低血糖症的疾病。由日本学者 Hirata 等于 1970 年首次报道。现已成为仅次于胰岛素瘤和胰腺外肿瘤以外,日本非糖尿病人群中出现低血糖的第三大常见原因[1]。我国向大振等曾于 1985 年在国内首次报道。该病易误诊为胰岛素瘤、癫痫、精神疾病等[2]。该病的特征是胰岛素自身抗体升高,而以往未应用外源性胰岛素,同时没有潜在的胰岛异常。我们报道 1 例以 α 硫辛酸诱发的自身免疫综合征,旨在提高对本病认识,减少误诊和漏诊。

【一般资料】

患者苗 XX,女性,62 岁。

1. 主诉　发现血糖升高 10 余年,间断心悸、大汗半月。

2. 现病史　患者入院前 10 余年因子宫肌瘤住院期间发现血糖升高,当时空腹血糖 7~8mmol/L,无多尿、多饮、多食、体重减轻。于当地医院完善葡萄糖耐量等检查（具体不详）,诊断为"2 型糖尿病",给予二甲双胍 0.5 每日 1 次口服起始治疗,监测空腹血糖 7~8mmol/L,餐后 2 小时 8mmol/L 左右。1 年前自行更换降糖药达格列净 10 mg 每日 1 次口服治疗,监测空腹血糖 5~6mmol/L,餐后血糖 6~9mmol/L。1 月前因血糖控制良好自行停用口服降糖药。近半月夜间反复出现心悸、大汗,多于凌晨 2：00 至 4：00 出现,测血糖 2.9~3.4 mmol/L 之间。进食后可缓解。曾就诊我院急诊完善心电图及心梗三项未见明显异常。为求进一步诊治,门诊以"低血糖"收入院。病程中无视物模糊,左下肢端麻木,有发凉,无疼痛、歇性跛行。不伴恶心、呕吐、头晕、头疼、肢体活动障碍、黑矇、心前区疼痛、发热。精神可、饮食可、睡眠差、二便正常。

3. 既往史　腰椎间盘突出症病史 3 年,分别于 2018 年及 2020 年分别给予 α 硫辛酸注射液 600 mg 每日 1 次静点 10 日, 2021 年 6 月 10 开始口服硫辛酸胶囊 0.6 g 每日 1 次治疗至入院前。否认高血压病、冠心病病史。否认肝炎、结核等传染病史。14 年前因子宫肌瘤行子宫切除术。无输血史,否认食物、药物过敏史。

4. 个人史　退休后久居本地。否认疫区接触史,无吸烟、酗酒史。

5. 婚育史　30 岁结婚,育有 1 子,体健。

6. 家族史　否认家族遗传病史。父亲因胰腺癌过世。

7. 体格检查　血压 116/76mmHg, BMI21.97 kg/m², 营养中等, 神清语利, 自主体位, 查体合作。头颅五官无畸形,双侧瞳孔等大等圆。口唇无发绀,扁桃体不大。颈软,气管居中,甲状腺未及肿大,颈静脉无怒张。双肺呼吸音清,未闻及干湿性啰音。心率 74 次 / 分,律齐,各瓣膜听诊区未闻及杂音。腹软,无压痛、反跳痛,肝脾肋下未触及,移动性浊音(-),肠鸣音 4

次/分。外生殖器未查。双下肢无水肿,双足背动脉搏动可。生理反射存在,病理征未引出。

【化验及检查】

低血糖发作时测血糖 2.87mmol/L,同步胰岛素 >6945pmol/L(参考范围 17.8~173 pmol/L),C 肽 4.37nmol/L(参考范围 0.37~1.47 nmol/L)。果糖胺 259μmol/L(参考范围 205~285 μmol/L),糖化血红蛋白 6.5%(参考范围 4%~6%),糖尿病相关抗体:胰岛素自身抗体(insulin autoantibody,IAA)阳性,滴度 247COI(参考范围 <0.9)谷氨酸脱羧酶抗体(glutamic acid decarboxylase anti-body,GAD)及胰岛细胞抗体(islet cell antibody,ICA)阴性。生化、便常规阴性。血常规:WBC 2.78×10^9/L。尿常规:亚硝酸盐 +,细菌数 49 366.2 个/μL。甲状腺功能、生长激素、胰岛素样生长因子、血总皮质醇、血浆促肾上腺皮质激素均正常。风湿免疫、甲状腺抗体均正常。免疫:IgE 143IU/mL(参考范围 0~100),IgA、IgG、IgM、补体 C3、补体 C4 均正常。口服葡萄糖耐量试验结果(表 11-67-1)。全腹 CT 及胰腺 MRI 平扫 + 增强未见异常。

表 11-67-1　治疗前葡萄糖耐量结果

时间(小时)	血糖(mmol/L)	胰岛素(pmol/L)	C 肽(nmol/L)	胰岛素/C 肽
0	7.91	>6945	5.81	>1.20
1	13.77	>6945	6.26	>1.11
2	16.23	>6945	6.32	>1.10

【诊断与鉴别诊断】

诊断依据:患者有典型 Whipple 三联征表现,低血糖时胰岛素水平异常升高,无肝肾功能异常、升糖激素水平正常,无明确肿瘤性病变、黑棘皮等严重胰岛素抵抗表现,考虑为胰岛素介导的低血糖症;而胰岛素水平大于 1000mIU/L,IAA 阳性,既往无胰岛素应用史,检测患者人类白细胞抗原(HLA)基因分型:DRB1 等位基因为 *04: 06 *13: 02,DQB1 等位基因 *06:09 *03:02,DPB1 等位基因 *02:01*04:01。诊断为胰岛素自身免疫综合征。

鉴别诊断:患者低血糖多发生在凌晨,属于空腹低血糖。低血糖进行鉴别:

(一)药物性低血糖

糖尿病患者中低血糖发生比例最多,胰岛素及磺脲类降糖药为常见药物,应用药物后出现低血糖,停用药物后低血糖反应消失。该病人为糖尿病患者,已停用所有降糖药物 1 月。仍发生反复低血糖,不支持病因。

(二)胰岛素瘤

因胰岛 β 细胞瘤或 β 细胞增生造成胰岛素分泌过多,继而引起低血糖;其胰岛素分泌不受低血糖抑制。该患者胰岛素分泌多,低血糖发作时胰岛素未被抑制,有胰腺癌家族史,需要进一步鉴别。但有时胰岛素瘤难以通过影像学检查来明确。有研究发现胰岛素 C 肽比值(ICMR)可以鉴别,当 ICMR>0.25 对区分 IAS 和胰岛素瘤具有 100% 的特异性和 89% 的敏感性[3]。该患者多次计算 ICMR 均 >0.25,不支持胰岛素瘤。

（三）升糖激素分泌不足

如垂体前叶功能减退、肾上腺皮质功能减退等，由于体内皮质醇、甲状腺素等不足导致血糖难以维持在正常水平。该患者化验相关内分泌激素均未见降低，同时无对应其他临床表现，也不支持该病

（四）消耗性疾病

肿瘤、结核等疾病，可引起患者恶液质状态，进食减少等，出现低血糖，患者临床表现、肿瘤标志物及腹部影像等均不支持。

【治疗】

入院后停用硫辛酸，调整为每日 4 餐，减少碳水化合物，给予高脂肪、高蛋白饮食，同时头孢呋辛抗感染、利可君升高白细胞治疗。患者血常规及尿常规正常后停用抗生素及利可君。患者通过生活方式调整后仍反复出现夜间低血糖反应及夜间低血糖。给予醋酸泼尼松 10 mg 每日 3 次，未再发生低血糖症状及低血糖。每月减少 5 mg 直至停药。患者初始应用激素时曾出现间断餐后血糖升高，间断口服阿卡波糖 50 mg 治疗，半月后增加运动后停用该药。

【随访及转归】

出院后因空腹时间过长仅出现 1 次低血糖症状。患者治疗及随访情况（表 11-67-2）。停药后复查葡萄糖耐量（表 11-67-3），空腹及餐后 2 小时胰岛素明显下降，已达正常范围。IAA 下降至 15.3。

表 11-67-2　随诊及用药情况

时间	血糖（mmol/L）	胰岛素（pmol/L）	C 肽（nmol/L）	IAA	胰岛素 /C 肽	用药	低血糖（次）
治疗前	7.91	>6945	5.81	247	>1.20		0
半月	4.7	>6945	4.46	236	>1.56	泼尼松 30 mg/ 日	0
1 月	4.66	>6945	3.41	189	>2.03	泼尼松 25 mg/ 日 + 阿卡波糖 50 mg 3/日	0
3 月	5.15	1654	1.29	78.6	1.28	泼尼松 15 mg/ 日	1
5 月	5.94	589.3	0.863	38.1	0.68	泼尼松 5 mg / 日	0
6 月	5.66	267.4	0.65	23	0.41	泼尼松 2.5 mg / 日	0

表 11-67-3　治疗后葡萄糖耐量结果

时间（小时）	血糖（mmol/L）	胰岛素（pmol/L）	C 肽（nmol/L）	胰岛素 /C 肽
0	5.74	114.2	0.429	0.26
0.5	8.23	310.3	0.975	0.32
1	12.72	497.2	1.76	0.28
2	11.26	746.3	3.12	0.24

【讨论】

IAS 患者临床多表现为反复发作性低血糖,低血糖与高血糖反交替出现,伴有 IAA 升高、胰岛素及 C 肽水平升高。这是由于胰岛素抗体具有高容量和低亲和力的特点。体内较高滴度的 IAA 与内源性胰岛素结合,一方面进一步促进内源性胰岛素的分泌,使胰岛素不断生成,以维持有效游离浓度,另一方面使胰岛素无法与肝脏或外周组织中的胰岛素受体结合,降低了分泌的胰岛素的生物利用度,造成餐后血糖升高;因为胰岛素抗体的低亲和性,这种变构是可逆的,餐后 3 ~ 5 h,当胰岛素与其抗体发生解离,大量具有生物活性的胰岛素被游离释放,从而造成低血糖 [4,5]。

据报道约 50% 的 IAS 患者报告服用了含有巯基的药物,最常见的药物是甲巯咪唑。其他药物包括卡托普利、谷胱甘肽、青霉胺、肼苯哒嗪、硫普罗宁、乙酰半胱氨酸、亚胺培南、α-硫辛酸、蛋氨酸、吡硫醇、氯吡格雷、硫金代葡萄糖、青霉素 G、泮托拉唑及地尔硫卓 [6-8]。但硫辛酸引起的 IAS 报道较少,最早日本 2003 年报道过 1 例 [9]。IAS 的发病机制目前尚不明确。主要认为与遗传和环境因素有关。IAS 与人白细胞抗原(HLA)具有高度相关性,不同种族人群相关的 HLA 类型不同 [7]。研究报道绝大多数日本 IAS 患者表达 HLA-DR4,其中多克隆型 IAS 患者大多数携带 HLA-DRB1* 0406,少数为 DRB1*0403 及 DRB1* 0407[10];本病例 IAS 患者基因为 DRB1*04:06/13:02。

IAS 治疗目的是纠正低血糖,降低 IAA 滴度,减少内源性胰岛素与 IAA 的结合,从而预防低血糖再发。主要治疗措施是停用可能诱发 IAS 的药物,调整饮食结构,以低碳水化合物为主,少食多餐。对于无法通过调整饮食及停用可疑药物的患者,可采用类固醇及免疫抑制剂可减少低血糖发作和降低抗体滴度;静脉注射免疫球蛋白也被证明能有效改善患者症状;利妥昔单抗抗 CD20 抗体被发现能有效降低胰岛素受体抗体;血浆置换在少数情况下用于病情及其严重的急性治疗;顽固发作性低血糖而药物治疗无效者可考虑胰腺部分切除治疗 [11-13]。该病人采取调整饮食及停用可疑药物治疗后效果不佳,IAA 滴度高,胰岛素水平高于可测上限,给予糖皮质激素治疗。但患者起始剂量、逐步减药的时间及剂量、是否需要维持剂量及时间并无明确的指导。考虑患者低血糖表现严重,起始剂量选择泼尼松 30 mg/日。文献提示每周或每两周减量 5 mg,有的患者未再出现低血糖。但有的患者再次出现低血糖,需要再次将激素水平恢复到减量前剂量。基于目前因糖皮质激素减量方式不同,取得临床效果不一致。我们采取每月泼尼松减量 5 mg 至停药。患者低血糖未见反复,取得良好效果。

【参考文献】

[1]　IZZO V, GRECO C, CORRADINI D, et al.Insulin autoimmune syndrome in an Argentine woman taking α-ipoic acid : a case report and review of the literature[J].Sage Open Med Case Rep,2018,6:2 050 313X18819601.

[2]　夏维波,顾锋,吴韬,等.胰岛素自身免疫综合征三例并文献复习 [J]. 中华内科杂志,2006,45(1):61-62.

[3]　鲍喜静,李建英,董陆玲,等.血清胰岛素、C 肽和胰岛素 C 肽比值对胰岛素自身免疫综

合征的诊断价值 [J]. 海南医学,2018:28（5）: 717-719.

[4] RAJPAL A，KASSEM LS，MOSCOSO-CORDERO M，et al.Clopidogrel-induced insulin autoimmune syndrome：a newly recognized cause of hypoglycemia in a patient without diabetes [J]. J Endocr Soc,2017,1（9）:1217-1223.

[5] FENG XIN，YUAN LU，HU YUN，et al .Gliclazide-induced insulin autoimmune syndrome ：a rare case report and review on Literature[J].Endocrine，Metabolic Immune Disorders Drug Targets，2016，16，230-234.

[6] 韩凤昭,唐彦. 甲巯咪唑致胰岛素自身免疫综合征的用药分析 [J]. 医药导报，2016，35（9）:1004.

[7] Ismail A A.The insulin autoimmune syndrome as a cause of hypoglycemia：an update on the pathophysiology，biochemical investigations and diagnosis [J].Clin Chem Labor Med，2016,54（11）:1715-1724.

[8] SAHNI P，TRIVEDI N，OMER A，et al. Insulin Autoimmune Syndrome：a rare causeof postprandial hypoglycemia[J].Endocrinology Diabetes Metab Case Rep，2016，2016：16-64.

[9] TAKEUCHI Y，MIYAMOTO T，KAKIZAWA T，et al.Insulin autoimmune syndrome possibly caused by alpha hpoic acid[J].Intern Med,2007,46（5）:237-239.

[10] UCHIGATA Y，HIRATA Y.Insulin autoimmune syndrome（IAS，Hirata disease）[J].Ann Med Interne（Paris），1999,150（3）:245-253.

[11] GULLO D，EVANS JL，SORTINO G，et al. Insulin autoimmune syndrome（Hirata disease）in European Caucasians taking α-lipoic acid. [J] Clin Endocrinol,2014,81（2）:204-209.

[12] ZHANG S，WANG G，WANG J. Type B insulin resistance syndrome induced by systemic lupus erythematosus and successfully treated with intravenous immunoglobulin：case report and syste- matic review[J]. Clin Rheumatol 2013;32（2）:181-188.

[13] ISERI K，IYODA M，SHIKIDA Y，et al. Rituximab for the treatment of type B insulin resistance syndrome：a case report and review of the literature[J]. Diabet Med 2017；34（12）1788–1791.

天津市第五中心医院内分泌科　刘冬梅　王肃

病例 68　Graves 病相关的胰岛素自身免疫综合征一例

胰岛素自身免疫综合征(insulin autoimmune syndrome，IAS)的是指在未使用外源性胰岛素的情况下,胰岛素自身抗体引起的自发性低血糖症,血清胰岛素和胰岛素自身抗体（IAA）显著升高 [1]。 IAS 最早由日本 Hirata 于 1970 年报道,目前研究认为 HLA-DR4 是胰岛素自身免疫综合征的遗传易感基因,与 IAS 的发病密切相关 [2]。 胰岛素抗体的形成与 Graves 病、类风湿性关节炎等自身免疫性疾病或某些含巯基药物(如甲巯咪唑、a- 硫辛酸等)关联,含巯基药物的巯基与胰岛素双硫键发生反应后,内源性胰岛素变构,触发免疫反应,从而产生 IAA[3]。此病临床上比较少见,我们报道一例以甲亢低血钾麻痹表现的胰岛素自身免疫综合征,旨在提高对此病的认识及识别。

【一般资料】

患者李 XX,男,27 岁。

1. 主诉　心悸手抖、反复发作四肢无力伴软瘫 1 月于 2019-06-28 入院。

2. 现病史　患者于 5 月始无明显诱因出现心悸手抖、四肢无力,伴易饥多食、怕热多汗烦躁易怒、大便次数增多,体重减轻等症状,就诊于当地医院,查血钾低(具体不详),予口服氯化钾片治疗,自诉四肢无力等上述症状无明显好转。于同年 6 月 3 日,就诊于某三甲医院,查甲功:FT3 5.36pg/mL, FT4 升高(不详), TSH 0.098 9μIU/mL ↓,甲状腺球蛋白抗体 31.89IU/mL ↑,甲状腺过氧化物酶抗体 580.34IU/mL ↑,促甲状腺受体抗体 9.11IU/mL ↑,血钾 2.7mmol/L ↓,血常规、肝功能正常。甲状腺 B 超:甲状腺弥漫性病变。诊为"甲状腺功能亢进症 Graves 病 低血钾麻痹",予赛治 10 mg 每日 2 次,氯化钾 1~2 片 每日 3 次治疗,患者症状有所好转。规律用药 2 周患者再次突发四肢瘫软,当地医院查血钾 1.9mmol/L,遂收住院,给予赛治 15 mg/ 天,氯化钾片 9 片 / 天,症状好转出院。出院 10 天后患者再次出现四肢瘫软,不能站立,伴明显心悸,当地医院查血钾为 2.1mmol/L,心电图:窦性心动过速。给予静脉补钾,控制心率治疗后好转。患者为求进一步诊治就诊于我院,收入我科。患者自发病以来,体重下降 20 kg。

3. 既往史　否认冠心病、高血压、糖尿病、脑血管疾病病史,否认手术、外伤史,否认食物药物过敏史。

4. 个人史　吸烟 10 年,10 支 / 天,戒烟 1 月,偶饮酒。

5. 婚育史　未婚未育。

6. 家族史　否认家族遗传病病史。

7. 体格检查　T 36.2 ℃,P 85 次 / 分,BP 118/75mmHg,R 18 次 / 分,发育正常,营养中等,步入病房,自动体位,神志清楚,查体合作。全身皮肤黏膜未见黄染及出血点,浅表淋巴结未扪及肿大。头颅无畸形、眼睑无水肿,睑结膜无苍白,巩膜无黄染,双眼轻度突出,对光反射灵敏。鼻唇沟对称。耳鼻无溢液,口唇无发绀,口角无偏斜,伸舌居中。咽无充血,扁桃体不大。眼睑无水肿,颈软,气管居中,双侧颈静脉无怒张,甲状腺Ⅲ度肿大,质中无压痛,未扪及结节,未触及震颤,无血管杂音。胸廓对称,双肺呼吸音清,未闻及干湿性啰音。心界不大,心率 85 次 / 分,心音有力,律齐,各瓣膜听诊区未闻及杂音。腹软,肝脾肋下未及,未及压痛、反跳痛、肌紧张。双下肢不肿,双手可见细颤。

【化验及检查】

1. 生化指标　电解质:血钾 3.17mmol/L ↓,余(-);血糖 2.44mmol/L ↓;肝功能:碱性磷酸酶 151 U/L ↑,余正常;肾功能(-);心肌酶(-);血脂四项: TG 2.18mmol/L ↑,余(-)。糖化血红蛋白:6.0%。

2. 三大常规　尿常规:pH 6.0,尿糖 ++,余(-);血常规、便常规正常。

3. 凝血功能、血黏度　正常。

4. 甲状腺功能　FT3 6.33pmol/L，FT4 14.23pmol/L，TSH <0.005 0mIU/L ↓，抗甲状腺球蛋白抗体 287.9IU/mL ↑，抗甲状腺过氧化物酶抗体 345.5IU/mL ↑。促甲状腺受体抗体：5.25IU/L ↑。

5. 免疫指标　抗核抗体系列：阴性。免疫系列：IgG 815 mg/dL ↓，IgM 79.4 mg/dL，IgA172 mg/dL，C3 95.8 mg/dL，C4 9.54 mg/dL。

6. 肾上腺指标　见表 11-68-1、11-68-2。

表 11-68-1　血皮质醇水平及节律测定

项目	0:00	8:00	16:00
ACTH（pg/mL）	50.31	47.51	35.184
皮质醇（µg/dL）	14.42	12.056	11.087

24 h 尿皮质醇：219.85µg/24 h（正常参考值：58~403）

表 11-68-2　卧立位实验

	肾素（pg/mL）	血管紧张素 II（pg/mL）	醛固酮（pg/mL）
卧位	23.946	145.33	148.41
立位	59.376	154.26	226.242

7. 影像检查

甲状腺 B 超示：甲状腺双叶腺体肿大，回声不均质，腺体血流丰富。

胸片：未见明显异常。

腹部超声：肝、胆、胰、脾未见明显异常。

肾上腺 CT：双侧肾上腺 CT 平扫未见异常。

胰腺 CT 示：胰尾增粗，建议增强 CT 检查，胰腺增强 CT 示：胰腺增强 CT 未见异常。

8. 血糖监测记录　见表 11-68-3。

表 11-68-3　血糖监测

	早餐前	早餐后	午餐前	午餐后	晚餐前	晚餐后
7 月 3			3.3	8.6		6.8
7 月 4	2.7	7.3		8.0		6.6
7 月 5	3.0	9.4		6.8	3.7	6.6

9. 口服糖耐量试验、同步胰岛素释放、同步 C 肽释放试验　见表 11-68-4。

表 11-68-4　糖耐量和胰岛素释放试验

	0 min	30 min	60 min	120 min	180 min
血糖（mmol/L）	1.93	6.45	10.36	9.42	3.67
胰岛素（μIU/mL）	>1 000	>1 000	>1 000	>1 000	>1 000
C 肽（ng/mL）	11.00	22.10	19.20	18.50	12.60

$$胰岛素释放指数 = \frac{血浆胰岛素（μU/mL）}{血浆葡萄糖（mg/mL）}\ 该患者胰岛素释放指数 >2.9$$

$$胰岛素释放修正指数\frac{血浆胰岛素（μU/mL）+100}{血浆葡萄糖（mg/mL）-30}该患者胰岛素释放修正指数 >315$$

糖尿病自身抗体系列：谷氨酸脱羧酶抗体（GADA）阴性，胰岛细胞抗体（ICA）阴性，胰岛素抗体（IAA）阳性。

【诊断与鉴别诊断】

患者 Graves 病诊断明确，频繁发作低血钾麻痹，经规律的抗甲状腺治疗甲功好转后，低血钾仍反复发作，与临床上常见的由于钾离子细胞内外分布异常所致的甲亢低血钾有较大的区别。住院期间，患者的血糖监测结果发现低血糖情况，进一步的胰岛细胞功能提示患者存在严重的高胰岛素血症，需要进行低血糖病因的鉴别。

1.胰岛细胞瘤　胰岛细胞瘤患者表现典型的 whipple 三联征，胰岛素释放指数大于 0.4，影像学检查及肿瘤定位及术后病理证实。该患者胰岛素释放指数增高，但胰腺增强 CT 未见肿瘤占位，暂不考虑此病诊断。

2.胰岛素自身免疫综合征　是指在未使用外源性胰岛素的情况下，胰岛素自身抗体引起的自发性低血糖症，血清胰岛素和胰岛素自身抗体（IAA）显著升高。此病与含硫基药物的硫基与胰岛素双硫键发生反应后，内源性胰岛素变构，触发免疫反应相关。该患者胰岛素升高的同时胰岛素抗体水平增高，且有服用含巯基类药物的治疗史，考虑此病可能性大，需要进一步治疗证实。

【治疗】

停用赛治改为丙硫氧嘧啶及倍他乐克、氯化钾治疗，患者未再发生低血钾麻痹及低血糖，甲亢高代谢症状明显缓解。

【随访】

患者出院后检查结果如表 11-68-5。

表 11-68-5　患者出院后检查结果

	FT3 （pmol/L）	FT4 （pmol/L）	TSH （mIU/L）	K （mmol/L）	血糖 （mmol/L）	肝功能	血常规	血清胰岛素 （μIU/mL）
7-23	12.76	28.49	<0.005	4.23	5.10	GGT：66U/L	正常	438
8-20	6.52	14.04	<0.005	4.19	4.69	ALT：92.4U/L	正常	142

患者出院后于 9 月 23 日在核医学科行 I[131] 治疗。治疗后甲功恢复正常,空腹胰岛素水平恢复正常,未再出现低钾血症及低血糖症状。

【讨论】

胰岛素自身免疫综合征是指未使用胰岛素的患者,反复发作低血糖症状并检测出低血糖,血液中也能检测到胰岛素自身抗体。胰岛素自身抗体产生,在血清中以与自身胰岛素大量结合的状态存在。因进食而分泌的胰岛素与抗体相结合,降低了胰岛素对肝脏和外周组织中受体的可用性,导致餐后高血糖,甚至糖化血红蛋白的升高。数小时后,患者血糖恢复正常,由于亲合性低,胰岛素—胰岛素抗体复合物发生解离,胰岛素不按机体需要释放而引起低血糖[2]。胰岛素自身免疫综合征患者在反复低血糖发作的同时常伴有糖耐量减低或糖尿病。胰岛素与自身抗体结合和解离不受血糖调控,造成反复低血糖与高血糖并存[4]。此病多发生于存在遗传免疫易感基因的人群,伴发自身免疫性疾病(Graves 病、系统性红斑狼疮等)基础上,与应用诱发药物特别是含巯基类药物有关。含巯基药物因本身或分解后所含的巯基能与胰岛素分子的双硫键发生反应后,内源性胰岛素变构,触发免疫反应而产生胰岛素自身抗体。报道最多的是甲巯咪唑,其次是 α- 硫辛酸。此外有一些药物虽然本身没有含巯基,但是在体内经过肝药酶可以代谢为含有巯基的代谢产物,也同样会引起 IAS,如氯吡格雷。此病例让我们进一步了解到了胰岛素自身免疫综合征,对于我们平时可能用到的有诱发低血糖风险的药物,临床应用时应对不典型低血糖症状提高警惕,密切监测血糖,出现类似症状及与原发病不符合的表现应想到药物诱发胰岛素自身免疫综合征的可能,注意用药安全。

【参考文献】

[1] 廖二元,袁凌青. 内分泌代谢病学 [M]. 北京:人民卫生出版社,2019,1705.

[2] 卜石,杨文英. 自身免疫性低血糖症 [J]. 中华糖尿病杂志,2007,15(1):60-61.

[3] Matsushita S, Takahashi K, Motoki M, et al. Allele specificity of structural requirement for peptides bound to HLA-DRB1*0405 and -DRB1*0406 complexes:implication for the HLA-associated susceptibility to methimazole-induced insulin autoimmune syndrome[J]. J Exp Med, 1994, 180(3): 873-883.

[4] 金丽霞,肖建中. 胰岛素自身免疫综合征研究进展 [J]. 中华实用诊断与治疗杂志,2018,32(4),399-403

天津市第一中心医院内分泌科 张凤平

病例 69 以周围神经病变为首发症状的 POEMS 综合征合并 Castleman 病一例

POEMS 综合征一种以多发性周围神经病变(polyneuropathy)、脏器肿大(organomegaly)、内分泌障碍(endocrinopathy)、M 蛋白(monoclonal protein)血症和皮肤病变(skin changes)为主要特征的罕见的浆细胞异常增多的多系统受累副瘤综合征[1]。其发病机制尚不清楚,血清中血管内皮生长因子(vascular endothelial growth factor,VEGF)水平的升高被认为是 POEMS 综合征的主要致病机制。本例患者因糖尿病周围神经病变就诊,治疗过程中发现合并其他系统性表现,引起我们的重视并进一步检查从而明确诊断,旨在提高对本病的认识,减少误诊和漏诊。

【一般资料】

患者李 XX,女,55 岁,主因"发现血糖高 1 年余,双下肢麻木、发凉、刺痛 4 月,行走不稳 1 月"入院。患者自述 1 年余前无明显诱因出现口干、多饮、多尿、体重减轻等不适,1 月余内体重减轻约 10kg,余不详,就诊于当地,测空腹血糖"26mmol/L",诊断为"糖尿病",予口服"二甲双胍"降糖治疗,患者出现呕吐,1 周后停用,改为"消渴丸 5 粒 每日 3 次",监测空腹血糖 8~10mmol/L,餐后 2 h 血糖 12~15mmol/L,于中餐前出现发作性心慌、手抖、出汗、乏力等不适,测血糖最低"6.1mmol/L",进食后可缓解,2 月后停用消渴丸,改为"瑞格列奈 1 mg 每日 3 次"降糖治疗至今,监测血糖控制同前。7 月前患者出现言语不利伴右侧肢体无力,就诊于当地医院,诊断为"脑梗死",治疗后缓解。4 月前患者出现双下肢麻木、发凉、刺痛、水肿等不适,无明显间歇性跛行,近 2 月前在当地医院查头 MRI 未见明显异常(结果未见)。1 月前患者出现双下肢乏力,伴行走不稳。为进一步诊治收住入院。既往史:2 年前出现发作性胸闷、气憋、头晕等不适,伴后背部疼痛,每次持续约 5 分钟,行冠脉造影检查诊断为"冠心病",口服"复方丹参滴丸 10 丸 每日 3 次、阿托伐他汀钙片 10 mg 每晚 1 次",上述不适明显缓解,1 年前停用复方丹参滴丸。患高血压近 2 年,血压最高 150/70mmHg,服用"厄贝沙坦片 75 mg 每日 1 次",3 月前停药,血压稳定在 110~120/60~70mmHg。1 月前因"左乳结节"在当地医院行手术切除,愈合好。个人史、婚育史无特殊。家族史:有糖尿病、高血压家族史。

查体:T 36.4 ℃,P 79 次 / 分,R 20 次 / 分,Bp 120/65mmHg。神清语利,瞳孔等大等圆,伸舌居中,甲状腺未触及肿大及震颤,未闻及杂音。左腋下可见长约 6 cm 的陈旧性手术疤痕,双下肺可闻及少量湿罗音,左下肺为著。心界不大,心率 79 次 / 分,律不齐,心音有力,各瓣膜听诊区未闻及病理性杂音。腹软,无压痛及反跳痛,肝脾肋下未及,Murphy 征阴性。双下肢无水肿,双足皮温可,双侧足背动脉搏动减弱,双下肢肌力 V- 级,双侧巴氏征未引出。

【检查】

血常规、肝功能、钙、磷、电解质基本正常;ESR 44.0 mm/h ↑;CRP 23.60 mg/L ↑;血脂:TG 2.59mmol/L ↑、TC 3.60mmol/L、HDL 0.59mmol/L ↓、LDL 2.37mmol/L;HbA1c 6.8% ↑;凝血五项:纤维蛋白原 4.777 g/L↑,余正常;甲功正常;尿 ACR 92.26 mg/g↑,尿 UMA 68 mg/24 h ↑,尿 TP 0.17 g/24 h ↑。心电图:HR 79 次 / 分,室早。动态心电图:平均心率 83 次 / 分,最慢心率 67 次 / 分,最快心率 102 次 / 分;室性早搏 4294 个,3 阵成对室早,24 阵室性三联律;房早 3 个;ST-T 改变。腹部超声:脾大(轻度)。双肾、输尿管、膀胱超声:未见明显异常。甲状腺超声:甲状腺右侧叶囊性结节(大小约 1.5 mm×1.3 mm)(TI-RADS 2 级)。心脏彩超:EF 67%,静息状态下:左室舒张功能减低;二尖瓣、三尖瓣轻度反流;心包积液(少量)。眼底镜:双眼可见出血斑,视盘边界不清,考虑双眼糖尿病性视网膜病变,视盘水肿。胸 CT 平扫:①左肺下叶支气管扩张伴多发痰栓形成,伴周围多发索条,考虑陈旧性病变;②

右肺多发钙化灶;③动脉硬化,心包积液;④左侧胸膜增厚;⑤胸壁皮下软组织水肿;⑥双侧乳腺内腺体局部呈结节状,可见多发钙化影;双侧腋窝区可见多发增大淋巴结。头 MR:①左侧基底节区,左侧颞枕交界区多发梗塞灶(亚急性期);②脑白质稀疏;③双侧筛窦炎;④额部左侧皮下软组织结节。腰椎 MR:腰椎退行性改变,L2 锥体楔形变,骶管多发囊肿,腰背侧皮下软组织水肿。骨密度:腰椎(L1-L4)T 值 -4.1,考虑骨质疏松。

【初步诊断】

①2 型糖尿病合并周围神经病变,痛性神经炎? 肾病Ⅲ期,视网膜病变,多发脑梗死,动脉粥样硬化。②冠状动脉粥样硬化性心脏病,稳定型心绞痛,心律失常,室早,房早,心功能Ⅰ级(NYHA 分级)。③高血压病 1 级(极高危)。④脂蛋白代谢紊乱。⑤严重骨质疏松。⑥维生素 D 缺乏病。⑦支气管扩张伴周围多发索条影。⑧腰椎退行性改变。⑨甲状腺结节。

【治疗】

予胰岛素泵强化降糖治疗,血糖稳定后行 OGTT 及胰岛素释放试验,改为利格列汀 5 mg,每日 1 次,伏格列波糖片 0.2 mg,每日 3 次,降糖治疗,同时予阿司匹林肠溶片 0.1 g,每日 1 次,抗血小板聚集,阿托伐他汀钙片 10 mg,每晚 1 次,调脂,琥珀酸美托洛尔缓释片 23.75 mg,每日 1 次控制心率,钙尔奇 D 600 mg,每日 1 次补钙,阿法骨化醇片 0.5μg 每日 1 次,甲钴胺 0.5 mg,每日 3 次营养神经,舒安灵 0.4 g 每日 2 次,改善循环,硫辛酸 0.6 g 每日 1 次,抗氧化应激等治疗。

【治疗效果及疑问】

患者血糖控制稳定,双下肢乏力明显减轻,可以下床活动,但仍有下肢麻凉、刺痛等不适。此外,患者入院 3 天后出现全身皮肤水肿。查房中发现患者皮肤粗糙、较黑,左上肢发凉较为明显,左侧桡动脉搏动明显减弱。补充查体:血压 右上肢 120/65mmHg,左上肢 80/60mmHg,右下肢 120/70mmHg,左下肢 120/70mmHg,病因为何? 同时检查提示合并严重骨质疏松,病因为绝经后骨质疏松,还是有其他继发性原因? 需进一步明确。

【进一步检查】

风湿全项:抗环瓜氨酸肽抗体 26RU/mL ↑,类风湿因子、抗核抗体、抗角蛋白抗体、抗 SSA、抗 Sm 抗体等均为阴性。免疫相关检验:抗线粒体抗体、抗平滑肌抗体、抗双联 DNA 抗体、ANCA 两项均为阴性;IgG4 正常。免疫五项:IgA 9.57 g/L ↑,余正常。骨代谢指标:血清骨钙素、骨源性碱性磷酸酶正常,β-CTx 1.310ng/mL ↑,PINP 133.90ng/mL ↑,PTH 1.05pmol/L ↓,25 羟维生素 D 17.9ng/mL ↓。肾上腺轴:血皮质醇、促肾上腺皮质激素、24 h 尿游离皮质醇正常。性激素六项及生长激素三项均正常。血清蛋白电泳发现 M 蛋白条带,1.5%。血清及尿免疫固定电泳提示单克隆免疫球蛋白类型为 IgA-λ 型。椎动脉超声:考虑左锁骨下动脉盗血(Ⅲ期),考虑左锁骨下动脉起始部狭窄。颈动脉超声:颈动脉硬化伴多发斑块形成。双上肢动脉超声:双上肢动脉硬化,左上肢动脉血流速普遍减低。肾动脉:腹主动脉硬化伴斑块形成,双肾动脉未见明显异常。双下肢动脉超声:双下肢动脉硬化伴多发斑块形成。神经电图:右侧腓总神经运动神经、感觉神经传导均未引出;右侧胫后神经 MCV 减慢,各刺激点波幅均减低;右侧胫后神经 SCV 均减慢。

患者出院后就诊血液研究所，进一步查：VEGF 1053.54pg/mL ↑（0~142）。腹部超声：肝实质回升增强，脾中度大，胆胰未见明显异常。心脏超声：EF 63%，二、三尖瓣少量反流，心包积液。全身骨骼低剂量 CT 平扫：颈胸腰椎骨质增生；两侧肱骨、股骨髓腔密度不均；心包积液，全身多发淋巴结，全身皮下水肿；脾大。骨髓穿刺：三系增生，可见约 5% 的浆细胞骨髓象。流式细胞学报告：骨髓中浆细胞约占有核细胞的 0.31%，其中异常细胞群约占有核细胞的 0.16%；强表达 CD38、CD138、cLambda；弱表达 CD81、CD45；浆细胞易被破坏。当地医院"左乳结节"术后病理切片会诊提示：淋巴结反应性增生，以淋巴滤泡增生为主，符合 Castleman 病样改变。

【最后诊断及诊断依据、鉴别诊断】

1. 最后诊断　POMES 综合征，诊断依据 [1]：需要满足 2 条强制性标准、1 条主要标准以及 1 条次要标准。①强制性主要标准（2 条均满足）：多发性周围神经病，单克隆浆细胞增殖性疾病。②主要标准（满足至少 1 条）：高水平血清或血浆血管内皮生长因子（VEGF），Castleman 病，硬化性骨病。③次要标准（满足至少 1 条）：内分泌病变（单纯的甲状腺功能减低或 2 型糖尿病不足以作为诊断标准），皮肤改变（包括皮肤变黑、毳毛增多、皮肤粗糙、血管瘤、白甲等），器官肿大（肝大、脾大或淋巴结肿大），视乳头水肿，肢体水肿或浆膜腔积液，红细胞增多症或血小板增多症。该患者符合 2 条强制性主要标准，2 条主要标准及 4 条以上次要标准，支持诊断。

2. 鉴别诊断

（1）慢性炎症性脱髓鞘性神经病（CIDP）：POEMS 患者周围神经损害几乎见于全部患者，且 2/3 为首发症状，为对称性感觉—运动型周围神经病。POEMS 患者肌电图检查通常与 CIDP 相似，均表现为脱髓鞘合并轴突变性，CSF 亦呈"细胞蛋白分离"现象，应与 CIDP 相鉴别。POEMS 综合征一般脑脊液中不会出现浆细胞，而 VEGF 水平可能升高。POEMS 综合征一般是均匀一致的脱髓鞘，而不是节段性脱髓鞘，轴突损害较 CIDP 更严重。

（2）多发性骨髓瘤（MM）：应与多发性骨髓瘤合并周围神经损害相鉴别。MM 是一种恶性克隆性浆细胞病，表现为贫血、骨痛、肾功能不全、感染、出血、神经症状、高钙血症、淀粉样变等，同位素骨扫描、骨髓象有助于鉴别。其诊断标准中强调骨髓单克隆浆细胞通常 >10%。

（3）慢性格林 - 巴利综合征：主要表现为多发性周围神经病变及脑脊液蛋白的增高，一般不出现皮肤损害及内分泌功能障碍，无骨骼损坏及 M 蛋白，浆细胞浸润等。

（4）其他　对肝脾肿大伴 PNP 者，除内分泌有关检查外，还应进行必要的血液学、骨、血清球蛋白及抗体测定，以除外其他疾病。

【治疗结果、随访及转归】

DD 方案治疗 2 月后，患者可下床活动，下肢疼痛明显缓解，仍有麻木，目前仍在坚持化疗。

【讨论】

糖尿病性周围神经病变是一种极为常见的糖尿病慢性并发症。POEMS 综合征首发症状以周围神经病变肢体麻木最常见，其次为水肿及内分泌异常 [2]。本例患者有糖尿病史，同时有肢端麻凉等不适，很容易被误诊为糖尿病周围神经病变，但该患者下肢疼痛较为明显，影响活动,同时有皮肤发黑、粗糙,全身皮下水肿,脾大、淋巴结肿大,心包积液等系统性表现,同时伴 M 蛋白血症、反复脑梗死、左锁骨下动脉盗血(III 期)、视盘水肿、支气管扩张等表现。患者临床表现涉及多系统、多器官,最为典型的表现包括:周围神经病变、M 蛋白血症、视盘水肿,经文献检索及复习,考虑不除外 POEMS 综合征,建议患者进一步就诊血液科。患者于血液科完善骨髓穿刺活检、VEGF 水平测定等,同时借阅当地医院"右乳结节"病理切片进行会诊,最终明确为 Castleman 病样改变,从而明确诊断。

　　POEMS 综合征患者多合并内分泌紊乱,中国人民解放军总医院第一医学中心张超等[3] 医生对 2000 年 1 月至 2020 年 1 月临床确诊的 136 例 POEMS 综合征患者的病例资料进行系统回顾性分析,结果显示 93.38%(127/136)的患者存在内分泌代谢异常,病变累及性腺、甲状腺、肾上腺、胰岛等多个内分泌器官。最常见的是性腺功能减退症,其次是甲状腺功能减退症、低钙血症、高催乳素血症,其中糖代谢异常占 41/136, 30.15%。Mayo Clinic 2000-2006 年间报道的病例中有 48.00% 合并糖代谢异常。该患者合并支气管扩张,考虑与 Castleman 病有关。北京大学第一医院的李楠等[4] 对 Castleman 病进行分析,发现 22 例患者中有 5 例 CT 表现为弥漫性支气管扩张。针对该例患者,我们仍存在疑虑:POEMS 综合征多合并孤立性或局灶性骨硬化,该患者并不存在骨硬化的表现,反之,合并骨质疏松。考虑该患者为绝经后女性,雌激素水平下降,破骨细胞活性增加,骨密度降低,且合并糖尿病,可能加重了骨质疏松的进程。患者化疗方案中包含糖皮质激素,为加重骨质疏松的又一因素,建议患者积极补充钙剂及维生素 D,注意复查骨代谢相关生化标志物及骨密度,避免跌倒,预防骨折。

【参考文献】

[1]　中华医学会神经病学分会,中国 POEMS 综合征周围神经病变诊治专家共识(2019.11)中华神经科杂志,2019(11):893-897.

[2]　LI J, ZHOU D B, HUANG, Et al.Clinical characteristics and long-term outcome of patients with POEMS syndrome in China[J], Annals of Hematology, 2011, 90(7):819-826.

[3]　张超,王先令,陈予龙,等.136 例 POEMS 患者内分泌代谢异常的临床特点回顾性分析[J],国际内分泌代谢杂志,2021,41(1):38-43.

[4]　李楠,王仁贵,王广发,等. 中国人 22 例 Castleman 病的临床特点分析 [J],中国现代医学杂志. 2004,(03):23-27+30.

天津医科大学朱宪彝纪念医院　刘学荣　张景云　张秋梅